의약에서
독약으로

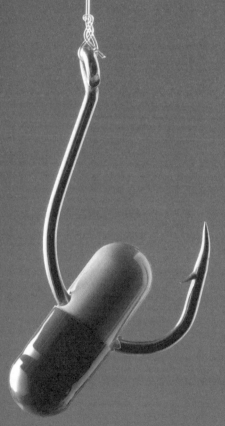

BIG PHARMA

의약에서
독약으로

미켈 보쉬 야콥슨 외 지음 | 전혜영 옮김

율리시즈

서문

이 책은 결코 의약품에 반대하기 위한 책이 아니다. 단지 이윤 추구에 눈이 먼 제약산업을 고발하기 위해, 그리고 인류의 건강을 위협하는 여러 리스크를 알아보고 의학의 현 모습이 본질적으로 바뀌어야 함을 알리기 위한 책이다.

19세기 이래로 의약품은 기적의 발견이라 할 정도로 인류의 건강을 혁신적으로 개선시켰다. 의약품 덕분에 수많은 생명을 살릴 수 있었다. 이 세상에 의약품이 없었다면 오늘날의 현대 의학도 존재할 수 없을 것이다. 1940년 부모 세대와 조부모 세대는 우리처럼 의약품의 혜택을 누리지 못했다. 하지만 오늘날 우리는 어떤 모습인가? 마음만 먹으면 자유롭게 소염제, 안정제, 항우울제, 항생제, 호르몬을 조절하는 경구피임약, 고혈압 치료제, 스타틴 계열의 물질, 수면제, 각성제를 처방받을 수 있다. 신종 의약품이 끊임없이 쏟아져 나오고 제약산업은 제2차 세계대전 이후 승승장구하며 성장하고 있다. 의약품뿐만 아니라 화학 치료도 놀라운 성장을 거두었다. 제약산업의 발전 속도는 가속도가 붙은 듯 빨라졌다. 경제력, 나이에 상관없이 원하기만 하면 작은 알약, 연질 캡슐, 정제 약품을 구할 수 있는 세상이 된 것이다. 65세 이상 노인의 경우 하루에 복용하는 의약품의 종류가 많게는 일곱 가지나 된다고 한다.[1]

그러나 의약품은 건강에 치명적인 해를 입힐 수 있으므로 약품을 복용할 때는 신중해야 한다. 아마 이것을 모르는 사람은 없을 텐데, 약품마다 동봉된 주의사항에서 자주 확인할 수 있는 문구이기 때문이다. 약물은 인체에 부작용을 유발할 수도 있고 심하면 생명이 위험할 정도로 치명적일 수 있다. 그럼에도 불구하고 사람들은 '부작용'을 너무 가볍게 여기는 경향이 있다. 마치 길거리를 지나다가 건물 베란다에 있던 화분이 머리 위로 떨어지는 경우처럼, 지독히 운 나쁠 때 당하는 재수없는 일처럼 여긴다.

그렇다면 의약품은 엄격히 검열해야 하지 않을까? 제약회사 연구소에서 실험한 결과 리스크가 있음에도 불구하고 효능이 있다고 판단되면, 무조건 시장에 판매해도 되는 것일까? 위생당국과 비영리 단체의 전문가들이 의약품을 엄격히 평가하고 시장에 출시해도 좋다는 정식승인을 의무적으로 거치게 해야 하지 않을까? 잠재적 리스크를 소비자에게 미리 경고해주면서 의약품을 세밀하게 감시하는 시스템을 만들어야 하지 않나? 환자에게 의약품을 처방하기 전에 의사는 최상의 의약품과 가장 최근에 발견된 의학 정보를 알아야 할 의무가 있지 않을까? 그래서 개개인에게 맞는 맞춤형 진단을 내릴 수 있도록 해야 하지 않을까? 더불어 인터넷과 다양한 협회들이 직접 환자에게 필요한 정보들을 제공함으로써 모든 사람이 유용한 정보를 공유하도록 해야 하지 않을까?

물론, 잘못된 의약품이 시중에 판매되면서 문제가 생기는 경우도 있다. 최근 프랑스에서 발생한 의료 스캔들의 주범인 의약품을 예로 들자면 메디에이터Mediaor, 피임약 3세대와 5세대, 여드름 치료제로 쓰인 디안Diane 35 등이 있다. 이 의약품을 복용한 사람 중 사망자가 나오면서 더 이상 시장에서는 판매할 수 없는 금지 품목이 되었다. 이례적인 의료 스캔들에 많은 사람들은 분노를 터트렸다. 환자를 배려하지 않는 듯한 제약산업, 그와 관련된 공모자들의 실체가 세상에 밝혀지면서 일부 제약회사들은 법의 심판을 받기도 했다. 이렇듯 제약회사들의 문제점이 불거지는 현실에서 오늘날 의료계 시스템이 제대로 기능하고 있다고 말할 수 있을까? 좀 심하게 말하자면 선량한 시민을 위협하는 건달처럼 제약회사 연구소는 환자들을 위협하고 있다. 이에 대해 의료계 시스템은 과연 대책을 세우고 있는 것일까?

여전히 우리는 실수를 저지른다. 의약품을 향한 맹목적인 믿음에는 객관적인 근거가 없다. 지난 20여 년간 수많은 의료 스캔들이 전 세계에 쓰나미를 몰고 왔다. 메디에이터처럼 심각한 부작용을 유발하는 의약품들이 대부분이었는데, 이는 모두 세계 곳곳의 대형 연구소에서 직접 임상실험한 것들이다. 이상하게도 이러한 의료 스캔들이 프랑스 내에서는 큰 파장을 일으키지 않았다. 아마도 프랑스인들은 자기 문제가 아니라고 여겼던 것 같다. 체르노빌 원전사고처럼 강 건너 불구경하듯 남의 일로 생각했다. 그러나 프랑스 영토 안에 존재하는 거대 제약회사들은 전 세계뿐만 아니라 자국민에게까지 당연히 영향을 미친다. 제약회사가 개발한 의약품들은 프랑스에서도 동일하게 판매되고 있기 때문이다. 세계화의 바람을 타고 의약품은 자유경제체제의 상품이 되었다. 석유처럼 또는 국제우편처럼 자유롭게 해외 이곳저곳으로 이동이 가능해졌다.

모든 의료 스캔들은 메디에이터 사건과 같은 문제점을 안고 있다. 일단, 위험성이 다분한 물질에 대해 너무 안일한 마케팅을 했고, 임상실험의 실체를 제대로 파악하지 않고 사실을 왜곡한 부분이 있다. 또 전문가들은 이해관계에 집착하며 갈등을 벌였고, 정작 철저한 감독을 해야할 위생당국 역시 제약회사의 편을 들어주며 수동적으로 대처했다. 언론매체 또한 제약회사의 숨은 조력자다. 환자협회와 의학저널, 광고업체, 어떻게든 제약회사의 전략을 보호하려고 애쓰는 정치가들까지 이모두가 의료 스캔들의 공범자들이라 할 수 있다. 하지만 모든 관계자들에게 동일한 죄를 묻는 것은 옳지 않다. 부패의 정도를 가리자면 가장잘못한 사람만 감옥을 가면 된다. 의학 전문가와 연구자, 의사와 정치가들은 각자의 자리에서 각자 맡은 일을 했다. 이들은 자신의 결정이 이처럼 최악의 결과를 가져올지 인식조차 못한 경우가 대부분이다. 자신의 신념에 따라, 매사에 호의적인 긍정적 마인드에 따라 처신했다고 하면 할 말이 없다. 반면에 제약회사는 상황이 다르다. 제약산업의 구조적인 관행을 뿌리 뽑지 못하고 악법도 법이라는 식으로 계속 악습을 되풀이하는 제약회사야말로 진짜 책임자다.

의학이라는 왕국에는《햄릿》에 등장하는 유령처럼 이상야릇한 무언가가 존재한다. 심증은 가나 물증으로 증명해 실체를 밝히기에는 꺼려지는 무언가가 있다. 우리는 의학을 근거 중심에 기초한 학문이라고 믿는다. 의사들은 항상 그 말을 반복했고 또 그렇게 교육받았다. 또 위생당국은 쓸데없는 의약품, 위험한 의약품의 판매를 계속해서 허용한다. 그렇다고 의학에 등을 돌릴 수도 없는 노릇이다. 19세기 말, 치료계의 혁명처럼 의학이 발전하면서 고통 없는 노년, 장수에 대한 인류의 희망이 이루어지는 듯했지만, 밝은 미래를 지향하는 의학은 오늘날 자취를 감추었다. 이 책을 읽으며 알게 되겠지만, 의약품과 관련된 '근거중심의학'은 분명 잘못된 논리에서 비롯된 결정이다. 제약회사 연구소는 의약품에 숨겨진 리스크들을 애써 숨긴다. 의사들은 제약회사들이 제공한 정보를 교육받고 있다. 위생당국은 비효율적인 의약품까지도 아무 거리낌 없이 받아들인다. 의약품에 대해 부정적인 결과가 나오더라도 제약회사 연구소는 '영업비밀'이라는 이유로 그 내용을 외부에 공개하지 않고 감춘다. 한마디로 제약산업의 이윤이 우리의 건강보다 더 우선시된다.

블랙리스트에 올라야 할 의약품에 이르면 사태는 더 심각하다. 의료계 시스템을 다시 한 번 점검해봐야 할 정도로 근본적인 문제가 있다. 연구 과정과 그 연구에 대한 재정적 지원, 제약회사에 제품 특허권을 인정해주는 구조적 시스템, (효능, 리스크가 주가 되는) 의약품 평가, 임상 실험의 방법론, 의사들을 상대로 한 교육 커리큘럼, 의학 전문가와 위생당국의 역할, 질병의 정의 등 재고해야 할 것들이 너무나 많다.

전 세계 이곳저곳의 현장을 두루두루 살펴보며 복잡한 의료계 현황을 파헤치다 보니 책의 분량이 엄청나게 늘어나버렸다. 환자와 시민들은 의약품을 신봉한다. 제약산업이 노리는 전략에 속수무책으로 희생되고 있다. 제약산업의 교묘한 전략을 눈치 채지 못하는 일반 시민은 의사나 전문가의 말이라면 무조건 신뢰하지만 전문가의 말이 다 맞는 것은 아니다. 더 이상 그들이 완전한 해결책을 줄 것이라는 맹신은 버려야 한다. 우리가 직접 적극적으로 나서야 할 때가 왔다. 먼저, 문제를 해결하기 전에 문제에 대한 근본적인 이해가 필요하다. 그래서 이 책은 의학계의 현주소와 빅 파마Big Pharma 시대를 맞이한 의료계 시스템의 실태를 확인하는 것부터 시작했다. 단순화시킨 자료 형태가 아닌, 독자들이 어려움 없이 이해할 수 있도록 최대한 쉽고 간단하게 사실을 전달하려 했다. 이 책은 모든 사람들이 읽을 수 있도록 집필되었다. 그래서 우리 모두 의학의 전문가가 되자는 취지를 달성하고 싶었다. 과학이라는 이름으로, 국민의 건강을 담보로 그동안 강요를 당해온 결정들에 대해 허심탄회하게 토론의 장을 마련하는 계기가 되길 바란다.

나는 이해의 길잡이가 되어줄 12명의 전문가들을 만났다. 아무나 무작위로 뽑은 것이 아니라 10여 년 전부터 제약산업의 폐단을 경고했던 인물들로 구성했다. 이들은 제약산업이 의약품 연구와 의료 행위에 얼마나 깊숙이 침투하여 독점적 지배를 해왔는지를 세상에 폭로한 용감한 사람들이다. 대부분 회사에 잠입해 실태를 파헤친 이들로 이 영역에 있어서는 세계적 인정을 받는 전문가들이다. 몇몇은 실제로 제약회사에서 오랫동안 재직하다, 연구소를 위해 일하며 경력을 쌓는 것보다는 국민의 공공 서비스를 위해 살아야겠다고 마음먹고 회사를 그만두었다. 한 마디로 빅 파마라고 하는 거대 제약산업의 부조리에 분개해 일어선 사람들이다.

이들은 처음으로 항우울제의 위험성을 고발했고(데이비드 힐리) 소염제인 COX-2의 위험성을 세상에 알렸다(존 에이브람슨). 또 항우울제 치료 효과의 거품이 얼마나 심한지 폭로했으며(어빙 키시), 알츠하이머 치료제(피터 화이트하우스)와 신종 플루 H1N1 치료제의 허상(볼프강 보다르크)도 알렸다. 그뿐만 아니라 의약품으로 이윤을 추구하기 위해 신종 의약품을 무조건 홍보하는 제약회사에 대한 진실도 알 수 있었다(이오나 히스). 의사와 의학 전문 인류학자, 심리학자, 공공 의료 전문가, 사노피 홍보팀에서 책임자로 일한 경력이 있는 의학잡지 기자 등 그들에게 좋은 정보를 제공해주는 연합군 덕분에 의학을 점령하고 있는 제약산업의 믿을 수 없는 실체와 제약회사들이 우리의 건강에 어떤 악영향을 미치는지 심도 있게 접근할 수 있었다. 이 책의 산 증인이자 가이드라인을 제공해준 안내자들이다.

그뿐만 아니라 이들이 직접 쓴 글을 책에 인용했는데, 인용 텍스트에는 각각 저자의 이름을 밝혔다. 그 외의 내용은 그들이 제공한 정보와 내가 가진 정보를 적절하게 조합한 것이다. 각자의 텍스트가 모여 하나의 새로운 글이 완성된 곳도 있다. 각 장은 서로 긴밀하게 내용이 연결된다. 먼저 프롤로그에서는 제약회사들의 유명한 스캔들을 시기별로 모았다. 1부에서는 빅 파마라는 거대 제국은 누구이며 어떤 활동을 하고 있는지를 자세히 기술했다. 이어서 2부에서는 이들이 의약품을 팔기 위해 어떤 기술적·홍보적 전략을 펼치고 있는지를 여러 관점에서 분석했다. 마지막으로 3부에서는 '근거중심의학'이 어떻게 우리의 건강을 위협하고 있는지, 제약산업의 실속을 챙기는 수단으로 전락한 사연을 집중 조명했다. 이오나 히스의 에필로그는 모든 것을 의약품으로만 해결하려고 하는 이 시대를 개탄하며 진정한 의학이 사라지고 있음을 경고하고 있다. 지금이라도 우리는 그 경고에 귀를 기울이며 각성해야 한다.

의학 및 약리학적으로 객관적 정보를 제공하기 위한 책은 아니므로, 전문용어들은 쉽게 풀어서 표현하려고 애썼으며 약자들은 원어를 풀어서 설명했다. 정부의 정식승인을 받은 제품, 세로토닌의 양을 조절하는 항우울제, 해밀턴의 우울증 평가지수 등이 대표적인 예다. 그 외에도 '스타틴 계열의 물질'이나 '무작위추출' 같은 전문 표현에도 익숙해지는 계기가 될 것이다. 이 책을 읽은 후 의약품의 효능과 리스크를 논하는 토론에 참여해 자기 목소리를 낼 수 있다면 이미 당신은 이 분야의 아마추어 전문가인 셈이다. 의학 전문가들을 위해서는 이 책에 인용된 참고문헌과 자료들의 출처를 부록에 실었다.

마지막으로 의약품의 상표명과 관련해 미리 일러둘 게 있다. 국제상표 상호로 등록된 의약품은 소문자로 표기한 반면에 제약회사의 브랜드는 대문자로 표시했으며 이름 끝에 '등록되었음'을 알리는 ®을 삽입했다. 이론적으로는 후자가 아닌 전자의 이름을 사용하는 것이 맞는데, 그래야 의학 용어와 상품화된 영업 용어 사이의 혼란을 줄일 수 있기 때문이다. 그러나 실질적으로 전 세계 사람들이 정식 의약품 명칭보다는 특정 제약회사의 브랜드명(프로작이나 비아그라)에 더 친숙한 탓에 어쩔 수 없이 두 이름을 혼용했음을 밝힌다. 분류학에 따라 구분하지 않고 두 이름을 혼용한 것에 양해를 바라며, 처음 상표명이 등장할 때는 ®을 붙이고 그 다음부터 언급될 때는 일괄적으로 뺐다.

이 자리를 빌려 우리에게 자료 공개를 허락해준 의학 잡지《프레스크리Prescrire》의 관계자분들에게 감사의 말을 전하고 싶다. 《프레스크리》는 30년 넘게 의약품과 의약품을 생산하는 제약산업을 심도 있게 분석하고 연구해오고 있다. 그래서 나는 이 의학 잡지에 실린 내용은 귀 기울여 듣는다.

또한 우리에게 비밀 정보를 제공해준 분들, 취재 전문 기자들과 의료 기관에 종사하는 전문직 직장인들의 도움도 컸다. 의료 행위에 불신을 품을 수밖에 없는 지금의 현실을 있는 그대로 알려준 분들이다. 물론 이들이 제공해준 정보들, 거대 제약회사가 하는 일을 모두 위법행위라고 말할 수는 없다. 그럼에도 용기를 내어 끈기 있게 자기 소신을 굽히지 않은 그분들에게 고마움을 전한다.

미켈 보쉬 야콥슨

차례 ————————————————————————————————

제2부_제약산업의 마케팅: 모든 방법을 동원하라

제3부_ 제약 마케팅의 담보가 되어버린 과학

완전범죄

제약회사는 소비자인 환자의 건강과 회사의 수익 중 하나를 선택해야 할 때
진실보다는 사실의 왜곡을 택하고, 안전보다는 판매율을 더 중요시한다.
또 도덕보다는 돈을 더 좋아한다. 과연 이들은 누구인가?
대중을 상대로 이윤을 추구하기 위해 고도의 치밀한 전략을 세워가며
대중을 위기에 빠트리는 이들은 대체 누구인가?
또 소비자의 질병과 죽음을 담보로 건강을 보장한다고 외치는
이들은 대체 누구인가?
- 판사 H. 리 새로킨[1]

지난 반세기 동안 우리는 몇몇 예외를 제외하면 거의 비슷한 환경에 노
출돼 살고 있다. Y라는 제약회사가 생산하는 X라는 의약품이 Z라는 부
정적 부작용을 낳는다는 것을 알고 있다. 그 회사에 소속된 약리학자들
도 문제의 심각성을 인정했다. 하지만 그 정보는 회사 내부에서만 알려
지고 외부에는 절대 공개되지 않는 '일급비밀'이 되고 '배포 금지'의 정
보가 되어버린다. 여기서 유명한 의학 전문가들이 X가 Z라는 문제를
낳기까지의 인과관계를 객관적으로 증명하려 하면 이를 저지하는 검은
손들이 존재한다. 또 연구자와 기자들이 제약회사의 의약품에 대해 회
의적인 내용을 밝히거나 왕성한 호기심으로 비밀을 파헤치려 들면, 허
무맹랑한 소문을 만들어 이들의 활동을 막는다. 의약품에 희생당한 환
자의 가족이 진실을 폭로하려 하면 갖은 수단을 동원해 입을 막으려는
자들이 있는데, 바로 제약회사들이다.

하지만 의료 스캔들은 발생하기 마련이다. 의약품의 부작용이 너무나 치명적이어서 사망자들이 속출하면 대중에게 진실을 알리려는 운동가들을 막을 수 없게 된다. 이 소식에 대중은 분노하고, 위생당국은 그제야 국민의 건강을 보장하기 위해 경계태세를 늦추지 않겠다고 공표한다. 피해를 입은 환자들은 제약회사를 상대로 소송을 제기하기도 한다. 제약회사 Y는 결국 법정에 서서 과중한 벌금을 물고 희생자들에게 손해배상액을 지불해야 했다. 오래전부터 회사가 의약품을 팔아 벌어들인 수익을 결국 그렇게 지출했다. 첫 번째 경고와 최종 공판 사이에는 수년간의 시간, 많게는 수십 년의 시간이 걸렸다. X라는 의약품으로 벌어들인 수익은 기하급수적으로 증가했지만 결국 벌금과 손해배상액을 지불해야 했다.

하지만 그 사이, 월스트리트에서는 해당 제약회사의 주가가 올라갔다. 더 큰 것을 얻기 위해 작은 손해를 감당했다는 점에서 완전범죄가 아니고 무엇이겠는가.

파충류 인간의 역사

—

1960년 6월, 미국식품의약국FDA은 콜레스테롤 치료제인 신종 의약품 MER/29의 판매를 정식승인했다. 이 약은 리처드슨-머렐Richardson-Merrell(빅스 바포럽Vicks VapoRub®을 개발한 미국의 유명한 제약회사)이 개발한 것이다. MER/29(트리파라놀 성분의 의약품)는 한때 콜레스테롤 수치를 낮추는 효과적인 제품으로 소개되었다. 그 당시 높은 콜레스테롤 수치가 관상동맥 질환을 일으키는 주요 원인이라는 소문이 퍼졌고 공신력을 갖게 되었다. 그러다 보니 지금도 그렇지만 머렐의 마케팅 부서가 집계한 결과에 따르면, 약 6,000만 명의 소비자들이 이 약품을 선호하는 것으로 나왔다. 머렐의 연구소는 연구보고서에 '35세 이상의 성인이 하루 한 알씩 먹으면 좋다'는 내용을 실었다. 마치 비타민처럼 일일 복용을 권장한 것이다.[2] 연구소는 연간 42억 5,000만 달러 판매액을 예상했는데 이 금액은 미국에서 1960년 한 해 동안 판매된 의약품 가격보다도 높다. 머렐은 인류 역사상 의약품 한 종으로 수십억 달러의 연간 판매액을 달성한 최초의 제약회사가 되었다.

머렐은 대중을 상대로 전면적으로 광고하고 의사들에게도 공격적인 마케팅 전략을 펼쳤다. 그러나 이 약의 부정적 효과가 입소문을 타고 퍼지면서 마케터의 말을 의심하는 사람들이 점점 늘어나기 시작했다. 어린선, 일명 뱀살피부가 되는 부작용이 발견된 것이다. 비늘증이라고도 하는 이 질환은 인간의 피부가 파충류의 비늘처럼 딱딱하게 굳는 피부병을 가리킨다.

이 약을 먹은 사람 중 일부에게서 피부가 악어처럼 단단해지는 부작용이 발생했다. 또 어떤 사람은 갑자기 탈모 증상이 생기기도 했다. 그뿐만이 아니었다. 또 다른 부작용으로 백내장도 있었다. 그런데도 머렐은 의사들에게 부작용을 주의하고 약 처방에 신중하라는 주의를 주지 않았다. 식품의약국은 의사들에게 주의사항을 전하라고 했지만 머렐은 결코 말을 듣지 않았다. 심지어 개인의 '특이체질'에서 비롯된 부작용이라는 등의 변명을 늘어놓았다. 그런데 1962년 4월 12일, 어찌 된 일인지 갑자기 머렐이 MER/29를 시장에서 모두 회수했다.

이 결정은 갑자기 내려진 것이 아니었다. 사흘 전에 식품의약국 조사팀이 정식으로 회사 연구소를 방문했던 것이다. 그날 연구소를 찾은 검사관 중에는 머렐에 근무했던 전 직원의 남편도 있었다. 아내 블루라 조던은 식품의약국에 전달할 의약품의 유해성 관련 자료를 조작하라는 지시를 받았다고 남편에게 고백했는데, 그 약이 바로 MER/29였다. 조작 결과, 이 약은 식품의약국의 승인을 받은 정식 의약품이 될 수 있었다. 하지만 그 일에 충격을 받은 블루라 조던은 얼마 못 가 회사를 그만 두었고 양심의 가책으로 고민하다 자신이 담당했던 문서 사본을 식품 의약국에 보냈다.

이 사건이 보여주듯 머렐은 정식승인을 받기 이전에 이미 MER/29의 부작용을 알고 있었다. 그리고 실제 결과를 감추기 위해 자료를 조작했다. 연구소를 방문한 조사관들은 병원으로 의사들을 찾아가 의약품을 홍보하는 영업부 직원이 회사로부터 전달받은 메모를 발견했다.

> 만약 의사가 MER/29의 부작용에 대해 얘기하면 바로 "선생님, 그러면 환자에게 어떤 다른 약을 처방하실 건가요?"라고 물어라. 그리고 이렇게 덧붙여라. "이 약에 부작용이 있는 건 선생님도 아시겠지만 솔직히 어떤 약을 선택하더라도 부작용이 전혀 없는 약은 없습니다! 즉, 모든 약에는 리스크가 있는 법입니다. 그러므로 선생님이 이 약을 지켜주지 못한다는 것은 결국 선생님 스스로 이 약을 신뢰하지 못한다는 말이 됩니다."[3]

제약회사의 범법행위가 세상에 떠들썩하게 알려진 것은 이 사례가 거의 처음이었다. 머렐은 정보 조작, 불법 판매 혐의로 기소되었고, 부회장을 비롯해 연구소의 책임관 2명이 정보 조작 혐의로 법의 심판을 받았다. 기소자들은 '불항쟁 답변'으로 일관했다(심문받을 때 혐의를 인정하는 것도 아니고 부정하지도 않는 답변을 말한다). 하지만 유죄 판결 후 한 사람당 8만 달러의 벌금을 물었다. 이는 머렐이 문제의 약으로 자그마치 연간 1억 8,000만 달러의 판매수익을 올린 것에 비하면 터무니없이 적은 금액이었다. 이후에도 머렐은 10년 동안 MER/29 부작용인 심각한 피부병으로 고생하거나 백내장으로 시력을 절반 가까이 잃은 1,500명의 희생자들이 제기한 여러 차례 소송을 더 치러야 했다. 4,500~5,500만 달러의 벌금을 냈지만 이것이 과연 제대로 측정한 피해액인지는 의심스럽다.

바다표범을 닮은 아이

그 후 MER/29 소송이 사람들의 뇌리에서 사라진 데에는 그럴 만한 이유가 있다. 집단 기억에서 사라지도록 머렐이 뒤에서 언론 플레이를 한 것이다. MER/29를 둘러싼 의료 소송이 한창일 때, 머렐은 내부에서 개발한 또 다른 신종 의약품을 공개함으로써 언론이 그것으로 눈을 돌리도록 만들었다. FDA의 정식승인까지 받은 약으로 상표명은 케바돈Kevadon이었다.

또한 머렐은 독일의 제약회사 그뤼넨탈Grünenthal에게서 탈리도마이드 약물 특허권을 사들여 미국과 캐나다에서 사용했다. 1954년 그뤼넨탈은 처음으로 이 합성 약물을 개발하는 데 성공했고, 유럽을 비롯해 호주 전역에 판매해 큰 성공을 거두었다. 탈리도마이드 성분이 들어간 디스타발Distaval®과 콘테르간Contergan®은 각각 진통제와 수면제로 사용되었다. 이 제약회사는 국민 건강을 위해 이 물질을 상품화했다. 동물실험을 거쳐 탈리도마이드 성분을 투여한 실험용 쥐의 상태를 지켜본 결과, 특별한 부작용이 발견되지 않았다는 이유로 수면제 용도로 사용했다. 과다복용을 하지 않는다는 조건하에 말이다. 그 당시에는 바르비투르산제barbituriques가 대표적인 수면제였는데, 그 경쟁상품으로 탈리도마이드가 혜성처럼 등장한 것이다(물론 탈리도마이드가 사람을 상대로 임상 실험한 것은 아니었다). 탈리도마이드 약물은 'OTC 의약품(전문의의 처방 없이도 유통될 수 있는 의약품-옮긴이)'으로 분류돼 유럽 여러 국가에서 팔리기 시작했다. 심지어 임산부가 복용하면 아침의 입덧이 줄어든다는 소문까지 퍼질 정도였다.

1950년대 말에 의사들은 탈리도마이드를 복용한 100여 명의 환자에게서 말초신경염(팔과 다리의 감각이 무뎌지고 저리는 증상)을 발견했다. 그뤼넨탈은 예기치 못한 부작용을 부인하며 그동안 숨겨왔던 탈리도마이드의 실체를 끝까지 감추려고 애썼다.[4] 결국 이 회사는 1961년 1월에 의학 저널 《랜싯Lancet》에 탈리도마이드의 실체를 인정하는 자료를 보냈다. 독일에서 탈리도마이드를 복용한 약 4만여 명이 말초신경염에 걸린 사실을 뒤늦게 인정한 것이다.

《랜싯》이 편지 내용을 세상에 공개하자 프랜시스 켈시 박사는 난처한 입장에 처하게 되었다. 탈리도마이드 성분이 들어간 케바돈을 FDA가 승인하는 데 있어 약리학자로서 편을 든 바 있기 때문이다. 사건이 터지기 넉 달 전 머렐은 케바돈이 미국 제약시장에 출시되도록 정식승인을 요구했다. 우선은 약품 홍보를 위해 의사들에게 2,500만 개의 알약을 무상 배포해 환자들에게 효능을 확인시키려고 했다. 머렐의 부회장은 "약품이 자국에 들어오기도 전에 이미 마케팅은 시작되었다"며 그 당시 상황에 대해 언급했다.[5] 1960년 11월 미처 유해성 여부가 발표되기도 전에 미국에 거주하는 2만 9,000여 명이 탈리도마이드를 복용한 것이다.

켈시 박사는 머렐의 기술협력팀 부장 조지프 머레이와 정보를 교환하는 와중에도 이 약물의 유해성에 대한 의심을 지울 수 없었다. 그뤼넨탈은 탈리도마이드의 부작용 즉, 신경계 기능을 파괴한다는 것을 알면서도 사용 허가서에서 그 부분을 의도적으로 삭제했다. 켈시 박사는 일부러 계약 과정에 능장을 부리며 케바돈이 미국 내에 정식승인되는 과정을 1년여 동안 지연시켰지만 그뤼넨탈은 일을 빨리 처리하기 위해 서둘렀다.

1961년 11월 26일, 독일 신문 《벨트 암 존탁Welt am Sonntag》에 함부르크의 소아과 의사 비두킨트 렌츠가 쓴 논문이 발표되었다. 그는 탈리도마이드가 심각한 부작용을 야기하는 성분임을 경고했다. 임산부가 임신 5~8주 사이에 이 약물을 단 한 알이라도 복용할 경우 기형아 출산 확률이 매우 높아진다는 것이다. 바다표범을 닮은 아이가 나올 수 있다면서 '해표지증'이란 전문 용어를 썼다. 단어를 있는 그대로 풀어서 설명하면 사지가 바다표범을 닮았다는 뜻이다. 이 병은 1836년에 프랑스 동물학자 에티엔 조프루아 생틸레르Etienne Geoffroy Saint-Hilaire가 처음 발견한 것이었다. 희귀병이므로 사람들의 기억에서 거의 잊혔다가 탈리도마이드의 부작용 연구를 통해 세상에 다시 존재를 드러낸 질환이 되었다. 아이는 몸통에 붙어 있어야 할 팔 또는 다리가 없는 상태로 태어나거나 아니면 손가락이나 발가락 여러 개가 서로 붙은 상태로 태어날 가능성도 있다. 일명 '탈리도마이드 베이비'라고 불리는 기형으로, 태어날 때부터 몸에 팔이나 다리가 없는 상태를 가리킨다. 또 몇몇 예외 사례를 살펴보면, 사지는 멀쩡한데 신체의 다른 부위가 기형으로 태어난 경우도 있다. 가령 방광이 막힌 상태로 태어난 아이도 있었다. 이와 같은 기형은 심혈관계 기능은 물론 장, 폐, 간의 기능에도 영향을 미친다.

독일에서 탈리도마이드의 부작용 관련 논문이 게재된 것과 비슷한 시기에 《랜싯》 역시 산과전문의 윌리엄 맥브라이드가 호주에서 그와 유사한 증상을 발표했다. 전 세계에서 8,000명, 많게는 1만 명에 가까운 아이들이 해표지증을 갖고 태어났으며 주로 독일과 영국에서 많이 발견된다는 내용이었다(프랑스에서는 탈리도마이드가 아직 정식승인을 받지 않았으므로 발생률이 다른 유럽 국가보다 낮았다). 해표지증 신생아는 두 명 중 한 명꼴로 태어난 지 1년 안에 사망했다.

이렇게 되자 그뤼넨탈은 비두킨트의 논문에 반박하지 않을 수 없었다. 7만여 독일 의사들에게 탈리도마이드는 위험한 약이 아니라는 공문을 보내며 그들을 안심시켰다. 그러나 언론 매체는 '탈리도마이드 베이비'라고 부르며 의료 스캔들을 폭로했고, 결국 그뤼넨탈은 체념하고 독일 제약시장에서 탈리도마이드 약물을 철수하기로 결정한다. 그러면서도 끝까지 자존심을 버리지 않으려는 듯 공식 기자회견을 열어 언론에 발표된 정보가 모두 객관적 담론에서 기인한 것은 아니라고 해명했다.[6] 이후로도 그뤼넨탈은 수개월 동안 다른 나라에 탈리도마이드의 명칭을 바꾸거나 다른 물질과 혼합한 신종 합성 의약물로 둔갑시켜 팔려고 애썼다.

1962년 3월 초까지도 대서양 건너편 캐나다에서는 케바돈이 계속 팔렸다. 하지만 이후 시장에서 회수되고 FDA의 정식승인도 전격 취소되었다. 케바돈의 피해를 입은 희생자가 정확히 몇 명인지 미국 내 집계 결과를 아는 사람은 아무도 없었다. 프랜시스 켈시 박사가 시간을 끈 덕분에 미국은 최악의 상황은 모면했다. 《워싱턴포스트》는 이 사실을 대서특필하면서 '식품의약국의 영웅 덕분에 최악의 의약품이 미국 제약시장을 훼손시키는 것을 피할 수 있었다'고 전했다. 케네디 대통령은 국가의 번영에 이바지했다는 공을 인정해 켈시에게 상까지 수여했다.

케파우버 상원의원은 FDA 관련법의 수정안을 통과시킴으로써, 제약회사들이 의약품의 무해함을 증명하고 효능을 입증한 제품만을 엄격하게 판단할 수 있도록 FDA의 권한을 더욱 확장시키는 데 기여했다. 수정된 법안은 오늘날 '케파우버-해리스 개정안'으로 불리고 있다. 무작위추출에 의한 임상실험을 할 때 플라시보 효과와 해당 의약품의 효능을 비교하는 방식을 일반화시키는 내용이 포함된 법이다.

그로부터 4년 뒤, 장기간의 수사 끝에 독일 정부는 그뤼넨탈을 법정에 세웠다. 이 회사에서 근무한 9명의 고위간부들이 피고석에 섰다. 그뤼넨탈은 유명한 약물학자를 증인으로 내세워 탈리도마이드와 신생아기형 사이의 과학적인 인과관계를 단정 지을 수 없다는 주장을 폈다. 변호사들은 독일 헌법상 태아를 법적으로 보호할 수 있는 항목을 짚고 넘어가며 이 소송은 무효라고 주장했다. 소송은 1970년까지 계속되었고 결국 회사의 고위간부들이 징역형을 사는 대신, 3,100만 달러를 피해자에게 지급하라는 판결을 받았다(물론, 그때까지 생존한 희생자들은 손해배상액을 받을 수 있었다).

2012년 8월 31일, 그뤼넨탈은 세상의 빛을 보자마자 심각한 기형으로 목숨을 잃은 어린 생명들에게 깊이 사죄하는 사과문을 발표했다. 그날 그뤼넨탈의 이사 하랄트 스톡은 라인란트 주의 슈톨베르크 시청 로비에 팔다리가 없는 해표지증으로 태어난 어린 소녀가 의자에 앉아 있는 모습을 형상화한 청동상을 세우기도 했다. 탈리도마이드로 인해 비극적 운명을 감내해야 하는 희생자들을 향해 그뤼넨탈은 '진심어린 사죄'를 했고 그 후에도 오랫동안 그들을 추모하겠노라고 공식적으로 선언했다.

> 희생자 여러분이 우리의 침묵을 이해해주셨으면 좋겠습니다. 여러분의 운
> 명을 마주한 우리는 너무 놀라서 말문이 막혔으니까요.[7]

이 말에 희생자들은 어떻게 반응했을까. 사죄의 말이라지만 왠지 들
으면서 기분이 언짢았을 것 같다.

프로작이 불러온 자살
—

다음은 사실에 근거해 수집한 정보들을 정리한 것이다.

- 루이빌, 켄터키 주 1989년 9월 14일: 조지프 웨스베커. 인쇄공장
  직원이던 조지프는 실직을 당하자 전 회사인 스탠다드 그라뷔르에 자
  동소총 AK-47을 들고 들어가 동료를 모두 죽이고 자살했다. 총 9명의
  사상자와 12명의 부상자를 낸 사건.
- 카아나팔리 힐사이드, 마우이 섬 1994년 3월 4일: 빌 포사이스 주
  니어. 빌은 부모인 준 포사이스와 윌리엄 포사이스가 약속 시간에 나타
  나지 않자 걱정이 돼 본가를 찾았다가 두 사람이 피를 흘린 채 사망한
  모습을 목격했다. 윌리엄 포사이스는 부유한 사업가였다. 그는 15차례
  나 아내를 칼로 찔렀고, 자신은 전동 톱을 의자에 고정시킨 다음 스스
  로 몸을 절단시켜 사망했다.
- 웨이드브리지, 콘월 주 1996년 3월 15일: 레지널드 페인. 은퇴한

교사로 부인 샐리의 얼굴을 쿠션으로 눌러 질식사시켰다. 그런 다음에 아들에게는 절대 침실에 들어오지 말라는 쪽지를 냉장고 앞에 붙여놓고 자신은 60미터 높이의 절벽에서 뛰어내렸다.

- 오버랜드 파크, 텍사스 주 1997년 7월 27일, 밤 11시 30분: 매튜 밀러. 13세 청소년 매튜는 그만 자러 가라는 아버지의 말에 신경질을 내며 문을 쾅 닫았다. 다음날 매튜의 부모는 침실 바로 옆 욕실에서 빨랫줄로 목을 감은 채 자살한 아들을 발견했다.

- 질레트, 와이오밍 주 1998년 2월: 도널드 셸. 많은 이들에게 존경받던 60세 노인 도널드는 아내 리타와 딸 데보라, 9개월 된 손녀딸, 세 사람의 머리에 총을 쏴서 죽인 다음 자신도 권총 자살로 생을 마감했다.

- 콜럼바인, 콜로라도 주 1999년 4월 20일, 11시 19분: 18살짜리 고등학생 에릭 해리스와 딜란 클리볼드는 총을 소지한 채 학교에 들어가 무차별 총격을 가했다. 13명의 급우가 사망하고 25명 이상이 중상을 입었다. 12시 18분, 두 사람은 학교 도서관을 점거한 뒤 서로 상대의 머리에 총을 쏘아 동반 자살했다.

- 인디애나폴리스, 인디애나 주 2004년 2월 7일: 트레시 존슨. 19세 여대생은 학비가 필요해 제약회사 엘리 릴리의 임상실험에 참여했으나 연구소의 욕실 샤워기에 스카프로 목을 매달아 자살했다.

- 바욘, 뉴저지 2004년 6월 22일: 에미리 파드론. 24세의 젊은 엄마는 생후 10개월 된 딸을 분홍색 돼지 인형으로 질식시켰다. 그런 다음 고기 자를 때 쓰는 칼로 가슴 부위를 잘라 사체를 절단하기까지 했다.

- 조켈라, 핀란드 2007년 11월 7일, 11시 40분: 18세 고등학생 페카-에릭 오비넨은 반자동소총을 들고 학교에 들어가 자신을 괴롭혔던 8명의 급우들을 쏜 뒤 자기 머리에 총을 쏘아 자살했다.

• 디캘브, 일리노이 주 2008년 2월 14일, 낮 3시 5분: 스티븐 카즈미에륵자크는 27세로, 노던 일리노이 대학을 다니는 대학원생이었다. 대형 강의실 101호에 레밍턴 스포츠맨 48과 9밀리미터 글록 소총을 소지하고 들어가 무차별 총격을 가했다. 3시 11분경, 마지막 총알은 자살용으로 썼다. 모두 6명의 사망자와 15명의 부상자를 냈다.

이 같은 끔찍한 사건의 배경에는 두 가지 공통점이 있다.

첫째, 평소 이들은 너무나 평범한 사람이어서 이런 일을 저지를 것이라고는 전혀 예상하지 못했다는 점이다.

둘째, 이들은 모두 항우울제를 복용한 경험이 있었다. 세로토닌의 양을 조절하는 항우울제 또는 세로토닌과 노르아드레날린의 양을 조절하는 항우울제를 복용했다. 대표적인 예로 프로작Prozac®, 조로프트Zoloft®, 팍실Paxil®(프랑스에서는 데록사트Deroxat®로 판매), 루복스Luvox®[8], 심발타Cymbalta®가 있다. 특히 도널드 셸의 경우에는 사망하기 이틀 전부터 팍실을 복용하기 시작했다.

도널드 셸과 불쌍한 동료들만 항우울제의 희생자가 된 것이 아니다. 1980년대 말 엘리 릴리Eli Lilly의 프로작(플루옥세틴 계열)이 시장에 출시된 이래 전 세계 수천만 명의 사람들이 이 항우울제를 복용하기 시작했다. 미국의 경우 2005년에서 2008년 사이에 항우울제 복용량은 400퍼센트 증가했다. 12세 이상의 미국인 10명 중 1명꼴로 항우울제를 복용한 적이 있을 정도다. 심지어 10년 이상 항우울제를 복용하고 있는 미국인이 전체 복용자 중 14퍼센트를 차지했다.[9] 세로토닌의 양을 조절하는 항우울제는 제약산업의 역사에 길이 남을 정도로 큰 성공을 거두었다. 이에 프로작을 따라한 모방 제품들이 계속해서 출시되었다. 단순한 불안증에서부터 만성 통증에 이르기까지 다양한 용도의 항우울제가 팔렸다. 담배를 끊고 싶어 하는 사람들에게 효과를 발휘하는 항우울제까지 생겼을 정도다.

프로작과 프로작을 모방한 그와 비슷한 약품들이 인기를 얻게 된 이유는 초반에 부작용이 나타나지 않았기 때문이다. 1세대와 2세대 항우울제에서 나타난 부작용이 발견되지 않은 점이 한몫했다(또 이 제품들의 판매량이 급증한 이유로 바리움Valium® 같은 신경안정제처럼 중독 증상이 없다는 점도 꼽을 수 있다). 그러나 시간이 지나 1990년 2월부터 하버드 대학교 연구진은 프로작이 정좌불능을 야기한다는 연구 결과를 발표했다.[10] 정좌불능이 심각할 경우, 자살 충동 또는 살인 충동을 느낄 수도 있었다. 한자리에 가만히 있지 못하는 증상으로 자신의 몸을 스스로 제어하는 것이 불가능하다. 그러다 보니 불안증이 심해지면서 인격을 상실하는 지경에 이른다. 그래서 무의식적으로 억압한 폭력의 본능이 무방비 상태로 표출되면서 충동을 억제하지 못하고 양심의 거리낌 없이 실천에 옮기게 된다.

거의 정신병에 가까운데 1950년대에 레세르핀réserpine 약물을 복용한 고혈압 환자에게서도 심각한 정좌불능이 나타나곤 했다. 레세르핀은 고혈압 치료제에 쓰인 최초의 향정신물질이다. 그러나 이 약물을 복용한 일부 환자들 중 우울증을 겪지 않았는데 갑자기 자살 시도를 한 사례가 있었다. 항우울제 복용 기간 동안에도 이와 같은 자살 충동이 발견되었다. 프로작을 복용한 환자 중 자살 충동 또는 살인 충동을 호소하는 사례가 점점 증가하기 시작했다. 결국 1990년에 엘리 릴리는 연달아 44건의 소송에 기소되었다. 1991년 9월, FDA는 공개 청문회를 실시해 제약회사 관계자들 앞에서 피해자가 약을 복용하면서 어떻게 변했는지, 비정상적인 행동을 하게 된 경위를 증언하는 장을 마련했다. 그러나 엘리 릴리는 자사의 의약품 때문이 아니라고 주장하며 객관적인 인과관계를 증명할 수 없다고 호소했다. 결국, 무혐의로 소송은 끝났다. 1990년에 엘리 릴리는 회사 직원들에게 다음과 같은 메시지를 전달하여 회사를 지지해줄 것을 암암리에 강요했다.

> 프로작을 복용한 환자 중 일부에게서 나타나는 자살 충동 및 폭력적인 행동은 환자 개인의 정신적 문제에서 비롯된 것이다. 결코 프로작과 직결된 문제가 아니다.[11]

다시 말해 프로작을 복용한 사람이 자살한 것은 프로작 때문이 아니라 우울증 때문이라는 것이다. 이 제약회사의 입장은 우울증은 자살 충동을 유발하는 정신질환이므로 예방 차원에서 프로작을 복용해야 한다는 것이었다. 즉, 프로작은 이 불쌍한 환자들을 도와주려고 했으나 환자들이 개인적으로 잘못된 선택을 한 것이라고 결론지었다.

거의 10년이 흐른 다음에야 영국 출신의 정신과 의사인 데이비드 힐리가 항우울제의 부작용을 폭로한 논문을 발표했다. 그는 조로프트 복용 환자에게서 전혀 우울증이 없었는데도 약물 복용 후 자살 충동을 느낄 수 있었다는 것을 밝혀냈다. 그 당시에 화이자가 생산한, 세로토닌의 양을 조절하는 항우울제인 조로프트의 부작용이 마침내 기정사실화된 것이다. 또한 2004년에 발생한 트래시 존슨의 자살 사건도 같은 맥락에서 이해할 수 있다. 이 여성은 엘리 릴리의 임상실험 참여자로 연구소 욕실에서 목을 맨 채 숨을 거두었다. 이 젊은 여성은 세로토닌과 노르아드레날린의 양을 조절하는 항우울제인 심발타를 실험 기간 동안 복용했다. 하지만 그녀가 실험에 참여하는 동안 이미 우울증을 앓고 있었는지에 대해서는 의견이 분분했다(엘리 릴리는 이 사건을 특수 사례로 규정하며 어떻게 해서든 실험 참여자들에게 우울증 또는 우울증 전조 증상이 이미 있었음을 밝혀내려 애썼다. 결국 트래시가 우울증을 숨긴 채 실험에 참가한 것이라는 결론을 내렸다).

엘리 릴리는 이 사건이 발생하기 훨씬 전부터 프로작의 자살 충동 위험을 이미 알고 있었던 것으로 드러났다(차후에 심발타의 경우도 상황은 마찬가지다).[12] 소송이 진행되면서 압수 수색을 통해 연구소에서 의미심장한 내용이 담긴 메모들이 하나 둘 발견되기 시작했다. 프로작이 출시되기 10년 전, 개발 단계에서부터 엘리 릴리는 위험성을 인지하고 있었다.[13] 이미 1978년부터 플루옥세틴 계열(후에 프로작의 주성분이 되는 물질)을 연구하는 동안 기록된 메모 내용은 이러하다.

부작용을 일으킬 만한 여러 문제점들이 발견되고 있다. (……) 또 다른 우울증 환자에게서 정신 이상 증상이 발견되었다. (……) 몇몇 환자들에게서 정좌불능이 나타났고 몸을 제대로 가눌 수 없을 정도의 정신 불안 증세가 나타났다.

그보다 열흘 전에 쓰인 또 다른 내용도 있었다.

일부 환자들이 며칠 만에 우울증 증세에서 심각한 불안 증세로 이전하는 모습을 보였다. 그러나 불안의 정도가 심각하므로 약물 복용을 즉각 중단해야 한다. (……) 앞으로 실행될 연구에서는 불안 증세를 완화하기 위해 다른 물질인 벤조디아제핀(진정제의 일종)을 투여하기로 한다.

마지막 문장은 경악을 금치 못할 정도다. 플루옥세틴에 의해 발생한 불안 증세를 또 다른 진정제로 완화시키려 들다니. 벤조디아제핀은 그 당시 릴리가 개발할 계획이던 약물 중 하나였다. 차후에 프로작이 된 의약품에 들어간 성분이 구체적으로 무엇인지 이 내용만으로는 전혀 알 수 없다. 기존의 플루옥세틴일 수도 있고 벤조디아제핀일 수도 있다. 그러나 프로작이 기존의 불안 증세를 치료하는 벤조디아제핀 약물의 대체물로 출시된 이상, 프로작에 또 벤조디아제핀을 쓸 수는 없었을 것이다.

결국 엘리 릴리는 독일 식품의약국에 자사에서 개발한 의약품의 정식승인을 요청했다. 독일 식품의약국의 검사관들은 실수를 범하지 않았다. 이들이 1984년 5월 25일, 엘리 릴리에게 보낸 공문을 보면 다음과 같은 내용을 확인할 수 있다.

'프로작'의 임상실험을 위해 약을 복용한 환자 중 16명이 자살을 시도했고 그중 2명은 사망했다. 자살 위험이 있는 환자를 실험에서 배제했다면 이 비율은 '프로작'의 임상실험 중간에 자살 충동이 갑자기 생겼음을 의미한다.

독일 식품의약국은 플루옥세틴이 들어간 이 약의 정식승인을 거절했다. 자살 리스크가 너무 높다는 이유였다. 그러나 엘리 릴리는 포기하지 않고 수차례나 식품의약국의 문을 두드렸다. 엘리 릴리가 생산하는 다른 항우울제보다 유독 프로작의 자살 위험도가 3~5배나 높다는 것을 이 제약회사도 내부 실험으로 잘 알고 있었다.[14] 그런데도 어떻게 해서든 정부의 정식승인을 얻어내려고 기를 썼다. 엘리 릴리의 독일 지사는 프로작의 자살 충동과 관련된 자료들을 최대한 감추는 데 신경을 곤두세웠다. 엘리 릴리 독일 지사의 이사였던 클로드 부쉬는 1990년 11월에 쓴 메모를 보여주며 자신의 입장을 호소했다.

동료인 한스 베버가 이 의약품의 출시와 관련해 의학적인 문제가 있다고 했다. 걱정부터 앞섰다. 독일 식품의약국을 비롯해 법원의 판사와 기자에게, 그리고 가족에게 어떻게 설명해야 할지 갈피를 잡을 수 없었다. 특히나 자살 리스크, 자살 충동과 관련된 의혹에 대해서는 무슨 말을 해야 할지 몰랐다.

개인적인 생각으로는 어떤 의약품의 부작용을 정확히 파악할 수 있는 시스템이 과연 존재하는지 의문이다. 기존 시스템을 믿는 사람들에게 과연 그렇게 맹신할 수 있는 것인지 자문해보라고 말하고 싶다. 의사가 처방해준 약을 과다복용하면 당연히 자살 충동 같은 위험한 부작용이 생길 수밖에 없다. 환자가 자살하고 싶다는 충동을 느낄 경우, 의사는 보통 그 환자에게 우울증을 진단하기 마련이다.

엘리 릴리의 계속된 변명이 통한 것일까. 프로작의 자살 위험에 대한 파문은 시간이 지날수록 점점 잊히면서 다른 제약회사의 약품 스캔들로 대체되기 시작했다. 세로토닌의 양을 조절하는 다른 항우울제를 제조한 제약회사가 주목을 받았는데, 대표적인 예가 스미스클라인 비첨(글락소스미스클라인이 나중에 합병되면서 이름이 바뀜)의 팍실/데록사트였다. 이 약의 효능을 알아보기 위해 어린이와 청소년을 대상으로 연구가 진행되었다. 이번에는 부작용이 자살 충동에서 불안증으로 바뀌었다. 또 정좌불능을 호소해 약물 치료를 중단한 환자들은 실험의 규율을 지키지 않아 중도에 하차한 참여자로 처리했다.[15] 글락소스미스클라인이 팍실/데록사트의 효능을, 화이자가 조로프트의 효능을 인정받기 위해 사용한 또 다른 전략은 바로 플라시보 효과 그룹에 참여한 사람들의 경우에만 특별히 실험 참여 전/후에 일어난 자살 리스크를 기록에 포함시킨 것이다. 해당 약품을 복용한 그룹보다 리스크 확률이 더 높게 나오도록 유도한 셈이다. 글락소스미스클라인은 플라시보 효과 그룹에 있던 참가자에게 해당 실험이 끝난 후 프로작을 복용시켰다. 그런 다음에 자살 충동을 느끼면, 그 결과를 당연하다는 듯 플라시보 효과 그룹의 리스크에 포함시키는 식으로 결과를 조작했다![16]

프로작은 1992년 결국 독일 식품의약국의 정식승인을 받는 데 성공한다. 그러나 이름은 전혀 다른 플룩틴Fluctin®으로 출시되었으며, 반드시 다음과 같은 주의사항을 제품 설명에 넣는다는 조건부 승인이었다.

> 자살 위험성: 플룩틴에는 중추신경계와 관련된 진정제 효과가 없다. 따라서 환자의 안전을 위해 항우울제 효과를 위한 목적으로만 이 약을 복용해야 한다. 진정제 효과는 추가적으로 다른 대체 의약품이 수반되어야 할 것이다. 심각한 불면증이나 불안 증세의 경우도 마찬가지로 그 기능에 특화된 다른 의약품을 복용해야 한다.

미국과 기타 여러 나라에 이 같은 주의사항이 엄격히 적용되었다면, 지금까지도 조지프 웨스베커, 윌리엄 포사이스, 매튜 밀러 같은 피해 환자들은 생존했을 것이다. 엘리 릴리는 독일 식품의약국을 상대하면서 겪은 여러 어려움을 교훈 삼아 미국에까지 정식승인을 요청했다. FDA를 비롯한 다른 나라의 위생당국은 프로작의 정식승인을 일단 유보했지만 엘리 릴리는 이 의약품이 독일 식품의약국의 심의를 통과한 것이라며 다른 나라의 의약국에 부작용과 관련한 자료들을 추가 자료로 덧붙여 보냈다. 그 보고서에는 실험 참여자가 보인 '불안 증세는 우울증을 완화시키기 이전부터 있던 것이므로 자살 리스크가 올라간 것은 불가피했다'라고 적혀 있었다.

엘리 릴리는 이 약품의 자살 리스크에 대한 독일 식품의약국의 평가 내용을 FDA가 보더라도 별로 지장이 없을 것으로 판단했다. 문제를 확대해석하고 심각하게 파헤친 것이 아니기 때문에 이 정도는 문제없을 것으로 여겼다. 오히려 회사 내부의 평가가 사태의 심각성을 적나라하게 드러냈다. 1987년 12월 회사 내부에서 발견된 메모에는 이렇게 적혀 있었다고 한다.

> 독일 식품의약국은 객관적으로 도저히 받아들이기 힘든 부작용으로 규정하지 않았다. (……) 그러므로 독일 식품의약국이 평가한 내용을 FDA에 보내도 될 것으로 판단된다. FDA도 부작용에 대해 문제제기를 하지 않았다. 우리는 독일 식품의약국에게서 정식승인 요청에 필요한 모든 자료를 넘겨받았다. 독일 식품의약국이 해당 의약품을 정식승인한 마당에 FDA의 결정에 부정적 영향을 미칠 가능성은 매우 희박하다고 본다.[17]

때때로 우리는 별것 아닌 이유로 소중한 생명이 사라지는 것을 목격하곤 한다. 결국 1987년 12월 말에 프로작은 미국 시장에서 정식승인을 얻는 데 성공한다. 엘리 릴리를 비롯해 세로토닌의 양을 조절하는 항우울제를 생산하는 다른 제조업체들은 거의 15년 동안 '자살 충동 기계'로 불릴 만한 약품의 위험성을 애써 부인해왔다. 회사 연구소에서 실시한 실험 결과 리스크가 확인되었지만 감추는 데 급급했다. 2002년 10월, 글락소스미스클라인의 대변인 앨러스테어 벤바우는 한 영국 TV 방송에 출연해 다음과 같은 내용을 당당히 주장했다.

> 만약 우리가 세록사트(데록사트, 팍실)을 어린이들에게 처방해야 한다면 어쩔 수 없이 그래야 하지 않을까? 실제로 전체 아동의 2퍼센트, 청소년의 4퍼센트가 우울증을 앓고 있다고 한다. 그러다 보니 청소년들 사이에서 자살 충동이 높을 수밖에 없다.
>
> 우리 회사의 의약품은 그것을 필요로 하는 환자들을 위해 만들어진 것이다. 항우울제가 절실히 필요한 환자 중에는 아직 성인이 안 된 미성년자들이 분명 있다. 게다가 자살은 청소년 사망 원인의 3위에 기록될 정도로 매우 심각한 수준이다.[18]

올해 미국에서 270만 개의 항우울제가 12세 미만의 아동에게 처방되었고 8,100만 명의 청소년들이 항우울제를 복용했다.

2004년이 되면서 수많은 소송과 수사가 진행되었고, 기자와 전문가들의 항의가 빗발쳤다. 그중에는 데이비드 힐리도 있었다. 결국 FDA는 항우울제 제조업체에게 반드시 제품 설명서에 자살 리스크에 대한 주의사항을 기재할 것을 법적으로 의무화시켰다. 특히 아동과 청소년에게 자살 시도, 자살 충동을 불러일으킬 수 있다는 점을 강조했다(한 해 전 영국 식품의약국은 미성년자에게 항우울제를 처방하는 것을 위법 행위로 규정해 의사들을 집중 단속했다). 2007년이 되면서 식품의약국은 특히

18~24세 청년 복용자에게서 부작용이 발생할 확률이 가장 높다는 점을 강조했다. 2009년에는 나이와 무관하게 모든 환자들에게 자살 시도와 충동을 느끼는 리스크가 있음을 강조했다. 항우울제인 웰부트린 Wellbutrin®에도 동일한 문구를 제품사용설명서에 넣도록 했다. 그러면서 금연을 원하는 사람에게 처방되는 자이반 Zyban®에 해당 내용을 명시하도록 규정했다. 두 약품 모두에 동일한 부프로피온 bupropion이 들어 있기 때문이다.

당시는 세로토닌의 양을 조절하는 항우울제들의 특허 기간이 거의 만료에 이른 시점이었다(프로작은 1999년에 만료되었다). 여러 제약회사들은 운 좋게도 항우울제 판매로 많은 돈을 벌 수 있었다. 하지만 부작용으로 얼마나 많은 사람들이 목숨을 잃었겠는가? 자살로 죽은 사람들이 대부분이었다. 그게 아니라면 좀비한테 잡아먹혔겠는가, 아니면 교통사고로 즉사한 것이겠는가?[19] 인터넷 사이트 www.ssristories.com에 접속하면 세로토닌의 양을 조절하는 항우울제의 부작용으로 스스로 목숨을 끊거나 살인을 저지른 4,800건의 사례를 검색할 수 있다.[20] 하지만 이는 미디어 매체에 공개된 수치일 뿐 모든 사례를 집계한 것은 아니다. 항우울제로 자살하거나 타인을 죽인 사람들은 그보다 더 많을 것이다. 또 죽거나 죽이지 않았더라도 불행한 삶을 사는 사람들이 얼마나 많겠는가? 제약회사에 소속되지 않고 독립적으로 역학 관계를 연구하는 데이비드 힐리는 2004년에 프로작을 복용한 4,000만 명 중 약 4만 명이 자살한 것으로 추정했다.[21]

만약 이 수치가 정확하다면 인류 역사상 소리 없는 대학살이 일어났던 것과 같다(심지어 이 수치는 프로작 복용자만 다룬 것뿐이다). 약을 복용한 사람들은 이 약이 그 정도로 위험할 것이라고는 상상조차 못했다. 그러니 당연히 걱정 없이 편한 마음으로 복용했을 것이다. 생각해보라. 광활한 숲에서 나무 한 그루가 쓰러졌고 아무도 그 소리를 듣지 못했다. 하지만 그렇다고 그 나무가 쓰러지지 않았다고 말할 수 있을까?

 ## 이라크 전쟁터를 연상시키는 프로작과의 싸움

최근 실시된 통계 조사에 따르면 1999년에서 2012년 사이 미국의 자살자 수는 31퍼센트나 증가했다. 이런 경이로운 증가율의 직접적인 원인을 지적하기란 어렵겠으나 그래도 바쁜 현대인에게는 스트레스로 인한 우울증 증가가 가장 유력한 용의자가 아닐까 싶다. 그만큼 항우울제의 복용자 수도 증가했을 테고 그 결과가 자살로 이어진 것은 아닌지 가정해볼 수 있다.

자살률이 가장 높은 집단을 조사해보니 공교롭게도 이라크와 아프가니스탄에 파견 나간 군부대가 뽑혔다. 베테랑 군인들 중에는 베트남 내전 또는 1차 걸프전 참전 용사들도 있었다. 전쟁터에 나갔다가 고향으로 돌아온 젊은 군인들도 예외는 아니었다. 나이에 상관없이 전반적으로 자살률이 증가하는 추세여서 언론 매체는 자살을 마치 현대인의 '전염병'처럼 다루기까지 했다. 2007~2012년 동안 미국의 자살률은 22퍼센트나 증가했다. 2012년 한 해 동안에는 평균 하루에 한 명꼴로 참전 군인이 자살을 했고 퇴역한 베테랑 군인은 하루에 약 18명이 사망할 정도였다. 거의 매 80분마다 전투에 참가했거나 참가중인 군인이 스스로 목숨을 끊은 셈이다(상황이 이렇다 보니 자살자 수는 1.5일에 1명이 사망하는 전쟁터의 전사자 수보다 더 많았다).

이러한 대재앙과도 같은 비극을 설명하는 이유 중 가장 설득력 있는 것은 바로 전쟁터에서 군인들이 받는 스트레스와 퇴역 후 외상성 증후 즉, 트라우마로 인한 스트레스다. 전문가들의 소견에 따르면 전쟁터에서의 참혹한 잔상을 목격한 현직 군인과 퇴역 군인들은 일반인보다 우울증에 빠질 가능성이 훨씬 높다고 한다. 그래서 군의관은 군인들에게 세로토닌의 양을 조절하는 항우울제를 처방해주곤 했다. 오늘날 군인 중 약 6퍼센트가량이 항우울제를 복용한 경험이 있다고 하는데 이 수치는 2005년과 비교하면 8배나 높다.

이러한 현실을 알게 된 국민과 의회는 큰 충격을 받았고, 나라를 위해 애쓴 이 애국자들에게 제대로 된 치료를 해주어야 한다고 강력하게 호소했다. 미 국방부 장관인 레온 파네타와 국방부는 군인자살방지협회를 만들어 현직 군인과 퇴역 군인의 스트레스지수를 검사해 상태가 악화되기 전에 적절한 치료를 받도록 조치를 취했다. 한마디로 과거의 실수를 만회하자는 것이었다.

프레팔시드와 심장병 부작용

1993년 FDA는 밤에 위산이 역류하는 증상을 억제하는 치료제인 프레팔시드Prépulsid®(영어명은 철자가 다른 프로팔시드Propulsid®로 출시)의 시장 판매를 정식승인했다. 위장운동촉진제의 일종인 프레팔시드는 1981년 얀센이 개발한 화합 물질로 이루어졌다. 존슨앤존슨이라는 거대 기업의 제약업체 라인이 바로 얀센이다. 이 약은 성인을 위한 치료제였지만 실제로 트림을 자주 하거나 구토를 하는 어린아이들에게도 사용되었다.

하지만 존슨앤존슨은 아동의 사용 여부에 대해서는 정식승인을 거치지 않았다. 따라서 아이들에게 위해한지의 여부를 알아보는 임상실험은 전혀 이루어지지 않았을 뿐만 아니라 유아에게 효능이 있는지조차 검증되지 않은 상태였다. 1993년 프레팔시드를 복용한 6명의 아동이 사망했다. 사인은 심장 질환이었다. FDA는 그제야 사태의 심각성을 파악했으나 제약회사는 어떻게 해서든 소아 판매 중단을 막기 위해 사인을 다른 곳으로 돌려 입막음을 하는 데 성공했다.[22]

설상가상으로 이 제약회사는 소아과 의사는 물론 위장병 전문의들을 찾아가 프레팔시드의 효능을 적극적으로 홍보했다. 소아 위장병 전문의인 폴 하이먼은 의학협회에 이 약을 소개하며 동료 의사들에게 권장할 정도였다. 그는 유아 위장병을 치료하기 위해 프레팔시드를 권장하는 내용을 책자로 만들었고, 존슨앤존슨은 그 책자를 1만 부 인쇄해 의사들을 위한 '교육 자료'로 전국에 배포했다. 존슨앤존슨은 프레팔시드가 유아용 치료제로도 팔릴 수 있도록 제약시장의 분위기를 회사에 유리한 쪽으로 이끌려고 갖은 애를 썼다(앞에서도 말했듯이 유아용 치료제라고 제품에 명시할 수 있는 법적 권한은 전혀 없었다. 제품 설명에는 성인용 치료제라고 나와 있지만 눈 가리고 아웅 하는 식으로 감추는 것이다). 그 덕분에 프레팔시드는 날개 돋친 듯 팔려나갔다. 1990년대 중반에 이르자 이미 총매출액은 10억 달러를 넘었다.

제약회사가 돈을 버는 동안 불길한 징조는 어김없이 나타났다. 1995년 1월 식품의약국은 프레팔시드 복용 환자 중 심장 부정맥을 호소한 사례를 18건이나 접수했다. 그들 중에는 갓난아기도 있었는데 결국 사망하고 말았다. 식품의약국은 이 약의 문제점을 경고했지만 회사 측은 문제의 환자가 프레팔시드만 복용한 것이 아니라 다른 약도 같이 병행하고 있었다면서 이의를 제기했다(이러한 수법은 일명 '머렐의 자기 방어'와 닮아 있다. 자사의 잘못이 아니라 타사의 제품에 하자가 있다고 책임을 전가하는 식이다). 1996년 7월 식품의약국은 57건을 추가 접수했고 그중 유아와 관련된 의료 사건은 7건이었다. 1997년 8월 프레팔시드로 2명의 유아가 사망하자 식품의약국은 다시 한 번 존슨앤존슨에게 '어린 환자들이 이 약을 복용할 경우 심장 질환에 걸릴 리스크가 너무 높다'는 내용이 담긴 비교적 간단한 양식의 공문을 보냈다.[23]

제약회사에서 발견된 내부 메모를 보면, 직원들 역시 회사가 프레팔시드의 리스크를 최소화하려고 애쓰고 있음을 알았던 것으로 확인된다. 일부 직원들은 이에 의문을 제기했고 대릴 커랜드 같은 고위간부는 공개적으로 불만을 표명하기도 했다. 그는 특히 존슨앤존슨이 식품의약국에 보낸 문서에 명시된 심장 질환에 대한 리스크가 너무 경미한 수준으로 명시된 점을 지적했고, 타사 제품에 잘못을 돌린 것을 혹평했다.

> 위장운동촉진제로 쓰인 이 약의 리스크를 최소화하는 것에서 가장 우려되는 문제는 바로 이 약이 사회적 약자이자 몸이 약한 유년층에게도 사용되었다는 점이다. 특히 태아와 신생아에게 미칠 부작용이 가장 걱정스럽다.[24]

이를 우려한 식품의약국은 1998년 3월 존슨앤존슨과 비공식적인 모임을 가졌다. 식품의약국 관계자는 단도직입적으로 "밤에 위산이 역류하는 것을 막기 위한 치료제가 당신의 목숨을 위협할 수도 있다면 어떻게 하시겠습니까?"라고 물었다. 소화제 텀스Tums처럼 소화가 안 될 때 먹는 프레팔시드의 위험성에 일침을 가하는 질문이었다. 그럼에도 불구하고 회사는 끝까지 프레팔시드를 시장에서 철수하겠다는 말은 하지 않았다. 이들은 몇 번의 협상 끝에 프레팔시드를 복용하는 유아에게 부작용으로 심장 질환이 생길 수 있고, 또 심하면 사망할 수도 있다는 경고 메시지를 주의사항에 명시하는 것으로 상황을 종료했다. 이 약이 여러 가지 문제의 직접적인 원인이란 주장을 존슨앤존슨은 끝까지 전면 부인했다.

2000년 프레팔시드를 복용한 성인 및 아동 중에서 심장 질환이 발병한 사례만 해도 341건이었고 그중 80명은 결국 목숨을 잃었다. 더 이상 지체할 수 없어진 식품의약국은 프레팔시드의 전면 조사를 위해 전문가 패널을 구성해 공개 청문회를 열기로 결정했다. 존슨앤존슨의 회사 내부에서 발견된 여러 메모들을 통해 회사 간부들조차 부작용의 심각성에 당황했다는 증거를 포착할 수 있었다. 어떤 메모에는 특정 단어에 밑줄까지 그어져 있었다. 간부회의 때 사용된 것으로 '전 세계 사람들에게 프로팔시드의 효능에 대해 <u>한 번도 입증한 적이 없다고 말하고 싶으십니까!</u>'라고 쓰인 메모였다(간부가 직접 그 표현에 밑줄을 그었다).

공개청문회가 열리기 3주 전, 존슨앤존슨은 프레팔시드를 시장에서 회수하기로 결정했다. 하지만 회사 측과 고위간부들은 이 약의 리스크를 최소화하기 위해 최선을 다했다며 당당했다. 지금까지 프레팔시드 복용으로 피해를 입은 사람은 1만 6,000명으로 집계되며 그중 300명은 목숨을 잃었다. 사망자 대부분은 아이들이었다. 2004년에 존슨앤존슨은 피해자와 사망자 유가족에게 9,000만 달러의 손해배상금을 지불하라는 법원 판결을 받았다.

그 후에도 프레팔시드는 물론 엄격한 사용 제한이 있었지만 프랑스에서 버젓이 판매되었다. 그러다 2011년 3월을 기점으로 판매 금지 상품이 되었다.

호르몬 대체요법과 유방암

'생리가 멈추는 현상'인 폐경은 50대 여성의 바이오리듬에 변화가 생기면서 일어나는 신체적 변화라 할 수 있다. 여성의 삶을 놓고 볼 때 생물학적으로 큰 변화가 일어나는 시기로, 폐경이 왔다는 것은 더 이상 출산할 수 없으며 에스트로겐과 프로게스테론의 분비가 줄어들었음을 의미한다. 자궁에서 분비되는 이 두 호르몬의 양이 줄어듦에 따라 여러 가지 신체 변화가 생긴다. 먼저, 갑자기 몸에서 열이 나는 증상, 기분의 급격한 변화, 불면증, 수면 중 식은땀, 질 건조 등이 대표적인 예다. 여성마다 두드러지는 증상은 각각 다를 수 있으나 호르몬의 변화와 함께 이 같은 변화들이 크거나 작게 두루 일어난다. 그래서 폐경기 여성들은 고통을 호소하기 마련인데 결국은 여성의 신체에서 일어나는 자연스러운 변화일 따름이다. 호르몬 분비가 왕성한 청소년에게 여드름이 많이 나는 것처럼 호르몬 변화에 따른 어쩔 수 없는 현상들이다.

1942년 식품의약국은 미국 제약회사인 와이어스-에어스트Wyeth-Ayerst가 개발한 폐경기 증상에 도움이 되는 프레마린Premarin®의 판매를 정식승인한 바 있다. 폐경기가 도래해 에스트로겐의 분비량이 줄어듦에 따라 외부의 도움으로 이 호르몬을 대체해주는 성분을 인위적으로 투여받는 것이다. 한마디로 빈자리를 다른 대체물로 채우겠다는 생각이다. 호르몬 대체요법을 이용한 치료제는 1930년대부터 활발히 개발되었는데 특히 디스틸벤distilbène 약물이 유명하다(더 자세한 내용은 156쪽 참조). 디스틸벤 약물과 달리 프레마린은 임신한 암말에서 추출한 자연적인 에스트로겐이다(프레마린은 영어권에서 프레그넌트PREgnant, 마레스MAREs', 유린urINe 등의 상표명이 붙여졌다). 디스틸벤 약물의 부작용들, 가령 구토, 두통, 현기증이 다행히도 이 제품에서는 발견되지 않았으며 가격 면에서도 훨씬 저렴했다.

프레마린은 폐경기로 인한 불편한 증상들을 완화시켜주는 효과가 탁월했다. 하지만 판매량이 증가하기까지는 꽤 시간이 걸렸는데, 의사들이 폐경기 증상을 질환으로 여기기까지는 시간이 필요했기 때문이다. 여성이면 누구나 맞게 될 인생의 한 시련으로 여겨 증상이 매우 심각할 때만 호르몬 치료제를 처방해주었다. 그러다가 1960년대에 들어와 로버트 윌슨Robert Wilson의 저서인 《영원한 여성성Feminine Forever》[25]이 세계적으로 호평받아 베스트셀러가 되면서부터 상황이 역전되었다. 뉴욕에서 산부인과 의사로 일하던 로버트 윌슨은 1963년에 혁신적인 연구 논문을 발표했다. 〈치료를 받지 않은 폐경기 여성의 운명: 사춘기부터 노년에 이르기까지 여성에게 에스트로겐이 유지돼야 하는 이유〉가 논문의 제목이었다.[26] 결국 여성에게 평생 필요한 호르몬이란 말 아닌가! 와이어스-에어스트를 비롯한 에스트로겐 호르몬 치료제를 생산하는 여러 제약회사들은 윌슨의 연구재단을 후원하기 시작했다. 로버트 윌슨은 총 1천 3백만 달러의 지원비를 받았다. 폐경기 증상을 질환으로 봐야 한다는 그의 주장은 전 지역으로 확산되었고[27] 그는 1966년 자신의 박사 논문을 일반 독자들이 편하게 읽을 수 있도록 책으로 출간했다.

> 많은 의사들이 폐경기의 실체를 인정하지 않는다. 고통을 수반하는 질환인데다 심하면 기능장애가 올 수도 있는데도 사태의 심각성을 전혀 인식하지 못하고 있다.

로버트 윌슨이 쓴 글을 읽다 보면 폐경기 여성을 마치 '성을 거세당한' 인간처럼 묘사하는 것을 심심찮게 확인할 수 있다. '삶을 제대로 즐기는 것이 아니라 마지못해 사는 것'이고 '이 세상에서 가장 불쌍한 사람들'처럼 비극적으로 묘사하고 있다. 폐경기 여성의 가슴과 생식기는 한마디로 '망가진 고물상'으로 전락한다. 거기에 골다공증과 고혈압, 우울증도 수반된다. 폐경기가 찾아오면 주변 사람들, 특히 남편의 고생은 이루 말할 수가 없다. 로버트 윌슨의 표현을 빌리자면, '어떤 여성도 인체의 끔찍한 변화를 피해갈 수 없다.' 다행히도 이 '심각한 질병'은 충분히 치료가 가능하다. '오늘날 모든 여성은 영원히 여성성을 간직하길 원한다. 에스트로겐이라는 호르몬이 여성을 아름답게 해주고 남성을 유혹하는 매력을 발산하게 해주기 때문이다. 밤에 나방이 불빛을 거부할 수 없듯 남성의 마음을 사로잡는 여성이 되는 것은 모든 여성의 로망이다.' 에스트로겐을 이용한 호르몬 대체요법이야말로 탁월한 해결책이 아닐 수 없다. 에스트로겐이 부족한 여성이 불안한 심리를 약으로 치료하지 않으면 여러 문제를 불러일으킬 수 있다.

따라서 호르몬 대체요법을 받으면 알코올 중독, 니코틴 중독, 이혼, 가족 불화와 같은 문제들을 해결할 수 있다.

그때만 해도 윌슨이 남성우월적 발언을 한다고 지적하는 사람은 없었던 것 같다. 과학적 근거가 있는 주장이 아닌데도 사람들은 그의 말을 신뢰했다. 또한 언론사의 적절한 홍보 덕분에, 사람들은 점점 더 폐경기를 고쳐야 할 질병처럼 인식했다. 적절한 예방책을 도모하지 않는 것이야말로 범죄 행위 같은 파렴치한 것으로 몰아갔다. 로버트 윌슨의 메시지는 전 세계인을 흔들었다. 결국 프레마린은 판매량이 급증해 1975년까지 미국에서 가장 많이 처방된 3대 의약품 중 하나에 들어갈 정도로 인기를 얻었다.

그 해, 식품의약국은 에스트로겐을 통한 호르몬 치료제에서 자궁내막암을 유발하는 부작용이 발견되었다는 소식을 전했다. 복용자 중 7.6퍼센트가 평균적으로 이 같은 리스크를 지닌다는 보도였다. 심지어 7년 이상 이 치료제를 쓴 여성의 경우에는 그 리스크가 13.9퍼센트까지 올라갔다. 영원한 여성성이 웬 말인가? 그로부터 5년 후 보스턴 의과대학 의료센터는 1971~1975년 동안 에스트로겐 치료제를 복용한 경험이 있는 미국 여성 1만 5,000명에게 발생한 자궁내막암 사례를 집중적으로 조사했다.

FDA는 와이어스-에어스트에 프레마린의 사용설명서에 암 발생과 관련된 주의사항을 명시할 것을 촉구했다. 그러나 제약회사는 반성하기는커녕 의사들에게 보낸 공문에 '에스트로겐 치료제를 자궁내막암의 결정적 원인으로 몰고 가는 것은 지나친 단순 논리에 의거한 것'이라며 뻔뻔하게 혐의를 부인했다('머렐의 자기방어' 전략을 쓴 것이다. 즉, 제약회사는 어떤 문제가 발생하면 그 원인이 자사 제품에 있는 것이 아니라 분명 다른 이유가 있을 것이라는 변명을 늘어놓는 것이다).

의약품 부작용에 관한 내용을 주의사항에 언급하고, 하혈 증상 같은 문제가 발생하지 않도록 주의하라는 권고는 '프레마린 사용과 관련된 일련의 리스크를 최소화하기에는 미약한 대처가 아닐 수 없다. 결국 여성들은 에스트로겐 치료제가 얼마나 위험한지 알지 못한 채 그 효능만 보고 약을 계속 복용하게 될 것이다.'[28] 여성들은 부작용 스캔들이 불거진 후에도 프레마린 복용을 계속했다.

식품의약국은 프레마린 제조업체의 고위간부들을 소환해 긴급회의를 열었다. 제약회사가 의사들에게 보낸 공문에 '객관적인 정보의 왜곡'이라고 명시된 부분이 화근이 된 것이다.

1. 회사는 상황을 매우 편향된 관점에서 판단한 공문을 보냈다. 리스크와 관련된 새로운 정보들을 확인하려는 의지 없이 무조건 덮으려고만 했는데 이는 식품위생과 약품에 관한 법률을 위반한 것으로 볼 수 있다. (……)

3. 식품의약국은 에어스트 연구소에 의사들에게 보내는 공문을 수정

하라고 더 이상 요구하지 않았다. 연구소가 제대로 된 공문을 쓸 것이라는 신뢰를 상실했기 때문이다. (……)

4. 따라서 식품의약국은 에스트로겐과 자궁내막암 사이의 인과관계를 보다 객관적으로 검증할 수 있는 실험을 실시하여 그 결과를 공개하기로 결정한다. (……)

7. 식품의약국은 에어스트의 동의 여부에 상관없이 제품과 관련된 주의사항에 새로운 내용을 추가할 예정이다. [29]

에스트로겐과 자궁내막암 간의 인과관계가 밝혀짐에 따라 프레마린의 상업적인 생명은 거의 끝이 났고 판매량은 그 후 해가 갈수록 떨어졌다. 그러나 호러 영화에 등장하는 좀비처럼 프레마린은 상처가 채 아물기도 전에 다시 재기를 꿈꿨다. 1979년 《랜싯》에 실린 연구에 따르면 또 다른 여성 호르몬인 프로게스테론이 자궁내막암의 리스크를 떨어트린다는 실험 결과가 발표되었다. 그렇다면 프레마린의 암 리스크를 줄이기 위해 프로게스테론을 함께 쓰면 부작용 문제를 해결할 수 있을 것이었다. 그렇게 호르몬 대체요법이 탄생하게 된 것이다.

그와 함께 와이어스-에어스트는 1980년에 폐경을 둘러싼 여러 위험 요소에 대해 대대적인 캠페인을 펼쳤다. 로버트 윌슨 박사의 메시지에 이어 이번에는 광고회사인 버슨-마스텔러Burson-Marsteller가 여성을 상대로 폐경과 골다공증 사이의 관계에 대해 교육했다. 사실 골다공증은 '비가시적인 질병'이라서 육안으로는 해당 여성의 질병 유무를 확인할 수 없다. 폐경기가 지나 노년으로 향하는 많은 여성이 뼈가 부러지는 골절을 자주 겪는 이유도 바로 폐경 때문이라는 것이었다. 게다가 폐경기를 지나고 있는 여간호사들을 대상으로 한 실험에서 호르몬 대체요법을 받은 사람은 심장 질환에 걸릴 확률이 70퍼센트까지 감소한 것으로 나왔다. 와이어스-에어스트의 홍보팀 직원들은 폐경기의 가장 큰 리스크들과 함께 알츠하이머와 결장암, 치아 상실, 시력 감퇴, 주름을 또 다른 부작용으로 추가했다. 노화에서 비롯된 여러 변화들이 폐경기와 함께 찾아온다. 2000년대 초반부터 와이어스-에어스트 산하의 여성건강연구협회는 여러 광고들을 후원했다. 그중 한 광고에 등장한 모델 출신 스타 로렌 허튼은 50대지만 여전히 활기찬 모습을 잃지 않은 채 카메라를 바라보며 다음과 같이 말했다.

주치의 말에 따르면, 폐경이 되면 에스트로겐이 현저히 떨어지는데 이를 보충하지 않으면 노화와 함께 동반되는 여러 가지 질병에 걸릴 확률이 높다더군요.

폐경으로 인한 모든 질병을 해결할 수 있는 방법은 하나다. 바로 프레마린이나 그 유사제품으로 출시된 프렘프로Prempro®를 복용하는 것이다. 프렘프로는 에스트로겐과 프로게스테론의 합성물질로 1995년부터 시장에 출시되었다. 와이어스-에어스트의 회장 로버트 A. 에스너는 올란도에서 의사들에게 프렘프로 출시를 알리는 모임에 직접 참여했다. 호르몬 대체요법의 일환으로 만들어진 의약품은 불티나게 팔렸다.

일주일 전, 미국국립보건원 원장을 역임한 바 있는 힐리 박사는 워싱턴에서 여성 건강의 획기적인 혁명이 도래했다고 선포했습니다. 호르몬 대체요법이 그 혁명의 초석 역할을 할 것이라는 예언도 잊지 않았지요. 그는 대다수의 여성이 중년이 되면 호르몬 대체요법을 받아야 하며 프렘프로가 적절한 해결책이라고 주장했습니다. 폐경기에 이르렀을 때 시작해서 생을 마감할 때까지 꾸준히 복용해야 하는 것입니다. 오늘날 여성이 실천해야 할 주된 과제가 된 호르몬 대체요법은 제약 분야의 새로운 범주를 탄생시켰습니다. 미래에는 에스트로겐을 약으로 보충하는 대체요법이 당연한 절차처럼 인식될 것입니다.

(······) 저는 여러분이 이 의견에 동의하길 바랍니다. 우리가 어떤 부분까지 다 동의하게 될지는 더 두고 볼 일이지요. 하지만 일단 호르몬 대체요법에 찬성한다면, 우리가 앞으로 공유할 수 있는 비전에는 어떠한 제한도, 장애도 없을 것입니다.[30]

산부인과 의사들의 조언과 수많은 '예방 캠페인'으로 1990년대 수백만 명의 전 세계 여성들이 와이어스-에어스트의 호르몬 치료제를 선택했다. 그렇다고 그 여성들이 불편한 증상을 호소하고 있던 것도 아니었다. 하지만 와이어스-에어스트의 홍보관들은 언론을 이용해 폐경기에 일어나는 무서운 증상들이 실제로 빈번히 즉각적으로 일어나는 것처럼 묘사함으로써 반드시 이 리스크를 미연에 방지해야 하는 것으로 대중에게 인식시켰다.

1976년 6월, 자궁내막암 문제로 식품의약국과 제약회사가 격렬하게 충돌한 지 6개월이 되었다. 와이어스-에어스트 내부에서 발견된 메모에서는 '외부에서 체내로 유입된 에스트로겐이 유방암을 일으킬 수 있다는 결과가 나와 걱정스럽다'라고 쓰여 있었다. 한 달 전, 국립암연구소의 로버트 후버 박사는 이 제약회사의 에스트로겐 관련 호르몬 치료제를 15년 이상 복용한 여성 2명 중 1명에게서 유방암의 리스크가 발견된다고 보고했다. 후버 박사는 매우 우려스러운 수치이므로 보다 세부적인 정밀검사를 실시해야 한다고 말했다.

제약회사 내부에서 직원들이 주고받은 서신에서도 '부작용을 축소시켜야 한다는' 압박감이 심했던 것으로 드러났다. 에스트로겐 치료제의 부작용이 아니라 후버 박사의 연구 결과에서 나온 부작용 사례를 축소시킨다는 의미에서다. 그때까지만 해도 사내에서는 호르몬 대체요법과 유방암 사이의 인과관계에 대해서는 실험이 전혀 이뤄지지 않고 있었다. 회사는 이에 침묵으로 일관했는데 유방암 문제가 불거지면 자사 제품에 악영향을 미칠 것이라는 이유에서다. 내부에서는 암 전문의를 모셔와 자문관으로 두자는 목소리가 높아졌다. 이에 한 고위간부는 바로 항의했고, 회사가 암 전문의를 고용하는 것은 있을 수 없는 일이라면서 강력하게 반대의사를 전했다. 또한 회사는 세계보건기구WHO의 국제암연구기구IARC(International Agency for Research on Cancer)가 에스트로겐 호르몬 치료제의 암 유발성에 대한 연구를 실시한다고 했을 때도 비슷한 반응을 보였다. 미국 위생당국과 연락을 취했던 간부인 저스틴 빅토리아는 다음과 같이 팀 결성을 제안했다.

회사에 담당 팀을 만들어서 국제암연구기구가 유방암과 에스트로겐 호르몬 치료제 사이의 확실한 인과관계를 알아내지 못하도록 조치를 취해야 한다. 그리고 결합형 에스트로겐이 다른 에스트로겐 치료제와 암 리스크와 관련해서 차이가 있는 것처럼 구별되는 것도 막아야 한다.[31]

그럼에도 불구하고 제약회사 밖에서 이뤄지는 실험들을 모두 제지할 수는 없었다. 1989년 레이프 베르크비스트 박사는 에스트로겐 치료제가 유방암을 유발한다는 새로운 연구 결과를 발표했다. 박사는 '여기에 프로게스테론을 추가할 경우, 리스크를 줄이는 것이 아니라 오히려 더 높이는 역할을 한다'고 말했다. 다시 말해서 에스트로겐과 프로게스테론이 함께 들어간 합성 의약품은 자궁내막암 위험은 감소시킬지는 몰라도 유방암에는 더 안 좋았다! 이듬해 또 다른 연구가 진행되었다. 그레이엄 콜디츠 박사는 프레마린 복용자가 유방암에 걸릴 확률이 30퍼센트나 된다고 발표했다. 1996년에는 스티븐 커밍스 박사가 국립건강협회의 후원을 받아 그와 유사한 실험을 실시했다. 결국 와이어스-에어스트는 커밍스 박사가 채택한 방법론에서 어떻게든 결점을 찾아내야한다고 생각해 특별조사팀을 회사 내부에 만들어 자사 제품이 받을 타격을 최소화하기로 결정했다. 이 팀은 '언론이 암 문제가 아닌 다른 쪽으로 시선을 돌릴 수 있도록' 새로운 이슈를 만드는 일에 열중했다. 회사 직원이 갈겨쓴 메모에는 이렇게 적혀 있었다.

'심각한 일이 아닌 것처럼 거리를 두어라.

관심을 다른 쪽으로 돌려라. 그리고 미국 언론이 다른 이슈로 분주하게 만들어라.'

얼마 후 와이어스-에어스트는 디자인라이트^{DesignWrite}라는 의료 전문 홍보업체를 영입해 호르몬 대체요법과 관련된 30여 개의 기사를 준비하고 의학 학술지에 기고했다. 디자인라이트는 이 제약회사를 위해 '프레마린을 홍보하는 기사 프로그램'을 착수했다. 이 프로그램의 목표는 의사들로 하여금 호르몬 대체요법의 장점을 인식하게 하고, 암을 유발한다는 부정적인 이미지를 없애는 것이 최종목표다. 또 부가적으로 (골다공증을 예방하기 위한 에스트로겐의 변조 물질로 개발된) 랄록시펜^{raloxifène}과의 경쟁 구도를 타파해 랄록시펜보다 우위를 점하기 위한 목적도 있었다. 그래서 오히려 랄록시펜이 프레마린보다 암 리스크가 더 높다면서 상대편을 비방했다. 과거 디스틸벤 사건처럼 자사 제품을 보호하려면 어쩔 수 없이 타사의 제품을 깎아내릴 수밖에 없었다. 또한 디자인라이트는 프레마린을 다시 부활시킬 수 있는 주요 기사들을 직접 쓰는 일도 마다하지 않았다. 디자인라이트의 그 당시 입장은 이러했다. "우리는 앞으로 데이터를 직접 분석할 것이고 논문의 초고본도 쓸 것이다. 또 전문가를 초빙해 그 이름으로 논문도 자체적으로 발표할 것이다. 전문가가 내용의 진위여부를 확인하도록 할 것이니 문제없다." [32]

이에 관해 디자인라이트는 제약회사에 기사 하나당 2만 5,000달러의 수고비를 요구했다. [33]

디자인라이트는 1998년부터 2005년까지 총 26개의 논문을 자체적으로 작성했다. 모두 18곳의 의학 전문 학술지에 실리는 데 전혀 문제가 없었다. 논문의 저자로 명시된 사람들은 알고 보면 디자인라이트 내부 인원이 쓴 글을 팩스로 읽어보고 검증해준 사람들이었다. 실제로 논문을 작성한 장본인은 아니지만 마지막 확인 작업만 해주고 이름을 빌려준 것이다. 여러 실험 결과를 종합한 요약본의 형태로 다른 논문에서 따온 인용문도 꽤 되었는데, 와이어스-에어스트의 호르몬 대체요법의 장점과 무해성에 동의하는 연구 결과들만 모아놓았다. 그렇지 않고 정반대의 주장을 한 연구 결과는 축소시키거나 별로 중요하지 않은 내용인 것처럼 무시했다. 디자인라이트가 발표한 논문의 저자로 언급된 인물 중 존 에덴John Eden 박사는 2003년에 《미국산부인과저널American Journal of obstetrics and gynecology》에서 프로게스테론이 유방암의 원인이라고 증명할 수 있는 단서는 없다고 주장했다. 또 호르몬 대체요법을 따르고 있는 여성이 그렇지 않은 여성보다 암 리스크가 높다는 것은 사실이 아니라고 주장했다.

정말 황당하기 짝이 없는 일이었다. 이미 학계가 호르몬 대체요법과 유방암 사이의 인과관계를 인정한 시점이었으니 말이다. 2002년에 여성건강촉진WHI(Women's Health Initiative) 프로그램에서 발표된 연구 결과가 그것으로, 무작위로 추출한 여성 1만 6,000명을 에스트로겐과 프로게스테론이 함께 들어 있는 합성물질을 치료제로 복용하게 한 그룹과 그렇지 않은 플라시보 그룹으로 나눠 10년 동안 관찰한 결과, 둘 사이의 인과관계가 드러났다. 호르몬 치료제를 쓴 여성이 유방암에 걸릴 리스크는 연간 8퍼센트까지 증가했다. 2002년과 2003년에 발표된 연구 결과는 더욱 충격적이었는데 프레마린을 약 20년간 복용한 환자들의 경우, 유방암만 아니라 심혈관계 질환은 물론 노인성 치매에 걸릴 확률까지 높은 것으로 드러났다!

영국의 밀리언여성연구Million Women Study는 2003년에 발표된 결과보다 더 심각한 수치를 산출했다. 호르몬 대체요법을 따르던 여성, 특히 프로게스테론을 대체 호르몬으로 쓴 사람들의 경우, 유방암에 걸릴 확률이 최대 66퍼센트까지 올라갈 수 있으며 심각할 경우 사망에 이를 수 있다는 내용이었다. 역학조사에 따르면 10년 동안 호르몬 대체요법을 받아온 영국 출신 여성 중 2만 2,000명이 유방암 초기 증상을 보였다고 한다. 북아메리카에 거주하는 여성들의 경우, 같은 조건에서 유방암 초기 증상을 보인 환자 수가 영국의 4배나 되었다. 10년을 주기로 할 때 약 37만 6,000명이 유방암에 걸린 셈이다.[34] 상황이 이런데도 와이어스-에어스트는 기적의 약으로 홍보한 자사 제품이 얼마나 심각하게 유방암을 발생시키는지 1976년부터 시종일관 모른 척하고 있다.

여성건강촉진 프로그램의 일환으로 프레마린의 위험성을 고발한 연구 결과가 발표된 해에 프레마린과 프렘프로의 판매율은 크게 줄었다. 유방암 리스크에 대한 우려의 목소리가 높아진 결과다. 미국에서는 이 약물을 복용한 지 1년도 채 안 되었는데도 리스크가 최소 7퍼센트 이상으로 올라갔다. 복용 기간이 길어질수록 리스크도 비례적으로 높아졌다. 1945년부터 부작용의 리스크 수치는 꾸준히 증가했다. 경제적으로 부유한 여성이 유방암에 걸릴 확률은 11퍼센트로 과거에 비해 계속 증가하는 추세인데, 경제적으로 넉넉한 여성일수록 미적 아름다움의 추구가 강렬하기 때문이다. 이들은 나이가 들어도 계속 '영원한 여성성'을 간직하고 싶은 욕망에서 리스크를 무릅쓰고 호르몬 대체요법을 선택한다. 경제적으로 어려운 여성보다 당연히 접근 가능성이 높은 것이다.[35] 와이어스-에어스트는 그런 여성들에게 마치 영원한 젊음을 유지하는 묘약처럼 선전했다. 여성들은 폐경기의 나이가 되어도 여자로 살고 싶다는 욕망을 거스르질 못했다. 결과적으로 젊음을 위해 유방암이라는 최악의 상황에 이를 수 있는데도 말이다.

어찌됐든 언론에서 큰 화제가 된 수많은 논문에도 불구하고, 1만여 건의 소송에 휘말려가면서도 와이어스-에어스트는 자사 제품의 리스크를 순순히 인정하지 않았다(물론 이 회사는 나중에 화이자에 합병되는 최후를 맞이한다). 프레마린과 프렘프로는 그 후에도 시장에서 회수되지 않고 보란 듯이 팔려나갔다. 그러나 2008년에 이르면서 호르몬 치료제의 판매량은 2002년 이전 수준까지 떨어졌다. 금액으로 따지면 꽤 많은 액수다. 에스트로겐 치료제는 14억 달러의 매출을 기록했고 에스트로겐과 프로게스테론의 합성 치료제는 4억 달러를 기록한 것이다. 마치 좀비 같지 않은가! 죽은 줄 알았는데 오뚝이처럼 다시 일어나 활보하는 좀비, '영원히 살기 위해 애쓰는 시체'처럼 끈질긴 생명력을 자랑하는!

당뇨병 치료제 레줄린의 간 기능 악화

프리뭄 논 노체레primum non nocere(해를 끼치지 않는 것이 중요하다는 뜻의 라틴어로 히포크라테스 선서에 나오는 말-옮긴이)

1962년부터 FDA는 신종 의약품이 출시되면 엄격한 잣대로 유해성을 평가했다. 탈리도마이드 스캔들처럼 또다시 대중에게 큰 재앙이 닥치게 해서는 안 되었기 때문이다. 식품의약국의 평가단은 켈시가 그랬던 것처럼 제약회사가 쥐어주는 돈에 절대 휘둘리지 않고 단호하게, 외부 개입에 흔들리지 않으려고 애썼다.

그러나 1990년대 중반에 이르자 식품의약국 내부에 서서히 변화의 기류가 일기 시작했다. 소비자들의 욕구를 충족시키기 위해 신종 의약품을 시장에 선보이는 과정이 더 적극적으로 추진되기 시작했다. 엄격히 규제해야 할 감독관들이 오히려 언론 및 일부 환자협회와 손을 맞잡고 식품의약국의 관료주의적 관행인 느린 행정 절차를 비난했다. 한 예로 에이즈 퇴치 활동과 관련해서는 식품의약국이 에이즈 치료제 승인 절차에서 늑장을 부렸다고 성토했다. 식품의약국이 왜 많은 시간을 소요하면서까지 평가 기간을 늘렸겠는가? 에이즈로 수천만 명이 잇달아 죽어가는 형국인데 말이다. 신종 의약품이 환자들의 생명을 유지시킬 수 있는 마지막 기회라면 차후에 있을지 모를 부작용을 피하려고 애쓰는 것이 아니겠는가?

에이즈 퇴치 운동가들도, 빅 파마도, 민주주의자도, 공화주의자도 모두 이에 동의할 것이다. 미국 의회는 식품의약국이 행정 절차를 빠르게 진행할 수 있도록 의약품 평가 과정에 드는 비용의 절반을 제약회사들이 지원하라는 법안을 1992년에 통과시켰다. 각국의 위생당국은 이 결정이 '윈-윈' 전략이라고 생각하며 긍정적으로 여겼다. 제약산업의 혁신(그리고 비즈니스)을 억제하지 않기 위해 미국 전 대통령인 빌 클린턴은 1995년에 공식석상에서 식품의약국은 제약산업을 '적이 아닌 파트너'로 봐야 한다고 말했을 정도다.[36] 한마디로 늑대인 빅 파마가 양떼가 있는 목장에 무사히 들어온 격이나 다름없다.

윈-윈 전략을 내세운 파트너십 관계의 첫 수혜자는 워너-램버트가 제조한 바로 레줄린Rezulin®이다. 레줄린(트로글리타존troglitazone 계열의 약물)은 당뇨병 제2형 환자들을 위한 항당뇨병 약이다. 제1유형과 다르게 제2유형 또는 인슐린 비의존성 당뇨병은 보통 40세 이상이 되어야 나타난다. 과체중을 동반하며 육체적으로 무리한 활동을 할 수 없을 정도로 몸이 쇠약해진다. 미국 인구의 약 6퍼센트에게 이 증상이 나타나다 보니 제약회사들로선 좋은 기회였다. 당시는 당뇨병 치료제가 이미 9가지 출시된 바 있었지만 제약회사들은 새로운 당뇨병 치료제 개발에 집중했다. 에이즈 치료제 승인과 달리 식품의약국은 레줄린을 비교적 단시간에 통과시키며 시장 출시를 승인했다. 1997년 1월 레줄린은 정식승인을 받는 데 성공한다. 식품의약국에 승인 허가를 요청한 지 6개월 만의 쾌거였다. 아마 FDA가 통과시킨 항당뇨병 약품 중 최단 승인 인정 사례일 것이다.

그러나 좀 더 신중할 필요가 있었다. 나중에 안 사실이지만 데이비드 윌먼이 《LA타임스》에 발표한 논문에 따르면 워너-램버트가 식품의약국에 허가 요청을 하기 전 임상실험 결과, 해당 당뇨병 치료제의 부작용으로 심각한 간염이 나타난다는 사실이 뒤늦게 밝혀졌다. 레줄린을 복용한 2,500명의 환자 중 48명의 간에서 체내 효소의 양이 비정상적으로 증가한 것이다. 심하면 사망에 이를 수도 있는 간염에 걸린 것이다.[37] 48명 중 최소 5명에게는 황달까지 나타났고, 그중 한 명인 일본인은 병원에 입원해야 했다. 레줄린이 간에 부정적인 영향을 미친다는 사실이 드러났음에도 불구하고 제약회사는 제품의 주의사항에 3개월에 한 번씩 복용자들은 간 검사를 해야 한다는 권고에 그쳤다. 이 사실이 알려지면서 소비자들은 생각을 달리하기 시작했다. 결국, 상대적으로 간염 리스크가 없는 다른 치료제로 바꾸는 당뇨병 환자가 늘어나면서 레줄린의 판매량은 감소될 수밖에 없었다.

1996년 12월 레줄린이 식품의약국에 소개될 때, 워너-램버트의 당뇨병 연구를 담당한 부의장인 랜들 W. 휘트콤 박사는 레줄린의 간염 리스크에 대한 언급을 피했다. 황달이 나타난 환자는 단 1명뿐이었으며 간염 같은 부작용이 나타난 사례는 플라시보 효과를 알아보는 그룹과 견주어볼 때 큰 차이가 없다는 게 이유였다.[38]

그러나 현실은 달랐다. 레줄린을 복용한 환자 그룹의 2.2퍼센트가 간염에 걸린 반면, 플라시보 그룹은 0.6퍼센트였다. 레줄린 피해자들이 제약회사를 상대로 소송하면서 나중에 휘트콤은 다음과 같은 진술서를 작성했다.

크게 차이가 없다는 제 말에는 변함이 없습니다. 2.2퍼센트와 0.6퍼센트의 차이 아닌가요? 저는 이 두 수치를 크게 다르다고 보지 않습니다. 제가 언제 똑같다고 했나요? 아닙니다. 제 표현 그대로 '큰 차이'가 나지 않았다는 뜻이죠.[39]

어쩌면 그의 말대로 2,500명의 환자들을 상대로 한 임상실험 결과이니 큰 차이가 없다는 말에도 일리가 있긴 하다. 그러나 시장 출시가 확정된 후 이 약을 복용하고 문제가 생긴 수백만 명의 또 다른 피해자들은 어쩔 텐가?

식품의약국 내부에서 일하는 일부 직원들 중 별명이 '흰개미'로 불릴 만큼 엄격한 이들은 레줄린에 간염 리스크가 있다는 것을 진작 알아채고 허가를 막으려 애썼다. 프랜시스 켈시가 탈리도마이드 약물의 승인을 막으려던 것처럼. 시간이 흘렀고 진실은 드러나기 마련이다. 식품의약국의 베테랑 전문가인 존 L. 게리기언은 레줄린에 간염 리스크가 있다는 부작용을 언급한 보고서를 작성해 공개했다. 워너-램버트 관계자와 열띤 회의를 하는 동안 그는 너무 흥분한 나머지 욕을 하고 말았는데 결국 그 일로 공직을 떠나야 했다(욕설로 해당 문제를 해결할 수 없다는 판단 아래 자진 사퇴를 강요받은 것이다). 식품의약국의 보수적 성향을 감안하면 함부로 레줄린에 대해 말하지 않는 편이 나았다.

게리기언이 레줄린의 폐해를 폭로한 보고서는 상사 알렉산더 플레밍이 가장 먼저 확인했고 간부회의 때 이 내용을 언급한 바 있다. 플레밍은 이 내용을 워너-램버트의 부회장에게 보냈다. 식품의약국의 어빙 G. 마틴과 긴밀한 협력 관계를 유지하는 부회장에게 이메일로 해당 보고서를 전달한 것이다. 그것이 끝이 아니었다. 플레밍은 식품의약국의 약품평가연구센터 부국장 머레이 럼프킨의 이름을 언급하면서 게리기언의 보고서는 외부에 공개되지 않을 것임을 약속했다. 정보공개법[40]에 따르면 모든 정보를 알 권리가 있지만 이 보고서가 밝힌 레줄린의 간염 리스크는 거의 국가 기밀 수준으로 숨길 것이라는 말이었다.

위생당국의 간부회의 결과, 레줄린은 승인 절차를 통과했다. 주의사항에 리스크에 대한 언급이 있을 리 없었다. 결국 1997년 10월 초반 시장에 판매된 지 거의 10개월 만에 이 약을 복용하고 간염에 걸려 간 이식 수술을 받다 사망한 첫 피해자가 나타났다. 그 다음 달, 영국의약품통제국은 영국에서 이 약의 부작용으로 6명이 사망했다고 발표했다. 워너-램버트와 FDA는 제품의 주의사항에 3개월에 한 번씩 주기적으로 간염 검사를 하라고 명시하는 것으로 사태를 해결했을 뿐이다. 하지만 만성간염으로 평생 고생할 수도 있고 심하면 얼마 가지 않아 사망에 이를 수도 있다는 것을 간과했다.

심각한 간염이 생명을 위협할 수 있음을 식품의약국과 워너-램버트가 몰랐을 리 없다. 중증 간염 환자에게 일어나는 변화는 일정 기간을 두고 주기적으로 관찰된다. 간염 발생 2일째부터 10일째까지 피로와 구토, 황달, 정신 착란에 이어 코마 상태가 차례차례 진행되기 때문이다. 간 이식 수술을 할 수 있지만 수술 도중 사망할 가능성이 80퍼센트일 정도로 위험 수위가 매우 높다. 1998년 5월 오드리 라뤼 존스는 평범한 55세의 고등학교 교사로 레줄린 임상실험에 자발적으로 참여했다. 그는 국립건강협회에서 주관하는 이 실험에 참여했다가 그만 중증 간염에 걸려 사망하고 만다. 이전에 당뇨병 병력이 있었던 것도 아니고 식품의약국이 권장한 자격 조건에 부합하는 참여자였다. 미국 캘리포니아에 사는 63세 여성 로사 델리아 발렌주엘라도 워너-램버트 연구소에서 진행된 임상실험에 참여했다가 레줄린 복용 한 달 만에 사망했다.

상황이 이러한데도 워너-램버트와 식품의약국은 의약품을 시장에서 회수하지 않았다. 레줄린은 1998년 말까지 팔렸고, 9억 6,500만 달러의 매출액을 기록했다. 식품의약국 직원인 로버트 I. 미스빈 역시 '흰개미'로 불리는 엄격한 감독관으로서 그전부터 제품의 심각성을 경고해왔었다. 65만 명의 레줄린 복용자 중 2퍼센트가 간염에 걸릴 수 있으며, 그중 2,000명은 사망에 이를 수 있다고 진단했다. 미스빈은 1998년

5월 워싱턴에서 열린 학회에서 레줄린의 부작용을 증명하는 자료들을 발표했다. 그러나 머레이 럼프킨이 중간에 개입해 차단시켰고 어빙 마틴은 워너-램버트의 다른 동료들에게 미스빈이 일으킨 문제를 잘 해결했다는 소식을 이메일로 통보했다. 그때 보낸 이메일 내용은 이러하다.

> 미스빈이 레줄린의 간염 리스크를 대중에게 공개하려 했다. 이 일을 막기 위해 물심양면으로 도움을 준 머레이 럼프킨에게 고마움을 전한다. [41]

1999년 1월 《LA타임스》가 레줄린 복용 후 33명이 사망했음을 기사화하자 식품의약국의 고위간부들은 해당 제품을 재검토하겠다는 공식 결정을 언론에 전했다. 이 문제를 담당한 사람은 유행병학자인 데이비드 J. 그레이엄으로 식품의약국의 '흰개미' 감독관 중 한 명이었다. 두 달 후, 그레이엄은 새롭게 구성된 간부회의에서 조사 결과를 발표했다. 그의 말에 따르면 레줄린을 복용한 430명 이상이 간염 증상을 보였는데 이 수치는 1,800명당 한 명꼴로 부작용인 간염에 걸린다는 얘기다. 결론적으로 전 세계의 간염 환자 수는 레줄린 판매 이전과 비교해 1,200배나 증가했다! 오드리 라뤄 존스와 로사 델리아 발렌주엘라와 같은 사망자들이 증명해준 것처럼 치명적 부작용이 있었음에도 불구하고 아무도 이 진실을 미리 알려주지 않았다.

그러나 고위간부들은 그레이엄의 주장을 전적으로 신뢰하지 않았으며 레줄린을 제약시장에서 철수할 것인가를 두고 투표를 진행한 결과, 판매를 지속하는 것에 11명이 동의하고 단 한 명만이 반대했다. 찬성파 중 3명은 워너-램버트의 자문관이었고, 전문가 10명 중 9명은 명분상 참석했을 뿐 이미 자리에 앉기 전 투표에 대한 의사결정을 한 사람들이었다. 그레이엄은 직속 상사의 호된 질타까지 받았다. 언론사에 개인 소견을 밝히지 말라고 했는데 말을 듣지 않았다는 이유에서다.

'흰개미' 감독관들은 2000년까지 보수적인 위생당국과 전쟁을 치르며 매일매일 고군분투했다. 결국 미스빈은 용기를 내어 최후의 수단을 쓰기로 마음먹었다. 그는 제약회사의 내부 메모들을 몰래 복사해 미국 의회에 사본을 보냈다. 국민의 건강을 지켜야 할 정부 산하 위생당국의 직원으로서 마땅히 해야 할 일을 한 것이다. 그러나 그는 침묵을 깬 대가로 그 즉시 범죄자 취급을 당한다. 워너-램버트의 항의로 식품의약국은 미스빈이 대중에게 공개할 수 없는 기내 일급비밀을 누설했다는 죄를 빌미로 조사를 실시했다. 또 다른 '흰개미'인 조엘 루트웍 역시 미스빈에게서 받은 이메일을 한 기자에게 넘긴 일이 드러나는 바람에 자신도 그 문제에 연루될까 노심초사했다.

제약회사가 뒤늦게 수습하려고 했지만 이미 너무 늦었다. 대중은 레줄린 복용으로 많은 사람들이 사망했다는 사실에 경악을 금치 못했다. 2002년 3월 63명이 죽었다. 1년 전 럼프킨이 자문위원회를 열어 레줄린 철수를 좀 더 미루려고 노력했지만 결국 2002년 3월 21일, 식품의약국은 레줄린을 시장에서 모두 거둬들이라는 최종 결정을 내렸다. 워너-램버트는 이런 결정에 유감을 표명하는 공식 성명을 언론에 발표했다.

언론에서 이 의약품의 리스크를 매우 선정적으로 연속 보도한 것에 유감을 표하는 바입니다. (……) 얼토당토않은 정보들을 갖고 환자와 의사가 소신 있는 결정을 내릴 수 없도록 의도적으로 환경을 조성한 것입니다.

FDA가 레줄린으로 인한 사망자 소식을 들은 지 29개월 만에서야 레줄린 회수 조치가 내려졌다. 그 사이에 약 100만 명이 사망했다. 우리는 지금까지도 레줄린으로 간염에 걸린 전체 환자 수에 대한 정확한 수치를 파악하지 못했다. 지금까지 9,000여 건의 손해배상 소송이 진행됐다. 레줄린으로 피해를 본 환자들이 화이자를 상대로 제기한 소송들이다. 워너-램버트가 화이자로 인수되면서 이제는 그 피해를 화이자가 고스란히 떠맡은 셈이다. 설상가상으로 머레이 럼프킨은 승진까지 했다고 한다. 그는 이 일을 계기로 식품의약국의 국제교류 부서로 옮겨가 전보다 더 높은 직급을 얻었다.

폐 기능에 문제를 일으키는 식욕억제제

살을 빼게 해주는 의약품에 대한 연구는 오늘날 제약산업의 성배와도 같은 신성한 입지를 구축하고 있다. 식욕억제제 시장은 매우 광범위한 데다 소비자들에게 매우 사랑받고 있어서다. 사람들은 다이어트나 운동 없이 알약 하나로 단번에 몇 킬로그램을 줄이고 싶어 하지만 과연 그것이 가능할까? 식욕억제제에 관한 한 정부의 승인 절차는 꽤 까다로워서 성공을 보장하기 어렵다. 그 이유는 두 가지로 요약할 수 있다.

첫 번째, 위생당국은 보통 질병으로 정의되는 의약품을 인정해주는 경향이 있다. 비만이나 당뇨병처럼 분명한 증상을 보이는 환자들의 경우, 건강을 위한 치료제 역할이 있어야 의약품으로 인정한다.

두 번째, 지난 수십 년간 다양한 종류의 식욕억제제들이 쏟아져 나왔지만 효과가 없거나 위험하다는 이유로, 대개는 이 두 이유가 동시에

작용해서 금방 소비자들의 외면을 받았으므로 상품화가 어려웠다.

맥네일McNeil 연구소가 개발한 아미노렉스aminorex가 대표적인 예로, 이 약은 암페타민 성분으로 유럽에서 1960년대에 큰 성공을 거둔 적이 있다. 비만인 사람들을 대상으로 배고프지 않은 식욕 저하를 유도하는 약이다. 그러다 1968년에 폐동맥 고혈압을 야기한다는 부작용이 알려지면서 아미노렉스는 시장에서 자취를 감추었다. 이 폐동맥 고혈압으로 말할 것 같으면 폐동맥에 산소 공급이 불충분해져 폐 속에 액체가 계속 축적되면서 혈압이 높아지는 매우 드문 증상이다. 쉽게 말해 폐에 물이 차면 호흡을 제대로 할 수 없다. 제때 치료를 받지 못하면 폐동맥 고혈압이 점점 심해지면서 사망에 이른다. 유럽에서 아미노렉스의 부작용으로 사망한 사람은 600명이다.

아미노렉스 스캔들이 터지기 전에 암페타민 성분이 들어간 식욕억제제가 야기한 폐 질환에 주의를 기울였더라면 유럽과 미국에 아미노렉스로 인한 희생자들이 나타나지 않았을지도 모른다. 그러나 사람들의 부주의로 아미노렉스는 두 대륙에서 활발히 판매되었다. 대부분의 암페타민 물질이 그렇듯 펜터민phentermine이라는 성분은 흥분제 역할을 하며 불면증을 유발하는 부작용이 있다(장기복용할 경우 만성 불면증에 걸릴 리스크는 말할 필요도 없다). 암페타민 식욕억제제로 펜플루라민fenfluramin도 있는데 이 성분은 펜터민과 달리 흥분이 아니라 비몽사몽한 상태를 만들었다. 펜플루라민은 1964년부터 본격적으로 상품화되었고, 처음 개발한 제약회사 세르비에Servier는 프랑스와 유럽에 이어 캐나다에 폰데랄Pondéral®이란 이름으로 상품화했다. 그러다 미국으로 넘어오면서 와이어스에 이 펜플루라민 약물의 특허권을 양도했다. 그 당시 거대기업인 아메리칸홈프로덕츠AHP(American Home Products Corp)의 제약회사로 합병된 와이어스는 미국에서는 펜플루라민 약물을 폰디민 Pondimin®이라는 이름으로 팔았다.

폰데랄/폰디민은 그 후 대략 20년 동안만 사용되었다. 진정제 효과가 강조된 펜플루라민은 장기복용이 불가능했기 때문이다. 1년 안에 2.5~10킬로그램을 감량할 수 있다고 장담했지만 실제로 이 약을 복용한 사람들은 극심한 수면 장애로 고통받았다. 비만치료 전문가 마이클 웨인트럽은 펜플루라민(진정제)과 펜터민(흥분제)을 혼합한 치료제를 제안했다. 두 물질의 부작용이 서로 상충되면서 완화되기를 기대한 것이다. 마약중독자들이 자주 말하듯 기분을 '업'시켜주는 마약(예: 코카인)과 '다운'시켜주는 마약(모르핀이나 헤로인)을 한데 섞을 경우 최상의 효과를 기대할 수 있다. 웨인트럽이 주도한 연구는 4년을 기준으로 총 121명의 비만 환자에게 두 물질을 합친 신종 의약품을 복용하게 했고 그 결과 살이 빠지는 효과를 기대할 수 있었다. 펜플루라민과 펜터민이 합쳐진 신종 의약품은 우리가 잘 아는 바로 펜-펜Fen-Phen이다.

웨인트럽의 임상실험은 와이어스의 지원을 받은 것이었고, 그 결과는 미국의 모든 의사와 의학 전문 기자들에게 전달되었다. 광고 효과도 한몫해서 폰디민도 시너지 효과의 일환으로 판매량이 급증했다. 1992년 한 해에 폰디민 처방은 6만 9,000건이었는데 웨인트럽이 임상실험 결과를 발표한 뒤부터 날개 돋친 듯 증가하더니 1996년에는 700만 건으로 급증했다. 여세를 몰아 와이어스는 과체중의 심각성을 경고하는 광고 캠페인에 주력했다. 펜-펜이라는 합성 의약품을 직접적으로 선전하지 않으면서도 과체중을 약으로 치료해야 할 질병으로 인식시킨 것이다. 그 당시 펜-펜은 식품의약국의 정식승인을 받지 않았기 때문에 약품 이름을 거론할 수는 없었다. 다만, 비만과의 전쟁을 선포하면서 걱정스러운 통계 수치를 국민에게 알리는 일에 힘썼다. 비만으로 미국에서 연간 30만 명이 사망한다(와이어스의 한 고위간부가 적은 메모에는 이 사망자 수와 관련해 이를 증명하는 객관적인 자료는 없다고 쓰여 있다)![42] 비만과의 전쟁이 선포되면서 펜-펜은 전쟁터에 갖고 가야 할 필수 무기가 되었다(말이 그렇지 사실은 비만이 아니라 살찐 사람들 모두에 해당되는 것처럼 말했다).

미국에서의 펜플루라민의 특허 사용 기간이 종료되는 시점에 맞춰 폰디민은 다른 의약품과 치열한 경쟁 구도에 들어서게 되었다. 이에 새로운 전략을 기획해야 할 기로에 놓인 세르비에는, 와이어스가 매사추세츠 공과대학MIT의 연구원 리처드 워트만의 작은 회사인 인터뉴런Interneuron과 합작으로 신종 의약품을 개발할 수 있도록 기회의 장을 마련하기로 결심했다. 그래서 식품의약국에 새로운 식욕억제제인 덱스펜플루라민dexfenfluramine으로 이루어진 리덕스Redux®의 정식승인을 요청한다. 덱스펜플루라민이라는 물질은 펜플루라민의 이성질체로 펜플루라민 기능의 절반을 수행하는 물질로 드러났다. 따라서 새로운 의약품이라지만 구성 물질로 보면 기존 제품의 '또 다른 아류'에 불과했다. 워트만은 덱스펜플루라민이 펜플루라민보다 진정제로서의 효능이 더 좋을 것으로 예상해 펜-펜과 같은 합성물질과 겨루기에 매우 좋은 후보자라고 생각했다.

1987년부터 세르비에는 본격적으로 유럽에 덱스펜플루라민 물질을 판매했다. 상표명은 이조메리드Isoméride®였는데 인기가 꽤 많아 판매 기록이 높았다. 후에 《리베라시옹Libération》이 세르비에에 근무했던 직원과 인터뷰한 내용을 보면 '이조메리드 덕분에 회사의 매출액이 껑충 뛰어올랐다'고 한다.[43] 앙투안-베클레르 드 클라마르 병원에 근무하는 폐 전문의는 1991년부터 폐동맥 고혈압 환자 수가 그 전보다 20

퍼센트나 증가해 그 원인을 알아보니 환자들이 이조메리드 복용자였다고 전했다. 아미노렉스 사건이 또 한 번 다른 이름의 약으로 반복되는 것 같지 않은가! 이에 프랑스 위생당국은 당장 세르비에를 소환해 펜플루라민 계열의 이 두 의약품(폰데랄과 이조메리드)과 폐동맥 고혈압 사이의 관계에 대해 집중 조사할 것을 촉구했다. 그 결과, 역학 전문가인 루시앙 아벤하임과 심장 전문의 스튜어트 리치가 공동 기획한 국제적 조사팀이 결성되었다.

1995년 이 팀은 위생당국에 첫 보고서를 제출하면서 제약회사 3곳(세르비에, 와이어스, 인터뉴런)에도 동시에 보고서를 보냈다. 더 이상 돌이킬 수 없는 결정적 단서가 드디어 모습을 드러냈다. 폐동맥 고혈압이 일어날 확률을 보면 펜플루라민이나 덱스펜플루라민 복용자가 비복용자보다 10배나 더 많았다. 게다가 3개월 이상의 장기복용자의 경우에는 그 리스크가 훨씬 더 극대화되었다. 1995년 10월 말, 보건부와 의학협회는 당뇨병 환자를 대상으로 폰데랄과 이조메리드의 사용을 제한하기로 결정했다. 처음에는 프랑스, 나중에는 유럽 전역에 걸쳐 제한 영역이 확대되었다.

그러는 사이 펜플루라민-폰디민은 미국에서 불티나게 팔렸다. 덱스펜플루라민-리덕스 역시 FDA의 정식승인을 받아 그 뒤를 이어 판매곡선이 올라갔다. 세르비에와 다른 연합 회사들은 아벤하임과 리치가 주장한 부작용을 줄이는 데 기를 썼다. 저명한 학술지《뉴잉글랜드 의학저널New England Journal of Medicine》에 반박 내용을 싣기도 했다. 세르비에 미국 지사장인 마들렌 데롬-트렘블레이(자크 세르비에의 부인이기도 함)는 1996년 3월 22일에 와이어스의 부회장 마크 데이치에게 기밀 내용을 팩스로 보냈다.

당신과 제럴드 파이치 박사가 준비하는 것은 (……) 반대파들의 입을 막을 수 있는 중립적인 행동으로 적합할 것 같습니다. 너무 공격적으로 보이지 않으면서 말이죠.[44]

《리베라시옹》에 따르면 거의 비슷한 시기에 익명의 누군가가 루시앙 아벤하임의 집으로 작은 관을 보내왔다고 한다. 영화 〈대부〉의 한 장면을 보는 것 같다.)

이 '중립적'인 행동 계획은 꽤나 효과적이었고 은근히 학술적으로도 통하는 면이 있었다. 1996년 8월에 아벤하임과 리치의 연구 결과가 발표됐을 때, 제럴드 파이치와 조안 맨슨 박사가 기다렸다는 듯 후속 연구 결과를 발표했다. 이 분야에서 명성이 높았던 두 사람은 심지어 아벤하임과 리치가 지적한 폐동맥 고혈압 문제를 축소시키려고 애썼다. 1년에 30만 명이 비만으로 사망한다는 통계 결과를 언급하면서 비만을 치료해야 할 병처럼 인식시켰다. 그러나 비만과의 전쟁을 선포하면서 비만치료제 덱스펜플루라민으로 해마다 14명이 사망하고 있다는 얘기는 왜 안 하는가? 그들은 비만치료제가 야기하는 문제보다 비만 그 자체와의 전쟁이 더 중요하다고 말한다.

(……) 덱스펜플루라민과 관련된 폐동맥 고혈압 리스크는 매우 낮다. 약을 통해 잃는 것보다 얻는 것이 많으니 이 의약품을 적절하게만 사용하면 충분히 이로울 수 있다.[45]

우리는 이 놀라운 통계를 산출한 자들이 세르비에, 와이어스, 인터뉴런의 자문관들이 그랬듯 매우 중요한 사실을 대중에게 알리는 것을 간과했음을 확인할 수 있다.

스튜어트 리치는 폰디민과 리덕스가 비만이 아닌데도 살을 빼고 싶어 하는 사람들에게 처방된 사실에 놀랐다. 게다가 그를 더 충격에 빠트린 사실은 수백만 명의 사람들이 살을 빼겠다는 생각에 비만이 아닌데도 이 약들을 먹었다는 것이었다. 그는 TV에 출연해 미국 대중이 주의해야 할 사항을 알려주려고 애썼다. 그 일이 있고 난 후, 그는 귀갓길에 와이어스의 마크 데이치에게서 전화 한 통을 받는다. 데이치는 그에게 언론에 나가 부작용에 대해 말하지 말라고 대놓고 경고했다. 그때 일에 대해 리치는 이렇게 말한다.

> 내가 그 약에 건강을 해치는 심각한 리스크가 있다고 기술한 것에 그는 불만을 토로했다. 그러면서 앞으로 조심하라고 했다. 안 그러면 내가 '끔찍한 일'을 겪을 수도 있다고 말하는 것 같았다.[46]

이 경고가 매우 의미심장함을 직감적으로 느낀 그는 그 후부터 말을 아끼며 조심했다.

그러는 사이 리덕스는 제약시장에서 장기 비만치료제로 팔리는 데 전혀 문제가 없었다. 그 당시 식품의약국의 '흰개미' 중 하나였던 내분비 전문의 레오 루트윅은 리덕스의 정식승인 관련 문서 담당자였다. 그는 리덕스 효능을 신뢰하지 못했고 신경독성의 부작용(갑작스런 기분 전환, 분노조절장애, 기억력 감퇴) 또한 의심스러웠다. 게다가 아벤하임과 리치의 연구가 진행되던 때라 이 의약품과 관련된 내용을 있는 그대로 믿을 수 없었다. 그는 와이어스가 무언가를 숨기고 있다는 찜찜함을 지울 수가 없었다. 그 당시 그의 심정을 들어보자.

처음 이 약을 조사할 때부터 제약회사가 우리에게 반쪽짜리 정보를 준 느낌이 들었다. 반쪽 진실만 제공하며 무언가를 애써 숨기려는 것 같았다. 의약품 관련 정보를 일부 변조한 것 같았다. (……) 그런데도 아무렇지 않게 정식승인을 요청한 것이 석연찮았다.[47]

루트웍의 직감은 적중했다. 와이어스는 아벤하임과 리치의 연구 내용을 이미 알고 있었다. 폐동맥 고혈압 환자들 명단과 그중 10여 명이 사망에 이르렀다는 것을 제약회사는 벌써 알고 있었다. 동물 실험 결과 덱스펜플루라민이 투입된 쥐의 심장 판막에서 섬유증fibrosis(섬유 세포가 비정상적으로 늘어나는 증상-옮긴이)이 발생했는데도 제약회사는 그 사실을 밝히지 않았다.[48] 뿐만 아니라 이 증상과 함께 심장판막 질환도 동반되었다. 심장판막이 제대로 닫히지 않음에 따라 판막이 제 기능을 하지 못해 나타나는 질환이다. 상황이 더 심각할 경우에는 가슴을 열어 판막 결손을 해결하는 심장 수술까지 받아야 했다. 그러나 실제로 와이어스가 식품의약국에 보낸 문서에는 실험용 쥐에게서 섬유증이 나타난 것만 명시되었을 뿐 심장 관련 질환은 빠져 있었다…….

루트웍은 식품의약국 동료들의 지지를 받아 부작용을 폭로한 보고서를 발표했다. 폐동맥 고혈압을 경고했던 스튜어트 리치를 포함한 여러 전문가의 의견을 전해들은 자문위원회는 루트웍의 의견을 받아들였고 리덕스의 정식승인을 보류했다. 보류 결정에 5명이 찬성하고 3명이 반대했는데도 식품의약국은 위계질서를 강조하며 확실한 거부 결정을 내리지 않고 시간을 지체했다. 회의가 끝나기도 전에 일부 사람들은 자리를 떠났고 투표에도 참여하지 않았다. 상황이 이렇다 보니 두 번째 회의를 열어야 했다. 1995년 11월 자문위원회는 구성원을 바꿔 리덕스가 제약시장에 판매될 수 있도록 최대한 긍정적인 견해를 내놓는 인물들로만 새롭게 구성했다. 그 결과 정식승인과 관련된 투표에서 찬성이 6표, 반대가 5표가 나왔다. 한 공영방송 TV 채널의 인터뷰에 응한 루트윅은 상황이 갑자기 역전된 이유에 대해 식품의약국의 보수적인 위계질서를 지목했다. 그 당시 마이클 웨인트럽은 합성 의약품인 펜-펜을 그 누구보다 옹호했다는 것이다. 게다가 웨인트럽은 그 일이 있은 후로 정부 기관의 고위 공무원으로 진급하는 등 직무에 변화까지 생겼다.

1996년 4월, 비만치료제로 정식승인을 받은 덱스펜플루라민 계열의 리덕스는 단시간에 살을 빼는 데 효과적인 치료제로 입소문을 탔다. 그 결과 미국인 200만 명이 이 약을 구입했다. 리덕스와 양대 산맥인 펜플루라민 계열의 폰디민은 펜-펜이라는 이름으로 상품화되었다(같은 해 1,800만 명이 이 약을 처방받았다). 그로부터 1년이 지난 뒤, 다코타 북부 지역에서 활동하는 파고 의료팀은 펜-펜 또는 리덕스를 복용한 젊은 여성에게서 평소 나타난 적 없는 심장판막 질환이 점점 더 늘어나고 있음을 발견했다. 그럼에도 불구하고 와이어스에서 근무하는 한 여성은 이 사실을 감추기 위해 식품의약국에 전송한 문서에 처음 발생한 13명의 환자에 대해서만 간략히 언급했다. 부작용의 심각성을 약화시키기 위해 늘어나는 부작용 사례를 감추려고 애썼다. 게다가 식품의약국도 실체 파악을 위한 철저한 검사는 진행하지 않았다.

1997년 8월, 마요라는 이름의 또 다른 유명한 의료팀도 동일한 부작용 사례를 발견했다. 이들은 이 사실을《뉴잉글랜드 의학저널》과 TV 방송에 보도했고, 그 결과 상황은 180도 바뀌었다. 파고 의료팀이 제공한 자료와 마요 의료팀의 자료를 합쳐 최종 결론을 내린 결과, 와이어스-세르비에가 제조한 식욕억제제 복용자의 30퍼센트에게서 심장판막 질환이 나타난 것이다(나중에는 수치가 그보다 5~10퍼센트 더 높은 것으로 밝혀졌다). 국민 건강의 절체절명의 위기 앞에 식품의약국은 와이어스에게 제품 철수를 요구했다. 1997년 9월 미국 제약시장에서 펜플루라민 계열의 두 약품은 와이어스의 자발적인 결정에 따라 모두 회수되었다.

우리는 의약품의 정확한 피해자 수를 파악할 수 없다. 보통 과체중인 사람에게서 심장 질환과 폐동맥 고혈압이 나타날 가능성은 일반인보다 높다(비만 그 자체가 이미 부작용을 야기할 수 있는 토대를 마련한다). 30만 명의 환자들은 와이어스를 상대로 집단소송을 제기했다. 의약품의 리스크를 의도적으로 숨기고 사실 공표를 계속해서 늦추었기 때문이다. 그러는 사이 6만 2,000명의 환자들이 추가로 더 발생했다. 2005년 소송 결과 와이어스가 지출한 손해배상액은 221억 달러에 달했다(그 후에도 추가 소송은 계속해서 진행 중이다).

상황이 이러한데도 세르비에 연구소는 별로 걱정하지 않는 눈치였다. 캐나다 법정에 기소돼 3,800만 달러의 손해배상금을 지불했다. 펜플루라민 계열의 약물 2종을 유럽에서 쓰던 이름으로 캐나다에 출시했는데 그 약이 현지에서 문제가 된 것이다. 반면 프랑스에서는 3건의 소송만 있었을 뿐이다. 실제로 폰데랄 또는 이조메리드를 복용한 사람들은 수백만 명이었는데 심장판막 질환이나 폐동맥 고혈압을 겪은 사람들이 이 중에 고작 3명밖에 없었을까? 이에 제약회사는 유리한 결론을 위해 침묵으로 일관했고 그 방법은 꽤나 효과적이었다(프랑스에서 일어난 메디에이터® 스캔들은 216쪽에 자세히 소개된다. 펜-펜의 프랑스 상표명이 메디에이터였다).

🕱 살 빼는 약

▶ 메리디아®Meridia®(애보트Abbott), 프랑스에서의 상표명은 시부트랄Sibutral®: 1997년에 식품의약국의 정식승인을 받았다. 리덕스가 제약시장에서 철수된 지 2개월 만의 일이다. 2010년에 유럽과 미국 시장에서 폐동맥 고혈압과 심장 질환 때문에 리덕스가 회수되면서 퍼블릭 시티즌Public Citizen이라고 하는 소비자보호단체는 메리디아/시부트랄의 부작용을 호소하며 2000년부터 강력한 회수를 요구했다. 거의 12년 동안 80명이 이 약을 먹고 사망했기 때문이다.

▶ 알리Alli®와 제니칼Xenical®(로슈): 오르리스타트orlistat 성분이 들어간 서로 다른 약물. 부작용으로 속이 더부룩하며 위장에 가스가 차고 묽은 설사를 한다. 2007년 소비자·환자단체PAL는 이 약을 '올해 최악의 약'으로 선정할 정도였다. 2011년 프랑스 의학협회는 특히 '심각한 희귀 간염 리스크' 예방을 위해 특별히 이 의약품에 주의를 기울였다. 심할 경우 사망에 이르거나 간 이식 수술을 받아야 하기 때문이다.

▶ 아콤플리아Acomplia®(사노피): 2007년 식품의약국은 이 약의 정식승인을 거부했으며 1년 후 유럽 시장에서는 신경 독성에 대한 부작용(정좌불능, 자살 충동)을 이유로 전면 회수를 결정했다.

▶ 메디에이터®(세르비에): 펜플루라민과 동종 계열인 암페타민이 들어간 식욕억제제로 1976년에 당뇨병 치료제로 상품화된 약품이다. 그러다 2009년 11월 프랑스에서 판매를 중단했는데 심장판막 질환과 폐동맥 고혈압 리스크가 너무 높았기 때문이다. 1,300~2,000명이 사망했으며 10만 명이 판막 질환에 걸렸다.

▶ 콘트라브Contrave®(오렉시겐 테라퓨틱스Orexigen Therapeutics): 2011년 식품의약국은 정식승인을 거절했다. 구성 성분 중 하나인 부프로피온이 가진 심장 질환 리스크 때문이다. 그러나 이를 부당하다고 생각한 제약회사들은 이를 무시한 채 다른 형태로 둔갑한 상품을 세계 시장에 판매했다. 수백만 명의 전 세계인들이 복용하는 항우울제 웰부트린과 금연 약품인 자이반이 대표적인 예다.

▶ 큐시미아Qsymia®(비버스Vivus): 암페타민 계열의 펜터민(펜-펜의 재료와도 동일)과 간질 치료제 토피라메이트topiramate(혹은 토파막스Topamax®, 이 약은 기억력을 퇴화시키고 주의산만을 부추긴다고 해서 '무서운 알약'으로 통했다)가 만나 탄생한 의약품. 2012년 식품의약국의 정식승인을 받았다. 사람들은 과거의 펜-펜보다 새로 출시된 탑-펜Top-Phen이 더 효능이 있기를 기대했다.

아반디아와 4만 7,000건의 심장 질환 사례
—

1999년 5월 25일, (나중에 회사명이 글락소스미스클라인으로 바뀌는) 스미스클라인 비첨은 새로운 제2형 당뇨병 치료제 아반디아^Avandia®를 개발하는 데 성공했다. 식품의약국의 정식승인을 기다리기만 하면 되었다. 사실 아반디아(성분명이 로시글리타존rosiglitazone)는 과거에 간염 리스크로 자취를 감춘 레줄린에 이어 탄생한 약으로 그 후 20년 동안 제약회사에서 가장 많이 팔린 약품 중 하나로 우뚝 올라서게 된다. 그러다 2006년에는 연간 32억 달러의 매출액을 기록할 정도로 효자 상품이 되었다.

1999년 9월, 스미스클라인은 아반디아를 타케다^Takeda가 개발한 악토스^Actos®란 이름의 다른 당뇨병 치료제와 비교하는 내부 실험을 실시한다. 경쟁 상품인 악토스에 심각한 부작용이 있기를 기대했으나 예상과 다른 결과가 나왔다. 아반디아가 악토스보다 더 효과적임을 입증할 만한 결과가 나오지 않은 것이다. 경쟁 상품에서 심장 질환 리스크가 높게 나오길 기대했지만 헛수고였다. 하지만 공개적으로 실험에 대한 공지를 했기 때문에 제약회사 입장에서는 결과물을 발표해야 하는 상황이었다. 실험 관계자들은 회사에 이익이 될 정보를 산출해내지 못해 결국 회사 측에 2년간 6억 달러의 손해를 입힌 셈이 되었다. 2001년 3월 29일, 마틴 I. 프리드는 동료에게 이메일을 보냈다.

이 (비교) 연구는 제약회사를 상시 감시하는 미국 당국을 안심시키기 위해 실시한 것입니다. 경영진의 요구에 따라 모든 실험 결과를 글락소스미스클라인 외부에 공개하지 않기로 결정했습니다.[49]

같은 해 7월에, 부하직원이 무심결에 실험 결과를 외부에 알릴 것인지를 묻자 프리드는 쌀쌀맞게 답했다고 한다.

> 말도 안 되는 소리! 실험 결과에 따르면 아반디아에도 부정적인 면이 적나라하게 드러나 있습니다. (……) 일일이 다 설명하기 어렵지만 회사 입장에서는 이 연구 내용이 세상에 드러나지 않기를 바랄 따름입니다. [50]

노스캐롤라이나 의과대학 교수 존 부스 역시 이 제약회사가 당뇨병 치료제 아반디아와 관련해 내부 실험을 한 사실을 잘 알고 있었다. 따라서 제약회사는 당뇨병 전문가인 그의 입도 막아야 했다. 1999년 미국당뇨병협회 회의에서 존 부스는 아반디아의 심각한 심장 질환 부작용을 언급했다. 그러자 글락소스미스클라인의 경영진 장-피에르 가르니에는 그에게 여러 차례 협박 메일을 보냈다. 그를 '아반디아의 변절자'로 몰아붙이며 계속 아반디아에 대한 부정적인 내용을 퍼트리면 그가 재직중인 대학을 명예훼손으로 고소하겠노라고 위협했다. 그 일이 있은 후 존 부스는 동료 의사인 심장병 전문의 스티븐 니센에게 자신이 겪은 끔찍한 에피소드를 털어놓았다.

> 제약회사의 경영진이 의과대학 학장에게 직접 연락해왔어. 내게는 아반디아의 문제점을 대중에게 알리지 않겠다는 약속을 받아내려고 1주일 내내 메일을 보내왔지. (……) 결국 나는 학교에 피해를 입힐지도 모른다는 생각에 겁먹고 그들이 원하는 대로 하겠다고 답했다네. (……) 지금 생각하면 그때 왜 그리 쉽게 굴복했는지 나 자신이 부끄러워. [51]

글락소스미스클라인은 존 부스의 주장 철회와 관련된 서신 내용을 자사의 제품 관리부로 보냈다. 그곳은 투자자들에게 제품에 대한 투자 설명회를 열 때 재정적 수지타산을 분석하는 부서다.

이 심장 질환과 관련된 (……)을 삭제하고, 미국당뇨병협회에서 존 부스가 설명한 약품의 효능성 문제 제기에 대한 내용을 모두 빼기로 결정했다.[52]

2001년, 식품의약국 요청으로 글락소스미스클라인은 마침내 아반디아의 심장 질환 리스크가 어느 정도인지 6년에 걸친 임상실험을 실시했다. 리코드RECORD란 이름으로 실시된 이 연구에서 확인된 리스크는 매우 경미한 수준에 그쳤다. 세월이 흘러 2010년, 제약회사가 회사에 유리한 쪽으로 몰고 가려고 실험 결과를 조작했다는 사실이 드러났다. 식품의약국의 조사 결과 10여 명의 복용자에게서 심각한 심장 질환이 드러났는데 아반디아 외에 원인을 제공할 만한 문제 요소는 전혀 없었다. 심장 질환으로 병원에 입원했던 한 복용자는 정체불명의 이유로 결국 사망했다. 식품의약국의 보고관 토마스 마르시니아크는 조사 과정에 또 다른 사망자가 있는지를 집중적으로 추적했다.[53]

2004년 글락소스미스클라인은 항우울제 팍실(데록사트)을 복용한 환자 중 자살한 사례들이 있었는데도 이 사실을 숨긴 혐의가 드러나 뉴욕 법원에 기소되었다. 그동안 제약회사가 실시한 모든 임상실험 결과를 포함, 공개한 정보와 비공개로 감춘 정보를 모두 인터넷 온라인상에 올리라는 판결을 받은 바 있다. 그 당시 클리브랜드의 한 클리닉에서 심장병 전문의로 일하던 스티븐 니센에게 아반디아와 관련된 모든 임상실험 결과를 메타분석(통합적으로 통계 수치를 내는 분석 방법)하라는 지시가 내려졌다. 결국 글락소스미스클라인은 최후의 평가를 받는다. 아반디아를 복용한 당뇨병 환자 중 심장 질환 발생 사례가 전체의 43퍼센트나 되었기 때문이다!

스티븐 니센은 자신의 연구 결과를 《뉴잉글랜드 의학저널》에 보냈다. 그런데 이 학술지 관계자는 그 내용을 글락소스미스클라인의 내부 조사관에게 보낸다. 조심하라는 경고로 말이다. 4명의 고위간부는 니센에게 긴급회의를 제안했고 제약회사에서 파견된 사절단은 어떻게 해서든 그가 리코드의 연구 결과를 발표하지 못하게 하려고 애썼다. 그러나 니센은 이들의 유혹을 끝까지 물리쳤을 뿐 아니라 그들과 나눈 대화를 몰래 녹음하기까지 했다. 마치 갱스터가 나오는 마피아 영화의 한 장면처럼 살벌했다. 사절단의 권유에 니센이 보인 반응을 옮겨본다.

"내가 무엇을 해야 하는 거죠? 내게 주어진 책임은 어디로 가는 겁니까? 대답 좀 해주세요. (이 연구에 대해) 결정할 책임은 내게 있는 것 아닙니까? 대체 지금까지 몇 명이 이 약을 복용한 거죠? (……) 글락소스미스클라인은 최악의 상황으로 치닫고 있음을 깨달아야 합니다. 지금 그 약 때문에 얼마나 많은 사람들이 심장에 허혈(국부적 빈혈로 신경세포에 장애를 일으키는 증상─옮긴이)을 일으켰는지 아셔야 해요. 국민 건강에 심각한 피해를 주고 있단 말입니다."[54]

글락소스미스클라인 내부의 자문관은 니센의 연구 결과에 흠잡을 만한 오류가 없음을 자인하는 메일을 보내기도 했다. '우리는 이 수치에 반박할 수 없지만 정당한 사유를 밝혀달라고 계속 요청할 수는 있다. 어떻게 해서든 효율적인 제품 관리를 위해 최선을 다해야 하기 때문이다.'(여기서 이 자문관이 말하고 싶은 효율적 관리란 결코 질병 퇴치가 아니다. 바로 기업의 이윤 추구에 이바지하는 관리를 말하는 것이다.)

마침내 니센의 연구는 2007년 5월에 발표된다. 아반디아의 매출은 급속도로 떨어졌고 덩달아 글락소스미스클라인의 주식도 곤두박질쳤다. 미국 공화당 상원의원인 찰스 그래슬리와 민주당 상원의원 맥스 보커스가 주도한 상원위원회에서는 미국은 물론 국제 사회에 끔찍한 결과를 몰고 온 글락소스미스클라인에 과중한 책임을 물어야 한다는 목소리가 제기되었다. FDA의 데이비드 그레이엄과 동료 케이트 겔퍼린은 위원회에 아반디아 판매 중단을 촉구하는 보고서를 제출했다. 아반디아 복용자 중 매달 500여 명이 심장발작을 일으켰고 300명에게는 심장이 갑자기 일시적으로 멈추는 증상이 일어났다. 이들이 악토스를 복용했다면 일어나지 않았을 일이었다.

그러는 사이 식품의약국 내부에서는 대혼란이 일어났다. 레줄린 사태 때도 그러했듯이 크게 두 파로 분열된 것이다. 그레이엄과 겔퍼린이 주장한 것처럼 당장 아반디아를 시장에서 철수해야 한다는 그룹과 한 번 더 소생의 기회(도대체 왜?)를 주자는 그룹이 있었다. 위원회의 투표 결과, 아반디아 판매에 대해 찬성이 8표, 반대가 7표로 결국 글락소스미스클라인은 심장 질환에 대한 리스크를 명시한 주의사항을 꼭 의무화하는 것으로 일단락된다. 그리고 니센의 주장을 재확인하기 위한 임상실험을 한 번 더 진행하기로 결정했다. 그레이엄과 겔퍼린은 이에 거세게 항의했다. 임상실험 참여자들을 추가 희생자로 만들 수는 없기 때문이다. 하지만 이들의 목소리는 높은 벽에 부딪혔다.

그로부터 3년 후, 부작용을 호소하는 목소리가 계속 울려 퍼지자 결국 FDA를 비롯한 유럽의약청은 2010년 8월, 아반디아의 판매 금지를 발표했다(유럽에서는 모든 지역에, 미국은 일부 주에만 해당되었다). 이 발표가 있기 직전 데이비드 그레이엄은《미국의사협회》지에 1999~2009년 사이 아반디아 복용자 중 4만 7,000명이 심장발작 또는 심장 박동이 일시적으로 멈추는 경험을 했으며 그중 일부는 끝내 목숨을 잃었다는 충격적인 사실을 밝혔다.

연방정부는 아반디아를 비롯해 항우울제인 팍실과 웰부트린을 상대로 한 글락소스미스클라인의 사기 혐의와 사실 은폐를 인정했다. 그러나 2011년 11월의 판결에 따라 제약회사는 30억 달러의 벌금을 무는 것에 그쳤다. 하지만 판결이 내려지기 직전까지 거의 2년 동안 이들이 아반디아로 거둬들인 수익은 57억 달러로 벌금보다 훨씬 더 많았다. 그러다 보니 잃은 것보다 얻은 것이 더 많은, 수지타산 맞는 장사를 한 셈이다. 게다가 글락소스미스클라인에게 벌금형 판결이 내려지던 날, 주가는 2.96퍼센트 상승하며 회복기로 돌아서기까지 했다. 제약회사 전문사이트인 IMS 헬스에 따르면 판매 금지령이 내려지기 전까지 아반디아는 총 104억 달러, 팍실은 116억 달러, 웰부트린은 59억 달러의 수익을 올렸다. 이 수익과 비교하면 제약회사가 벌금으로 낸 액수는 턱없이 적다.

또한 법정에 여러 번 섰지만 지금까지 글락소스미스클라인의 어떤 고위간부든 하부직원이든, 수감된 적은 단 한 번도 없었다.

Big pharma

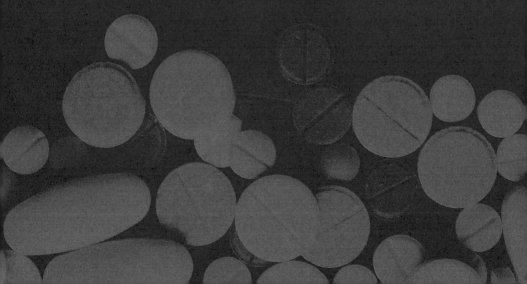

제1부

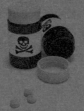

빅 파마의 절대권력

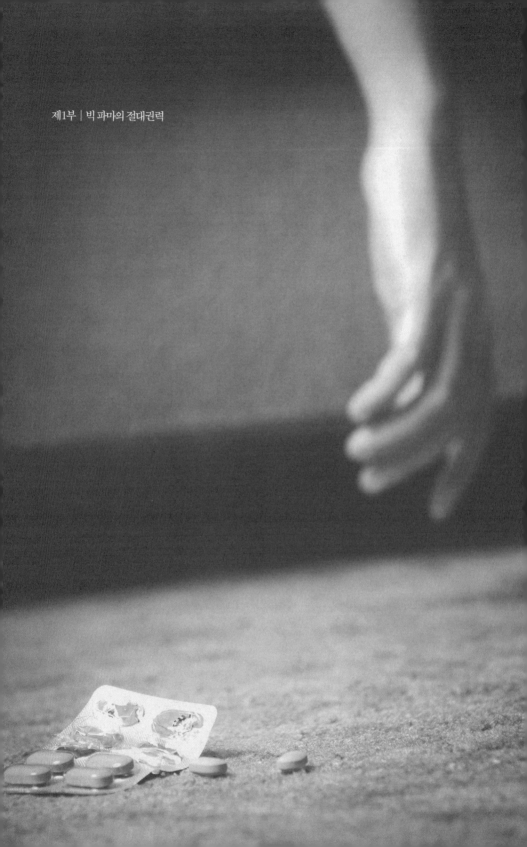

제1부 | 빅 파마의 절대권력

주주를 위한 제약회사 실험실

제약회사 역시 기업의 영역에 통합되어야 한다.
제약업도 결국 산업의 일부이기 때문이다.
– 크리스티앙 라주(제약협회 회장) [1]

앞에서 살펴본 대로 국민 보건의 적신호에 대해 제약회사 실험실은 드러내놓고 냉소적인 태도를 보인다. 제약회사의 존립 이유는 결코 국민 건강을 위해서가 아니라 회사의 이윤 추구를 극대화시키는 것에 있기 때문이다. 10여 년 전 《뉴욕타임스》의 기자가 제약회사 아벤티스^{Aventis}의 홍보담당자에게 왜 말라리아 같은 열대성 질병이나 수면병(트리파노소마라는 균에 감염돼 일어나는 아프리카 풍토병-옮긴이) 연구에는 관심이 없는지를 묻자 그는 이렇게 대답했다.

수요자가 많이 몰리는 대형 시장의 품목에 초점을 맞출 수밖에 없습니다. 심혈관계 질환이나 신진대사장애, 전염병이 그 대표적인 예죠. 제약회사들은 서로 경쟁을 부추기는 분위기에서 일하고 있고 주주들이 수익에 만족할 수 있도록 최선을 다해야 합니다. (……) 제약업은 자선사업이 아니에

요. 투자 회수율을 높이기 위해 제품을 생산하는 기업에 지나지 않습니다.[2]

제약회사의 얼굴인 홍보담당이 이렇게까지 솔직하게 회사 입장을 대변하는 것은 드문 경우다. 하지만 기업의 주주들이 만나 나누는 이야기를 들어보면 이런 식의 대화는 일상적이다. 물론 제약회사는 공식적으로 '건강과 의료 과학의 발전을 위해 봉사하는 산업'임을 강조하지만 실제로는 당기 순수익에만 관심 있다는 것을 기업도 인정할 수밖에 없다. 약품을 팔아서 얼마나 이윤을 챙기는지가 관건인 것이다. 제약산업의 글로벌 저널인 《제약협회보Pharmaceutical Executive》가 주관한 모임에 제약업계 대표들이 모여 원탁회의를 했다. 그때 자리에 참석한 케첨Ketchum의 데이비드 캐틀릿도 그 점을 솔직히 인정했다.

대중은 제약회사를 정부 산하의 공공기관 또는 공공 서비스에 기여하는 기업체로 인식하는 경향이 있습니다. 하지만 실제로 제약회사의 현실은 그렇지 않습니다. (……) 다른 산업과 마찬가지로 판매와 마케팅 기능이 무엇보다 중요하지요. 다만 그 부분을 대중에게 어떻게 광고하고 선전할지, 그 방법론에 좀 더 신경을 써야 합니다.[3]

막대한 이윤을 남기는 거대기업들
—

본격적으로 제약회사 실험실의 현주소를 이야기해보자. 그런데 알베르트 뵈링거, 조지 머크, 참전용사 출신인 엘리 릴리 같은 인물들이 세운 제약회사들의 실험실 풍경은 어느덧 옛말이 되었다. 하얀 가운을 입은 연구자가 신약을 개발하며 감독하던 과거와 달리, 요즘엔 제약회사가 산업제국으로 급성장하면서 스케일이 달라졌기 때문이다. 전 세계를 상대로 제품을 판매하는 것은 물론 거의 한 나라와 겨룰 만한 막강한 경제력을 갖추었다.

의약품의 산업화는 1930~1940년대에 본격적으로 가속화되기 시작했다. 특히 항생제의 보급과 함께 최초로 의약품을 대량생산하는 시스템이 도입되었다(1930년까지만 해도 시장에 출시된 약이라곤 겨우 7가지 종류의 질병 치료제가 전부였다). 신생기업의 확산은 제2차 세계대전 이후부터 본격적으로 진행되는데 그때부터 특정 질병을 대상으로 한 약품 개발이 끊임없이 이루어졌다. 예를 들면 스테로이드 호르몬, 신경이완제, 베타선 차단제, 앤지오텐신angiotensin 전환 효소 억제제(주로 심장 질환자들을 대상으로 한 약품), 항히스타민제 등이 있다. 그러다가 1980~1990년대에 들어오면서부터 제약회사의 혁신성이 잠시 주춤해졌다.[4] 그러자 기업을 유지하기 위한 수단으로 기업들 간의 합병이 우후죽순으로 발생했다. 거대 제약회사 몇몇을 방패삼아 한 기업이 다른 기업의 주식을 공개 매입하는 일이 연달아 일어난 것이다. 의약품의 시장성을 강화하기 위한 어쩔 수 없는 선택이었다.

🕱 거대 제약회사들은 어떻게 생겨났나? ─────────

▶1994년: 영국 제약회사 글락소Glaxo가 경쟁 기업인 웰컴Wellcome을 합병해 글락소 웰컴Glaxo Wellcome을 만들었다. 이후 2000년 스미스클라인 비첨SmithKline Beecham과 합병하여 글락소스미스클라인GSK이 되었다. 이 기업은 세계 제약기업 5위로 2000년에만 400억 달러의 매출을 기록했다.

▶ 1995년: 미국 제약회사인 파마시아Pharmacia AB가 업존The Upjohn Company과 합병해 파마시아앤업존Pharmacia & Upjohn이 탄생했다. 이 회사는 2000년에 지디 시얼리G. D. Searle(몬산토Monsanto 계열사)와 합병해 파마시아Pharmacia로 이름이 바뀌었다.

▶ 1996년: 스위스의 치바Ciba는 산도즈Sandoz와 합병해 거대 기업 노바티스Novartis(연간 매출액 500억 달러)가 되었다.

▶ 1999년: 영국 그룹 제네카Zeneca PLC는 스위스의 아스트라Astra AB와 합병해 아스트라제네카AstraZeneca(연간 매출액 330억 달러)가 되었다.

▶ 1999년: 휄스트Hoeschst는 론-플랑Rhône-Poulenc과 합병해 아벤티스가 되었다.

▶ 2000년: 워너-램버트Warner-Lambert가 1970년에 파크-데이비스Parke-Davis와 합병된 후, 2000년에 여러 계열사를 둔 제약기업인 화이자Pfizer(연간 매출액 580억 달러)에게 인수되었다. 그로부터 3년 후에는 파마시아가, 2009년에는 와이어스Wyeth까지 화이자에 인수되었다.

▶ 프랑스에서는 1991년에 드라랑드Delalande와 드라그랑주Delagrange가 신테라보Synthélabo(로레알L'Oréal 계열사)에 인수되었다. 신테라보는 1998년에 사노피Sanofi(엘프-토탈Elf-Total 계열사)와 합병을 시도했고 2004년에는 사노피-아벤티스로 재탄생한다. 2011년에는 바이오테크놀로지 전문 기업인 젠자임Genzyme을 인수했으며 공식 회사 명칭을 다시 사노피(연간 매출액 300억 달러)로 바꿨다.

▶ 스위스 제약기업인 라로슈La Roche는 1994년에 신텍스Syntex를 합병했으며 2002년에는 추가이 의약회사Chugai Pharmaceuticals도 합병하는 데 성공했다. 그리고 2009년에는 바이오테크놀로지 전문 기업인 제네텍Genetech(연간 매출액 390억 달러)을 합병했다.

▶ 2009년: 머크샤프앤돔Merck Sharp & Dohme이 쉐링푸라우Schering-Plough를 인수하면서 MSD(연간 매출액 460억 달러)로 불리게 되었다.

요컨대 유럽과 미국에 본거지를 둔 20여 개의 거대 제약회사(무국적 기업으로 볼 정도의 글로벌 기업)는 세계 보건과 관련된 의약품 산업을 지배한다고 해도 과언이 아니다. 거대 제약회사들의 수입은 기하급수적인 수치를 자랑하는 것은 물론 연간 매출액도 꾸준히 증가하는 추세를 보인다. 글로벌 제약시장 조사기관인 IMS 헬스에 따르면, 거대 제약회사들의 전 세계 연간 매출액은 2002년 한 해에만 4,000억 달러에 이르렀을 정도다. 그러다 2008년에는 7,750억 달러, 2011년에는 9,560억 달러에 이르렀다. 이는 그리스 정부의 부채보다 2배나 더 많은 액수다. 러시아, 인도, 브라질, 중국 등 최근 의약품시장이 급성장하면서 시장이 커지고 있는 국가를 기준으로 할 때, 2016년에는 이들 국가의 연간 매출액이 1조 2,000억 달러에 이를 것으로 예상된다. 14년 전과 비교하면 거의 3배나 껑충 뛰어오른 셈이다.

　아마도 제약회사들이 이보다 더 발전하기도 힘들 것이다. 오늘날 의약품산업은 그 어떤 분야보다 장사가 잘 되는, 그야말로 지구상에서 가장 많은 이득을 거둘 수 있는 사업 품목이 되었다. 이러한 현상은 제약회사의 주가가 괄목할 만한 성장을 이룬 덕분이다. 2012년 1월 의약품산업의 국제 종합 주가지수를 살펴보면, 1조 6,000억 달러로 전 품목 중 종합 3위를 차지했다. 1, 2위는 은행보험(4조 달러)과 석유 회사(3조 4,000억 달러) 부문이 자리했다. 의약품산업과 동등한 위치에 선 품목으로는 IT산업이 있으며, 그 밑으로는 담배(2,500억 달러)와 무기(1,300억 달러)가 있다. 하지만 이 두 품목이 의약품을 따라오려면 한참 멀었다.[5] 풍년이 있으면 흉년이 있듯, 제약회사들은 회사의 주식을 산 주주들에게 다른 산업 품목보다 훨씬 더 높은 투자금 회수율을 보장하느라 정신이 없다. 물론 1990년대보다는 현실적으로 가능성이 줄어든 것이 사실이다. 1990년대에는 수익률이 평균 25퍼센트에 달할 정도로 회수율이 높았다. 2009년에 존슨앤드존슨의 수익률은 20.8퍼센트, 글락소스미스클라인은 17.4퍼센트, 화이자는 16.7퍼센트[6]를 기록했다. 투자자로서는 포기할 수 없는 품목이었다.

제약회사 CEO들의 연봉 역시 그에 상응하는 어마어마한 액수를 자랑한다. 하지만 이들의 학력은 의학이나 약리학과는 거리가 먼 경우가 대부분이다.

 제약회사 CEO들의 이력 ─────────

사노피의 회장인 크리스토퍼 비바처Christopher Viehbacher는 회계 전문가로 프라이스워터하우스쿠퍼스PricewaterhouseCoopers의 재정 팀에서 사회생활을 처음 시작했다. 또 브리스틀마이어스BMS의 람베르토 안드레오티Lamberto Andreotti는 기술 공학을 공부했다. 그의 선임자였던 피터 돌란Peter Dolan은 MBA 과정을 마쳤으며 식품회사인 제너럴푸즈General Foods에서 사회생활을 시작했다. 2007년까지 노바티스의 CEO였던 토마스 에벨링Thomas Ebeling은 대학에서 심리학을 전공했으며 그전까지는 펩시콜라에서 일하다가 노바티스로 왔다. 그를 이어 현재 대표직을 맡고 있는 호세프 히메네스Josef Jimenez는 대학에서 MBA 과정을 마쳤으며 케첩 전문 제조회사로 잘 알려진 하인즈Heinz의 CEO를 지냈다. 머크의 케네스 C. 프레지어Kenneth C. Frazier는 변호사 출신이고, 존슨앤드존슨의 알렉스 고르스키Alex Gorsky는 미 육군 대령 출신이다. 뿐만 아니라 애보트Abbott 연구소의 마일즈 D. 화이트Miles D. White는 MBA 학위를 받았으며 시카고에 있는 연방준비은행Federal Reserve Bank 이사를 역임한 바 있다.

미국 소비자보호협회 패밀리즈Famillies가 발표한 내용에 따르면, 미국 제약회사 랭킹 1위부터 7위까지의 CEO들의 평균 연봉은 2004년 1,300만 달러나 되며, 여기에 스톡옵션까지 더하면 연간 평균 1,900만 달러의 수입을 얻는 것으로 밝혀졌다. 그중 가장 높은 연봉을 자랑하는 인물은 바로 머크의 레이몬드 V. 길마틴이다. 그는 연간 3,778만 6,981

달러[7]를 벌어들었다. 돈을 찍어내는 기계라도 있는 듯 엄청난 돈을 번다는 사실을 직시해야만 제약회사의 실체를 제대로 파악할 수 있을 것이다. 제약산업에는 언제나 많은 돈이 유입되고 있다.

큰돈과 생산량이 많은 곳에 권력이 따르기 마련이다. 거대 석유산업, 담배산업, 화학산업이 굳게 버티고 있듯이 거대 제약산업은 정부는 물론 국제적인 기구, 국내 의회에 자금을 골고루 뿌리면서 정치적 권력까지 거머쥐었다. 한마디로 실질적인 로비스트로서의 면모를 보이기 시작한 것이다(2007년 한 해에만 거대 제약회사들이 미국 국회의원에게 뿌린 로비 금액이 1억 8,900만 달러에 이르렀다).[8] 거대산업과 마찬가지로 거대 제약산업도 국가의 '전략적인' 경제력에 중요한 영향을 미친다. 그렇기 때문에 그만큼 정치적인 의결 사항에 제약산업의 입장을 옹호할 수 있는 힘이 있으며, 애써 피하고 싶은 법규나 규제와 관련된 법안의 통과를 막을 수도 있다. 게다가 대형 은행이 파산에 따른 리스크를 감당하기 어려운 것처럼, 거대 제약회사가 망하게 되면 그 피해 규모 역시 엄청나다. 거대 제약회사에 다니는 수많은 직장인들이 하루아침에 직장을 잃어버릴 경우 큰 분쟁이 일어날 수도 있다. 거대 제약회사들의 평사원 수만 해도 평균 10만 명에 육박하기 때문이다. 게다가 제약회사의 목소리에 힘을 실어주는 각종 협회들, 가령 미국 내에서뿐만 아니라 국제적으로도 활동하는 미국제약산업협회PhRMA와 프랑스의 의약품업체협회LEEM들까지 가세하면서 거대 제약산업에 완강하게 맞서 싸울 수 있는 정치가를 찾기란 하늘의 별따기다. 반면에 좌파와 우파 정당들은 너도나도 제약산업의 행운과도 같은 선물을 얻으려 치열한 경쟁을 벌인다. 제약회사에 유리한 세법을 직용한다거나 회사의 생리에 맞는 규율을 제안하면서 거대 제약산업의 비위를 맞추는 것이다. 1999년 아스트라제네카와 글락소 웰컴, 스미스클라인 비첨의 CEO 회동이 있은 뒤, 영국의 토니 블레어 총리는 보건부장관 산하의 위원회를 결성했다. 바로 '제약산업의 경쟁력을 위한 대책위원회PICTF(Pharmaceutical Industry Competitiveness Task Force)'였다. 이 위원회가 만들어진 취지는 이러했다.

영국의 제약산업이 정착해서 활동할 수 있는 유리한 상업적 토대, 앞으로 더 경쟁력 있는 산업 지대로서의 터전을 마련하도록 활동 방안을 연구하고 모색하기 위함이다. [9]

이러한 맥락이라면 영국 정부가 나서서 이 일을 도모해야 할 정당한 사유는 전혀 없다. 보건부장관 소속의 정부 관계자들이 제약산업의 절대적 번영을 위해 힘을 합칠 이유가 없다는 말이다. 프랑스 의회의 르모르톤 위원회는 〈'약 처방, 복용, 약과 관련된 세법'〉이란 제목의 보고서를 발표했다. 그 내용을 읽어보면 그 점에 대한 입장이 완곡하게 기술돼 있음을 알 수 있다.

첫째, 보건과 약 처방의 질적 가치와 효능을 지속적으로 증가시키기 위해 약품과 관련된 훌륭한 사용법을 정의하는 일과 둘째, 제약산업과 약품 연구소의 전략적인 경제 효과를 창출하기 위해 애쓰는 일, 이 두 과제가 양립하기 위한 조건을 결정하는 게 얼마나 어려운지 이해하게 될 것이다. [10]

주주가치극대화

공공의 보건과 시장의 요구, 이 두 가지를 함께 끌어안고 가기란 어려운 일이다. 현대를 지배하는 신자유주의의 주장과는 달리 회사의 목표는 결코 대중이 원하는 목표와 일치하지 않는다. 실제로 두 입장 사이에는 영원한 갈등이 존재할 수밖에 없다. 그 이유를 알기 위해서는 먼저 제약회사는 국민 건강을 지키기 위해서가 아니라 회사의 주식을 산 투자자에게 투자 가치 회수를 보장하기 위해 만들어졌다는 것을 이해해야 한다.

오늘날의 대기업들이 그렇듯, 제약회사 역시 앵글로색슨 족의 문화에서는 '동업조합'의 의미가 있다. 즉, 주식회사의 개념으로 보면 되는데 모든 주주는 보유 주식에 따른 출자의무를 가질 뿐이다. 다른 말로 '유한 책임'을 지는 것이다. 주식회사의 주주는 얼마든지 많은 이윤을 얻을 수 있는 반면, 회사가 파산할 경우 자신의 주식을 잃는 것 외에 별도의 피해는 없다. 다시 말해 회사가 어떤 위법 행위를 하더라도 주주들이 그에 대해 책임지는 일은 없다는 뜻이다. 주식회사란 마치 익명으로 자기 이름을 대체한 사람들이 만든 회사와 같다. 실제 개인 한 명 한 명이 구체적으로 모습을 드러내면서 '도덕적인 인격'을 나타내지 않는다. 이미 18세기에 살았던 인물인 영국의 대법관 에드워드 설로Edward Thurlow가 주식회사를 '비난할 영혼도, 채찍질할 육체도 갖지 않는' 존재라고 말한 것처럼, 주식회사에 책임을 추궁할 사람을 지정할 수 있는 규범적 기준은 존재하지 않는다.

그런 의미에서 보면 대기업에 부여된 사법적인 권한이 익명의 가면 뒤에서 계속 산업 관련 범법행위를 해도 무방한 것처럼 여겨진다. 그렇다면 나쁜 짓을 해도 처벌받지 않는 특권을 누리는 다국적 기업은 왜 자신의 행동이 일으킨 결과에 대해서는 단기적 또는 장기적으로 우려하는 것일까? 우리는 특정 약품의 위험성을 환자에게 알리지 않은 채 처방을 내린 의사를 감옥에 보낼 수 있다. 하지만 수많은 부작용을 낳을 우려가 있는 약을 상품화한 회사를 상대로는 구속하기 힘들다. 신화를 빗대 비유하자면 불쌍한 외눈박이 거인 폴리페무스에게 오디세우스가 짓궂은 장난을 하며 조롱하는 장면처럼, 우리는 속수무책으로 당하고 있으면서도 이렇게 절규하는 것과 다를 바 없다. 거의 죽기 일보 직전인데도 "아무도 날 죽이지 못했다! 감히 아무도 날 해치지 못했어!"라고 소리치는 격이다.

국민의 건강과 주주들의 투자이익 회수 사이에서 주식회사는 결국 앞으로도 계속 후자를 선택하게 될 것이다. 일부 직원은 개인 감정에 사로잡혀 자신이 생산한 약품의 위험성을 최소화시키기 위해 고군분투할지도 모른다. 아니면 침묵을 지키며 위험성이 있음에도 불구하고 모른 척 넘어갈지도 모른다(내부 고발자가 이를 참지 못하고 세상에 위험성을 폭로한 유명한 사례들이 있다). 하지만 여전히 주식회사는 인습대로 운영된다. 이러한 유형의 회사들이 존재하는 이유는 바로 주주들의 배를 불려야 하기 때문이다(제약회사는 결코 비영리단체가 아니다). 기업을 운영하는 관리인이 맡은 임무가 바로 거기에 있다. 따라서 제약회사 CEO의 잘못을 물을 수 있는 때는 바로 이 주주들의 돈을 잘못 굴렸을 때다. 대기업의 대표가 산재나 위생 불량의 주범으로 지목돼 회사를 대신해 조사를 받는 일은 매우 드물다.[11] 하지만 주가가 하강곡선을 그리며 추락하면 그때부터 대표는 주주들에게 불려나가 바로 심문을 받으며 혼쭐이 난다. 자주 보는 사례가 황금낙하산(기업 다각화 전략의 일환으로 이전 회사의 경영자가 임기 전에 사임해야 할 경우, 인수하는 기업이 거액의 퇴직금을 지불해 기업의 인수 비용을 높이는 전략-옮긴이)의 경우다.

환경에 신경을 쓰지 않았다고, 또는 국민 건강을 돌보지 않았다고 거대 석유회사나 제약회사를 비난할 명분은 없다. 하지만 이 비인격적인 우두머리는 말 그대로 비도덕적이고 무책임한 존재다. 늑대가 과수원에 출몰했다고 해서 우리는 늑대를 욕할 수 없다. 늑대란 원래 그런 동물이니까. 그러니 이 회사 대표에게 자연 또는 인간을 위해 적선해달라고 요구하는 것 자체가 웃긴 일이다. 몬산토의 한 고위간부는 폴리염화비페닐(약칭 PCB)을 언급하면서 그 화학물질의 유해성에도 불구하고 무슨 수를 써서라도 자사 제품을 팔지 않을 수 없었다고 고백했다. 그는 말했다. "우리는 1달러의 이윤도 포기할 수 없으니까요."[12]

'주주가치극대화'란 개념이 있다. 이 개념은 미국의 닷지브라더스 Dodge Brothers가 1916년에 헨리 포드를 상대로 낸 소송에서 승소한 판례의 근거를 제공했다. 사건은 전말은 이러하다. 헨리 포드는 모델 T 자동차가 엄청나게 팔림으로써 높은 수익을 거두었는데, 그에 대한 보상으로 직원들의 월급을 인상하고 소비자 가격을 내렸다. 포드는 이 산업적 시스템이 이룬 효과를 더 많은 사람에게 분배하는 것이야말로 회사가 해야 할 역할이라고 말했다. 하지만 포드 모터 컴퍼니Ford Motor Company 자산의 10퍼센트를 보유한 닷지브라더스로서는 이를 용납하기 어려웠다. 결국 헨리 포드에게 자신의 몫을 요구하는 상황에 이르렀다. 닷지브라더스 입장에서는 주식회사란 주주의 이득을 챙기고 유지하는 것이 최우선 과제이므로 주주 아닌 다른 주체에게 그 혜택을 분배할 수 없다고 여긴 것이다. 물론 헨리 포드도 닷지브라더스의 주식으로 자선 활동을 하겠다는 뜻은 아니었는데, 장기적 관점에서 회사에 이로운 일을 해야 함을 잘 알고 있었기 때문이다. 이렇게 닷지브라더스와 헨리 포드의 신경전이 이어지는 가운데 결국 사법권은 단기 이익을 좇고 사회적으로 무책임한 모습을 보인 대기업의 편을 들었다. 대규모 주식회사에 적용되는 법이 그러했기 때문이다.

돈 없는 환자에게는 관심 없다
—

모든 심각한 위생 관련 스캔들이 이 같은 원칙에 입각해 처리되고 있다. 이 책을 읽는 동안 그러한 현실을 보다 여실히 확인할 수 있을 것이다. 일반적으로 제약산업 활동의 중심이 되는 유일한 원칙은 바로 돈이다. 자선 활동으로 돈을 낭비하는 것이 아닌, 어떻게 하면 단기간에 많이 모아 이윤의 극대화를 꾀하느냐가 관건인 것이다.

예를 들어 개발도상국 국민이 건강 문제에 심각한 위협을 받고 있어도 제약산업은 그것을 해결하는 일에는 관심이 없다. 빈곤국가에서 주로 발생하는 수면병, 말라리아, 내장 리슈마니아증 leishmania 같은 질병 치료제는 수익성이 없기 때문이다. 그러다 보니 활성화된 시장도 없다. 제약산업은 개발도상국이나 신흥국가들이 밀집해 있는 제3세계에는 관심이 없는 것 같다. 비싼 약품에 기꺼이 돈을 낼 소비자가 많지 않기 때문이다. 해마다 1,000만 명 이상이 전염병에 감염돼 목숨을 잃는데 그중 90퍼센트가 개발도상국 국민이다. 이들은 약이 있어도 돈이 없어서 치료를 받지 못한다.[13] 결핵의 경우 오늘날 선진국에서는 발병률이 현저히 줄었지만 빈곤국가의 환자들은 결핵에 걸려도 항생제를 구입하지 못하고 있다. 심지어 제약회사들이 그들의 사정을 감안해 가격을 전보다 내렸는데도 불구하고 말이다. 또한 폐렴은 아프리카의 약 150만 명 아이들의 목숨을 앗아가고 있는 실정이다.

거대 제약산업에 공짜는 없다

수면병으로 잘 알려진 아프리카의 트리파노소마병trypanosomiase은 정말 끔찍한 재앙이나 다름없다. 아프리카 사하라 사막 이남 지역에서 자주 발병하는 열대성 질병으로 아프리카 36개국에서 6,000만 명이 위협받을 정도로 전염 속도가 엄청나다. 트리파노소마 원충이 혈관을 통해 인체에 들어가면 숙주인 인간의 중추신경계에까지 빠른 속도로 퍼진다. 수면병에 걸리면 몸에서 열이 나고 심한 두통을 호소한다. 또 신경계와 정신질환까지 동반하면서 이른바 잠이 자꾸만 몰려오는 상태에 이른다. 코마 상태에 빠진 것처럼 정신이 몽롱해지면서 서서히 죽어가는 것이다. 현재 출시된 치료제가 없어 치사율이 매우 높은 위험한 병이다.

1990년대에 수면병의 재발을 막기 위해 여러 제약회사가 신약 개발에 뛰어들었다. 발병 초기에 암치료제로 사용되던 에플로니틴éflornithine을 투약하자 수면병 말기에 생기는 코마 증상이 빠른 속도로 호전되었다. 이 약은 '기적의 부활을 위한 약'이라 불릴 정도로 환자들에게 큰 도움이 되었다. 그러나 1995년에 이 에플로니틴의 특허를 받은 제약회사 훽스트 마리온 러셀Hoeschst Marion Roussel이 갑자기 생산을 중단했다. 제품 출시로 기대했던 이윤을 얻지 못했다는 이유에서다. 국경 없는 의사회는 이 제약회사가 계속해서 수면병 치료약을 생산할 수 있도록 설득했다. 생명을 구하는 데 필수적인 이 약이 재생산되도록 대대적인 캠페인 활동까지 벌였지만 헛수고였다. 1990년대 말에 마지막 남은 재고가 모두 팔려나가고 이제 수면병 환자들의 생명을 보장할 수 있는 약은 없는 심각한 상황이 벌어지고 만 것이다.

다른 제약회사도 마찬가지였다. 아프리카의 비참한 현실과는 아랑곳없이 질레트Gillette와 거대 제약회사 브리스톨마이어스스큅BMS(Bristol-Myers Squibb)은 FDA 인증을 받은 바니카Vaniqa® 크림을 세상에 내놓았다. 이 크림은 여성의 얼굴에 난 털을 제거하는 제모제다. 언론에 따르면 BMS의 부사장은 1996년에 질레트와 협력하여 삶의 질을 개선하는 이 약을 상품화해 매우 기쁘다고 말했다. 바니카 크림은 시장성이 유망한 상품이었다. 미국의 2천만 여성이 일주일에 최소 한 번 이상 이 크림을

얼굴에 발랐기 때문이다.[14]

그런데 바니카 크림에 들어 있는 활성물질 성분이 다름 아닌 에플로니틴이라는 사실이 밝혀졌다. BMS가 훽스트로부터 사용 허가증을 산 것이다. 질레트와 BMS 모두 에플로니틴에 들어 있는 제모 기능을 사업 개발에 이용한 셈이다. 암 환자들이 화학요법 치료를 받을 때 머리가 빠지는 이유도 바로 이 에플로니틴에 들어 있는 성분 때문이다.

바니카 크림은 그렇게 2000년 미국 시장에 출시되었고 이듬해에는 유럽에까지 확산되었다. 식품의약국이 승인한, 임상적으로 안정성을 인정받은 안면 제모 크림이 세상에 처음 모습을 드러낸 것이다. 그러다 보니 언론 매체는 여성을 상대로 대대적인 홍보 활동을 펼쳤다. 이에 위험성을 예감한 국경 없는 의사회는 결국 언론에 진실을 알릴 수밖에 없었다. 서양 여성들이 코 밑에 보기 싫은 콧수염을 없애기 위해 사용하는 크림 성분이 알고 보면 에플로니틴으로, 아프리카에서 수면병에 걸린 수만 명의 환자들이 그토록 치료하고 싶지만 생산이 거부되는 바람에 비참하게 죽어가고 있다고 폭로한 것이다.

BMS와 (그 사이 훽스트를 인수한) 아벤티스는 대중의 비난을 피하기 위해 2001년 결국 세계보건기구WHO와 5년 동안 에플로니틴을 생산하고 수면병 연구에 착수하겠다는 조약을 체결하기에 이른다. 이 연구에 연간 500만 달러의 예산을 할당했는데, 사실 이 수치는 두 회사의 연간 총 수익에 비하면 하찮은 것에 지나지 않는다. BMS는 그 해 205억 달러, 아벤티스는 67억 달러의 수익을 거두었다. 어쨌든 이 마케팅 전략을 펼친 결과 가까스로 위기를 모면한 것이다. 아벤티스의 광고 카피, '우리의 도전, 그게 인생이다'가 어쩌면 그러한 현실을 대변해준다고 생각되지 않는가.

아마 여성용 안면 제모 크림이 높은 수익을 내지 않았다면 에플로니틴의 재생산도 이뤄지지 않았을 것이다. BMS의 홍보관은 시장 경제의 '윈-윈' 효과를 과시하며 이렇게 회사 입장을 표명했다. "바니카 크림이 세상에 나오지 않았다면 에플로니틴을 재생산할 명분도 없었을 겁니다. 하지만 지금은 어쩔 수 없이 생산하게 된 거죠."[15] 이 말은 마치 인간의 목숨을 구하는 일이 그들에게는 결코 바람직한 이유가 아니라는 것처럼 들린다.

반면에 이중 잣대로 인종을 차별하는 경우는 찾아보기 힘들다. 왜냐하면 제약회사들은 서양의 빈민계층에게도 같은 원칙을 적용하기 때문이다. 2012년 11월 3일, (미국의 머크와는 다른) 독일 제약회사 머크 KGaA가 그리스 국립병원에 납품해오던 항암치료제 얼비툭스Erbitux의 공급 중단을 선언했다. 그리스가 IMF 위기로 재정난을 겪게 되면서 병원이 약품 비용을 지불하지 못했기 때문이다. 주가와 생명, 이 둘을 저울 양쪽에 올려놓고 있는 것과 무엇이 다르랴. 매달 그리스 국립병원에 납품되는 얼비툭스의 총 금액은 병원당 약 1만 달러에 이른다. 그 덕분에 회사는 모든 병원에 납품된 항암치료제로 11억 달러를 벌어들인다.

제약산업 입장에서는 많은 부가가치를 창출해서 투자이익의 회수율을 극대화시키는 약품을 연구개발하는 것이 이치에 맞는 일이다. 현재 대기업들이 항암치료제 개발에 열을 올리고 있는 것은, 일단 효과만 인정받으면 약값이 천정부지로 치솟을 수 있어 지속적인 이득을 기대할 수 있기 때문이다(얼비툭스의 경우 환자의 생명을 평균적으로 한 달 반 연장시키는 효과를 낳았다). 물론 개발도상국에 만연된 질병을 대상으로 한 연구개발은 오래전부터 미지 영역처럼 사람들이 접근을 꺼리고 있는 실정이다.

1999년 국경 없는 의사회에서 실시한 연구 결과가 자주 인용되곤 하는데, 이 연구는 베르나르 페쿨[16]이 중심이 되어 1975년부터 1997년까지 상품화된 약물 1,223종을 분석한 결과, 그중 13종(1퍼센트)만이 열대병 치료제였다. 이 13종 가운데서도 제약회사 소속 연구소가 인간의 질병 치료를 목적으로 개발한 약물은 단 4종(0.3퍼센트)에 지나지 않았고 그 밖의 것들은 기존에 이미 출시된 약물을 재조합한 것이다. 그중 하나는 베트남전에 참가한 미군 부대에서 연구해 탄생한 말라리아 치료제이고 다른 하나는 우연히 가축의 질병 연구를 하다가 발견한 치료제였다. 동물의 질병이 인간의 열대병보다도 제약산업에서는 더 대접받는 사실을 알아야 한다(화이자는 개의 인지장애를 개선하기 위해 식품의약국의 승인을 받은 아니프릴Anipryl®을 선보였다. 이 약은 개들이 치매에 걸렸을 때 사용하는 약이다. 이에 질세라 노바티스도 분리장애를 겪는 동물의 치료제인 클로미캄Clomicalm®을 생산했다).[17]

페쿨의 보고서가 발표되고 국경 없는 의사회가 인간에게 꼭 필요한 약의 생산을 권장하는 캠페인을 벌이면서 약간의 변화는 일었지만 근본적인 문제가 완전히 해결되었다고 말하기는 어렵다. 2003년에 페쿨을 비롯해 국경 없는 의사회 전 회원이 참여한 이른바 '소외질병 치료제 개발DNDI(Drugs for Neglected Disease initiative)' 운동은 WHO를 비롯한 여러 국립, 사립 연구기관과 협력해 비영리적인 목적으로 약품 연구개발을 할 수 있는 초석을 마련했다. 뿐만 아니라 빌 게이츠가 아내 멜린다와 만든 재단과 제약회사들이 일종의 자선활동 기구를 만들어 협력하는 일도 적극적으로 추진했다.[18]

특히 자선활동에 동참한 몇몇 제약회사는 기업이 제3세계를 도왔다는 점을 홍보 전략의 일환으로 삼았다. GSK의 비전을 담당하는 사내 부서가 찍은 동영상에서 GSK의 젊고 생기 넘치는 회장 앤드류 위티는 아프리카 우간다의 한 마을에 지원 사업을 펼치는 것에 자랑을 늘어놓았다. 국경 없는 의사회와 여러 비정부기구NGO의 의식 개혁 활동이 어느 정도 빛을 본 셈이다. 물론 제약회사들은 '사회적 책임'을 다했다는 것을 포장하며 그것을 회사의 전략적 홍보 마케팅으로 이용하고 있지만 말이다. 하지만 여전히 제약회사의 주력사업은 결코 빈곤국가의 질병치료제 연구개발에 있지 않다. 가장 큰 이유는 알다시피 돈이 안 되기 때문이다.

빈곤국가 사람들이 건강을 유지할 권리: 유토피아 ──────

어째서 제약회사들은 비영리적인 목적으로 약품 개발을 하지 않을까? 유엔이 1948년에 세계보건기구WHO를 창설하고 이러한 상황을 개선하기 위해 합법적 조치를 취했음에도 불구하고 말이다. WHO 헌장 제19조에 따르면 전 세계 회원국의 3분의 2가 이 국제조약에 서명했다고 명시돼 있다. 2012년 4월, 7년간의 심사숙고 끝에 WHO 전문 자문단이 결성되어 제약회사들이 회원국의 제품 연구개발에 참여하도록 강요하는 의무 조약까지 체결했다. 즉, 각국 GDP의 0.01퍼센트에 해당하는 자금을 약품개발에 지원하자는 내용이었다. 지적재산권과 관련된 것이 아니라 인류의 건강을 보전하기 위해서였다. 그래서 빈곤 국가의 환자라도 부담 없이 구입할 수 있도록 가격을 조정하고 약품의 지속가능한 연구개발 지원을 촉구했다.

이러한 활동은 국제약업단체연합회IFPMA(International Federation of Pharmaceutical Manufacturers Association)의 환심을 사기 위함이 아니다. 3년 전부터 WHO 전문가들의 보고서 초안을 감독해오고 있는 IFPMA는 연합회의 입장을 조심스럽게 드러내며 입지를 굳혀나갔다. WHO 전문가 위원회에 보낸 2페이지의 문서 뒷면에 권장사항, 지적재산권 보호법과 관련된 현행 시스템의 여러 가지 부정적인 측면을 명시했다. WHO 전문가들이 보여준 일종의 '사보타지'에 해당하는 관행들이 위키리크스를 통해 폭로되면서 의학 저널 《랜싯》의 편집장은 이렇게 말했다. "우리는 제약회사들이 세계의 가난한 이들을 상대로 폭리를 취하는 것을 가만히 보고만 있어서는 안 된다."[19]

하지만 IFPMA는 그 점에 대해서는 별로 걱정하지 않았다. 국제보건위원회Global Health Council가 필수약품 연구개발을 추진하기 위한 세계적 조약을 체결하려고 하자 미국과 일본, 프랑스를 필두로 한 유럽연합의 나라들이 즉각 반대 입장을 표명했다. 세계에서 가장 부유한 나라들에 속하는 이들(게다가 거대 제약산업의 핵심축을 이루는 나라들)은 '자발적인' 공여를 자꾸 강요하고 강조하는 법안과 관련된 과세제도를 전적으로 반대했다. 오바마 정권의 보건부 국제보건부장 닐스 돌레어는 이 문제와 관련해 분명한 입장을 밝힌 바 있다. "현재 우리는 이 조약이 체결되기 전에 미리 활동조직을 구성하는 것에는 찬성하지 않습니다. (……) 세계적 규모의 주민세를 거두는 것과 같은, 새로운 형태의 세금 조달 체제를 실행하자는 몇 가지 제안에 대해 완전히 지지하기는 어렵다는 점을 말씀드립니다."[20]

결국 이 안건은 유엔의 해결이 시급한 안건들에 밀려 뒤로 미뤄지고 말았다.

의학의 대중화, 약품의 일상화

동네마다 주민의 지지를 받는 특정인물이 있기 마련이다.
이를테면 의사들이다.
하지만 의사는 심신이 정상인 사람에게만 소용 있다.
－ 시라노 드 베르주락1

돈은 부자의 전유물이다. 당연한 말이다. 좀 더 정확히 말하자면 돈은 부유하고 건강한 사람의 집에 있다. 건강한 사람은 장기간 약을 복용할 수 있는 경제적 여유가 되는 능력자란 소리다. 반면에 병에 걸린 환자는 죽거나 회복되거나, 둘 중 하나를 택할 운명에 처해 있다. 제약회사는 회사 이익에 별 도움이 안 되면 그 약품을 필요로 하는 환자들이 있어도 즉각 취급을 중단할 수 있다. 화이자의 운영계획 팀에 근무하는 찰스 모틀리는 1957년 미국에서 열린 제51차 의약품제조협회 회의에 참석해 그러한 현실을 명확히 설명했다. 그 당시 항생제는 제약산업의 확장을 가져온 원동력으로, 항생제 제조가 활발해지면서 전염병 치료제로 사용돼 질병 확산을 막는 데 일조한 반면, 항생제 생산에 너무 치중한 나머지 다른 약품 생산을 소홀히 하는 부작용을 낳기도 했다.

여기서 제약산업이 깨달아야 할 아주 중요한 교훈이 있다. 효과적인 약품을 대량생산하고 해당 제약회사가 부를 창출하는 동안, (……) 다른 잠재 가능성이 있는 시장을 보지 못하는 결과를 낳을 수도 있다는 것이다.[2]

"건강한 사람은 아직 알려지지 않은 병을 가진 환자다"

아직 발생하지 않은 질병에 대비한 약품 개발 역시 괜찮은 사업 아이템이다. 다시 말해 건강한 사람을 대상으로 한 약품에도 주목할 만한 가치가 있다. 현대 의학의 천재적인 선구자인 크노크Knock가 이미 이론화한 것처럼, 돈벌이가 되는 고객은 환자들만이 아니라 현재 건강한 사람들, 즉 아직 발생하지 않은 병을 보유한 자들이다.

> 의사: (……) 작년 여름에 당신이 쓴 논문이 통과되었다는 말씀이신가요?
> 크노크: 네, 맞습니다. 32페이지 가량으로 제목은 〈건강 상태에 대하여〉입니다. 클로드 베르나르에게 서문의 명구를 부탁드렸는데 '건강한 사람은 아직 알려지지 않은 병을 가진 환자다'란 글을 써주셨더군요.[3]

이것이 오늘의 현실이다. 2002년 BMS, 애보트, 엘리 릴리 사는 새로운 항생제 개발과 관련된 모든 연구를 중단했다. 박테리아들은 오래된 치료약에 내성이 생겼고 저항력이 커졌다. 그래서 예전 같으면 고전적인 치료법으로 얼마든지 쉽게 치료할 수 있었던 병들이 제대로 치료되지 못해, 선진국에서조차 수만 명의 사망자가 발생하는 불운을 겪었다. 심지어 제약산업은 원인과 치료 방법, 둘 다 알 수 없는 이른바 '고

아병'에 대해서는 도통 관심이 없다. 게다가 이런 '고아병'은 소수의 사람들만 걸리는 데다가 한번 걸리면 금세 증상이 악화돼 사망하기 때문에 더더욱 주목을 받지 못했다. 2000년 의약 및 식품회사인 아메리칸 홈프로덕츠는 심장마비 환자들의 회복제로 사용하던 이소프로테레놀isoprotérénol의 생산을 전면 중단했다. 이 회사의 홍보 대변인이 설명했듯이 '상업적인 측면에서 볼 때 불가피한 결정'[4]이었다. 이소프로테레놀은 사람의 생명을 살리는 데 공헌했지만 1회 사용에 그친다는 단점이 있었다.

> 의사: 어쨌든 많은 이들이 여전히 뇌졸중과 심장병을 앓고 있습니다. 병의 재발 가능성을 배제할 수 없는 데다 그런 환자들이 50대에 가서 큰 사고를 겪을 수도 있고요.
> 크노크: 아니, 돌연사로 죽는 환자들을 살리려다가는 어떻게 돈을 벌고 출세하겠습니까?[5]

환자를 오랫동안 장기 고객으로 삼는 것이 이윤을 챙기는 확실한 길이라는 뜻이 아니고 무엇인가. 지난 30년 동안 제약산업은 생명에 지장 없는 질환과 관련된 약품 개발에 전력을 쏟았다. 소비자들이 오랫동안, 거의 일생 동안 복용해도 되는 약에만 관심 있는 것이다. 여기에는 당뇨병, 천식, 관절염, 역류성 위염, 만성적 통증, 불면증, 알레르기, 폐경 증상 외에도 과체중, 골다공증, 높은 콜레스테롤 수치, 동맥 경화, 불안, 우울증 같은 정신적 질환도 포함된다. 앵글로 색슨족[6]은 이런 문제를 결코 치료가 쉽지 않은 일상의 문제로 보고 환자는 하루에 1~2알씩 습관적으로 계속 복용해야 한다고 생각했다. 그렇게 되면 제약회사 입장에서는 지속적인 수입을 보장받을 수 있다.

크노크: (……) 저는 진찰 자체에는 별 관심이 없습니다. 진찰이 그물로 물고기를 잡는 것이라면 본격 치료는 양어장을 키우는 것과 같거든요. (……) 예를 들어 치료 과정을 말씀드리죠. 10월 초에는 정기적으로 치료받으러 병원에 오는 환자 수가 0명이지 않았습니까? (의사 파르팔레드Parpalaid는 그 점에 대해 항의했죠) 하지만 10월 말에는 상황이 바뀌어서 32명, 11월 말에는 121명까지 늘어났습니다. 그리고 12월 말에는 245~250명이 치료를 받았지요.[7]

선진국 제약시장에 출시돼 유통되는 약품 대다수는 심각한 질병의 치료제가 아닌, 대부분 건강 악화를 예방하는 약, 조직 기관의 원활한 기능을 촉진하거나 활동성을 최적화시키는 보조제 역할의 약들이다. 항암제를 제외하고 2008년에 전 세계에 가장 많이 팔린 의약품 품목 1위부터 5위까지를 살펴보면 이렇다.[8]

• 향정신성 의약품: 항우울제, 정신병 치료제, 발프로에이트valproate sodium 성분이 든 항간질제(601억 달러)

• 콜레스테롤 수치를 줄여주는 스타틴statin(338억 달러)

• 천식 치료제(312억 달러)

• 당뇨병 치료제(272억 달러)

• 역류성 위염을 막는 위궤양 치료제(265억 달러)

이 모든 약품은 규칙적으로 복용해야 하며, 처방약을 먹었다고 완치를 기대할 수는 없다. 다만 환자(아니, 고객이라고 부르는 편이 더 낫겠지만)는 이 약을 추종하는 신봉자가 될 뿐이다. 환자는 완치를 위해서가 아니라 더 악화되지 않는 것을 위안으로 삼으며 해당 약을 복용한다. 마치 마약 중독자처럼 하루라도 그 약을 먹지 않으면 금단증상이 생기는 식이다(이러한 비유는 항우울제를 비롯해 동급으로 취급되는 약품을 이야기할 때 자주 인용되는 표현법이다). 결국 약품과 건강을 대하는 제약회사의 입장은 우리가 일반적으로 알고 있는 의학과는 큰 차이가 있다. 이제는 치료제로 사용되는 약보다 만성질환 증상을 억제하거나 악화되는 것을 미리 막는 용도의 약이 더 성황리에 팔리고 있는 것이다. 수시로 혈당을 체크해야 하는 당뇨병 환자처럼 지속적인 보살핌과 안정이 필요한 사람에게 도움 되는 약들을 가리킨다고 보면 된다. 시대의 흐름에 맞춰 새롭게 이미지 변신한 의학계는 약과 치료를 기반으로 건강을 보장하려고 한다. 그래서 약품의 소비량은 점점 더 증가하는 추세다. 심지어 건강한 사람, 전혀 이상 증세가 없는 정상인들이 약을 먹고 있다.

크노크: 저희가 주관한 첫 학회에서도 나온 얘기로, 크게 호응을 얻지 못했던 '잠복 상태의 세균 보균자'에 대해 말씀드리지요. 분석 결과를 이해하기 쉽게 정리하면, 우리는 멀쩡한 것처럼 길거리를 돌아다닐 수는 있어요. 적당히 살이 오른 건강한 얼굴에 혀는 분홍빛을 띠겠죠. 또 식욕도 왕성하고 겉보기엔 정상인처럼 보일 수도 있습니다. 하지만 몸속에는 그 수를 헤아릴 수 없는 간균(바칠루스 세균)이 있을 수도 있어요. 신종 바이러스를 일으키는 세균들이 몸 어딘가에 자리 잡은 세균 보균자일 수도 있다는 거죠. (그는 자리에서 일어났다.) 각종 다양한 이론과 경험으로 무장한 저는 누구든 세균 보균자일 수 있다고 의심할 수밖에 없습니다. 9

크노크의 주장은 우리가 사는 세상과 딱 맞아떨어진다. 요즘 제약회사의 지원을 받아 발간되는 의학 학술지의 내용을 살펴보면, 건강한 사람일지라도 자신이 병든 것을 모를 수 있다는 가설이 설득력을 얻는다. 그래서 잠재 가능성이 있는 병을 미리 약과 치료로 예방하는 것이 대유행이다. 매력적이고 건강미 넘치는 남성일지라도 결코 건강한 사람이라고 단정 지을 수 없다. 동맥경화증, 높은 콜레스테롤 수치, 과체중, 흡연 등 여러 위험 요인들이 '조용히 살인 행위'를 저지르고 있을지 모르기 때문이다. 혈중 콜레스테롤 수치와 암 발생률의 통계만 봐도 우리는 요즘 현대인이 이론적 통계에 얼마나 민감한지 잘 알 수 있다. 한마디로 모든 사람이 다 병자다. 현재 건강이 양호하다 해도 정상인과 비정상인을 구분하는 기준이 사라진 지 이미 오래다. 그로 인해 제약시장은 점점 더 확장되고 우리의 일상을 잠식한다. 가정뿐만 아니라 회사, 학교, 요리, 욕실 심지어 침실까지 침범해 간섭하고 있는 실정이다.

약의 일상화

바니카 크림을 FDA에 승인 신청하면서 BMS의 부사장은 회사 이윤에 도움이 될 '라이프스타일을 개선해주는 약'을 처음 출시하는 것에 자부심을 느꼈다고 한다. 삶의 질을 높여주는 약이란 목숨이 위태로운 환자의 건강을 회복시켜주는 약과는 다르다. 그 약은 더 편하고 윤택한 삶을 살기 위한 약이다. 대표적인 예가 앞서 얘기한 대로 불안완화제나 신경안정제, 또는 과체중, 역류성 위염, 폐경 후 고열 증상을 줄여주는 약, 수면제, 진통제 등이다. 제약회사 입장에서는 이처럼 생활의 불편함을 해소해주는 약이 신체 기능을 개선한다고 여긴다. 그래서 운동선수나 수험생을 위해 각성 레벨을 높여주는 정신활성제들을 만들기도 한다. 뿐만 아니라 종합적인 성장 호르몬이나 탈모 방지제도 제약회사의 배를 채우는 역할을 톡톡히 한다.

그러나 BMS 부사장의 표현처럼 '라이프스타일을 개선해주는 약' 중에는 의약품 범주에 넣기 애매한 경우도 종종 있다. 얼굴에 난 털을 제거하는 데 사용하는 바니카 크림은 어떤 종류라고 할 수 있을까? 여성의 정신 건강을 위한 약인가 아니면 신체 기능을 개선시키는 약인가? 또 비아그라Viagra는 어떤가? 남성의 발기부전 치료제로 알려졌지만 대부분 성관계를 할 때 발기를 지속시켜주는 용도로 사용하는 경우가 더 많다. 심지어 병의 치료와는 거리가 먼, 단순히 신체의 특정 기능이나 활동량을 최적화하는 것이 목적인 경우도 있다. 이를테면 농부가 수확량을 늘리기 위해 땅에 거름과 농약을 계속 뿌리는 격인 것이다.

그럼에도 불구하고 많은 제약회사가 '라이프스타일을 개선하는 약'을 선호한다. 시중에 내놓으면 기존의 일반 의약품보다 더 많은 이윤을 얻을 수 있기 때문이다. 삶의 질과 관련된 항생제와 여러 백신은 농부가 유전자변형식품GMO을 만드는 것에 비유할 수 있다. 모든 고통과 걱정을 해소할 수만 있다면 어떤 비용도 치를 수 있는 부자들은 다른 어떤 계층보다 제약회사가 가장 선망하는 고객층이다. 보통 부자들은 크게 고생하는 중증 환자라기보다는 비교적 건강 상태를 잘 유지하는 소비자들이라 할 수 있기 때문에 제약회사의 수익성에 이바지하는 고객인 것이다. 아프리카에서 수면병으로 혼수상태에 빠진 환자가 에플로니틴만 있으면 즉시 증상이 회복될 수 있는데도 제약사는 매일 아침저녁으로 발라 얼굴에 난 털을 제거하는 용도로 바니카 크림을 생산했다.

유럽에 바니카 크림을 유통시키는 알미랄Almirall은 환자-소비자 분석을 위한 감시용 웹사이트까지 만들어 크림을 둘러싼 스캔들을 심각하게 받아들이지 않도록 마케팅 전략을 시도했다. 알미랄의 피부용 제품 해외마케팅 부장인 카를로타 쉬데크는 "이 감시용 웹사이트는 의사와 환자들이 바니카 크림의 최적화된 효능을 확인할 수 있도록 돕는 역할을 한다"[10]라고 말했다. 의사의 처방전을 받아 자신이 원하는 효과를 볼 때까지 사용해도 된다는 항목이 설명서에 명시될 수만 있다면, 바니카 같은 제품이 소비자의 '라이프스타일을 개선시키는 약'으로 분류되는 데 전혀 하자가 없도록 전략화한 것이다.

일명 '소비자화'와 의학의 대중화, 약품의 일상화를 통해 아픈 환자와 건강한 정상인 사이의 장벽이 무너졌다. 최근에 와서 두드러지는 사회적 진화 현상으로 보아도 될 정도다. 사회학자들과 전문 의학사학자들이 기술한 이러한 변화는 사실 거대시장, 돈이 되는 영리 목적의 약품 생산에 치중하는 제약산업의 마케팅 전략에서 비롯된 결과물이다. 제약회사 관계자가 직접 쓴 글을 읽어보면 단번에 이해할 수 있다. 2003년에 《로이터스 비즈니스인사이트Reuters BusinessInsights》에 실린 경제 기사를 보면, 첫머리에 '앞으로 2008년까지 삶의 질을 개선하는 약품들의 전망 분석'이란 부분이 눈에 띈다.

'삶의 질'을 개선하는 약품시장은 실제 어마어마한 수익을 올리고 있다. 연간 매출액이 230억 달러에 달하는데, 제약회사들은 수익성을 더 높이기 위해 신약 개발 및 삶의 질과 관련된 문제 연구에 적극 나서고 있다. (……) 오늘날 연구개발의 수요 대상은 상업적 관점에서 선별된다. 임상 치료의 목적에 부합하는 연구개발이 우연한 발견으로 이뤄지는 경우는 드물다. 제약회사들은 어떻게 해서든 빠른 속도로 이윤 추구라는 목표를 현실화해야 하기 때문이다. 본 연구보고서(온라인상에서 열람 가능하며 가격은 약 2.86달러로 신용카드로 결제 가능)를 통해 여러분은 삶의 질을 개선하는 의약품시장의 이점을 평가할 수 있을 것이다. 더불어 판매량과 관련한 잠재 가능성도 확인할 수 있을 것이다. 이 정보를 바탕으로 여러분의 회사는 삶의 질을 개선시키는 의약품 개발 및 마케팅의 효과적인 전략을 구상할 수 있을 것이다. 그리고 경쟁이 치열한 약품시장에서 회사의 안정적 가치를 보장할 수 있을 것이다.[11]

위의 연구보고서는 삶의 질을 개선하는 약품시장의 수많은 이점을 소개하면서 다음 부제에 대한 설명이 이어진다. '연구개발 투자에 있어서 회수 가치의 최적화', '건강상 문제와 관련해 소비자 의식을 일깨우는 사업 방안의 성공', '의료기관을 찾는 환자를 일반 소비자로 보기'(!), 마지막으로 '신종시장 형성 가능성'에 대한 내용이 담겨 있다. 그중 일부를 발췌한 것이다.

제약회사들은 미개척 시장 가능성을 철저히 분석했으며, 그 분석 결과를 바탕으로 건강과 관련한 새로운 문제들을 찾고 있다(지금 현재 실현 가능하거나 또는 미래에 발생할 가능성이 있는 시장을 미리 발굴하는 것이다). 몇 년 후에는 점점 더 많은 신종 질환이 기업의 투자를 받아 연구될 것이다.[12]

또 다른 장에서는 '삶의 질을 개선하는 의약품의 환불 문제와 관련된 권고사항'을 다루고 있는데, 대표적인 예가 비아그라다. 그 밖에 7개 장에서 시장성이 유망한 의약품산업의 미래를 다룸으로써 '고품격을 지향하는 제약산업의 새로운 환경'을 구축하는 밑거름을 제공한다. 항우울제나 경구피임약, 성기능장애 치료제(예: 필요할 때 남성의 발기 상태를 오랫동안 지속시키기), 금연 치료제, 비만, 탈모 치료제, 피부 노화 치료제 등 그 종류가 다양하다. 이 보고서의 목차를 보면 호기심을 자극하는 다채로운 부제들이 많다. '2002년, 삶의 질을 개선하는 의약품의 세계시장 점유율 비교', '2002~2008년, 항우울제의 세계 시장 성장률 예측', '2004~2008년 여성 성기능장애 치료를 위한 효과적인 의약품의 예상 매출액 분석', '15세 이상의 남녀 니코틴 중독 현황' 등을 예로 들 수 있다.

 시차로 인한 건강 문제

《로이터스 비즈니스인사이트》의 연구 내용은 웰빙과 관련된 다른 시장과도 부합한다. 높은 판매 실적을 올리고 있는 수면제(수면병 치료약으로 오해하지 말길)가 대표적인 예다. 미국에서는 사노피의 스틸녹스Stilnox®(또는 암비엔Ambien®) 같은 수면제가 2007년 한 해에만 7억 3,660만 달러의 매출액을 기록했다. 비록 이 약의 부작용으로 중독성과 몽유병이 거론돼 위기를 맞기도 했지만(더 자세한 내용은 176쪽 참조). 전 세계 시장에 판매된 모든 종류의 수면제 매출을 합산하면 36억 달러에 이른다.

물론 수면제를 복용한 다음날, 머리가 개운하지 않고 무기력증을 호소하는 경우도 있다(특히 여성들이 더 심하다). 세팔론Cephalon에서 나온 수면제 프로비질Provigil®은 원래 나르콜렙시narcolepsie(발작성 수면)를 치료하기 위해 만들어진 약이다. 수면 상태에서 갑자기 발작을 일으키는 신경장애를 치료하려는 목적으로 만들어졌지만 해당 질환을 앓고 있는 사람 외에도 숙면을 원하는 사람들이 수면제로 복용함에 따라 프로비질은 2008년 10억 달러 매출액을 기록했다. 이 같은 성공에 힘입어 세팔론은 프로비질보다 수면 시간을 더 연장시켜주는 버전의 신종 제품을 개발했다. 바로 누비길 Nuvigil®인데, 이 약은 시차 때문에 신체 리듬이 깨지면서 생기는 불편함을 제거하기 위해 개발되었다. 하지만 이 약이 정말 시차로 인한 문제를 해결해주는지에 대해서는 진한 에스프레소가 시차 적응을 돕는다는 얘기처럼 과학적으로 검증된 바가 전혀 없다. 하지만 안타깝게도 자주 출장을 다니는 사업가와 해외여행을 즐기는 상류층 부자들에게는 각광받는 약이 되었다. 2010년 FDA는 누비길의 정확한 효능을 끝내 인정하지 않았다. 시차를 일종의 질환으로 보고 약을 팔 수 있는지는, 앞으로 시장의 판도가 어떻게 흘러갈지 더 지켜볼 일이다.

과학에 먹칠하는 마케팅

지난 30년 동안 '삶의 질'을 개선하는 약은 거대 제약산업의 놀라운 세력 확장의 원동력으로 작용했다. GSK의 성공이 월가의 상공을 향해 치솟기까지는 속쓰림에 먹는 잔탁Zantac의 공이 컸다. 또한 엘리 릴리는 항우울제인 프로작으로 큰 수익을 거두었다. 가장 강력한 제약회사로 알려진 화이자가 탄탄한 재정을 확보하게 된 계기는 비아그라와 콜레스테롤 수치를 낮춰주는 리피토르Lipitor®(프랑스에서는 타호르Tahor®)로 세계적인 매출액을 자랑하면서부터라고 해도 과언이 아니다(2012년 1월 상장주 시가총액은 1,620억 달러를 기록했다). 그럴 만도 한 것이 건강이 비교적 나쁘지 않은 수많은 사람들을 타깃으로 한 약품이기 때문이다. 이른바 '블록버스터'급인 것이다. 한 해 매출 10억 달러 이상을 기록하는 블록버스터 영화 못지않으니 말이다(블록버스터란 말의 유래는 제2차 세계대전 당시 독일 마을에 떨어진 '블록버스터 대형폭탄'에서 생겨난 것이라고 한다. 이 폭탄의 이름이 바로 블록버스터였는데 마을 전체를 초토화시킬 정도로 위력이 대단했다). 물론 규모가 커질수록 그 제약회사는 수십억 달러의 수익을 내는 제품에 집착한다. 거대 제약산업은 단순히 사람들의 병을 낫게 하는 약을 만드는 산업이 아니다.

최초의 초대형 블록버스터 약품으로 부를 수 있는 잔탁과 미세세균인 헬리코박터 파일로리Helicobacter pylori 사이의 어긋나버린 운명을 상기시키면 쉽게 이해될 것이다. 그 이야기는 1960~1970년대로 거슬러 올라가야 한다. 영국의 제약회사 스미스 클라인 소속의 연구소에서 일어난 일이다. 연구소의 총 책임자인 제임스 블랙은 그전에 대기업인 임페리얼 케미컬 인더스트리ICI(Imperial Chemical Industries)의 의약품 계열사인 ICI 제약에서 근무하면서 최초의 베타선 차단물질인 프로프라놀롤propranolol을 개발해 심장병에 혁신적인 변화를 일으켰다. 이것은 협심증, 동맥경화, 심근경색, 심장박동의 이상 급속 활동 등 심장 질환에 효능을 발휘했다. 베타선 차단물질이란 문자 그대로 부신 호르몬의 일종인 아드레날린의 길항제 역할을 한다. 화학물질을 인위적으로 주입시켜 교감 신경을 억제시키는 기능이다.

다시 스미스 클라인 연구소 얘기로 돌아가, 제임스 블랙은 아드레날린의 길항제와 동일한 방식으로 히스타민histamine의 길항제를 만드는 실험에 실패했다. 위산에서 나오는 물질을 억제하기 위한 화학물질을 개발하기란 쉽지 않았다. 위산 과다분비는 보통 과도한 스트레스나 오이디푸스 콤플렉스 등이 원인이다. 위산이 기준치보다 훨씬 많아지면 위와 십이지장의 궤양을 유발할 수 있다. 제임스 블랙은 바로 이 질병을 해결하는 약물을 만들고 싶었고, 스미스 클라인은 결과의 불확실성에도 불구하고 그에게 지원을 아끼지 않았다. 그로부터 10여 년 동안 700가지가 넘는 화학물질을 갖고 실험을 거듭한 끝에 드디어 그는 시메티딘^{cimétidine}을 개발하는 데 성공한다. 이 물질은 위에서 분비되는 히스타민 2-수용체를 억제하는 길항제로서 시중에 출시되었다. 1977년 스미스 클라인이 처음 상품화한 이 히스타민 2-수용체의 길항제 이름은 타가메트^{Tagamet®}다. 이 약품은 세상에 나오면서 위궤양으로 고생하던 사람들에게 큰 위로가 되었을 뿐만 아니라 심각한 위궤양을 치료하기 위한 매우 위험한 수술의 빈도를 줄이는 데도 기여했다. 1988년 제임스 블랙은 엘리자베스 2세 여왕에게서 직접 노벨 의학상을 수여받는 영광을 얻었다. 산업과 과학의 조합이 환자의 삶에 진정한 변화를 이뤄낸 것이다.

하지만 스미스 클라인은 제임스 블랙의 연구가 이뤄낸 수확을 그리 오랫동안 누리지는 못했다. 1982년 경쟁사인 글락소가 신종 위궤양 치료제를 출시했는데 라니티딘^{ranitidine}이라는 물질을 기반으로 잔탁(프랑스에서는 아잔탁^{Azantac®})을 출시했기 때문이다. 그 당시에 잔탁의 별명은 영어로 '미투^{me-too}'였는데 너도나도 그 약을 먹는다고 해서 붙여진 이름이었다. 타가메트와는 또 다른 종류의 약물이었던 것이다. 글락소 소속의 화학자들은 제임스 블랙이 개발한 시메티딘의 구성 요소를 일부 바꾸어 새로운 약물을 만들었고 신종 의약물인 것처럼 특허를 승인받았다. 다른 제약회사들이 모조리 제임스 블랙의 연구 결과에 빚을 진 셈이다. 스미스 클라인의 지원으로 탄생한 약물을 바탕으로 글락소는 잔탁의 연구개발에 단 한 푼도 투자하지 않은 것이다.

제약산업의 경쟁 논리로 보면 잔탁은 당연히 스미스 클라인과 동일시될 정도로 유명한 타가메트보다 낮은 가격으로 판매되어야 마땅했다. 그러나 제약 부문은 결코 정상적 성격을 띤 시장이 아닌 것이, 특허 승인을 받은 제품이 기존 제품과 성분 면에서 별 차이가 없어도 가격

측정은 별개 기준에 의해 결정되기 때문이다. 결국 글락소의 회장인 폴 지롤라미는 잔탁의 가격을 타가메트보다 1.5배 비싸게 매겼다. 아이러니하게도 사람들은 비싸면 비쌀수록 더 좋은 제품이라고 생각한다. 오래된 타가메트보다 새로 나온 잔탁이 질적으로 더 우수함을 홍보하기 위해 차별화 전략이 시행되었다. 글락소는 대중의 관심을 위해 막대한 비용을 지출했다. 우려대로 잔탁의 판매량은 상향 곡선을 달렸고, 회사의 마케팅 전략은 만족스러운 결과를 낳았다. 건강에 대한 욕구만큼 가장 기본적이고 합리적인 욕구를 만족시켜주는 제품이란 이미지를 연출하는 데 성공한 덕분이었다.[13]

글락소는 위궤양 치료제 잔탁으로 만족하지 않았다. 기다렸다는 듯 위산 과다 분비로 인한 소화불량과 속쓰림으로 불편을 겪는 수백만 명을 겨냥한 약품 개발에 들어간 것이다. 그때까지만 해도 속쓰림과 소화불량 증세가 있으면 처방전 없이도 위산 분비를 억제하는 알약을 약국에서 구입할 수 있었다. 하지만 글락소는 두 질환에 적신호를 울렸다. 이 회사의 투자를 받은 갤럽Gallup의 한 조사에 따르면 1988년 미국 인구의 44퍼센트가 한 달에 최소 한 번은 속쓰림을 경험한다고 했다. 피자와 햄버거를 자주 먹는 미국인의 위를 감안하면 지극히 당연한 반응이었지만 제약회사는 '소화 건강을 위한 글락소 인스티튜트GIDH(Glaxo Institute for Digestive Health)'를 만들어 장기적 연구를 시작했다. 그러면서 역류성 위염과 식도염을 심각한 질병으로 간주해 학술 연구의 중요한 대상으로 각인시켰다.[14] 하지만 여기서 신중히 살펴야 할 게 있다! 글락소는 역류성 위염과 식도염을 식도의 문제에서 비롯된다고 보았고 히스타민 2-수용체의 길항제인 잔탁이야말로 이 두 질환에 안성맞춤인 해결책이었다. 그러다 보니 잔탁의 매출은 기하급수적으로 증가하기 시작했고 1990년 한 해에만 24억 달러나 되었다. 매출액의 65퍼센트가 바로 이 두 질환으로 고생하는 환자들이 구입한 것이다. 그 당시 공인회계사 출신으로 글락소를 대표하는 전문가였던 폴 지롤라미는 엘리자베스 2세 여왕으로부터 상을 받았다. 과학에 버금가는 마케팅 전략의 성공을 공식적으로 입증받은 셈이다.

1989년 스웨덴 제약회사인 아스트라는 미국의 머크와 제휴해 새로운 위궤양 치료제 프릴로섹$^{Prilosec®}$(프랑스에서는 모프랄$^{Mopral®}$)을 개발했다. 히스타민 2-수용체의 길항제인 타가메트와 잔탁과는 달리 프릴로섹은 억제 대상이 달랐다. 위산 분비를 일으키는 또 다른 메커니즘인 프로톤펌프$^{propton pump}$ 억제제 역할이었다. 과거에 글락소가 타가메트 자리를 차지하려 애썼던 것처럼 아스트라와 머크 역시 기존의 식상한 히스타민 2-수용체의 길항제를 제치고 프로톤펌프 억제제가 더 효과적이라는 것을 대중에게 홍보하기 위해 막대한 마케팅 비용을 썼다. 수차례의 임상실험을 통해 두 약품은 장기적 관점에서는 비슷한 효능을 보이는 것으로 밝혀졌지만 말이다.

'위산으로 인한 몸속 전쟁' 같은 여러 질환을 치료하기 위해 제약회사들은 너도나도 위산 분비를 억제하는 약품시장에 뛰어들었다. 그중 프릴로섹은 현재까지 전 세계에서 가장 많은 매출액을 기록했다. 2000년 한 해 동안 미국에서만 50억 달러의 매출액을 기록할 정도였다. 이어 '미투' 계열의 신약들이 잇따라 출시되었다. 넥시움$^{Nexium®}$(프랑스에서는 이넥시움$^{Inexium®}$)이라는 약품이 아스트라제네카에서 출시돼 서서히 전매특허의 종지부를 찍기 시작하는 프릴로섹의 자리를 빼앗으려 했다. IMS 헬스의 조사에 따르면, 현재 의약품시장의 품목 중 프로톤펌프 억제제와 기타 위궤양 치료제들이 전 세계적으로 7위를 차지할 정도로 높은 순위를 기록하는 것으로 나타났다. 2011년 해당 품목의 전 세계 매출액은 269억에 이르렀다.[15]

여기서 놀라운 점은 위궤양 치료제가 필요 이상으로 많다는 사실이다. 1983년에 잔탁이 무서운 속도로 팔리는 동안 위장병 전문의로 일하던 32세의 젊은 호주인 배리 마셜Barry Marshall은 약을 복용하지 않고도 위장병을 치료할 수 있는 길을 찾아냈다. 그는 나선형의 미세세균을 발견했고 '헬리코박터 파일로리'라고 이름 붙였다. 그의 동료인 로빈 워렌Robin Warren은 그전부터 이미 위염과 위궤양 및 십이지장궤양으로 힘들어하는 환자들의 위 속에 그 세균이 살고 있음을 발견했다. 우연한 기회에 워렌은 위염을 앓는 환자가 폐렴 증세 때문에 항생제를 복용하는 동안 위염이 나은 것을 확인했다. 당시만 해도 오랜 전통에 따라 과학자는 가설을 증명하기 위해 자신이 직접 실험대상이 되곤 했다. 마셜은 일부러 헬리코박터 파일로리에 감염된 수프를 먹은 다음, 위에 이상이 생기는지 지켜보았다. 일주일 후 그는 복통과 구토를 호소하기 시작했고, 생체조직 검사 결과, 복부 내장에 세균이 우글거리는 것이 확인되었다. 위염과 각종 궤양(나중에 알게 되었지만 위암 원인의 3분의 2)이 바로 세균에 감염되었기 때문이다. 워렌과 마셜은 고전적인 방법으로 발견한 이 놀라운 결과로 2005년 노벨 의학상을 받았다.

그 후로 매우 실용적인 치료법이 일반화되었다. 위염과 위궤양, 십이지장궤양 증세에는 항생제를 복용하기만 하면 되었다. 잔탁 같은 위궤양 치료제를 복용해도 낫기는 하지만 같은 해 궤양 질환이 재발할 확률이 89퍼센트나 되었으므로 결국 새로운 치료법은 불가피했다. 위산 분비를 억제하기 위해 수년 동안 잔탁을 복용하던 환자들은 2~3주 동안 항생제를 복용하는 것으로 건강을 회복했다. 마치 세균 감염으로 구협염에 걸렸을 때처럼 항생제로 간단하게 해결할 수 있게 된 것이다.

마셜이 스미스 클라인과 글락소에 연락해 자신의 연구에 관심 있는
지 교섭했을 때 두 회사는 전혀 관심을 보이지 않았다. 회사에 도움이
안 되는 위궤양 치료법에 굳이 갈채를 보내고 싶지 않았던 것이다. 특
히 회사가 생산한 '위산 분비를 막아주는' 약품을 팔아야 하는데 마셜
의 연구가 지지를 받게 되면 제품 판매에 영향을 미칠 수 있다는 우려
가 앞섰다. 두 회사는 인스턴트식품 문화의 희생자인 수백만 명에게 문
제가 생겼을 때 필요한 약을 팔아야 하는 입장인지라 마셜의 연구 결과
가 불편했다. 그러니 침묵을 지킬 수밖에. 마셜은 자신이 발견한 결과물
이 세상 사람들에게 인정받기까지 시간이 지체된 이유를 자주 이렇게
해명했다.

> 우리는 제약회사들과 갈등을 빚었고 본질적으로 그들은 우리의 연구 결과
> 에 관심이 없었다. 히스타민 2-수용체 길항제가 위궤양 치료제의 독보적
> 인 위치를 차지했던 시기라 헬리코박터 파일로리의 발견에 대해 제약회사
> 는 함구할 수밖에 없었다. (……) 거대 제약회사들은 의학 전문 학술지에
> 투자했고 학술지는 헬리코박터 파일로리 존재 자체를 무시하는 논문들을
> 연이어 발표했다. 제약회사들은 이 세균과 관련된 인과관계를 인정하기보
> 다는 우리가 발견한 사실이 잘못되었다거나 별로 대수롭지 않은 결과라는
> 입장을 고수했다. 그러면서 논쟁을 유발했고 언론도 제약회사의 편을 드는
> 것이 이해관계 측면에서 더 나은 선택임을 계속 강조했다.[16]

나는 제약산업계가 새로운 세균과 관련된 이론에 침묵을 지키는 데에는
다 그만한 전략이 있다고 생각했다. 우리가 이 이론을 발견할 당시는 1~2

년에 한 번꼴로 신종 위산 억제제가 시중에 출시되었다. 효과의 강도나 질적 측면에서 우수한 버전들이 계속 개발되었다. 신약이 시장에 나올 때마다 제약회사들은 학술 논문을 발표하는 재단에 자금을 지원하며 위궤양 환자를 대상으로 한 임상실험을 주도한다. 만약 제약회사들이 과학적 발견이나 진정성 있는 연구에 진심으로 관심 있었다면 (⋯⋯) 그런 재단이 아닌 전문 연구가들에게 요청했을 것이다. 그러면서 위궤양으로 고통받는 환자 300명을 대상으로 생체조직검사를 실시하고 내장의 세균 감염을 확인하려 했을 것이다. (⋯⋯) 하지만 제약회사들은 그렇게 하지 않았다. 그들이 재단에 임상실험을 요구한 이유는 전적으로 약품에 대한 인지도를 높이고 이 약품이 식품의약국의 승인을 받을 수 있도록 그럴싸한 명분을 만들기 위해서다. 사업가의 관점에서 생각해보면 이해가 될 것이다. 항생제만으로도 병을 치료할 수 있다는 것을 인정해버리면, 시장에 내놓은 상품이 큰 타격을 입는 것은 물론 회사의 주식도 떨어질 것이 명약관화하다.[17]

1995년 잔탁의 특허 기간이 만료되자 글락소는 헬리코박터 파일로리를 겨냥한 위궤양 치료제를 시장에 처음 선보였다. 프로톤펌프 억제제를 이용한 최초의 치료제인데 이 약품의 특허 기간은 지금까지 유효하며 글락소는 별 방해 공작 없이 이 사실을 널리 퍼트리는 데 성공했다. 1995년에 미국에서 위궤양으로 고생하는 환자의 5퍼센트만이 항생제로 치료를 받았다.[18] 미국 정부는 각 지역의 의사들에게 프로톤펌프 억제제만 처방하는 일이 없도록 미리 통보했어야 했다. 그때까지만 해도 대부분의 국민은 위궤양을 과도한 스트레스로 인한 정신신체증 psychosomatic이라고 생각했다.

제약산업이 걸어온 길을 통해 우리는 분명한 깨달음을 얻었다. 제약산업은 사람들의 병을 낫게 하는 데 관심이 있지 않다. 회사의 성장을 지속시켜줄 고수익성 약품 생산과 직결되지 않을 수도 있기 때문이다. 빠른 치료와 시장성, 블록버스터급 약품 사이에서 고객들은 계속 갈팡 질팡한다. 제약산업은 효과적인 치료제 개발이라도 이윤 획득에 악영 향을 미치면 언제든지 방해할 채비를 하고 있다. 르모르톤 보고서 내 용처럼 대중의 건강과 시장의 건강, 이 두 건강이 추구하는 기준 사이 의 타협점을 찾기란 매우 어렵다. 수년 전부터 위궤양으로 고생해온 수 많은 환자들에게 좀 더 일찍 항생제 투여를 시도했다면, 아마 글락소나 아스트라의 주식은 급락세를 면치 못했을 것이다.

약값은 왜 이리도 비싼가

> 의료 서비스가 공동체 의식을 지향하지 않는다고
> 의사들에게 비난의 화살을 돌리는 것은 말도 안 되는 의사 죽이기 행동이다.
> 제빵사에게 돈을 주고 빵을 구워달라고 할 수 있다. 그렇게 식량을 비축할 수 있다.
> 마찬가지로 외과의사에게 돈을 주고 다리를 잘라달라 하면 의사는 그렇게 할 수밖에 없다.
> 그것이 오늘날 국가가 정한 의료서비스의 슬픈 현실이다.
> 인류애를 정치 도구로 삼는 것에 당신은 당연히 절망할 것이다.
> – 조지 버나드 쇼1

잔탁 에피소드의 또 다른 시사점은 바로 우리가 혁신 연구에 더 많이 투자할수록 더 많은 이득을 취할 수 있다는 점이다. 스미스 클라인은 제임스 블랙의 참신한 연구에 성공을 예상하고 기대를 걸었지만 글락소는 그렇게 하지 않았다. 하지만 시메티딘의 구성과 관련해서는 훨씬 저렴한 비용에 사들여 신약 개발의 모티브로 만들었다. 그 결과 글락소의 신종 약물은 수십억 달러의 매출을 거두었다.

특허제도: 속임수 시장

우리는 흔히 특허라 하면 제품의 혁신성을 보호하고 그에 대한 보상을 해주는 제도로 알고 있다. 스미스 클라인은 블랙의 히스타민 2-수용체

개발에 많은 투자를 했다. 그에 대한 리스크를 보장해주듯 정부는 특허 승인을 공식 인정하고 회사가 향후 20년 동안 해당 제품 가격을 고정가격제로 독점 판매하는 것을 허락한다. 다른 경쟁업체를 신경 쓸 필요가 없는 것이다. 그런 식으로 제약회사는 보통 약품 가격을 최고치까지 높이는데 그래야 원가를 회수할 수 있기 때문이다. 특허라는 '당근'을 갖지 못한 회사는 (알약으로 연간 8억 달러 매출을 기록하는) 약을 만들기 위해 막대한 비용을 투자해야 하는데 대개는 그럴 여건이 되지 않는다. 그래서 모든 제약회사가 평등하게 인간의 생명을 구할 수 있는 신종 치료제를 개발하기엔 역부족이다.

소위 거대 제약산업계가 신종 알약의 가격을 책정할 때, 그들을 대변하는 대리인의 목소리는 거의 한결같다. 실제로 궤변을 늘어놓으며 주장하는 경우가 많다. 글락소의 잔탁을 보라. 이 회사는 특별한 연구를 하지 않고도 다른 약품을 모방한 약으로 특허를 받는 데 성공했다. 물론 경쟁업체가 개발한 특허 제품의 분자 구성을 바꿈으로써 아무 문제 없이 다시 특허를 받을 수 있었다. 글락소는 기존 약물을 구성하는 화합물의 이성체(분자식은 동일하지만 구조가 다르므로 서로 다른 물질로 규정하는 화합물)를 개발하는 데 성공했다. 이렇게 '미투' 약품은 독립적인 특성을 부여받으며 새로운 신종 약물로 특허를 승인받을 수 있었다. 글락소는 자사의 신약에 경쟁업체의 약품만큼 비싼 가격을 매겼다.

특허제의 본래 취지인 혁신성 추구와는 한참 거리가 먼 얘기가 아닌가. 신약이 질병 치료 목적으로 개발되었는지 그 진정성을 평가하지 않은 채 일단 특허를 받으면 주체가 임의적으로 가격을 책정할 수 있는 것에만 치중한다. 그러다 보니 실질적으로 카르텔을 조장하는 제도로 고착화되었다. 카르텔이란 동종 업계 대기업들이 경쟁을 완화하고 이윤 극대화를 추구하기 위해 서로 담합해 시장을 제어하는 형태를 말한다. 제약산업에 존재하는 카르텔 역시 경쟁을 제한하고 완화하기 위한 제도로 존재하며, 게다가 지적재산권 관련 법적 권한과 국제조약의 내용마저 이들 기업의 담합을 조장하는 데 한몫한다. 주변에서 흔히 보는 카르텔 조직인 향정신성 물질 즉, 마약 시장을 생각해보면 될 것이다. 밀거래 형태로 유통되고 독점 시장 체제로 돌아가고 있어 마약 복용자는 말도 안 되는 비싼 가격에 물건을 구입할 수밖에 없다.

기초 과학 연구와 치료가 목적인 혁신성 연구에 투자하기를 꺼릴 수밖에 없는 이유는 그래봤자 얻는 이윤은 '미투'를 노리는 사람들과 별 차이가 없기 때문이다. '미투' 마케팅을 시도할 경우 적은 비용과 시간을 들이고도 혁신성 연구에 많은 투자를 한 쪽과 비슷한 결과를 얻을 수 있다. 이 같은 현상은 최근 갑자기 나타난 것이 아니라 1950년대 말부터 이미 존재했다. 민주당의 전설적인 상원의원 에스테스 키포버는 미국 상원 의장으로 있을 때 제약 조사에 착수한 적이 있었다.[2] 그 당시 글락소는 항궤양 치료제의 시장점유율을 높이기 위해 기발한 수법을 동원했다! 글락소의 이 압도적인 마케팅 전략은 제약산업계에 새로운 패러다임을 충분히 제시하고도 남았는데, 그전까지는 마케팅과 연구가 대등한 관계였다면 지금은 연구가 곧 마케팅 서비스의 일환으로 자리 잡았기 때문이다.[3] 제약산업에 종사하는 전문가들은 이른바 '마케팅-연구개발의 통합'을 자주 들먹인다. 우리가 '법인 기업'이라고 부르는 조직체인 제약회사란, 알고 보면 과학을 집어삼키고 마케팅을 포식하는 세포들의 집단처럼 구성돼 있다.

통계 수치가 그 점을 입증한다. 최근 연구에 따르면 제약회사들이 연구개발보다 마케팅에 평균 약 2배를 지출한다.[4] 다시 말해 알약 원가의

3분의 2가 그 알약을 복용하도록 선전하는 광고 및 홍보비라는 셈이다. 하지만 이 수치를 정확하다고 단정할 수 없는 것이, 이른바 회사에서 말하는 연구개발 활동도 대개는 가면을 쓴 마케팅, 더 잘 팔기 위해 과학적 접근을 시도하는 경우가 많기 때문이다. 사노피 연구개발팀을 관리했던 촉망받는 약리학자 피에르 시몽은 2000년 데이비드 힐리에게 이렇게 고백했다.

> 제약산업이 상대적으로 수익성이 낮은 '미투' 약품을 연구할 때도 그것에 지출하는 액수를 가늠해보니 전체 연구 투자액의 70퍼센트, 심지어 90퍼센트까지 차지하는 것을 볼 수 있다. 이는 결코 혁신을 추구하는 작업이 아니라 쓸데없는 돈 낭비일 뿐이다.[5]

사실상 마케팅에 '통합되지' 않은 연구는 제약회사 입장에서는 골칫거리일 수밖에 없다. 투자 회수 가치가 충분하지 않은 데다가 진행 속도도 빠르지 않기 때문이다. 2011년 2월 화이자는 2년 동안 지출한 29억 달러의 연구개발 비용을 전면 축소하겠다고 발표했다. 화이자의 신임회장 이안 C. 리드는 《뉴욕타임스》와의 인터뷰에서 화이자는 '운이 좋아야 성공하는 프로젝트의 투자'를 전면 중단하고 좀 더 확실한 수익이 보장된 프로젝트를 실현하는 데 최선을 다하기로 결정했다고 밝혔다. 투자자들이 듣고 싶어 하는 말과 하나도 다를 바 없지 않은가! 그렇게 작전을 바꾸면서 화이자의 매출 성장률은 5.5퍼센트 상승했고 그 결과 다우존스에 상장한 주식도 1.25퍼센트 올라갔다.[6]

지난날 사회와 제약회사 간의 암묵적 협약은 진실이 아니었다. 제약회사에 특허를 승인해주기 위한 명분에 지나지 않았으며, 독점판매에 따른 이점을 통해 치료와 관련된 혁신을 추구한다는 얘기는 허울 좋은 말에 지나지 않았다. 애덤 스미스의 유명한 개념인 '보이지 않는 손'은 더 이상 그 역할을 수행하지 못하고 있다. 경제 주체는 이윤 극대화를 연구할 뿐이지 사회 전체의 이해관계를 고려하지 않는다. 이 보이지 않는 손은 결국 소비자의 손이 아닐까. 소비자는 좋지도 않은 약을 복용하기 위해 비싼 원가로 책정된 약품을 구입하는 데 많은 비용을 지불해야 한다. 1994년 데이비드 A. 케슬러가 발표한 논문에서는 그러한 현실에 대한 절망적 결론이 담겨 있다. FDA 국장이던 그가 네 명의 동료와 작성한 글에는 총 127가지의 신종 의약품들이 소개돼 있다. 1989년부터 1993년까지 식품의약국이 승인한 약품들이다.

그중 소수 약품들만이 현존하는 질병을 치료하는 효과가 있었다. (……) 제약회사들은 약품 복용자의 습관을 완전히 바꾸기 위해 공격적인 캠페인 활동을 펼친다. 그러면서 경쟁사의 약품과 차별화된 제품임을 누차 강조한다. 실제로는 그 회사의 약품이 다른 약품보다 월등히 우수한 것도 아니다. (……) 비슷비슷한 제품을 놓고 선두 다툼 경쟁에서 승리하면 회사에 수백만 달러의 수익이 생긴다. 하지만 환자와 의사 입장에서는 사기성 짙은 홍보 전략을 펴는 회사들 간의 밥그릇 싸움으로밖에 보이지 않는다. 결국 국민 건강을 담보로 한 이 같은 이득 싸움은 부적절한 처방전으로 몰고 갈 수밖에 없다.[7]

이번에는 프랑스에서 건강을 위한 지출 금액이 갈수록 기하급수적으로 증가하는 이유를 살펴보자. 2008년 프랑스 국회의 르모그통 위원회가 발표한 보고서는 그 원인을 이렇게 제시했다. 우선 의약품을 사는 데 지출하는 비용이 가장 많이 증가했기 때문이며 그중에서도 '의약품 지출액을 증가할 수밖에 없게 만든 신종 의약품의 출시' 때문이라고 덧붙였다.[8] 르모르톤 위원회 발표에 따르면, 프랑스에서는 시중에 판매 허가된 의약품들의 경우 거의 보험처리로 환불(96퍼센트)받을 수 있다. 그런데 환불 범위가 점점 축소돼 87퍼센트에서 65퍼센트까지 내려가기 시작했다. 시간이 흐를수록 해마다 전체 조사된 의약품의 절반 이상이 보험 서비스의 환불 조건에서 불리한 상황으로 변해갔다(2005년에는 58퍼센트, 2006년에는 54퍼센트).[9] 다시 말해 르모르톤 위원회의 신중한 분석 결과, 전체 의약품의 절반 이상이 프랑스의 사회보장제도에 속하는 의료보험 혜택을 받지 못하는 것으로 판명난 셈이다. 하지만 이 신종 의약품들은 기존 의약품으로 충분히 대체할 수 있는 것이어서 굳이 꼭 필요하다고 볼 수도 없다! 결국 이 보고서가 발표되자마자 제약업계에서는 한 차례 소동이 벌어졌다. 당연한 결과가 아니겠는가?

과연 누구를 위한 약인가?
—

특허 승인 제도가 제약회사를 위해 기능하는 것은 분명하다. 하지만 그 역기능을 따져보면 과연 제약회사들이 진정으로 과학과 사회 발전에 기여하는지는 매우 불확실하다. 어찌되었든 과학은 정상 속도로 발전하고 있지는 않다. 단기적으로 높은 수익을 보장하는 일에 얽매여 있는데다가 특허 승인에 만료 기간까지 정해져 있어 시간적 제약이 따르기 때문이다. 그런 점에서 볼 때 제약산업의 혁신은 지난 30년 전부터 정체 상태를 보이며 거의 멈췄다고 할 수 있다. 현재 혁신과 효율을 강조하는 대부분의 의약품은 공적 재산 즉, 국민의 세금으로 연구개발이 진행되고 있다. 노바티스가 개발한 항암제 글리벡$^{Glivec®}$이 대표적인 예다. 미국 공익과학센터^{CSPI}의 책임자 메릴 구즈너는 책《8억 달러 값어치 하는 알약 *The $800 Million Pill*》에서 이렇게 지적했다.

> 최근 몇 년간 다른 약품과 차별성을 보이면서 21세기 차세대 의약품으로 등장하게 될 의약품은 사실 연방정부 지원으로 운영되는 생물의학연구소에서 연구개발의 대부분을 맡고 있다.[10]

우리가 살고 있는 사회가 과학의 사유화 현상 때문에 손해보고 있는 것만은 확실하다. 모든 사람이 사용하는 제품들이 너무나 비싼 가격으로 책정돼 있는 것도 문제다. 무엇보다 과학 연구의 결실이 모두를 위한 전유물이 될 수는 없는 것일까? 누가 감히 이 문제를 들고 나설 것인가! 모두에게 유용한 상품이 건강 상태와 경제적 조건이 아니라 전적으로 회사 결정에 좌우되는 이러한 현실은 당연한 것인가? 아니면 정당한가? 이것이 새삼스러운 질문일까? 오래전에 학자와 의사들은 스스로 이렇게 질문했으며 또 그에 대해 부정적으로 대답한 적이 있는지 없는지조차 기억이 가물가물하다. 1955년 조너스 소크$^{Jonas Salk}$란 인물은 폴리오바이러스에 의한 폴리오^{Polio}를 제거하기 위해 예방 백신을 개발하는 데 성공했다. 그는 TV 프로 진행자인 에드워드 머로우스와의 인터뷰에서 '마치 오브 다임$^{March of Dimes}$'이라는 비영리 자선단체로부터 투자받아 백신을 개발한 것이라고 말했다.

머로우스: 그럼 그 백신의 특허는 누가 갖게 되죠?

소크: 국민이라고 말하고 싶군요. 그에 관한 특허는 받지 않았어요. 당신이 르 솔레이Le Soleil의 특허를 가지실래요?[11]

르 솔레이®는 소크가 1923년에 발견한 물질을 원료로 하여 출시한 제품의 이름이다. 자외선 차단 효과와 비타민 D의 활성화를 촉진시키는 역할을 한다. 해리 스틴보크가 그 결과물을 실용화하기 위해 특허를 신청해 승인을 받았다. 결국 그가 르 솔레이의 특허권을 따냈으니 사용 허가도 그에게 달려 있었지만 그는 그 허가권을 비영리단체 재단에 넘겼다. 그의 행동은 지적 재산권과 특허와 관련해 의학계에 큰 반향을 일으켰고 이 에피소드는 지금까지도 사람들 입에 오르내린다. 1967년에 특허받은 약품은 독일에서 20년 동안 특허 승인을 인정받았다. 프랑스에서는 1968년, 스위스에서는 1978년에 특허 승인의 유효 기간을 20년으로 한정지었다![12]

중국의 연구가들은 1970년대 초반에 아르테미신Artémisine을 이용해 말라리아 치료제를 개발했다. 하지만 그 당시 마오쩌둥의 공산주의 정권은 그 치료제의 특허를 허용하지 않았다. 중국에서 발생한 말라리아 퇴치제를 개발한 것은 어디까지나 중국 국민 전체를 위한 특허였기 때문이다. 개발자들이 공산주의자든 아니든, 그들이 개발한 약품은 공유재산, 모두를 위한 재산이 되어야 했다. 즉, 건강은 한 개인의 소유물이 될 수 없으므로 말라리아 환자의 건강을 좌우할 그 약물의 소유권을 그들에게 주지 않은 것이다.

우리가 사는 지금 상황과 비교해보자. 지금은 대학 산하의 연구소에서 무언가를 개발하면 그 즉시 산업계에 알려져 허가권이 팔린다. 회사 아니면 개인에게 팔려 특허권의 소유권이 이전된다(최근 미국의 연방최고재판소는 BRCA2 유전자의 돌연변이가 나타나면 유방암 발생률이 높다는 유방암 검사법의 특허권이 생명공학 전문 회사인 미리아드 제네틱스Myriad Genetic Inc.에게 있음을 인정하는 판결을 내렸다). 제약 및 생명공학산업이 급성장하는 가운데 이 흐름에 반기를 들 수 있는 사람은 없다. 조너스 소크 역시 결국 차후에 발견한 결과물에 대해서는 면역반응법인조합Immune Response Corporattion과 제휴한 회사의 중재를 받아 상업적 용도로 이용하는 데 동의했다. 또한 노바티스는 1990년대 말에 아르테미신으로 특허권을 따냈다. 이 약물과 루메판트린luméfantrine의 복합체인 약품이 오늘날 리아메트Riamet®와 코아템Coartem®이라는 이름으로 시중에 판매되고 있다. 이 두 약은 말라리아로 가장 큰 위기를 겪고 있는 제3세계 주민들에게 비교적 저렴한 가격에 판매된다(해마다 말라리아로 전 세계 120만 명이 사망한다. 거의 30초마다 한 명꼴로 목숨을 잃는 셈이다). 사실 이 약은 본래 중국에서는 무상으로 배포되던 약물이었는데 지금은 중국을 방문한 서양인 관광객에게만 유료로 판매하고 있다. 하루에 4유로를 내면 말라리아 치료를 받을 수 있다.

의약품 인플레이션의 악순환
—

과학의 사유화 즉, 어떤 발명에 대한 특허권을 특정 기업에 부여함에 따라 기업은 과학의 결과물을 상품화하여 임의적으로 자사가 원하는 가격을 매긴다. 그러다 보니 국민 건강을 담보로 점점 더 큰 소비가 조장된다. 정부가 운영하는 국민건강보험공단이든 사기업의 보험이든, 약품을 구입했을 때 약값 전체의 환불 보장은 기대하기 어렵기 때문이다. 게다가 약품 가격 책정에는 불투명한 점이 수두룩할뿐더러 책정 기준 또한 너무나 단순한 원리를 따르는 것도 문제다. 즉, 갈수록 수요가 증가하는데 더 비싼 가격을 부르지 않을 이유가 없지 않겠는가?

미국 기업 KV 파마슈티컬KV Pharmaceuticals이 개발한 프로게스테론 17P의 경우가 그렇다. 수십여 년 동안 미국의 약사들은 정량화된 단위에 따라 호르몬제를 판매했다. 조기 출산 예방에 효과적이라고 홍보하면서 20일 복용분에 소비자들에게 200~400달러를 요구했다. KV 파마슈티컬은 그때까지만 해도 해당 약물의 특허권을 갖고 있지 않았다. 그러다가 2011년 2월에 식품의약국의 승인을 인정받고 17P에 마케나Makena®라는 상표명을 붙여 정식 판매를 시작했다. 마케나는 의약품시장에서 독보적인 위치를 차지하며 불티나게 팔렸다. KV 파마슈티컬은 타 경쟁사의 약품과 비교가 안 되는 높은 가격을 매겼는데 같은 기간에 이 약물을 복용하는 데 3만 달러가 들었다. 예전 가격보다 100배나 급등한 것이다! 치료 효과가 월등히 높아진 것도 아니었고 게다가 KV 파마슈티컬은 연구개발 비용으로 단돈 1센트도 쓰지 않았다. 프로게스테론 17P의 사용 독점권을 가졌기 때문이다.

마케나의 가격 변동은 사람들에게 큰 반향을 일으켰다. 이에 흥분한 미국 시민들은 불만을 터트렸지만 그럼에도 불구하고 마케나는 계속 팔려나갔는데, 다른 서방국가들 역시 미국의 판매가에 맞춰 가격을 매겼기 때문이다. 의약품에 부당한 가격을 붙여 판매하는 제약회사들은 점점 늘어났지만 이렇다 할 대안이 없는 환자 입장에서는 울며 겨자 먹기로 받아들일 수밖에 없었다(이 행위에 주축이 된 제약사들은 이러한 약품을 장난삼아 '나이스버스터niicebuster'라고 불렀다. 블록버스터와는 달리 이 '나이스버스터'는 의약품시장에서 위력을 지닌 귀염둥이 역할을 한다고 해서 붙여진 별명이

다).[13]

미국 의회가 2009년 말에 발표한 보고서에 따르면, 416종의 의약품들이 특허를 받았으며 2000년과 2008년 사이 평균 100퍼센트에서 499퍼센트까지 가격이 오른 것으로 나타났다. 그중 71종은 2008년 한 해에만 엄청나게 큰 폭으로 가격이 인상됐다(2008년은 실제로 세계가 본격적으로 경제 위기에 휘말리기 시작한 때다). 가장 심한 경우 가격이 무려 42배나 오른 것도 있다. 하지만 물가의 평균 인플레이션 비율(2008~2009년에 인플레이션은 -1.3퍼센트를 기록했다)과 상관없이 천정부지로 치솟는 이 놀라운 가격 인상을 어떻게 설명할 수 있을까? 그 질문에 대한 답은 의회가 발표한 보고서에서 확인할 수 있다. 연구 대상으로 선정된 6종의 약품 중 2종이 다음과 같은 모습을 보였다.

해당 약품들은 특허권을 받은 즉시 터무니없이 비싼 가격에 유통되었다. 이에 대해 전문가들은 약품의 사용 허가증과 제약회사의 유착 관계로 말미암아 허가권을 받은 기업이 독점적으로 고가를 책정하는 현상이 심화되었다고 지적했다. 예를 들어 연구 대상으로 선별된 의약품 6종 중 4종은 신생 제약회사에서, 나머지 2종은 제약업계의 터줏대감격인 제약회사들이 특허권을 갖고 있었다. 그래서 특허권을 얻자마자 거의 동시에 가격을 높게 책정했던 것이다.[14]

일단, 기업이 해당 약물의 특허권을 따내면 비싼 값으로 시중에 판매할 권리가 있다. 어차피 환자는 어떤 가격을 매겨도 살 수밖에 없기 때문이다. 환자가 절망적인 상황에 처했는데 기업은 이를 쏙 악용해야만 할까? 암 중기 또는 말기 환자에게 비싼 항암제 치료비를 요구하는 기업의 행태를 우리는 어떻게 저지할 수 있을까? 치료제만이 이들의 마지막 희망인데 말이다.

항암제를 둘러싼 진실

미국의 평균 의약품 가격은 해마다 오르고 있다. 2011년 9월부터 2012년 9월까지 의약품 가격 변화를 조사해보니 13퍼센트나 올랐다(이 수치는 같은 기간의 인플레이션율의 6배에 해당한다). 중기 또는 말기 암 환자용 항암제 가격은 같은 시기에 23퍼센트나 올랐다![15] 항암제 치료에 쓰이는 비용은 1년에 3만 5,000달러~10만 달러가 들어가는데, 여기서 해가 바뀔 때마다 주기적으로 가격이 상승하면 그 폭이 아주 소소할지라도 무시할 수 없다. 그렇다면 가격이 오른 만큼 치료제 효능 역시 좋아지는 것일까? 의회가 발표한 보고서에서 그 대답을 확실히 들을 수 있다. 연구 대상으로 선별한 6종의 의약품 중 2종이 다음과 같은 결과를 보였다고 한다. 실제 항암제로서 탁월한 효능을 인정받은 헤르셉틴Herceptin이나 글리벡(연간 9만 달러) 같은 경우에는 이윤폭이 얼마나 될까?

☠ 임종의 순간을 지연시키기 위한 대가

▶ 제네테크/로슈Genetech/Roche의 타세바Tarceva®는 폐암 환자의 생존을 평균 3개월 연장시키는 효과를 보인다. 반면 췌장암은 12일밖에 연장시키지 못한다.

▶ 얼비툭스를 사용하여 한 달 동안 항암 치료를 받는 데는 1만 달러가 들며 평균 한

달 반 수명을 연장시키는 효과가 있다.

▶ 아바스틴Avastin®은 제네테크/로슈 제품으로 한 달에 8,500달러가 필요하다. 최근의 연구에 따르면 환자의 수명을 연장시키지는 못하며 오히려 치명적 부작용을 가져오기도 한다고 밝혀졌다(그 결과 식품의약국은 2011년에 유방암 중기 및 말기 환자에게 사용되던 이 약의 특허권을 취소했다. 그럼에도 유럽에서는 아직까지도 유방암 치료제로 판매중이다).

▶ 사노피의 잘트랩Zaltrap®은 결장암치료제로 쓰이며 한 달에 1만 1,000달러가 든다. 수명을 한 달 반 정도 연장시키는 효과가 있다.

▶ 가격 대비 효과가 가장 저조한 제품은 바로 아알로스Allos의 폴로틴Folotyn®으로 T-세포 림프종 환자를 위한 치료제다. 한 달 치료비로 무려 3만 달러가 드는데 수명 연장에는 전혀 효과가 없다.

프랑스를 비롯한 일부 국가에서는 환자들이 이 정도의 어마어마한 비용을 내지 않아도 된다. 사회보장제도가 잘되어 있어 국민건강보험공단이 비용의 상당 부분을 대신 지불하기 때문이다. 하지만 미국의 상황은 그렇지 않아 수많은 환자들이 건강보험에 가입했더라도 보장받는 금액이 너무 적다(치료비 중 본인부담금이 상당하다). 게다가 화학요법 치료 중 부작용을 호소할 경우 추가 지출까지 발생하면 환자는 무리한 비용 부담을 떠맡게 될 수도 있다. 미국의 암환자 중 2퍼센트가 치료 도중 결국 개인 파산을 신청한다.[16] 그럼 가족이 치료비 부담을 떠맡게 되면서 빚을 지는데, 그렇게 되면 환자 개인뿐 아니라 가족 전체의 재정 상황에 적신호가 켜진다. 암 투병에 매달리는 것도 모자라 치료가 끝난 후에는 집달관들이 집에 들이닥칠 수도 있다.

하지만 이 잔인한 강탈 행위가 사람들의 목숨을 앗아가고 있음을 규탄하는 사람들을 찾기란 쉽지 않다. 환자와 가족들은 특효약이 나오면 가격에 상관없이 희망을 걸기 마련이다. 비싼 약값을 지불하면서도 불만조차 토로할 수 없는 것은 세상 물정 모르는 사람으로 보일까 걱정되기 때문이다. 의사와 정치가들은 건강을 지키기 위해서는 물질적 제한이 없어야 한다고 선전하며 전 세계인에게 약품이 가진 훌륭한 의도에 대해 수도 없이 이야기한다. 언젠가《프레스크리》의 편집장 브루노 투생이 르모르톤 위원회에 터무니없이 비싼 항암제 가격을 항의하자, 국회의원들과 의사 제라드 밥트는 절대적인 반대의사를 표명했다. 브루노 투생의 생각은 이랬다.

> 지금까지의 상황으로 보건대, 신종 암 치료제가 나올 때마다 사람들은 비싼 가격에 대해 주저하지 않았다. (……) 그래서 값이 너무 비싸므로 치료제 처방을 자제해야 한다는 발언은 감히 아무도 할 수 없었다.[17]

다행히 작년 뉴욕의 메모리얼 슬론케터링 암센터Memorial Sloan-Kettering Cancer Center의 암 전문의 세 사람이 긴 침묵을 깼다.《뉴욕타임스》의 보도에 따르면, 촉망받는 이 전문의들은 환자에게 신종 암 치료제인 사노피의 잘트랩을 처방하지 않겠다고 발표했다. 기존의 다른 약보다 2배 이상 비싼 데다가 효과 면에서도 뛰어난 성능을 발휘하는 것은 더더욱 아니기 때문이다.

> 건강에 돈은 중요하지 않다는 것은 틀린 말이다. (……) 치료제를 선택할 때 우리는 환자들의 재정 상태를 고려해야 한다. 치료를 통해 얻는 이점과 함께 그들이 짊어져야 할 경제적 부담도 생각하지 않을 수 없기 때문이다.[18]

신문에 이 기사가 나간 몇 주 후, 사노피 그룹은 잘트랩의 가격을 평소대로 유지하겠다고 공식 발표했다. 하지만 미국 병원에 납품하는 경우에 한해 예외적으로 가격을 절반으로 낮출 것이라며 선의의 제스처를 잊지 않았다. 고맙기도 해라, 사노피여!

이 해프닝을 통해 제약회사의 약품 가격 책정이 얼마나 비현실적이고 냉소적인지를 짐작할 수 있다. 그리고 이제는 약품이 그 비싼 값어치를 하지 못할 때 회사의 허세를 비난할 수 있는 여지도 생겼다. 결국 제약회사가 세금을 포함해 약품의 가격을 책정하는 데에는 정당한 사유가 없어 보인다. 특허를 획득함으로써 특권을 부여받아 회사 맘대로 가격을 결정하는 것이다. 따라서 왜 제약회사가 특허제도를 지키려고 하는지 충분히 짐작할 수 있다. 특허제도를 발판으로 제약시장에서 원하는 대로 가격을 불릴 수 있기 때문이다. 1959년에 미국 상원의회의 케파우버 위원회도 그 점을 알고 있었다. 특허를 승인받은 자국의 약품 가격이 그 당시 18~225배까지 치솟는 사례가 발생했는데, 이때 미국 정부는 전혀 통제에 나서지 않았다.

그때에 비해 지금은 상황이 개선되었다고 말하기는 힘들다. 대다수의 국가들이 특허제도를 도입한 데다가 1995년 세계무역기구가 다수의 국가들을 상대로 '무역 관련 지적재산권에 관한 협정TRIPS(Trade-Related Aspects of Intellectual Property Rights)'을 체결하면서 약품시장의 글로벌화는 더욱 강화되었다. 2005년 1월 1일 이후로 이 조약에 서명한 모든 국가는 다른 나라에서 승인된 특허 약품의 가격을 준수해야 했다. 그래서 이미 타국에서 특허 승인을 받은 약품은 '자국의' 특허를 받을 수 없고, 특허권 없이 널리 쓰이는 일반 의약품에 대한 보호는 특허 상품보다 더 미약했다. 거대 제약산업의 '보이지 않는 손'은 지구촌 전체로 확산되었다. 제약회사들은 독점 특허를 받은 약품에 관한 한, 타사와 경쟁할 필요 없이 전 세계 사람들에게 자사가 정한 가격을 요구할 권리가 있었다. 세계화 시대에 우리는 국제법 앞에서 모두가 평등하다. 탄자니아든 페루든 특정 병에 걸린 환자는 동일한 약값을 지불해야 한다. 파리나 맨해튼에 사는 주민 역시 마찬가지다.

거대 제약산업과 에이즈

제약회사들은 1990년대 말에도 여전히 편파적인 방식으로 이 권한을 남용했다. 그 당시 아프리카 대륙에서는 에이즈가 심각한 사회문제로 대두되었다. 수천만 명이 에이즈로 목숨을 잃었고 아프리카의 일부 국가에서는 당시 전체 인구의 평균 수명이 25~30퍼센트까지 떨어질 정도였다. 하지만 서방국가에서 개발한 약품을 수입한다 해도 약값이 너무 비싸 자국민에게는 그림의 떡이었다. 이런 절망적 상황에 직면한 남아프리카공화국 정부는 2007년 전염병 퇴치 일환으로 일반 의약품의 생산을 허용하고, 수입한 외국 약품을 자국에서 훨씬 싼 가격으로 유통시키기로 정책화했다.

긴급 위기 상태였으므로 어쩔 수 없는 선택이었지만 글로벌 제약회사들은 가만히 있지 않았다. 미국의 지지에 힘입어 39개 대기업 제약회사들은 남아프리카공화국 정부를 상대로 소송을 걸었다. TRIPS 협정 사항을 어겼다는 이유에서다. 세계무역기구가 제약회사들에게 허락한 확고한 이점을 인도주의적인 활동에 순순히 넘겨주고 싶지 않았던 것이다. '미투' 전략으로 특허받은 약품보다 더 저렴한 일반 의약품이 유통되는 시장에까지 강권을 휘두르는 나라들은 눈곱만큼의 손해도 용납하기 어려웠던 것일까? 클린턴 정부 시절만 해도 그러했다. 대통령은 미국 내 제약산업을 지지하면서 남아프리카공화국 정부의 행위를 규탄했다. 국제조약을 위반한 해적 정부라고 지목했으며, 계속 같은 정책을 고수할 경우 양국의 경제 교류에 불이익을 감당해야 할 것이라는 협박도 서슴지 않았다.

하지만 2001년 39개 제약회사들은 고소를 취하했다. 세계 언론의 따가운 시선을 의식한 것이었지만, 유연하지 못한 대처를 취소한 진짜 이유는 따로 있었다. 2001년 초반 남아프리카공화국이 인도에서 생산된 일반 의약품 류의 암 치료제를 수입하면서부터 태도가 달라진 것이었다. 치료제 가격은 하루에 1달러밖에 들지 않았는데, 이 가격은 서방의 제약회사가 책정한 약품가의 3퍼센트 수준이다. 사실 그 당시만 해도 인도는 개발도상국에 속했으므로 세계무역기구는 인도가 국제조약에 동조할 수 있도록 발전의 기회를 제공했다. 그 결과 인도는 일반 의약품 부문에서만큼은 중요한 생산국으로 자리 잡을 수 있게 되었다. 그러다 보니 서방의 제약회사들은 인도에서 생산되는 일반 의약품의 덤핑 효과를 막을 수가 없었고 이 약품들이 아프리카의 수많은 이들의 병을 치료해주는 약품으로 쓰이게 된 것이다. 2003년 글락소스미스클라인은 자사의 에이즈 치료제 중 4종을 남아프리카에서 생산할 수 있도록 허용했다. 그리고 사하라 사막 이남 지역 국가들이 할인된 가격으로 해당 약품을 시중에 파는 데 동의했다.

그럼 해피엔딩으로 끝난 것일까? 2005년부터 인도가 순순히 TRIPS 협정을 지키기 시작하면서 인도에서도 미찬가지로 점점 더 많은 약품에 독점 가격이 책정되기 시작했다. 결국 인도에서 생산된 약품 가격도 올라갔다. 이제 비싼 의약품을 팔 권리를 가졌으니 인도인들 역시 다른 나라처럼 그 권리를 자유롭게 사용하게 된 것이다.[19] 거대 제약산업 클럽에 오신 걸 환영해야 할 판이다.

 너무나도 비싼 가격:《프레스크리》지의 관점

제약회사는 약품의 비싼 가격을 정당화할 명분으로 회사가 지원하는 막대한 예산의 연구개발비를 자주 거론한다.

이러한 주장 덕분에 제약회사들은 여러 가지 측면에서 이득을 본다. 일단 신약의 비싼 가격을 경제적 관점에서 정당화시킬 수 있다. 또 의약품 당국이 죄책감을 느끼게 하는 데 효과적이다. 수요자 요구에 부응하려면 점점 더 까다롭고 장기적인 시간 투자가 필요함을 강조하면서, 어쩔 수 없이 생산품 가격이 올라갈 수밖에 없다고 말한다. 심지어 의약품 가격이 충분히 높지 않을 경우에는 회사의 재정 부족을 핑계로 들면서 연구개발을 중단해야 한다는 협박 아닌 협박도 마다하지 않는다.

그렇기 때문에 공권력이 제약회사를 제압하는 데도 한계가 있다. 의약품 연구개발의 전적인 책임을 진 제약회사를 함부로 할 수 없기 때문이다. 그래서 연구개발을 중단하겠다는 말을 들으면 더 이상 반박할 수 없게 된다.

연구비와 약품 판매 가격 사이의 관계는 크게 3가지 기준에 의해 정의된다. 연구개발에 드는 실제 비용, 신약을 사용한 환자들의 실질적 효과, 마지막으로 회사가 지원한 연구개발비를 회수할 만큼 충분한 수요를 보장하는지 실제 수요자 수를 가늠해 가격을 조정한다.

가격은 얼마로 하면 될까? 의료 전문가와 환자들을 고려해 책정되는 약값은, 제약회사가 연구개발에 투자한 비용을 상품 판매를 통해 회수할 수 있는지에 기준을 둔다. 과도한 이윤 추구가 목적이 아니라 환자에게 필수적인 약품을 제공하는 대가로 생산자인 제약회사가 재정적 리스크를 겪지 않도록 보호해준다는 측면을 강조한 것이다. '합리적인 수익성'이란 명제는 연구개발 비용에 있어 투명성을 전제로 해야 한다. 오늘날 제약회사들은 가격 급등을 정당화시키는 본질적인 명분으로 꼭 연구개발비를 지적하곤 한다.

치료에 어떤 효과가 있었나? 이 역시 의료 전문가와 환자들을 고려한다는 점에서 적절하다. 약품의 판매가를 결정하는 기준을 치료 효과에 둔다면, 치료제로서의 발전 가능성을 분석해 가격을 정한다는 측면에서 매우 실용적이다. 다른 약품과 비교할 때 상대적으로 어떤 진전이 있었는지, 환자의 건강 주기를 기준으로 할 때 긍정적인 변화가 있었는지를 따져 가격을 매기는 것이다.

치료 결과에 따른 판매가 연동은 제약회사가 질적으로 향상된 약품을 만들 수 있도록 촉진한다. 즉, 연구에 더욱 모험적인 시도를 하게 되는 것이다. 단순히 약품시장에 출시된 효능 제품들을 따라하며 '미투' 전략을 추구하는 식의 안전주의 상품만을 내놓을 수는 없기 때문이다.

이러한 가격 연동제 덕분에 더욱 광범위하게 장기적인 임상실험이 이루어질 가능성이 높다. 그러다 보면 실제 여러 사례를 통해 확인했듯이, 당연히 최상의 치료 효과를 나타내는 상품 개발 전략에 따라 우수한 약품을 다양하게 만들 수 있다.

따라서 시중에 비싼 약품이 나올 경우 그에 대한 수요를 만족시키려면 치료 효과를 검증해야 하는 것은 물론 다른 제품과 비교했을 때 상대적인 이점이 동반돼야 한다.

어떤 수요가 있는가? 오늘날 의약품 판매가의 문제점 중 하나는 제약회사에 대한 정부의 공권력 개입이 최소화되었다는 점이다. 약품의 연구개발 선택이 전적으로 제약회사의 몫이 됨으로써 자연히 고수익의 약품 개발 쪽으로 기울고 높은 가격을 매겨 약품을 팔려고 한다(특허 승인을 받은 약품은 거의 독점적으로 해당 제약회사가 가격 책정에 절대 권한을 갖기 마련이다). 결국은 연구 과정에 총체적 시각이 결여되어 숲이 아니라 나무를 보며, 모든 환자를 배려하지 못하는 결과를 낳게 된다.[20]

패스트 사이언스Fast Science :
연구소는 왜 새로운 것을 발견하지 않는가?

필립 피나르 Philippe Pignarre

교육 역사학자이자 반자본주의를 누구보다 열렬히 주장해온 필립 피나르는 1983년 제약산업에 처음으로 뛰어들었다. 드라그랑지Delagrange에서 배송 화물트럭을 몰며 아르바이트를 하던 당시 '프롤레타리아화(무산자계급화)' 운동 열풍이 불자, 과거 혁명주의 공산당원들이 그랬던 것처럼 그 역시 직접 무산자 계급의 노동자가 하는 일을 했다. 회사에 들어가 승승장구하면서 광고부서 디렉터의 자리까지 치고 올라간다. 그때가 2000년으로, 드라그랑지가 신텔라보Synthélabo에 인수되었다가 바로 사노피로 인수될 무렵이었다. 제약회사에 근무한 그는 제약회사의 내부 생리를 누구보다 잘 관찰할 수 있었고 덕분에 프랑스에서 제약산업에 정통한 전문가이자 그 분야의 선구자로 자리 잡을 수 있었다. 그는 현장에서 집계한 자료를 분석하고 연구해 열정을 쏟은 책들을 잇달아 출간했다.[1] 그러면서 '열린 생각을 하는 딴지꾼들'이란 출판사를 세워 여러 책을 집필했다. 제약업계를 떠난 이후 전업 작가로 나선 그는 왕성한 활동을 이어가고 있다.

필립 피나르는 제약산업 부문에 혁신성이 부족한 근본적인 원인에 의문을 제기했으며 칼만 애플바움Kalman Applbaum처럼 여러 극단적인 해결책(정치적으로 너무 과도한 해결책)을 제시했다. 그는 무엇보다 제약산업의 연구와 단기적 관점에서의 경제적 이해관계를 서로 분리하는 것이 우선돼야 한다고 주장했다. 연구와 산업의 틈바구니에서 항상 압력을 받는 협력업체가 그 문제를 해결해줄 것이라고 생각하는 사람들이라면 이 생각에 충분히 동의하리라.

혁신을 위해 어떤 모델이 필요할까?

제약산업은 제2차 세계대전 이전부터 발전을 거듭해왔다. 거기에는 특히 두 가지 새로운 발견이 한몫했다고 볼 수 있는데 하나는 설폰아마이드sulfonamide의 발견이고, 다른 하나는 (우리가 '스크리닝screening'이라고 부르는) 분자 화합물의 조합이다. 다양한 분자체를 다량으로 사용하면서 (화학 요법이라고 부르는 치료를 가능케 하고) 동물실험을 통해 테스트를 거쳐 치료제로서의 효능을 확인할 수 있게 되었다(이 과정 역시 극도로 은밀하게 진행되었으며 비공개 방식으로 이뤄졌다). 이때 처음 도입된 방식이 2000년대에 들어서도 활발하게 이용되었다. 실험실은 본래의 목적을 충실히 이행하며 풍요로운 성장을 이루었는데 그게 다 화학 요법 덕분에 가능했던 것이다(시간이 지날수록 화합물을 자동으로 혼합하는 기계들이 생기면서 더 많은 결과를 도출할 수 있게 되었다). 또 질적으로 우수한 생물학 테스트를 할 수 있는 기술력도 갖추게 되었다(동물뿐만 아니라 인체의 일부 조직기관 및 세포를 대상으로 한 실험도 이루어졌다).

화학자들의 위력은 당시에 거의 정치적 성격을 띠었다고 해도 과언이 아니다. 여기서 굳이 정치적이란 표현을 쓴 것은 실제로 화학자의 위치가 연구 분야에서 매우 높은 서열에 속했기 때문이며 그래서 나머지 관계자들을 좌지우지할 수 있었다. 이러한 산업계의 혁명은 독일에서 가장 먼저 시작되었는데, 그것이 그리 놀랍지 않은 이유는 독일의 대기업에서 처음으로 염료를 생산했기 때문이다(약품도 넓게 보면 화학산업의 범주에 포함된다고 할 수 있다). 비록 이러한 산업적 혁명이 약국의 뒷방에서 이루어지는 조제실에 타격을 미쳤다 하더라도 어찌 됐든 더 많은 화학자들에게 일자리를 제공한 점에서는 좋은 발상이었다(적어도 프랑스의 경우는 그랬다). 제약회사 소속의 연구소에는 화학자 외에도 생물학자, 의사, 통계학자도 있다. 하지만 이들은 수적으로 화학자보다 열세할 뿐만 아니라 직급 면에서도 훨씬 아래에 있다. 또한 화합물의 합성이 처음 이뤄지고 거기서 탄생한 약품을 시장에 안정적으로 보급하기까지는 최소 3년의 시간이 필요하다.

약품의 대대적 보급을 위해서는 신상품의 자동 생산이 필요했으므로 내부의 알력 다툼은 점점 더 심해졌고, 미국 내 병원에서 근무하는 일부 의사들은 그 점을 우려했다. 제2차 세계대전 발발 전에는 미처 효력이 입증되지도 않은 약품들이 미디어를 통해 광고되며 확산되었다. 당시만 해도 약품 광고에 대한 철저한 관리 시스템이 없었기 때문에 제약 '산업'의 역할에 의문을 제기하고 연구소의 권력 구도를 변화시킬 계기가 절실히 필요했다. 그중 사람들을 경악시킨 충격적 스캔들이 터졌으니 바로 탈리도마이드 사건이다.

탈리도마이드는 독일에서 오래전부터 유통돼 온 약품이었는데, 결국 부작용 때문에 엄청난 파장을 일으킨 주범이 되고 말았다. 치료를 위한 혁신적인 무기가 있다면 무엇일까? 그것은 맹목적이고 무분별한 플라시보placebo(효능이 있는 약과 동일하게 보이도록 만들어졌거나 효능 있는 약처럼 환자에게 제공되지만 실제로는 약리 활성이 없는 약-옮긴이) 효과를 막는 임상적 연구가 정답일 것이다.

1960년대부터 화학자들은 새로운 권력구조에 자리를 내주어야 했다. 그때부터는 임상 연구가와 통계학자들이 연구의 프로토콜을 구성하는 핵심 인물로 부상했다. 약품 개발 과정의 핵심에는 임상적 연구로 통하는 '스크리닝'이 존재한다. 전 세계 모든 곳에 새로운 법이 제정됨에 따라 제약산업 연구소에도 새로운 메커니즘이 자리 잡기 시작했다. 변화의 움직임은 아주 빠른 속도로 진행되었다. 이번에는 화합물이 약품으로 생산돼 시장에 유통되기까지는 3년이 아니라 10년이 필요할 정도로 변화된 것이다. 아주 극적인 지연 현상이 일어난 것이다.

초반에는 프랑스의 제약산업이 특히 임상 연구에 반대했다. 제약회사가 생산한 주요 약품이 이 관문을 무사히 통과하지 못할까 봐 겁을 먹었기 때문이다. 그러다 모든 나라에 임상 연구에 관한 협약이 체결되면서 무조건적으로 거쳐야 하는 의무적인 통과 시험이 되었고 그에 대한 책임은 전적으로 제약산업이 지는 풍토가 형성되었다. 제약회사들의 이해관계가 얽힌 문제를 제약회사 스스로 푸는 꼴이 된 것이다. 프랑스의 경우, 신약에 한해 이 실험을 거치도록 하는 게 관례였다. 오래전부터 유통된 약품들은 그 효능이 전혀 검증되지 않았어도, 설령 위험 요소가 있다 해도 시장에 나온 기간이 매우 길기 때문에 그 존재를 인정하는 분위기가 지배적이었다. 프랑스의 오래된 통념과 노하우를 보호하기 위한 차원의 조치이기도 했다. 1960년대까지만 해도 프랑스의 연구소들은 기존 약품에 함유된 화합물을 이곳저곳에서 모아 짜깁기하듯 배합해 신약을 만들기도 했지만 보건당국은 어떤 제재도 취할 수 없었다. 해당 약품이 시장에 출시돼 판매되기까지, 국가가 관여할 수 있는 권한이 없었기 때문이다.

하지만 시간이 지날수록 임상실험의 중요성이 점점 더 커지면서 전반적인 분위기가 임상실험을 의무화하는 쪽으로 바뀌었다. 그 바람에 그동안 임상실험에 큰 비용을 지출할 형편이 못 되었던 제약회사까지도 암묵적으로 강요당하게 되었다. 드라랑드, 푸르니에Fournier, 드라그랑지, 세르비에 등 비교적 규모가 작은 실험실들은 온갖 수단을 동원해서라도 살아남아야 했다. 결국은 그 비용을 감당하지 못해 거대 기업에 합병되는 쪽을 선택하고 말았지만.

물론 살아남기 위해 모든 방법을 시도해보는 것도 바람직한 자세다. 그런 실험실들은 기존의 방법을 모방해 이미 발견된 화합물 분자를 조합하는 전략을 시도했고 마지못해 임상실험을 해가며 타협했다. 하지만 그 과정에서 여러 부정행위를 서슴지 않았다. 예를 들어 실험 결과를 조작하거나 실제로는 효능이 증명되지 않았어도 그런 것처럼 인정받기 위해 관계 당국과 뒷거래를 시도하기도 했다.

1960년대부터 1980년대까지 프랑스를 비롯한 유럽의 여러 나라(스페인, 그리스, 이탈리아)의 사례를 조사한 결과, 신약시장과 관련해서 미국이나 영국만큼 좋은 성과를 거두지는 못한 것으로 밝혀졌다. 유럽 국가들은 대체로 거대 기업의 합병과 인수가 한창 진행될 무렵 시장에서 손을 떼는 조심스러운 양상을 보였기 때문이다(아니면 생존을 위해 소규모 연구소에 지분을 팔기도 했다). 이러한 관점에서 볼 때, 신텔라보와 사노피는 수년간 프랑스 소기업들을 자기 것으로 만들기 위해 공을 들였다(그래서 일단 소기업과의 협력이 이뤄지면 그 다음에는 기업을 인수하는 수순을 밟았다). 프랑스의 의약품 스캔들 중 하나인 메디에이터의 사례는 프랑스 제약시장의 최근 모습을 아주 극명히 보여준다. 이 약품의 원료를 발견하고 개발한 세르비에 연구소는 대기업에 합병되는 것을 거부한 프랑스의 마지막 연구소였다. 이 연구소의 약품들이 다른 제약회사의 먹이가 되기까지는 다른 연구소보다 시간이 더 걸렸고 그에 대한 희생의 대가도 컸다. 거대 제약회사는 환자를 위한 치료제를 담보로 높은 수익성을 꾀하려 들기 때문이다. 이러한 변화의 흐름 속에서 유독 큰 영향을 미친 품목이 바로 항생제였다.

단순히 전염병 치료에 효과가 있어서만은 아니다. 당시에는 항생제 개발 자체가 하나의 혁신적인 사건이었다. 의약업계의 각 분야가 재편성되면서 항생제 개발의 중요성이 더 확실히 자리 잡게 되었다. 항생제는 약품 개발 과정에 정식 임상실험을 접목시킬 수 있는 최고의 이상적인 품목이었다. 근대화된 최초의 임상실험은 스트렙토마이신 streptomycine(결핵 치료용으로 쓰이는 항생 물질–옮긴이)으로 이루어졌다. 항생제 개발을 위해 실시되는 임상실험은 근대 의학을 정의하는 대명사가 되었다. 맹목적으로 진행되던 플라시보 실험보다 훨씬 더 강력한 근거를 제시하면서 수학적 통계 수치 분석과 함께 실험 결과의 정확성을 입증받았다.

결국 항생제는 과학계 학자들이 말하는 진정한 '연구소'를 탄생시키는 데 중요한 역할을 한 셈이었다. 부대 상황 때문에 연구하기 까다롭던 대상을 실험 대상으로 간결하게 추려내, 연구소라는 밀폐 공간에서 객관적 수치를 정량화하는 일이 가능해진 것이다. 우리는 그런 연구소를 이른바 '정식 임상실험 연구소'라고 부른다.

1945년 이후 현재에 이르기까지 임상실험은 갈수록 점점 더 정교해졌고 모든 신약은 이 실험 과정을 거쳐야 했다. 치료제로서의 효능 정도에 상관없이 모든 약품이 거쳐야 하는 통과 의례가 된 것이다.

하지만 '의약품의 혁명' 또는 생물학의 혁명이 일어났음에도 불구하고 여전히 넘을 수 없는 장벽이 있으며, 우리는 그 장벽을 어떻게 넘을지 몰라 전전긍긍하고 있는 것이 사실이다. 고도의 기술을 갖춘 연구실에서 정교한 물질을 만들어도 이 경험적 사례에서 결론을 이끄는 임상실험을 거치지 않고는 그 물질을 약품으로 규정할 수 없었다. 생물학적 지식의 한계가 바로 그것이다.

물론 시간이 지날수록 사정은 나아지겠지만.

기존약품 모델의 위기
—

인간의 힘으로는 불가능한 것들이 있다. 설령 그것을 해냈다 하더라도 기존 시스템에 위기가 도래할 수밖에 없다. 우리는 특정 질환을 앓고 있는 표본 집단 환자(나이, 성별, 병력, 증상적인 특징)를 작은 샘플처럼 규격화할 수 있다. 그러나 시간을 축소시키는 것은 불가능하다. 10년, 20년 아니면 30년 동안 약품을 복용하게 할 경우, 증상에 어떤 변화가 생기는지 알려면 보통 1년, 길면 2년의 연구 과정 속에서 결과를 도출해야 한다. 하지만 알다시피 정해진 시간은 줄어들지 않는다.

항생제는 만성질환 치료제가 아니어서 괜찮다. 하지만 이 마법의 탄환(특정 질병에 신속한 효과를 보이는 치료법 또는 특효약을 이르는 말–옮긴이)의 경우, 문제는 며칠 또는 몇 주 이상 복용하면 안 된다는 점이다.[2]

하지만 항생제를 보는 관점에 있어, 의학계는 생각이 달랐다. 마법의 탄환 같은 항생제는 신약으로 분류되기보다는 예외 품목으로 인정해야 한다는 것이다. 항생제는 질병의 '원인'을 없애주는 역할을 하는 약이다. 다시 말해 (외부 인자의 개입 자체를 파괴시키는), 전염병을 일으키는 원인을 제거하는 역할에 주목할 필요가 있다. 그 외의 다른 질병 치료제들은 문제의 '원인'을 제거하는 효능과 직접적으로 부합하지는 않는다. 우리가 알고 있는 다른 약품은 대개 원인의 출현과 증상 사이에 중개자처럼 개입해 이미 발생한 문제를 해결해주는 역할을 하기 때문이다.

물론 항생제를 대상으로 한 임상실험 연구의 모델을 다른 약품에 적용시킨다 해도 큰 문제는 없다. 그러나 여기에서 발명을 위한 모델의 위기가 시작되는데, 현재 이 위기는 급속도로 진행되고 있다. 언론 매체에 자주 보도되는 일련의 의약품 스캔들을 보면 기본적으로 공통분모를 갖고 있다. 바로 새로 개발된 약품의 진실을 모른다는 것이다! 설령 안다 하더라도 단기 복용의 경우에 한해서일 뿐이다. 신약이 장기 복용될 경우 어떤 변화를 일으킬지 우리는 알지 못한다. 그리고 특허를 승인받기 위해 필요한 임상실험 모델이 과연 약품의 시장성을 정확히 입증해주는지도 미지수다.

약품 관리와 효능 검증을 맡은 정부 기관 책임자들까지도 이 의견에 동의한다. 그러면서 자신들은 결코 부패한 공무원이 아니며 단지 '모르는 것뿐'이라고 일축한다. (논쟁의 소지가 다분한 약품 중 하나로 손꼽히는) 바이옥스Vioxx에 대해서도 우리는 제대로 아는 바가 없다. 과연 폐경기 여성을 위한 호르몬 치료제가 맞는지도 여전히 미지수다.

달마다 《프레스크리》에서 특허 승인을 받은 신약의 임상실험 관련 글을 읽다 보면 대체로 하나같이 공통된 문구를 발견한다. 전문가들이 밝힌 실험 결과의 최종 결론은 늘 이러한 표현으로 귀결되기 때문이다. '본 양식의 현재 결과만 가지고서는 해당 약품이 유용한 상품인지, 위험한 약품인지 정확히 판단할 수 없다!'

단, 마법의 탄환을 상대로 한 모델은 해당사항이 없는데, 대표적인 예가 신경이완제(클로르프로마진chlorpromazine을 이용해 1952년에 개발된 약물)다. 정신분열증에 직접적인 치료 효과가 있는 것은 아니지만 심각한 증상을 완화시켜주기 때문에 환자들은 이 신경이완제를 일생 동안 복용하는 경우가 다반사다. 그러나 신경이완제가 출시된 지 20년 만에 끔찍한 부작용 사례가 발생하면서 문제가 불거졌다. 만발성 운동장애tardive dyskinesia 환자들에게 일어난 것인데 임상실험을 통해서도 그 부작용의 가능성을 쉽게 예측할 수 없었다고 한다.

앎의 위기에서 혁신성의 위기로
—

이 위기를 가장 극명히 보여주는 것은 바로 임상실험을 거쳤음에도 불구하고 약품의 생산량이 점점 줄어들고 있다는 점이다. 게다가 약에 대한 불확실성과 의심이 확산되면서 의약품 전체 품목에 영향을 미쳤다. 그래서 고혈압 치료제나 폐경기 여성의 호르몬 치료제, 신경이완제의 판매가 한때 위축되기도 했다. 이러한 약품들의 이점과 위험 요소는 무엇일까? 신약이 기존의 약품보다 더 개선된 것은 무엇일까?

이점과 위험 요소 관계를 보다 확실히 알기 위해서는 적어도 10년에 걸친 연구가 뒤따라야 할 것이다. 따라서 이윤 추구가 목표이고 특허 승인에 목숨을 거는 제약회사에게 혁신을 강요한다는 것 자체가 어불성설이다. 매출액 상승에 기여하는 약품 대부분이 만성적으로 복용하는 약들이므로 갈수록 문제의 심각성은 높아간다.

마침내 제약산업은 한 가지 해결책을 제안했다. 약품의 효능을 '매개체로서의 기준'에 근거해 정의하고, 지속 기간 같은 최종 결과는 감안하지 않는 것이다. 임상실험으로 약품의 효능을 확인할 때 생물학적 계수 즉, 다른 조건을 개입시키기로 한 것이다.

하지만 시간이 흐를수록 그 기준에 의거한 해결책 역시 믿을 수 없다는 의견이 분분해졌다. 고혈압 치료제가 환자의 혈압을 낮추는 데 기여할 수는 있지만 뇌출혈 같은 문제까지 예방할 수 있는지 판단하기란 어렵다. 그것은 또 다른 문제이기 때문이다. 한 대학의 연구팀에서 이 문제와 관련해 장기간 프로젝트를 실시했는데, 결과는 신약에게는 악재와도 같은 소식이었다(고혈압 치료제와 관련해 신약보다 이미 오래전부터 사용돼온 약품들이 효과 면에서 더 탁월하다는 결과가 나온 것이다)!

우리는 시간이 지나봐야 알 수 있는 문제들을 더 이상 외면할 수 없다. 어떤 약품이 진정 효과가 있는지 알기 위해서는 20년, 30년의 연구 기간이 필요하지만 제약산업이 그것을 위해 투자할 이유가 없다. 외려 그 기간을 단축시키는 것에만 관심이 있다! 우리는 심각하게 고려해야 한다. '매개체로서의 기준'이 구체적으로 어떤 것인지 객관적인 결과를 도출해야 한다. 하지만 미국 보건당국은 '매개체로서의 기준'[3]에 부합한다고 판단되는 '좋은' 콜레스테롤을 높이는 약품(화이자의 토세트라피브torcetrabipib)의 판매 승인을 거절했다. '매개체로서의 기준'을 고려하지 않고 환자의 사망률 즉, 약의 효력 기간에만 초점을 맞춘 임상실험은 오히려 부작용을 낳는 데 일조했다. 해당 약품은 쓰레기통으로 처박히는 꼴이 되어버렸기 때문이다.

임상실험에 대한 기대치가 이런 식으로 확산된다면 실리보다 명분을 강조한 이 방법은 결국 자체적인 파멸로 이어질 것이다(환자들이 약품을 복용하고 있는 동안에도 약효를 평가하는 연구는 지속적으로 진행되어야 할 것이다). 혁신성을 충족시킬 수 있는 믿을 만한 모델은 진정 없단 말인가! 그렇다면 혁신성의 위기는 앞으로도 계속될 것이다.

연구의 관료 체제화

문제가 여기서 끝나면 좋겠지만 이 위기는 또 다른 국면을 맞는다. 신약은 분자 화합물의 조합을 뜻하는 '스크리닝' 방식으로 만들어지는데, 제약산업의 입장에서는 '이미 알고 있는 사실'이 아닌 '새롭게 만든 가설'을 적용한 결과물이라는 데 더 큰 의미를 둔다. 따라서 신약 제조 과정의 핵심은 바로 '예측'이다. 개발 과정에서 임상실험 전에 시행하는 가상실험에서 신뢰할 수 있는 결과를 예측할 수 있어야 한다. 그래야 동물실험을 거친 분자 화합물의 조합을 인간에게도 적용할 수 있다.

'예측'에 초점을 둔 개발 과정은 오늘날까지도 제약산업의 연구가 가장 강조하는 단어다. 애초에 분자 화합물이 어디에서 왔는지가 중요한 것이 아니라, 그 결과물을 인간이 사용해도 문제없음을 보여주는 세밀한 데이터만 있으면 되었다. 1970년대에 연구소에서 만들어진 분자 화합물은 곧바로 병원의 입원 환자들에게 투여되었다. 약품의 유해성에 대한 진지한 연구 없이 말이다. 심지어 드라그랑지 같은 제약회사의 연구소는 연구소 소장이 병원 원장이었다고 한다!

그러다가 앞에서도 언급했듯이, 임상실험의 중요성이 제기되면서 사람들은 그동안 철석같이 믿었던 약품 모델의 '예측'에 의문을 갖게 되었다. 그래서 그 예측이 진정 믿을 만한 것인지 검증하고 수정하고 반론을 제기할 수 있는 장을 마련했다.

임상실험이 강조하는 논리와 '예측'을 강조하는 모델의 논리는 엄연히 다르다. '예측'의 논리가 환자와 실험 대상이 된 동물 사이의 반응을 비교하면서 약을 통해 일어나는 최대한의 상호작용 결과를 기준으로 한다면, 임상실험은 계통을 생각하고 신중한 방식으로 약품의 이점과 위험 요소의 관계를 파악하려고 애쓴다(약품의 개발 과정은 크게 4단계로 나뉜다. 보건당국은 단계별로 세밀하게 파악하므로 그 과정을 교묘하게 회피하는 것이 이제는 불가능해졌다). 첫 단계를 통과해야 그 다음 단계로 차례차례 진행할 수 있다. 반복되는 결과를 체크하고, 두 대상의 상호작용을 파악하는 일은 약품과 관련된 정보에 확실성을 심어준다. 하지만 시간이 지날수록 개발 단계와 연구 단계의 서로 다른 차별성이 점점 없어지기 시작했다. 그러자 약품 개발 과정이 지나치게 관료 체제를 흉내 내어 형식적인 절차로 전락하는 것은 아닌지 우려의 목소리가 제기되었다. 불운한 운명을 맞이해야 했던 토세트라프브를 상품화하려고 화이자는 8억 달러를 지출하면서까지 무던히 애썼다는 소문이 파다하다. 소문이 사실일 가능성이 높다.

여기서 상황을 좀 정리할 필요가 있다. 임상실험을 통한 약품 모델의 중요성이 점점 커지면서 연구 단계와 개발 단계의 차이는 그 의미를 상실했다. 기술적이고 논리적인 측면에만 주의를 기울이다 보니 그렇게 된 것일 수도 있다. 그리고 약품 효능을 입증하는 상호작용의 측면이 예전보다 더 약화되었다. 여기서 문제는 연구 단계를 통해 '예측'의 측면을 강화할 수 있느냐는 것이다. 사실, 엄밀히 말해서 '연구'와 '개발'

은 실제 적용될 때 엄밀히 다른 단계를 말하기 때문이다.

새로운 모델을 꿈꾸기

제약산업은 여전히 새로운 약품을 발명하고 싶어 한다. 과거에 항생제가 이룬 커다란 업적을 갱신할 수 있는 색다른 약품을 발견하고 싶은 것이다(질병의 발생 원인에 초점을 맞추어 사전에 그 증상을 막아주는 약품에 관심이 많다). 과학적인 지식을 심화하는 발견보다는 화학 치료법에 따른 모델, 그리고 '스크리닝'에 의한 모델 연구로 옮겨가는 식이다. 특히 유전학은 이러한 새로운 변화에 대한 희망을 실현시켜줄 미지의 영역이었다. 많은 사람들은 유전학 연구가 기존의 수많은 질병의 원인을 밝히고 새로운 치료법을 찾을 수 있는 단서를 제공해줄 것이라고 믿고 있다(또 그렇게 설득당하고 있다). 생명체의 유전학적 기능에 대한 잘못된 인식 때문에 유전학 연구가 시들해진 시기에 다시 한 번 유전학에 희망을 거는 움직임이 작용한 것이다. 유전적 특징과 관련된 작업들은 직접적인 치료와 질병의 원인 규명 간의 간극을 좁히려는 것이기보다는 출구를 알 수 없는 미로를 헤쳐 나가기 위한 길잡이 역할로 기대되었다.

생명공학과 관련된 회사들은 이 꿈에 부푼 희망 프로젝트에 동참했으며, 꽤 비약적인 발전을 거두는 데 일조했다. 실제로 대학 연구소 출신의 많은 인물들이 생명공학 기업을 설립했다. 이들은 자신들의 연구를 통해 이윤을 극대화하고 싶어 했다. 또 국제적 거대 기업의 육중한 관료 체제를 더 이상 견디지 못한 제약업계의 연구가들도 회사 설립에 주체적 역할을 했다. 제약업계는 이것을 도약의 발판으로 여겨 신종 기업에게 투자를 아끼지 않았다. 경제 사정을 핑계로 기존 연구소를 없애고 생명공학 회사 소속의 연구소들을 아주 비싼 값에 매입했다.

하지만 예상처럼 만족스러운 결과는 얻지 못했다. 일단 제약회사들이 연구소를 매입한 후에는 초심을 지키지 못하고 자꾸만 다른 쪽으로 마음이 쏠렸던 것이다. 분자 화합물은 예상만큼 수익성을 내주지 못했고 제약회사는 기울어가는 재정 상태를 만회시켜줄 돌파구를 찾지 못했다.

치료의 혁신성이 사적인 연구 목적(최대한 시간을 절약하고 특허 승인을 받는 것)과 양립하기 힘들 것이라는 가설은 역시 예상을 빗나가지 않았다. 모험이 따르는 제안이지만 보다 진중하게 고민해야 했다.

위험하진 않지만 그렇다고 유용성이 검증되지도 않은 약품의 실용화는, 무슨 일이든 신속하게 해치우고 싶어 하는 기업의 절대적인 룰이 적용된 시스템과 맞아떨어지지 않을까? 제약산업이야말로 '패스트 사이언스'에 가장 부합하는 표본이라고 할 수 있다. 약품 사용자들에게서 많은 돈을 끄집어낼 수만 있다면 어떤 문제라도 상관없이 맞서 싸울 준비가 되어 있는.

어쩌면 사적인 연구 모델에 의구심을 품지 않더라도 이미 혁신성의 위기는 탈출구 없는 막다른 골목에 접어든 것은 아닐까? 의약 연구는 진행 속도를 더 늦출 필요가 있다. 섣부른 실행으로 발생하는 결과가 너무나 심각하기 때문이다. 또한 민주적인 부분이 있더라도 그 어떤 정치적 권력에 굴복해서도 안 된다. 이제 약품의 발명에 '슬로우 사이언스'를 도입할 때가 되었다. 그래서 수익성에 집착하지 않는 과학을 만들어야 한다. 다시 말해 제약산업의 주머니 속 이득을 생각하는 연구소가 아닌 중립적인 연구 센터에서 약품을 개발해야 한다. 하지만 누구도

앞장서서 그 말을 입 밖에 내지는 않을 것이다. 유럽은 물론 다른 대륙의 어느 나라든 제약산업의 현실과 맞지 않는 제안임을 알기 때문이다. 현실적으로 보면 정부 산하의 연구소와 개인적으로 진행하는 연구 사이의 관계가 점점 더 긴밀해지고 있다. 그런데도 관계자들은 위기 극복에 나서기보다는 치료용 목적의 신약 개발을 더 선호한다.

 칼만 애플바움의 견해

기존 질서를 재정립하려는 모든 제안은 이후 공권력의 영향을 받았고 사적 영역의 개입에 대해서는 우려의 목소리가 높아질 수밖에 없었다. 인간의 건강을 위해 생산된 약품의 상당수가 공식적이건 비공식적이건 국민의 건강 증진, 환자의 치료를 위해서만 생산되지는 않았음을 인정해야 했다.

나는 정부가 제약산업의 연구개발에 개입해 통제해야 한다고 생각한다. 항공 산업이나 텔레콤, 반도체 부문에 국가 차원에서 개입하듯, 전략적이고 인류애적인 가치를 지향할 수 있도록 제약산업에도 얼마간 신경 써야 한다고 본다. 정부가 적극적으로 개입한 이러한 산업들은 현재 과학적인 진보를 이룬 것은 물론 수익성 좋은 시장의 상업화를 이루는 데도 성공했다. 아무도 이 점을 부인할 수는 없다. 시장의 경제성에만 너무 집착한 나머지 그동안 제약산업계는 전문 감정 평가에 따른 특허 시스템에만 의지했고 시스템은 실질적으로 혁신적 아이디어를 창출하는 데 기여하지 못했다. 문제는 기업 간의 치열한 경쟁이 이 같은 정부 주도적 관리의 이점을 망칠 수도 있다는 것이다.

(……) 공공기관이 제약회사의 연구 과정에 직접 개입할 수도 있다. 제약산업의 관리 영역까지 침범해 회사의 이해관계에 영향을 미치는 것이다. 당장 공공기관이 제약회사의 관리 영역에 개입할 경우, 아마 현실적 제약이 따를 것이다. 사기업은 회사의 활동 내역, 전략, (상업적이고 과학적인) 데이터 정보를 외부에 유출하지 않을 권리를 사법적으로 보호받기 때문이다. 사기업이 누리는 이러한 특권 때문에, 국민 건강을 최우선해야 한다는 말은 100년 전 리처드 헨리 토니의 표현처럼 비상식적인 요구일 것이다. 리처드 헨리 토니는 이렇게 말했다.

"회사의 물적 자산과 관리 방식에 대해 우리는 그 어떤 정당성도 요구할 수 없다. 왜냐하면 그 회사의 고유한 미덕에서 발현된 당연한 권리에 속하는 것들이기 때문이다. 또 공공을 위한 사회적 이득에 기여하지 않았다고 해서 그 기준으로 회사의 능력을 평가할 수도 없기 때문이다."[4]

수돗물에 빠진 프로작

> 나는 우리가 오늘날 사용하는 모든 약물학의 결과물을
> 저 바다 속에 던져버려야 한다고 굳게 믿는다.
> 그러면 인류애는 구원할 수 있을 것이다.
> 다만 물고기들의 삶이 망가지겠지만.
> – 올리버 웬델 홈스(1860)[1]

가장 먼저 피해를 본 물고기들

1987년 11월 4일, 토론토에서 액체 약물의 위험성을 연구하는 협회가 주최하는 연례학회가 열렸다. 그 자리의 폐막식 연사를 맡게 된 스웨덴 출신의 독물학자 벵트-에릭 벵손은 관중에게 매우 의미심장한 말을 남겼다. 발트 해에 서식하는 수컷 어류의 생식기 크기를 조사한 결과 예전보다 크기가 감소한 것을 알 수 있었는데, 그 원인이 바로 유기염소가 함유된 약이 바닷물에 유입되었기 때문이라는 것이었다. 벵트-에릭 벵손은 (발트 해에 유입되는 하수에 이 약품이 포함되어 있기 때문에!) 어느 한 제약사를 탓할 수는 없다고 덧붙였다. 그의 연설은 참석자 중 한 전문가의 마음을 혼란스럽게 만들었다.

그는 테오 콜본으로 미국의 NGO 단체 중 하나인 '환경보존단체

Conservation Foundation'의 일원이었다. 그는 미국 북부지방의 5대호 주변 생태계의 농약 오염 실태를 평가하는 직책을 맡고 있었다. 콜본은 이미 그곳에 살고 있는 어류와 기타 수생동물의 암 발생률이 전보다 증가하고 있다는 사실을 확인했다. 벵손의 지적에 그의 머릿속에는 자신이 지금까지 연구한 내용들에 오류가 있을지도 모른다는 생각이 불현듯 스치고 지나갔다. 5대호 주변 생태계 생물에게서 나타난 이상 증상들의 이유가 수질 오염 때문일 수도 있었다. 단순한 질병이 아니었던 것이다.

특정 어종은 갑상선에 문제가 있었고 또 다른 종의 경우에는 암수 모두 생식기에 이상이 있었다. 그리고 그 주변에서 어류를 잡아먹는 조류가 낳은 알들이 정상적으로 부화하지 못하거나 새끼가 기형으로 태어나 결국 생후 며칠 만에 죽는 경우도 목격했다. 또한 어떤 조류 종은 수컷이 암컷과 새끼들을 방치하면서 신경을 쓰지 않자 암컷이 다른 암컷과 함께 부모 노릇을 하며 허약한 새끼들을 돌봤다(우리는 이런 새들을 '동성애 조류'라고 불렀다). 갈매기와 가마우지를 비롯해 담비, 물개들은 종족을 보존시키기 위한 생식 능력에 문제가 발생하면서 현재 멸종위기 종으로 지정될 정도다.

내분비계의 기능장애: 생태계의 대혼란
—

이러한 여러 문제들이 일어나게 된 공통 원인이 있다면 무엇일까? 벵손의 말에 자극받은 테오 콜본은 마침내 문제의 근본적인 이유를 파악하는 데 성공했다. 이러한 모든 현상은 사실 내분비계 기능장애에서 비롯된 것이었다. 체내 기관의 형성과 성장에 관여하는 내분비샘과 호르몬 양을 조절하는 기관에 문제가 생겼기 때문이다. 지난 30년간 발견한 사실 중 가장 중요한 발견이라고 할 수 있을 정도로, 내분비계의 기능 장애는 DDT(유기염소 계열의 살충제이자 농약물질-옮긴이)와 다이옥신, 폴리염화바이페닐PCB, 그리고 비스페놀bisphenol A에 함유된 합성물질 때문에 일어난다. 이 물질이 동물의 체내에 유입될 경우 내분비계의 정상 기능을 막고 자연적으로 분비되는 호르몬을 억제시킨다. 결국 새끼들의 성장 발육 단계를 결정짓는 암컷의 내분비계가 고장 나게 돼 자연히 개체 수 증가에 적신호가 울릴 수밖에 없다.[2]

뒤에서 다시 언급하겠지만 이런 유해 화학물질의 체내 유입으로 내분비계가 고장 난 희생자는 어류와 조류로만 끝나지 않는다. 그 다음 희생자는 바로 인간이다. 이제 우리는 비스페놀 A와 같은 물질이 인체에 유입될 경우 내분비계 기능의 혼란뿐만 아니라 여러 가지 문제가 생긴다는 사실에 주의해야 한다.[3] 그뿐만 아니라 유방암과 전립선암의 발병률이 증가하고 2형 당뇨병과 비만, 사춘기 여자아이들의 이른 초경 등 신진대사의 기능장애도 추가 문제로 발생했다. 또 남성의 비뇨 생식기의 기형 발생률이 증가했다. 게다가 선진국 남성의 정자 수는 계속해서 줄어들었다(1985~2005년 사이에 프랑스 남성의 정자 수는 32퍼센트나 줄었다)! 이러한 현상은 미국 5대호에 서식하는 갈매기의 개체 수가 줄어드는 것처럼 후세대 인류의 수 역시 줄어듦을 의미한다.

합성물질은 대체 어떻게 인간의 내분비계의 기능을 망가트리는 것일까? 요컨대 테오 콜본의 지적처럼 15년 전부터 본격적으로 복용한 디스틸벤이 인체의 보건 상태에 대재난을 가져왔음은 분명한 사실이다. 1940년대부터 알약 형태로 출시된 이 약물은 임신을 촉진시켜준다고 해서 수많은 여성에게 큰 인기를 끌었다. 합성물질로 이루어진 호르몬제에 들어 있는 디스틸벤은 그 다음 세대인 여성들의 몸에 이상 증세를 일으켰다. 질암을 비롯해 기형 자궁, 면역 기능 저하의 원인으로 작용한 것이다. 테오 콜본이 직접 연구한 여러 화학물질 가운데 디스틸벤은 성인뿐만 아니라 가임 여성이 출산한 자녀에게까지 부작용을 유발했다. 그럼에도 불구하고 그 후에도 계속 약이라는 타이틀로 시중에 판매되었다.

1980년대 말, 테오 콜본은 동료들과 함께 연구를 통해 살충제와 폴리염화바이페닐 성분이 호수와 강물에 유입되면서 그 물이 체내에 들어간 생물에게서 그러한 문제가 발생한 것으로 분석했다. 그로부터 10년 후, 분석기술은 더욱 진보했고 연구자들은 물속에 함유된 다른 물질들도 차례차례 발견했다. 그리고 그 물질들이 과거에는 미처 생각하지 못했던 약품 속에 고스란히 들어 있다는 사실도 알아냈다. 호르몬제, 항생제, 베타선 차단물질, 항우울제, 간질 치료제, 염증 치료제, 항암제, 항히스타민제, 고혈압 치료제, 콜레스테롤 수치를 낮춰주는 약에 모두 그 물질이 함유돼 있다.[4]

지구상에 존재하는 모든 약국은 바다로 흘러가기 전 강과 호수에 유입되는 화학물질들이 한데 모여 있는 거대한 약품들의 온상이라 할 수 있다. 강과 호수로 흘러들어오는 약품의 일부는 사용되지 않은 약, 그리고 화장실에 버려진 약들이다. 하지만 대부분은 인간이나 가축이 흡수하고 남은 찌꺼기가 유입되는 경우가 많다. 약물이 생체에 들어가면 화학결합에 변화가 일어나면서 대사물질이 생성된다. 이 대사물질은 이따금 활성화되어 정화 과정을 거칠 때 세균에 의해 가수분해되거나 분자 형태를 띤다. 실제로 약품들은 생체에 들어와 여러 가지 반응을 하지만 정화 과정에서 전혀 찌꺼기가 남지 않기란 불가능하다. 몸 밖으로 배출된 이 물질은 다른 장소로 이동하여 다른 환경에 살고 있는 생물체의 몸에 들어가 또 다른 반응을 일으키는 것이다.

일상적으로 가장 먼저 영향을 받는 생물이 어류다. 2006년 미국 지질조사U.S. Geological Survey 팀원들이 포토맥 강가에 서식하는 수컷 농어를 조사한 적이 있었다. 그들은 이 어종이 고환 속에 알을 가득 품고 있는 것을 확인했다.[5] 이와 유사한 현상은 전 세계 다른 지역에서도 관찰된다. 분명 테오 콜본이 지적한 대로 성의 구별이 사라진 어종으로 진화한 것이다. 우리는 그 이유를 에티닐에스트라디올éthinylestradiol이라는 물질이 수중 생태계에 유입되었기 때문으로 본다. 이 물질은 합성 에스트로겐으로 모든 피임약에 들어 있다. 물에 유입된 이 호르몬제가 일부 어종의 내분비계에 장애를 유발하거나 일부는 화학물질 반응으로 생체 기능에 문제를 일으켰다.

이보다 더 이상한 현상들도 있으며 그 밖에도 다른 약품들이 원인이 되어 수중생물의 몸에 이상 현상이 일어났다. 예를 들어 세로토닌의 양을 조절하는 항우울제나 심장병 치료와 관련된 칼슘 억제제, 비타민 A의 유도체인 레티노이드retinoid 같은 약품에서 나온 물질들 역시 점점 수중생물의 건강에 피해를 주고 있다. 먼저, 세로토닌의 양을 조절하는 항우울제는 개구리의 유체인 올챙이의 성장을 지연시킨다. 그리고 연체류와 갑각류의 생식 기능에도 문제를 일으키는 것으로 밝혀졌다. 이어서 칼슘 억제제는 성게의 정자 생성을 방해하고, 레티노이드는 몇몇 양서류 종의 형체를 기형으로 변질시켰다. 모든 의약품에는 DDT와 디스틸벤처럼 정말 공통적으로 내분비계의 기능장애를 유발하는 물질이 있는 것일까? 만약 그렇다면 이 물질이 인체에 들어갈 경우 동일한 문제를 일으키지 않겠는가? 그래서 우리가 직접 약품으로 복용하든, 식당에서 그 약물이 축적된 해산물을 먹든 매한가지가 아닐 까?[6]

 항우울제는 정말 내분비계의 기능을 저해할까?

2004년 미국 보건부가 설립한 '인간생식에 대한 리스크평가센터Center for the Evaluation of Risks to Human Reproduction'의 보고서에 따르면[7], 세로토닌의 양을 조절 하는 항우울제에 플루옥세틴(프로작)처럼 '생식 기능을 저해하는' 물질이 함유된 것으 로 드러났다. 플루옥세틴을 복용한 경험이 있는 성인 중 33퍼센트~60퍼센트는 성 적 기능상의 여러 문제를 호소한 바 있다. 예를 들어 오르가슴을 느낄 수 없다거나 정 액 배출이 지연되고 발기가 되지 않는 문제들이 발생한 것이다. 또 여성의 경우에는 질액 분비가 원활하지 못했다. 여성들의 월경 주기가 불규칙하게 변한 것도 문제였는 데 에스트로겐의 분비량이 줄어들면서 생긴 부작용이다.

또한 위 보고서는 임신 기간 동안 플루옥세틴을 복용할 경우, 태아의 성장을 더디게 하는 위험성이 있다고 폭로했다. 특히 출산 3개월 전은 더욱 위험한데, 조기 출산이 나 저체중 아이를 낳는 등 태아에 여러 가지 나쁜 영향을 끼치기 때문이다. 뱃속에 있 는 태아는 고통에 저항할 힘이 없으며 소리 높여 울 수도 없다. 그래서 몸을 덜덜 떨 고 저혈당, 저체온 증상을 보인다. 근력이 없으므로 몸이 그렇게 반응하는 것이다.

신생아에게 폐동맥 고혈압 증상이 나타나 심각한 호흡기 질환을 보이고 심할 경우 사 망에 이른 사례도 나와 있다. 프랑스에서 일어난 메디에이터 스캔들처럼 말이다. 우 리는 플루옥세틴을 꾸준히 복용한 산모의 아기들은 발육 상태가 평균보다 훨씬 뒤떨 어지는 것을 확인했다(이 보고서를 작성한 연구자들은 임신 전에 이미 여성의 자궁 에 문제의 원인이 있었다고 보았다).

프로작의 제조사인 엘리 릴리는 당황스럽다는 반응을 보였다. 회사의 홍보를 맡고 있 는 타라 라이커스는 언론에 공식 입장을 표명했다. "프로작에 발육과 생식 기능을 저 해하는 물질이 들어 있다는 주장과 관련해 우리는 객관적인 증거 자료가 충분하지 않 다고 생각한다. 불가피한 부작용은 어쩔 수 없는 것이며 이 약품의 효능을 무시한 처 사다. 위험 요소를 무시할 순 없지만 그만큼 잠재적 효능을 지닌 약품이기 때문이다."

하버드 대학의 연구소 소장 리 S. 코헨 박사는 엘리 릴리의 자문관으로도 활동하고 있다. 그 역시 홍보 담당자의 입장에 동의하며 보고서에 언급된 위험성에 반론을 제기했다. "임산부가 항우울제 복용을 중단할 경우 우울증이 재발할 위험은 굉장히 높아진다. 그래서 태아에게 더 안 좋은 영향을 미칠 수 있다. (……) 나는 우울증 병력이 있는 임산부들이 우연찮게 이 보고서의 내용을 알게 될까 봐 오히려 겁이 난다."[8] 세로토닌의 양을 조절하는 항우울제는 임신한 여성에게 처방되는 경우가 많다. 임신 기간 동안 심한 감정 변화를 겪게 되므로 정신적 문제를 해결하기 위해서다. 미국에서는 임산부의 5퍼센트가 이 약을 먹은 경험이 있다고 고백했다. 반면에 흡연은 임산부라면 절대 금해야 한다. 술과 커피도 마찬가지이며 디스틸벤 역시 엄격히 금지되었다.

환경보호단체들은 현재 시중에 판매되는 의약품의 위해성을 우려한다. 그로 인한 심각한 사회문제가 너무 많이 발생하기 때문이다. 만약에 약품이 유해한 폐기물만큼이나 환경과 국민 건강을 위협하고 있다면, 거대 제약산업은 어떻게 해야 할까? 미국제약협회가 자체적으로 분석한 결과를 종합해 발표한 보고서에는 '자연적 성 호르몬과 인공 호르몬을 다루는 의약품들은 잠재적으로 리스크를 발생시킬 가능성을 가지고 있다'[9]라고 명시돼 있다. 하지만 뒤쪽의 결론에 이르면 다음과 같은 방향으로 이야기를 몰고 간다.

일반적으로 환경적 위험 요소는, 원문에 명시한 대로 인간의 인위적 개입에 의해 주변 환경에 축적된 의약품이 원인인 경우는 드물다. 왜냐하면 그러한 경로를 통해 발생한 사례가 적기 때문이다.[10]

마치 핵실험 후 주변 생태계의 오염 문제에 대해서는 최소화했다는 국방부 위원의 변명을 듣는 것 같다. 실제로 고전적 독성학에서도 함유물질의 양에 따라 독극물과 약의 정의를 내린다(파라셀수스Paracelsus는 "모든 물질은 독을 갖고 있고 독을 갖지 않는 것은 없다. 다만 양이 그것을 결정한다"라고 말한 바 있다). 의학계는 이런 논리를 강조하며 20년 넘게 내분비계 기능을 저해하는 약품이 시중에 활발히 팔릴 수 있는 명분을 마련했다. 이러한 물질은 극소량만으로도 충분히 효과를 발휘한다(심지어 10억 분의 1그램으로도 말이다). 다른 물질은 양이 그보다 100배 이상이어도 어떤 이상 작용도 일으키지 않는데 반해 이 물질은 달랐다. 따라서 우리는 생물 축적bioaccumulation의 영향력을 꼭 짚고 넘어가야 한다. 어떤 화학물질이 특정 생물의 체내에 들어갔을 때 그 양이 분해돼 줄어들지 않고 축적되면 다른 생물의 체내로 옮겨지는 과정에서 그 양은 계속해서 늘어날 수 있다. 그것이 바로 생물 축적의 정의다. 따라서 먹이 연쇄 과정을 거치면서 더 서열이 높은 포식자의 체내로 들어갈수록 독성은 더 높아진다.

어째서 이러한 약품들이 자연 환경에 침투되는 것을 가만히 두고 보는 것일까? 이미 동물의 몸에서 반응하는 것이라면 당연히 인간의 몸에서도 똑같은 부작용이 일어날 것이다. 인체 내에 유입되어 내분비계 기능을 마비시킬 수도 있다. 여러분은 이 문제에 대한 답을 충분히 짐작할 수 있을 것이다. 우리가 미처 진실을 알아채기 전에 그들은 재빨리 리스크를 감추려 애쓸 것임을.

의약품으로 인한 오염

앞의 모든 예시를 보면 약품이란 것이 인체뿐만 아니라 생태계에도 결코 안전한 물질이 아니라는 것을 확인할 수 있다. 인체 또는 동물의 몸에 축적된 약물이 활성화 반응을 보이며 전혀 예상치 못한 결과를 일으키기 때문이다. 결국 생태계의 균형이 깨지고 숙주가 된 생명체는 위기를 맞는다. 이러한 사례는 합성 에스트로겐 물질에서 더욱 극명하게 드러난다. 그뿐만 아니라 항생제의 경우에도 만만치 않은 여파를 일으킨 바 있다.

물론 항생제는 인류 문명을 바꾼 기발한 발명품이다. 1930~1940년 이후 항생제 덕분에 수많은 이들이 목숨이 구했다. 하지만 항생제의 효능을 과신한 나머지 다른 해결책이 있음에도 불구하고 항생제에 의존하는 과다복용이 문제가 되었다. 프랑스의 경우에도 인구 1,000명당 하루에 복용하는 항생제가 30알이 넘는다는 통계가 나와 있다.[11] 심지어 농산물 가공업에서조차 해마다 가축사료 제조에 수톤의 항생제를 쓴다. 미국에서 판매되는 전체 항생제의 80퍼센트가량이 소와 돼지와 닭의 사료에 사용되는데, 이는 체중을 불려 상품성을 높이기 위해서다(닭의 경우에는 항히스타민제 베나드릴Benadryl®과 소염제 타이레놀Tylénol®, 프로작, 비소까지 준다).[12] 이 같은 항균성 물질들은 인간이 먹는 식품에는 극히 적은 수치만 들어 있다. 또한 공기 중에 떠도는 유해물질 중 이 물질의 비율은 상대적으로 낮은 편이다. 하지만 이러한 물질이 강물에 유입되는 것 자체를 막을 수는 없다. 결국은 항생제에 내성이 생겨 저항하는 세균 수를 늘리는 데 기여하는 꼴이 되고 만 것이다.

항생제 남용은 21세기 초반 들어 국민 건강을 위협하는 가장 큰 문제 중 하나가 되었다. 항생제의 다량 복용은 오히려 인체의 세균 저항력을 떨어트렸다. 과거에는 전 세계에 확산된 전염병들이 항생제를 통해 치료가 가능했다면 이제는 항생제 내성 때문에 확실한 치료가 힘들어졌다. 살모넬라 중독, 중이염, 연쇄구균에 의한 구협염, 폐렴, 결핵, 말라리아 등 여러 질병이 현재까지 골칫거리가 되고 있다. 게다가 고질적인 질병인 임균 감염증gonococcal infection은 성적 접촉을 통해 옮는 병인데 이 병의 치료제인 항생제마저도 새로운 국면을 맞이해야만 했다. 미국 정부가 2006년 실시한 조사에 따르면, 병원성 감염 사례 200만 건중 70퍼센트 이상의 환자들이 더 이상 항생제의 내성 때문에 약효를 기대할 수 없는 경우였다. 그 결과 해마다 9만 명이 병원성 감염으로 사망했다.[13] 9.11 테러사건 희생자 수의 30배에 해당하는 숫자다! 이런 추세로 보건대 장기 이식, 항암 화학요법 치료, 중대한 외과수술 시 항생제의 치료 효과를 둘러싼 의혹은 더욱 증폭될 것으로 예상된다. 만약이 상태에서 과거로의 회귀를 실천한다면, 약물학이 이룩한 결정적인 진보는 결국 자기 파괴의 운명을 겪으며 사라질 것이며 40년 전의 의학 기술로 회귀해야 할 것이다. 그렇게 되면 녹슨 못에 발이 찔려 파상풍으로 죽는 그 옛날로 돌아가야 할 수도 있다.

 약이 불러온 전염병

1990년대 말, 동식물 연구가들은 인도와 파키스탄에 서식하는 독수리 중 3종이 갑자기 멸종위기에 처했다고 발표했다. 몇 년 전 이 지역에 서식하는 독수리 개체수의 99퍼센트가량이 줄어드는 기이한 현상이 일어났지만 전문가들은 이러한 참사를 해명할 만한 이상 징후를 발견하지 못했다. 2003년 미국의 한 연구소 팀원들이 마침내 그 비밀을 밝혀내는 데 성공했다. 독수리들을 죽음으로 몰고 간 것은 바로 콩팥 기능 이상으로, 디클로페낙diclofénac(볼타렌Voltarèn®)이 든 사료를 먹은 소의 사체를 먹었기 때문이었다. 이 약은 관절염을 호소하는 사람에게 처방되는 소염제인데, 인도와 파키스탄의 농민들은 가축이 열이 높고 다리를 절 때 이 약을 사료에 섞어 먹이곤 했다. 디클로페낙은 소나 인간에게는 해롭지 않았지만 그것을 섭취한 독수리에게는 치명적이었던 것이다.

대부분의 사람들이 독수리에 우호적이지는 않다. 하지만 인도와 파키스탄에서 독수리는 친환경적인 역할을 톡톡히 해내는 동물이다. 그 지역에서는 2억 마리의 젖소들을 키우지만 식용으로 먹지 않는다. 힌두교 문화에서는 소를 신성한 동물로 여겨 소가 죽으면 사체를 깨끗이 씻은 다음 독수리에게 제물처럼 바친다(반면 힌두교 분파인 파시Parsi교도는 사람의 시체를 소각하지 않는 전통이 있다). 현재 독수리의 수가 현저히 줄어들면서 먹이사슬의 그 아래 단계에 있는 들개와 야생 쥐의 수가 기하급수적으로 불어났다. 먹이사슬의 균형이 깨지면 자연 생태계에는 위기가 찾아온다. 독수리의 멸종위기로 인해 갑자기 늘어난 들개와 야생 쥐 때문에 광견병과 쥐가 옮기는 피부병인 임파선종창의 발병률이 급등했다.

뿌린 대로 거둔다고, 디클로페낙을 뿌린 결과 그에 따른 전염병이 생긴 것이다.

약품이 생태학의 흐름을 저해하는 요소로 작용한 놀라운 사례는 거기서 끝나지 않는다. 화학물질을 합성하여 만든 약품은 공장에서 대규모로 생산되고 소비된다. 그 약품이 오늘날 환경에 영향을 미치고, 1세기 전부터 물에 흡수된 합성물질들은 생태계에 차곡차곡 축적되고 있다. 물뿐만 아니라 공기, 땅까지도 섭렵하고 있다. 살충제, 농약, 온실가스, 질산염, 인산염, 석면, 다이옥신, 프탈레이트phtalates, PCB, PVC, 비스페놀 A 등 그 종류도 다양하다. 우리는 그동안 눈먼 장님처럼 건강과 웰빙을 위해 복용하는 약품들의 실체를 전혀 보지 못했다. 하지만 이제 인간중심주의적인 관점에서 탈피해 방 안에 있는 거대한 '코끼리'의 실체를 부분이 아닌 전체로 파악해야 한다. 의약산업이라고 하는 이 커다란 코끼리가 알고 보면 환경오염의 주범인 것이다.

거대 석유산업, 거대 담배산업과 마찬가지로 거대 제약산업의 목표는 하나다. 사회적 비용과 경제적 비용, 더 나아가 환경 비용을 고려하지 않고 소비자에게 무조건 제품을 팔기만 하면 된다. 그들은 기업 발전 가능성의 물꼬를 틀 수만 있다면 더 많은 화합물을 인간의 몸에 집어넣는 일도 불사할 판이다. 제2차 세계대전 이후 제약산업의 눈부신 성장을 확인해주기라도 하듯 모든 의약품의 활발한 활동은 우리가 사는 환경 도처에서 이루어진다. 서방국가 전체 인구의 95퍼센트가 소변에서 비스페놀 A가 검출되었다고 한다. 또 북극곰의 소변에서는 PCB 성분이 검출되었다. 이처럼 약품은 지구촌 구석구석에 존재한다. 인간의 몸은 물론 우리가 헤엄치는 호수에도, 우리가 마시는 식수에도, 식사 때 먹는 생선과 닭고기에도 엄연히 그 약물들이 들어 있다. 이런 방식으로 축적된 유해한 물질이 장기적으로 어떤 결과를 가져올지 지금으로서는 전혀 예측조차 못하고 있다. 테오 콜본과 동료들이《멸종위기의 인간들 L'Homme en voie de disparition?》이란 책까지 공동 집필했을 정도로 산업사회가 만든 수만 가지 이상의 다양한 합성물질들이 미래의 인류에게 어떤 결과를 미칠지 아직은 다 예측하기 힘들다. 그리고 현재의 그 불확실성이 의학계에는 이득이 되고 있다. 약물 복용이 일상화되면서 광범위한 규모의 임상실험이 진행 중이다. 인간이 겪게 될 리스크 즉, 위험 요소를 파악하기 위해 말 그대로 자의든 타의든 인간이 실험 대상이 되고 있는 것이다.

이제 우리는 산업사회가 단순히 '소비재'만을 생산하는 것이 아니라 '리스크'도 함께 생산하고 있음을 조금은 깨닫게 되었다.[14] 이 산업사회는 우리가 살고 있는 지구라는 행성의 생태계를 끊임없이 바꾸고 있다. 과거 야생의 자연에는 존재하지도 않았던 물질을 인위적으로 만들어내면서까지 그러고 있으며 그 물질이 우리에게 미칠 영향 따윈 염두에 두지 않는다. '인간중심주의'적인 사고관이 대혼란을 겪게 될 것은 명약관화하다. 이러한 문제는 곧 생태계의 심각한 불균형을 초래하게 될 것이다.

산업화가 본격적으로 시작된 것은 사람들의 위생 상태나 생태계의 조건이 열악하던 때였다. 산업화 흐름에 뛰어든 노동자들은 납과 수은에 중독되었다. 또 석면과 PVC, 암을 유발하는 살충제와 기형 유발 물질인 농약도 큰 문제였다. 고엽제의 일종인 에이전트 오렌지, 광견병, 다이옥신에 감염된 조류로 인한 질병, 산성비로 인한 삼림 파괴, 멸종 위기종, 아시아의 황사, 오존층 파괴, 온난화 문제 외에도 이탈리아의 세베소Seveso, 인도 보팔Bhopal, 텍사스 시티Texas City, 애니스톤Anniston, 로브 캐널Love Canal, AZF, 체르노빌, 스리마일 아일랜드Three Mile Island, 그리고 후쿠시마까지 지구촌을 들끓게 한 질병과 자연재난들은 계속 이어졌다.

우리는 여기에 의약품으로 인한 대참사의 무수한 사례도 덧붙여야 한다. 1930년대에 항생제가 처음 시장에 출시되면서 근대 제약산업화 시대에 새로운 서막이 열렸다. 그런데 이로 인해 제약산업계에 대형 사고가 일어났다. 1937년 테네시 주에 위치한 매트 매센길Matt Massengill에서 처음으로 액체 설파닐아미드Sulfanilamide를 상품화하는 과정에 첨가제로 자동차 부동액 성분인 디에틸렌글리콜을 넣는 바람에 106명의 인명 피해가 발생한 것이다. 시판된 지 불과 일주일 만에 발생한 사건이었다. 디에틸렌글리콜에 용해돼 약품으로 탄생한 설파닐아미드는 심각한 콩팥 기능장애를 호소하는 환자들을 위해 사용되었지만 심각한 부작용을 낳았다.

그 후에도 약품의 부작용으로 인한 여러 스캔들이 잇달아 일어났다. 그중에는 탈리도마이드, MER/29, 오리나제^{Orinase}, 디스틸벤, 성장호르몬, 탐보코르^{Tambocor}, 펜-펜, 바이옥스, 레줄린, 프로풀시드^{Propulsid}, 아반디아^{Avandia}, 메디에이터가 있으며 3, 4주 동안 복용하는 피임약도 있었다(이 외에도 실제 사례를 모두 나열하자면 끝이 없다). 하나같이 의료계의 진보를 상징하는 발명품처럼 세상에 등장한 약품이었지만 실제 이들이 미친 영향은 끔찍하기 이를 데 없다. 기형을 유발하거나 유해하고 중독성이 높으며 잘못하다가는 사망할 수도 있는 무시무시한 약품들이다. 인간이 인위적으로 만든 합성물질들의 유해성이나 약품의 유해성이나 큰 차이가 없는 셈이다.

하지만 이런 결과는 충분히 예상 가능한 것이었다. 어차피 제약산업도 다른 화학산업과 크게 다를 바 없었으니 말이다. 샤이어 파마슈티컬스^{Shire Pharmaceuticals}의 회장 매튜 에멘스는 2006년 《제약협회보》와의 인터뷰에서 제약산업을 화학산업과 동일하게 취급하는 것에 난색을 표한 적이 있다.

"저는 단 한 번도 제약산업을 화학산업과 같은 위치에 놓고 생각해 본 적이 없습니다. 물론 유사제품의 수가 늘어나고 있는 것은 사실이지만[15] 똑같다고 볼 수는 없습니다. 약품이라는 것이 화학 반응을 필요로 하는 물질이므로 대형 제약회사도 넓은 의미에서는 화학산업의 한 분파로 볼 수는 있겠죠. 그렇다고 해서 제약산업을 화학산업과 동격화하는 것은 옳지 않다고 봅니다."

역사적으로 제약산업은 19세기 중반부터 본격적으로 시작되었다.

독일의 화학회사인 바이엘Bayer, BASF, 횝스트와 스위스의 가이기Geigy 공장에서 타르, 석탄으로 인공 염료를 만들면서 가속화되었다. 특히 횝스트는 화학공장을 운영하며 제약 분야에까지 뛰어들었다. 제2차 세계 대전이 발발했을 때 폭발물과 이페리트 가스를 주로 생산했으며 전쟁 후에는 거물급 화학회사인 I. G. 파르벤Farben에 합병되었다. 살충제로 유명했던 치클론Zyklon B를 제작하기도 했다. 사실 이 물질은 나치가 수용소에서 유대인들을 학살할 때 독가스로 사용한 약물이다. 또한 인류 역사상 최초의 설파아미드라고 할 수 있는 프론토실Prontosil 역시 파르벤에서 개발했다. 반면 가이기에서는 농약을 주로 생산했고, 임페리얼 케미컬 인더스트리의 후계자라 할 수 있는 아스트라제네카가 그 뒤를 이어 농약 전문업체로 급부상했다. 또한 론플랑Rhône-Poulenc은 그 후에 아벤티스와 사노피에 각각 차례대로 인수되어 PVC를 생산했다. 솔베이Solvay는 계열사와 분리되기 이전까지만 해도 애보트 연구소와 협력하며 짭짤한 수익을 거두었는데, 플라스틱을 비롯한 여러 합성물질을 주로 생산했다. G. D. 시얼리Searle는 현재 대형 농화학 기업인 몬산토에 인수되었고 아스파탐aspartame을 개발하는 데 성공했다. 이 물질은 음식에 넣는 감미료인데 찬반론이 크게 갈리며 한동안 논쟁에 휘말리기도 했다.

이 외에도 화학회사와 제약회사의 떼려야 뗄 수 없는 연결고리의 예는 무수히 많다. 그도 그럴 것이 둘 다 프로메테우스의 신화 속 이야기처럼 인류를 구원한 기적적인 제품을 만든 산업 분야이지 않은가! 연구소의 도움을 받아 합성 분자들을 재조합하고 변경하면서 식물군이나 동물군, 땅속 물질의 분자 조합을 모방하는 과정에서는 두 분야 모두 분명히 유사점이 있다. 하지만 자연적 분자 구성이 아닌, 인간이 인위적으로 조작한 분자 구성은 나중에 생명체의 몸에 들어가 어떤 반응을 할지 예측이 불가능하다. 바로 반응할 수도 있고 아니면 그 물질이 여러 대상을 거쳐 자연 속에 축적될 때, 정확한 수치조차 파악하기 힘든 양이 쌓인 후에야 반응을 보일 수도 있다.

여러 신종 합성물질들의 조합은 주사위를 던져 숫자를 맞추는 내기와도 같다. 특정 생물을 죽이려고 고안된 살충제가 죄 없는 꿀벌이나 식물군, 나아가 인간에게 해로운 영향을 미친다면? 식품에 첨가하는 조미료로 감칠맛을 더하려다가 뜻하지 않게 암이나 비만, 과잉행동장애를 유발하는 원인이 된다면? 당뇨병에는 효과적인 약품이 심혈관계 질환 발생률을 높이거나 신체에 해로운 결과를 유발할 수 있다면? 직접 맞닥뜨리기 전에는 알 수 없다. 독소량 테스트를 거치고, 임상실험을 하고, 안전수치 항목에 맞춰 엄격한 조사를 실시했다고 해도 여전히 믿을 수 없다. 마치 최후통첩을 받는 것처럼 점점 죽어가는 숫자가 늘어날 때까지 기다려야 할 것이다. 그제야 독물학은 어쩔 수 없다는 듯 늑장 대응을 할 테니까.

부작용은 존재하지 않는다

> 파르마콘pharmakon은 한마디로 전혀 득이 되지 않는 약이다.
> —자크 데리다[1]

파울 에를리히가 처음으로 효과적인 매독 치료제를 개발한 이후로 사람들은 병원균이 몸에 침투하면 약물이 그것을 '마법의 볼'처럼 무찌를 수 있다고 생각했다. 마치 그 약물이 루키 루크(벨기에 만화에 나오는 주인공으로 모험심이 강하고 힘센 영웅 캐릭터-옮긴이)처럼 천하무적의 힘을 발휘한다고 상상했다. 그러나 현실적으로는 '블록버스터'급의 약이 여러 부차적인 문제를 야기하는 거친 폭탄이 되기도 한다. 한마디로 공식적인 표현을 빌면 '부작용'을 야기한다는 말이다. 어떤 약이든 사용법과 관련된 주의사항을 보면 발생 가능한 증상이 끝없이 열거돼 있음을 확인할 수 있다. 발생 가능한 증상은 평균 70여 가지이며 심한 경우 500가지에 이르기도 한다.[2] 더러는 이율배반적 표현도 눈에 띄는데, 가령 이 약을 먹으면 졸릴 수도 있다고 해놓고 나중에는 불면증의 부작용이 있다고 말한다. 아니면 설사를 동반할 수 있다고 하고는 변비를 부작용으로 언급하는 약도 있다. 이렇게 끊임없이 나열되는 증상을 보고 있노라면 솔직히 걱정을 안 할 수가 없다.

효과 좋은 약에도 유해 성분은 있을 수 있다

비아그라나 시알리스Cialis®를 복용하는 사람들이 미처 모르는 것이 있다. 그리고 수백만 명이 찾는 스타틴이 콜레스테롤 수치를 낮춰준다고 하지만 잘못되면 근섬유가 파괴되면서 조직이 괴사하는 횡문근융해증Rhabdomyolysis을 유발할 우려가 있으니 조심해야 한다. 우리가 잘 아는 타이레놀이나 돌리프란Doliprane® 같은 진통제에 들어 있는 성분인 파라세타몰paracétamol 역시 자주 복용하면 간에 무리를 줄 수 있다. 그래서 해마다 전격성 간염으로 사망하는 경우가 발생한다. 역류성 위염을 치료하는 프림페란Primperan®은 만발성 운동장애를 유발할 수 있다. 이 증상은 신경이완제를 복용한 환자들에게 자주 생기는데 신체의 일부가 의지와 상관없이 움직이는 것을 말한다. 모든 의약품은 잠재적으로 신경 손상을 일으키는 부작용의 가능성이 있다. 그 결과, 계속 몸을 움직여야 하는 정좌불능과 자살 충동이 일어날 수 있다.[3]

물론, 제약회사들은 단지 부작용을 일으켰을 때 나타나는 증상임을 강조하면서 소비자를 안심시키려 할 것이다. 하지만 그 부작용이란 것이 매우 1차적인 반응으로 나타난다면 그 약을 복용하는 사람은 단언컨대 그 약의 희생자로 전락할 수밖에 없다. 다이옥신이 유발하는 염소여드름이나 석면에 의해 발생되는 흉막암을 과연 부작용이라고 말할 수 있을까? 부작용이란 개념은 시장 출시를 허가받은 화합물 분자 그 자체와 관련 있지만, 일반적으로 부작용에 대한 주의사항은 현실을 고려하지 않았거나 특허를 보유한 제약회사의 상업적 전략에 따라 다양한 모습으로 둔갑하기 마련이다. 세로토닌의 양을 조절하는 항우울제 성분은 그전에 요실금 문제를 해결하는 약으로 사용되었다. 그러다가 나중에 항우울제로 둔갑하면서 만성 우울증을 치료하는 약으로 탈바꿈했다(릴리의 심발타가 그랬다). 그뿐만 아니라 조루증을 해결하는 치료제로 시판된 약에서도 세로토닌을 조절하는 항우울제 복용 후 나타나는 반응이 일어났다. 물론, 사정을 늦춰주는 효과는 있었지만(그 예가 바로 얀센의 프릴리지Priligy®다).

따라서 어떠한 효과도 '제1차적'이거나 '자연적'이지 않다. A라는 목적으로 출시된 약의 반응이 다른 약의 반응과 비슷한 양상을 띨 수 있기 때문이다. 조루증 치료제는 물론 빨리 사정하는 사람에겐 유용한 약일 수 있으나 그 속에 든 다른 성분은 또 다른 반응을 일으킬 수 있다. 약품 효과는 어느 한쪽에 치우치는 게 아니라 다방면으로 나타나는데, 화합물 분자가 우리 몸에 들어와 여러 조직 기관에 영향을 끼칠 수 있어서다. 이때 약효가 멈출 수도 있고 일시적으로 상승효과가 작용할 수도 있지만 이러한 반응은 인체의 조직 상태에 따라, 유전학적 형질에 따라, 기존에 복용하는 약물 종류에 따라 달라진다. 약의 복용량, 복용 간격, 환자의 나이도 변수로 작용한다. 사람마다 제각각 신체가 다르다. 시리즈로 출시되는 자동차 모델이나 맥도날드의 빅맥 시리즈와 달리 우리 인간은 획일화되어 있지 않다. 각자 외부 자극에 대한 반응이 천차만별이다. 통계 수치로 정리할 수 있는 기준을 제시할 수 없다면 어떻게 이 특이 현상을 제어할 수 있을까?

게다가 상호작용으로 인한 문제도 무시할 수 없다. 예를 들어 자몽과 함께 복용하면 약효가 떨어지거나 아니면 정반대로 약효가 높아지는 약품들이 많다. 또는 자몽과 상호작용해 몸에 좋지 않은 반응을 유도함으로써 약물 과다복용 같은 심각한 후유증이 생기거나 최악의 경우에는 사망까지 이를 수도 있다. 오렌지 주스나 포도 주스 같은 일부 식품 역시 약물과 함께 섭취했을 때 그와 유사한 반응을 일으킨다. 약물이 인체 내에 흡수될 때 일어나는 여러 가지 상호작용은 피할 수 없는 현실이다. 특히 예전에는 건강이 나빠지면 한꺼번에 여러 종류의 약을 먹는 경우도 흔했다. 거기에 비타민제와 건강보조식품까지 먹었다. 오늘날 예상치 못한 약품 부작용으로 병원에 입원한 사례를 분석해보면, 여러 약을 같이 복용한 노인 환자가 과거에 비해 최대 6배나 증가했다. 이렇게 여러 약을 동시 복용한다면 앞으로 이 수치는 계속해서 올라갈 것으로 보인다.[4]

약물 외에 우리 몸에 흡수되는 물질은 어떤 것들이 있을까? 수돗물, 가공 식품에 함유된 화학 성분, 피부에 스며드는 화장품 성분, 대기에 떠다니는 오염 물질, 우리가 일상적으로 접촉하는 외부 환경(논밭이나 공장, 회사 사무실 아니면 가정)에 노출된 합성물질 등을 들 수 있다.

이러한 환경에서 약품을 통해 일어날 수 있는 몸의 변화는 마치 룰렛 게임처럼 예측 불가능하다. 사람마다 어떤 반응이 나타날지 모르기 때문이다. 모든 처방전에 리스크가 존재하는 것은, 치료 목적으로 허용된 약품일지라도 특정인에게는 예상하지 못한 반응이 장시간 나타나 위험할 수 있기 때문이다. 자크 데리다가 그의 유명한 에세이에서 언급한 그리스어 '파르마콘'은 묘약인 동시에 독약이다. 오늘날 시중에 판매되고 있는 약품들도 마찬가지다. 항생제, 백신, 신경안정제, 코르티손 cortisone(부신피질호르몬)을 비롯해 수십 가지 약품들은 일상적으로 기적을 일으키지만 마약이나 물약, 전통 연고처럼 그것들 역시 독성과 위해성을 지니고 있다. 스트렙토마이신은 결핵 치료에는 효과적이지만 청력을 떨어트리는 단점이 있다. 또 코르티손은 염증 치료제로서의 효능은 탁월하지만 골다공증을 유발할 위험이 있다. 신경이완제가 처음 등장했을 때 정신질환 환자들에게는 축복의 약처럼 인식되었지만 그 약도 잘못하면 추체외로증extrapyramidal disease 같은 병을 유발해 몸을 쇠약하게 만들 수 있다. 만발성 운동장애처럼 혀와 입의 움직임을 통제할 수 없게 되는 것이다.

모든 음식은 원칙적으로 이로우면서도 동시에 해로울 수 있기에 '진정한 가치를 정할 수 없는' 속성을 지녔다(데리다도 그 점에 동의했다). 따라서 오랜 기간 살펴봐야 그 약에 이점과 해로운 점, 어느 쪽이 더 많은지 파악할 수 있다. 기억을 더듬어보면 과거에 마약과 독약이 치료제로 사용되던 시절이 있었다. 알코올(특히 19세기), 아편, 코카인, 바이엘 연구소에서 만든 헤로인héroïne®, 클로랄chloral, 바르비투르산, 암페타민이 대표적인 예다. 심지어 담배가 천식과 폐의 염증을 낫게 한다는 소문이 난 적도 있다![5] 옛 시절에 독극물로 사용되던 물질이 전도유망한 치료 효과를 보인다는 소문도 있었다. 탈리도마이드가 암을 예방하고 대마초가 근육의 다발성 경화증을 완화시킨다는 소문도 공공연하게 나돌았다.

주의 깊게 적절히 사용하면 위험물질도 약으로 둔갑할 수 있다. 지금까지 인류의 역사란, 효과만 있으면 어떤 물질이든 약으로 여기며 이어져왔다. 인간은 치료약으로 알려진 약품과 그 약을 제조하는 이들에게 의심의 눈초리를 보내며 불신을 키워왔다. 그러다가 19세기 말 혁명적 치료제가 개발되면서부터 약품에 대한 무조건적인 신뢰가 싹트기 시작했다. 의사의 처방전이 있는 데다가 보건당국이 관리하는 약인데 설마 해롭겠나 생각한 것이다. 자연히 약품의 구성 성분도 전혀 의심하지 않았다. 그러다 보니 특례 물품이라도 된 것처럼 제약회사는 자신의 이점을 살리는 쪽으로 약품 개발을 시작하게 된 것이다.

왜 우리는 담배 포장지에는 '담배는 몸에 해롭다'는 문구를 눈에 잘 띄도록 붙이면서 약품 포장지는 깨알 같은 주의사항으로 만족하는 것일까? 약품의 리스크를 알리는 설명서를 잔글씨로 잘 보이지도 않게 만드는 이유는 뭘까? 또 (프랑스는) 왜 대마초는 불법 마약으로 규정하면서 마약중독자들의 '길거리 마약'으로 통하는 벤조디아제핀은 허용하는 걸까? 왜 보건당국은 정기적으로 담배, 술, 마약의 위해성을 알리는 캠페인을 하면서 항우울제나 신경안정제, 수면제, 진통제의 장기 복용으로 인한 위험성에 대해서는 침묵하는 것일까?

또 술을 먹은 운전자는 음주측정기로 검사하면서 왜 수면제나 향정신성의약품을 복용한 운전자는 약물 측정을 하지 않을까? 그에 대한 위험성을 전혀 모르는 걸까? 특정 약품을 복용한 운전자에게 발생할 수 있는 위험을 연구한 자료는 구하기 힘들다. 더구나 약이라고 하면 무조건 좋은 것처럼 여기는 분위기가 강할 때는 그 편견을 깨기가 참 어렵다.

프랑스 국립보건의학연구소INSERM의 연구원들이 분석한 결과, 전체 도로 교통사고의 4퍼센트가 약물 치료 초기, 특히 항우울제를 복용한 운전자의 운전 부주의 때문인 것으로 밝혀졌다.[6] 미국 국회가 직접 조사한 바에 따르면, 2001~2003년에 미국에서 일어난 트럭 사고의 26퍼센트가 운전자의 약물 복용 때문이라고 한다.[7] 이미 1992년 미국에서 발표한 보고서에서도 향정신성의약품을 복용한 65세 이상의 노인들이 연간 1만 6,000건이나 되는 교통사고의 주범인 것으로 밝혀졌다.[8] 그렇다면 향정신성의약품을 복용하는 노인들에게만 해당되는 문제일까? 그렇지 않다. 우리는 이 문제의 영역을 확장해 운전을 하는 모든 성인으로까지 포함시켜야 한다. 향정신성의약품뿐만 아니라 진통제, 수면제, 항히스타민제, 근이완제를 비롯해 파킨슨병 치료제를 복용하는 운전자도 충분히 위험하다. 특히 파킨슨병 치료제를 복용하면 갑자기 졸음이 몰려오는 증상이 나타날 수 있다. 만약 이 같은 점을 고려해 교통사고 원인을 재조사한다면, 약물 복용으로 인한 사고 발생률이 술과 마약 때문인 것보다 더 높게 나올 것이다.

☠ 자동차 운전자에게 무슨 일이?

2012년 7월 13일 아침 8시가 되기 직전, 로버트 케네디의 딸, 케리 케네디는 렉서스 2008을 몰고 뉴욕 북부에 위치한 웨스트체스터 카운티로 향하는 주간 고속도로 684에 들어섰다. 아침 출근 시간이라 차량이 많아 혼잡한 가운데 케리의 차가 그만 세미 트레일러와 충돌하는 사고가 일어났다. 그런데도 그녀는 차를 세우지 않고 다음 고속도로 출구를 향해 달렸다.

노스 캐슬의 경찰관 조엘 토마스가 이를 발견해 갓길에 차를 세우게 했다. 얼빠진 것처럼 보이는 케리 케네디는 차를 멈춘 후에도 시동을 끄지 않았다. 방금 잠에서 깬 사람처럼 정신이 없어 보였다. 충돌사고를 내고도 도주까지 한 경범죄를 저지른 그녀를 상대로 경찰은 음주 측정과 함께 불법 마약 투여 여부를 확인했다. 그러나 테스트 결과는 음성이었다. 반면에 수면제 스틸녹스(영어권에서는 암비엔)의 활성화 물질인 졸피뎀Zolpidem 수치가 14ng/ml로 측정되었다. 이따금 수면제를 처방받아 복용했던 그녀는 '졸음운전'이라는 수면제 부작용을 보인 산 증인이었다. 정신이 몽롱한 상태에서 운전을 한 셈이다.

케리 케네디의 변호사는 의뢰인을 변호하기 위해 병력 중에 뇌상 트라우마로 인한 후유증인 혈관계 질환으로 인해 사고가 난 것이라고 주장했다.

눈에 보이지 않는 희생자들

―

약품에 지나치게 호의적인 시각 때문에 약품이 야기하는 전반적인 결과를 객관적으로 평가하기란 사실 쉽지 않다. 해마다 담배나 대기오염으로 인한 사망자 수는 수치화하지만 약품을 복용한 후 의원성醫原性(의료에 의해 다른 장애나 병발증이 생기는 현상―옮긴이)에 의한 사망자 수는 놀랍게도 외부에 제대로 공개되지 않는다. 서방국가의 평균 수명 연장에 의약품이 공헌한 바에 대해서만 구구절절 늘어놓을 것이 아니라 이런 문제에도 관심을 가져야 하지 않을까! 1900년 이후로 평균 수명이 30년은 더 연장되었다는 말은 지겹게 들었으니까. 하지만 2002년 PhRMA의 회장, 앨런 F. 홀머는 그 점을 망각하고 있는 사람들에게 이렇게 말했다.

> 혁신적 의약품의 지속적인 개발에 힘입어 전 세계 환자의 수명이 연장되었다. 건강과 생식 능력 향상에도 이바지했다. 그 결과 인류의 평균 수명은 늘어났고 유아 사망률은 떨어졌으며 노인들의 발병률 역시 감소했다. 의학계는 지속적인 진보를 거둠으로써 각종 질병을 예방하는 쾌거를 이루었다. 1990년대에 제약산업이 눈부신 성공을 거두게 된 가장 큰 이유가 바로 여기에 있다. [9]

그 누구도 약품이 인류에 이바지한 혜택을 부인할 수는 없을 것이다. 하지만 평균 수명은 그와 직결된 문제가 아니라고 본다. 반세기 전 생물학자 르네 뒤보가 지적한 것처럼, 인류의 평균 수명 연장은 과거에 결핵이나 티푸스처럼 인류에게 대재앙을 안겨준 전염병들이 삶의 질

개선과 보건 위생의 향상으로 퇴치된 결과이지 항생제 덕분이라고 할 수는 없다.[10] 20세기에도 같은 이유로 평균 수명이 늘어났으며, 특히 금연 캠페인이 더욱 활발히 이루어짐에 따라 심혈관계 질환과 폐암 예방법이 활성화되었다. 전 세계에서 판매되는 각종 의약품 덕분이 아니라는 말이다. 미국은 인구당 약품 복용량이 가장 많은 나라이지만 평균 수명은 세계 17위에 그쳤다(미국인의 평균 수명은 75.6세로 2000년보다 한 살 줄어들었다). 반면에 미국은 유아 사망률이 세계에서 가장 낮다.[11]

약품의 일반화와 국민 건강 사이에 논리적 연결 관계가 있는지의 여부를 파악하기란 쉽지가 않다. 일단, 약품을 무조건 좋게 생각하는 편견을 버리고 역학조사를 실시한다고 해도 약품은 여전히 국민 건강 문제와 떼려야 뗄 수 없는 관계다. 게다가 약품 복용 후 발생하는 의원성은 정말 심각한 문제가 아닐 수 없다. 약품이 오히려 건강에 해를 끼치는 경우는 다양하다. 부작용, 독성 물질에 대한 민감한 반응, 알레르기 심화, 과다복용으로 인한 문제, 치료 과정 중에 발생하는 여러 사고들이 바로 의원성의 대표적인 사례들이라 하겠다.

이와 관련된 실제 사례는 그 수를 다 헤아릴 수 없을 정도로 많으며 매우 심각하다. 르모르톤 위원회가 발표한 보고서에 따르면, 프랑스에서 해마다 약품 복용 후 의원성을 호소해 병원에 입원한 사례는 13만 건이나 되었다. 전체 입원 환자의 5~10퍼센트에 해당하는 수치다. 유럽위원회가 제공한 정보도 거의 비슷했다. 병원에 입원 수속을 밟은 전체 환자의 5퍼센트가 바로 의원성 때문에 건강에 적신호가 생긴 경우였다. 설상가상으로 입원 환자의 5퍼센트가 입원 기간 동안 갑자기 의원성을 호소하기도 했다. 우리는 심각한 병이 아니어도 병원에 입원할 수 있다. 병원에서 처방한 약물 투여를 위해 회복실에 머물면서 몸을 회복한다. 하지만 유럽에서는 약물 투여 후 부작용으로 19만 7,000명이 사망했다. 이 수치는 입원 환자의 사망 원인 중 5위를 차지하는 것이며, 그에 대한 비용은 790억 유로나 된다.[12] 이것은 시작에 불과하다. 의원성 건수는 2배나 더 빠른 속도로 증가하고 있다.[13] 어쩌면 당연한 결과일지 모른다. 점점 더 많은 약들이 시중에 선보여 판매될수록 더 많은 피해 사례 즉, 부작용이 늘어날 수밖에 없다.

이러한 상황은 미국도 예외는 아니어서 1998년에 실시된 한 연구 결과에 따르면, 미국에서 해마다 약품 복용 후 의원성을 호소한 사람은 220만 명이나 되었고 그중 사망한 사람은 10만 명에 이르렀다.[14] 미국 인구의 사망 원인 중 5위를 차지한 것이다.[15] 그럼에도 불구하고 상황은 개선될 기미가 보이지 않는다. 이미 심각한 수준의 통계 수치가 발표되었는데도 실제로 약품 복용 후 의원성에 대한 직접 신고는 제대로 이뤄지지 않고 있다. 환자 대부분이 자신의 증상과 약품 간의 관계에 대해 무지하다. 의사들은 증상의 원인을 약품이 아니라 질병 그 자체로 돌리고 싶어 하고 병원 측에서도 명성에 흠이 갈 의견은 말하지 않는다. 다들 의료 문제의 책임소재를 묻는 소송을 피하려고만 하며, 각자의 실속을 차리기에 바쁘다. FDA 산하의 의약품리스크조사위원회 위원장인 제리 필립스는 이런 말을 했다.

일반적으로 약품 복용 후 부작용 사례와 관련해 한 해 동안 (FDA에) 보고된 건수는 25만 건에 이른다. 하지만 그 수치는 실제 일어난 사례의 5퍼센트에 불과한 것이다.[16]

계산을 해보자. 미국에서 약품 복용 후 의원성을 호소하는 사례가 실제로는 연간 500만 건이 넘는다는 말이 아닌가. 그렇다면 한 해 동안 얼마나 많은 사람들이 의원성이 원인이 되어 사망하는 것일까?

그럼에도 불구하고 이 같은 추정은 특정 약품과 그 약품으로 인한 부작용 사이의 직접적인 연관성이 입증되지 않았기 때문에 그야말로 추정에 지나지 않는다. 따라서 그 연관성을 찾지 못한 비가시적인 의원성은 계산에 넣으면 안 된다. 시장에 판매되다 회수된 약품 중 20퍼센트는 그 사유가 치명적인 부작용 때문이다. 이렇게 공개적으로 발표된 의원성 수치는 실제 의원성에 비하면 빙산의 일각이라 할까. 이 같은 상황에서는 도저히 그 실제 규모를 추측조차 하기 힘들다.

게다가 만성적인 의원성, 행동과 관련된 의원성의 경우에는 입원할 정도까지는 아니라서 통계 수치에 포함되지 않을 가능성이 매우 높다. 감정 기복이 큰 청소년들은 처방받은 정신병 치료제를 복용하다 그 안에 포함된 물질 때문에 비만이 되기도 한다. 또 수면제나 진통제, 신경안정제에 대한 의존성이 높아지거나 여드름 치료를 위한 경구 피임약 디안Diane 35로 인한 우울증 발병 등 여러 사례가 있다. 또한 세로토닌의 양을 조절하는 항우울제 복용에 따른 성욕감퇴와, 파킨슨병과 하지불안 증후군에 처방하는 리큅Requip®으로 인한 성욕과잉도 대표적인 의원성이다. 세로토닌의 양을 조절하는 항우울제는 무력감과 무감각증을 유발해 타인과의 관계에 무심해지고 그전까지 자신이 좋아했던 활동에도 흥미를 잃는 부작용을 동반한다.[17] 하지만 이러한 문제점이 발견되어도 의학적 개입은 불가능하다. 해당 약품을 복용했을 때 효능 외에 부차적으로 일어나는 반응이기 때문이다.

이처럼 어떤 약을 복용했을 때 부작용이 일어나면 신체적 건강은 물론 정신적 건강에도 피해를 줄 수밖에 없다. 해마다 수백만 명이 목숨을 잃고 있다. 이 외에도 인체에 해로운 오염 물질이나 바이러스가 퍼지면 정부 당국은 재난 경보를 발령하고 심각하게 대처한다. 국민 건강에 치명적인 피해를 줄 수 있는 병균을 막기 위해 전염병 유행 지역에 즉각 방역선을 설정하고 철저한 예방 작전을 펼친다. 그런데 왜 약품으로 인해 발생하는 문제에는 이다지도 태연한 것인지. 대체 왜?

Big

pharma

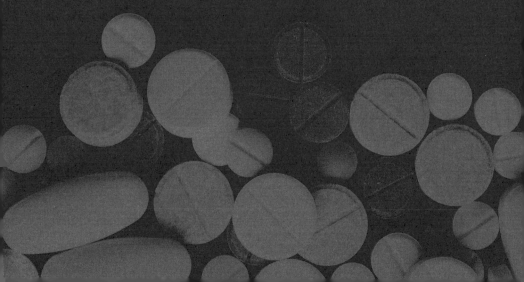

제2부

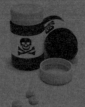

제약산업의 마케팅:
모든 방법을 동원하라

제2부 | 제약산업의 마케팅: 모든 방법을 동원하라

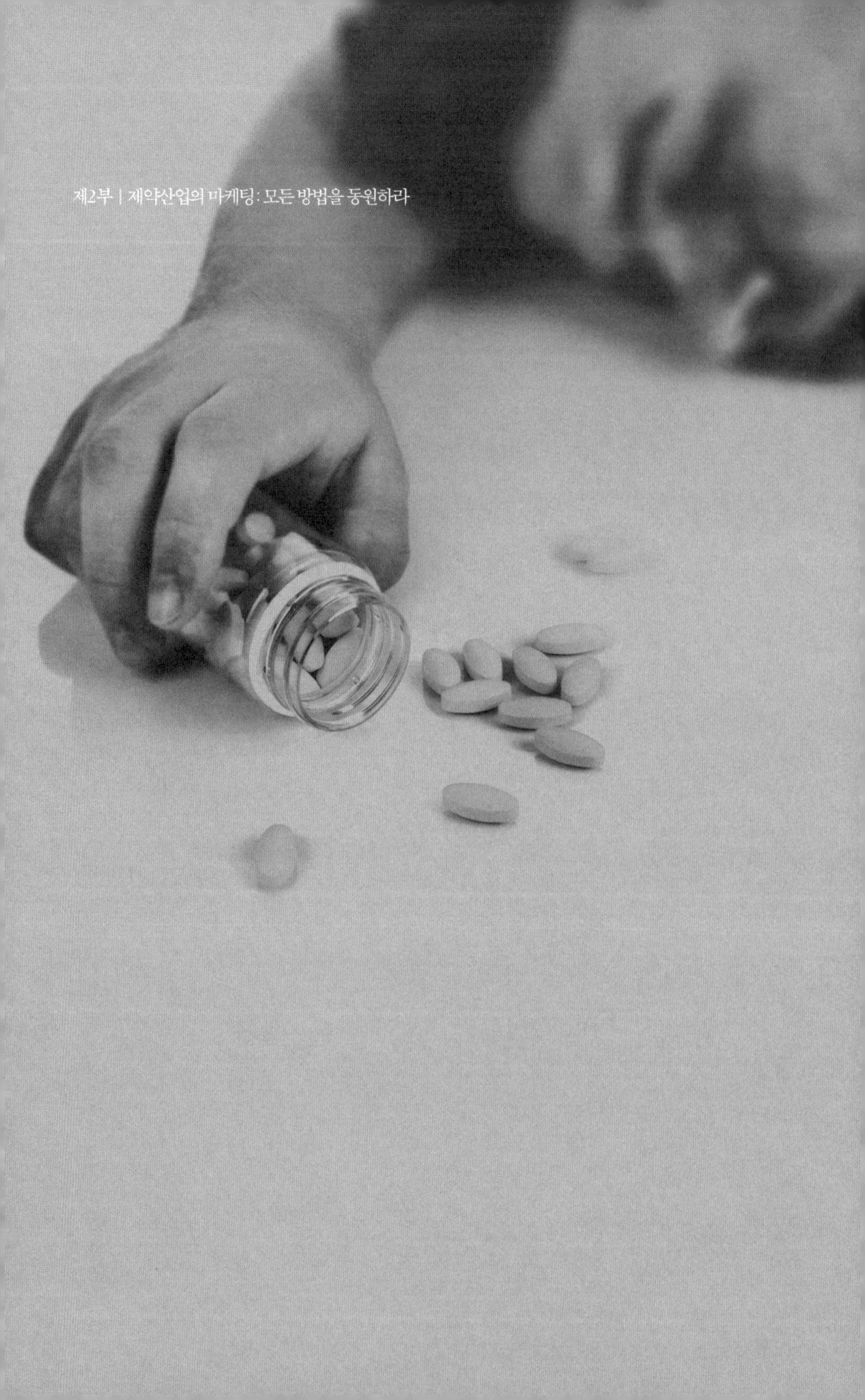

충성 고객을 만들어라:
약품+의존성

Drug[drʌg] 1. n. 약물, 항정신성물질, 마취제 ; (의학, 의약품 분야) 마약, 의학
– 르 로베르 & 콜린스, 영불사전

어느 산업 분야를 막론하고 경쟁 시장에서 자사의 성장을 위해 보다 넓은 시장을 확보하려고 나서는 것은 지극히 당연한 일이다. 그러려면 지속적으로 새로운 시장을 정복해야 하고 마케팅을 잘해야 하는데, 특히 소비자의 욕구를 충족시킬 수 있는 마케팅 전략을 세우는 것이 중요하다. 우리는 기업이 마케팅 연구를 통해 소비자의 무의식적인 욕구를 파악한다는 것을 잘 알고 있다. 회사들은 저마다 소비자의 욕구를 충족시켜주는 제품 개발에 열을 올리지만 실전에서는 이론과 차이가 있다. 마케팅은 매우 정교한 기술이다. 오히려 역발상으로 소비자에게 어떤 욕구가 '생겨나도록' 유도하여 소비자가 회사의 개발상품인 X 또는 Y를 그냥 지나치지 않도록 만들어야 한다.

제약산업의 경우 소비자의 욕구를 촉구시키는 데는 분명 한계가 있다. 솔직히 의학 분야에 무슨 '욕구'가 있겠는가? 얼핏 보면 제약산업은

질병을 낫게 하고 고통을 완화시켜주는 제품을 만드는 것으로 보인다. 그러나 질병의 종류라는 게 빤한데도 거대 제약산업은 자꾸만 신종 질병을 만들려고 한다. 그래야 우리가 더 많은 알약을 삼킬 테니. 안타깝지만 이것이 우리가 처한 현실이다. 다른 어느 산업에서도 이렇게까지 소비자에게 약에 대한 욕구를 불러일으키고 자극하는 마케터들은 없을 것이다. 소비자가 신체적으로 약에 의존하도록 만드는 형태, 바로 그것이 제약산업이 노리는 기본적인 마케팅이다.

딜러들

약리학과 관련해 이미 공공연한 비밀이 돼버린 것은 바로 소비자가 약물에 길들여져 거의 중독에 가까울 수준에 이르도록 유도하고 있다는 것이다. 그래서 어떤 약물은 복용을 중단하기가 매우 어렵다. 헤로인을 끊거나 니코틴 중독자가 담배를 끊는 것보다 더 힘들 정도다. 나는 처음에 그 말을 듣고 굉장히 충격을 받았다. 중독이라는 말 자체가 범죄와 관련된 이야기 같고, 뭔가 악한 것에 의존한다는 것처럼 들리기 때문이다. 마약, 술, 담배에 중독된 사람들은 강렬한 쾌락에 저항할 능력이 없는 사람 취급을 받는다. 그들은 자기 자신을 파괴하면서까지, 또는 법을 어기면서까지 쾌락의 유혹을 뿌리치지 못한다. 교화적인 측면에서 보면 '성 중독'이나 '도박'도 충동적인 행동을 억제하지 못한다는 면에서 중독 증상으로 규정할 수 있으며 각별한 관리가 필요하다. 하지만 사람들은 병을 낫게 하고 고통을 줄이기 위해 처방받는 약에 대한 중독성에는 좀 더 관대하다.

그럼에도 불구하고 약에 대한 의존성은 사회적 합법성 여부를 떠나 일종의 중독 현상으로 볼 수 있다. 몸이 어떤 대상에 심각하게 의존한 다면 일단 중독으로 봐야 하기 때문이다. 약리학적인 관점에서 볼 때, 중독이란 유기체가 어떤 물질에 익숙해져서 그 물질을 끊임없이 필요로 하는 증상을 일컫는다. 이미 중독이 진행된 상태에서는 더욱 자극적인 쾌락을 원하게 된다. 게다가 그 물질을 끊은 뒤에도 유기체가 균형 상태를 회복하기가 쉽지 않다.

실제로 많은 약품들이 의존성을 야기한다. 복용을 중단하기 전까지는 미처 몰랐다가 중단한 후 신체적 이상이 일어나거나 이따금 정신적으로 불쾌한 감정을 동반하기도 한다.

약물학자들은 이러한 현상을 '명현현상'이라고 부른다. 1960년대에 이안 오스왈드와 로열 에딘버러 병원에 근무하는 동료들이 모가돈 Mogadon 수면제를 복용한 환자들에게 일어나는 현상을 분석한 결과, '명현현상'이라는 개념이 처음으로 쓰이기 시작했다. 환자들은 그 약 없이는 제대로 잠을 이룰 수 없었다. 그래서 수면제 복용을 중단하면 그 다음부터는 복용 전보다 더 심각한 불면증을 호소했다(오늘날 여전히 수백만 명의 사람들이 불면증과의 싸움에서 이기기 위해 수면제를 복용한다. 하지만 과거의 환자들처럼 복용을 멈추면 동일한 금단 증세를 호소하는 경우가 많다). 명현현상이 나타나는 예는 이 외에도 많다. 고혈압 치료제도 마찬가지여서, 약품 복용을 중단한 후 동맥 경화가 더 심해지기도 한다. 베타선 차단제도 복용을 중단할 경우 심장박동 수가 갑자기 증가할 수 있으며, 두통약은 중단하면 복용 전보다 두통 정도가 더 심해질 수 있다. 코 막힘을 막아주는 약도 복용을 중단하면 코 막힘 현상이 복용 전보다 더 악화될 수 있다. 리탈린Ritaline이나 아데랄Adderall® 같은 중추신경자극제는 과잉행동장애와 함께 주의력 결핍 환자들에게 처방된다. 그러나 이 약을 중단할 경우 초기 증상보다 상태가 더 심각해지는데 격렬한 움직임이나 불안, 불쾌감을 동반하며 심각하면 강박 증세를 보이는 정신병까지 일으킬 수 있다.

벤조디아제핀 계열의 신경안정제로는 바리움과 자낙스^{Xanax}가 있다. 이 약품들은 거의 30년 전부터 심각한 부작용을 낳고 있다. 불안, 패닉, 격렬한 움직임, 우울함, 감정 기복, 불면증, 상실감, 자살 충동과 같은 자기 파괴적인 생각, 독감 증상, 감전된 듯 찌릿찌릿한 기분, 의주감 formication(피부에 개미가 기어가는 느낌)을 호소한다(실제로 코카인과 헤로인 중독자들이 마약을 중단하면 피부 가려움증을 호소하며 이와 비슷한 금단증상을 보인다). 그 외에도 경련과 기억력 감퇴도 일어난다. 사람들이 잘 몰라서 그렇지 세로토닌의 양을 조절하는 항우울제도 복용을 중단할 경우, 앞서 열거한 금단증상 등의 부작용을 초래할 수 있다.

약물 중독에 따른 금단증상은 환자의 상태와 복용 기간에 따라 개인차가 있다. 그러나 마약 중독자들의 금단증상과 처방 약품에 중독된 환자의 금단증상이 유사하다는 점을 감안하면, 의약품 역시 마약처럼 중독될 수 있다. 다만 차이가 있다면 마약 중독자들은 출신이 의심스러운 딜러에게서 몰래 마약을 사지만 우리는 당당하게 의사들을 찾아가 약품을 처방받는다는 점이다. 리탈린이나 바리움은 현재 판매가 중단되었다. 중독성이 있는 것으로 밝혀지면서 거의 '길거리 마약'에 가까운 약품이 되어버렸기 때문이다. 하지만 과거에 파크-데이비스 연구소에서 코카인 성분을 제조하고, 바이엘 연구소에서 헤로인을 만들 때에는 버젓이 약품으로 판매되었다.

그럼에도 여전히 약물 의존의 심각성을 제대로 인지하지 못하는 것은, 고통을 덜어준 약을 끊으면 다시 고통이 시작될 것이라고 생각하기 때문이다. 그래서 의사가 처방해준 스틸녹스를 복용한 환자는 잠을 제대로 이루기 위해 의사에게 계속 처방전을 요구할 수밖에 없다. 또 데록사트 복용 환자는 그 약을 중단하면 바로 우울증이 심해질 것이라고 말한다. 갑자기 자낙스를 끊으면 패닉 상태가 나타날 것이라고 겁먹는 환자 등 여러 사례를 주변에서 쉽게 접할 수 있다. 세로토닌의 양을 조절하는 항우울제도 약물 의존성이 있었음에도 불구하고 오랫동안 그 사실이 외부에 알려지지 않았다. 환자들은 복용을 멈추면 불안감과 우울증이 초기 상태로 회귀하리라고 여기기 때문이다. 그래서 어쩔 수 없이 그것을 방지하기 위해 계속 약을 먹는다.

정신과 의사이자 '오피니언 리더'로 알려진 마틴 켈러는 글락소스미스클라인을 위해 일하고 있다. 그는 글락소스미스클라인 외에도 항우울제를 생산하는 여러 제약사를 잘 알고 있으며, 1994년에 약물 치료를 계속 유지해야 하는 이유를 이렇게 설명했다.

> 항우울제에 몸 상태를 악화시킬 수 있는 일부 성분들이 있는 것은 사실이다. (……) 그러나 환자가 지속적으로 약물 치료를 받다가 갑자기 중단할 경우, 건강에 심각한 결과를 초래할 수 있다. 따라서 내 개인적 소견으로는 꾸준히 복용할 것을 권한다. 장기적으로 치료하지 않으면 약품 복용 중단으로 병이 재발할 것이다.[1]

한마디로 어떤 약을 처방받으면, '반복 투여'하는 게 당연하다는 얘기다. 여러 토론회에서 환자들이 증인으로 나와 수차례 반복했던 말이다. 의사가 아닌 BBC 기자들은 이 문제의 진상을 파악하기 위해 본격적인 조사 작업에 착수했다. 그 결과 영국 전체가 발칵 뒤집힐 만한 진실이 세상에 공개된다.[2] 환자들에게 필요한 것은 지속적인 약물 투여가 아니라 바로 중독 치료라는 사실이다!

그럼에도 불구하고 (아직까지는) 그 어떤 제약회사도 자사의 약품이 마약처럼 중독성 있는 약품이란 사실을 인정하지 않고 있다. 블록버스터급의 약품들은 지금도 수백만 명에게 팔리고 있는 실정이다. 2011년에 벤조디아제핀은 미국에서만 9,400만 명이 처방받아 복용했을 정도다. 이어서 불안을 가라앉혀주는 신경안정제 자낙스는 같은 해에 4,870만 개가 팔렸다. 이 약은 롤링 스톤스Rolling Stones의 노래 〈마더스 리틀 헬퍼Mother's little helper〉에도 등장한다.

> 오늘 엄마에게는 진정시킬 뭔가가 필요해 / 정말 아프지는 않지만 / 그녀에게는 노란색 작은 알약이 있지 / 그 작은 도우미가 만들어준 쉼터를 향해 그녀는 뛰어가 / 엄마가 원하는 길로 인도해주지. 바쁜 일상을 견딜 수 있도록 도와주지.[3]

여전히 미국에서는 12세 이상 10명 중 한 명이 항우울제를 복용한 적이 있고 앞으로도 복용할 예정이라고 응답했다(더 자세한 내용은 29쪽 참고). 또한 전체 초등학생의 11퍼센트가 주의력 결핍 과잉행동장애 증상을 보였고, 그들 가운데 3분의 2(400만 명 이상)는 이미 리탈린이나 콘서타Concerta®, 아데랄[4] 같은 각성제를 복용한 경험이 있었다. 이 약품에는 코카인에 함유된 성분과 유사한 물질은 물론 1971년에 중독성이 있는 것으로 판명된 향정신성 물질도 들어 있었다. IMS 헬스(글로벌 제약시장 조사회사─옮긴이)에 따르면, 20~30세의 성인 남녀를 상대로 1,400만

건의 각성제가 처방되었다고 한다.

다양한 약품에 의존하는 경향이 전염병처럼 확산되고 있는 요즘의 현실이 크게 놀라운 것도 아니다. 우리에게는 단지 항우울제의 의존성과 관련된 정확한 통계자료가 부족할 뿐이다. 몇몇 소식통에 따르면 데록사트, 조로프트 또는 에펙소르Effexor® 복용을 중단한 환자들의 66퍼센트~78퍼센트가 금단증상으로 고통을 겪은 것으로 드러났다.[5] 다시 말해 수백만 명의 환자들이 그 약을 복용하다 멈추면 빠른 속도로 건강이 악화된다는 얘기다.

벤조디아제핀의 의존성과 관련된 문제도 심각하기로는 만만치 않다. 1980년대 중반 영국에서는 50만 명이 바리움이나 트랑센Tranxène®[6] 같은 벤조디아제핀 약물 복용을 차마 중단하지 못하고 계속 투여받은 것으로 드러났다. 최근에 발표된 연구를 보면 상황은 더욱 심각하다. 벤조디아제핀 복용으로 인한 중독이 전체 약물 중독의 40퍼센트를 차지하며, 의사의 처방 없이 이 약을 복용한 경우 97퍼센트(!)가 중독 증상을 나타냈다.[7] 오늘날 전 세계 수백만 명이 겪고 있는 고통이다. 각성제의 중독성은 벤조디아제핀보다는 낮지만 역시 우려할 만한 수준이다. 2006년에 미국에서 발표된 보고서에 따르면, 12~25세 성인 중 각성제 복용자의 10퍼센트가 의사의 처방전을 받지 않고 자가 판단으로 약을 구입하는 것으로 드러났다.[8] 그렇다면 의사의 처방을 받아 정기적으로 복용하는 숫자는 얼마나 더 많을까? 또한 그들에게 나타나는 약물 중독성은 얼마나 심각한 수준일지 짐작하고도 남는다.

젊은 청년, 리처드 피Richard Fee의 지옥으로의 추락 ─────

다음은 실제로 일어난 일이다.[9] 리처드 피는 노스캐롤라이나 주 그린스버러 대학에서 생물학을 전공하는 학생이었다. 2009년 말에 그는 부모님 집에 머물면서 의대 입학시험을 준비했다. 그때 부모는 아들에게서 이상한 점을 발견했다. 아들은 며칠씩 밤에 잠을 못 잤으며 기분이 급격하게 변하곤 했다. 또 잠시도 가만히 있질 못하고 노트에 뭔가를 끼적거렸다. 아들은 자신이 과잉행동장애를 겪고 있다고 고백했고 비반스Vyvanse®를 복용하고 있다는 말도 덧붙였다. 과잉행동장애와 함께 주의력이 떨어지자 병원에서 의사가 처방해준 암페타민 성분의 신경자극제였다.

아들이 학창 시절에는 한번도 그런 적이 없었기 때문에 부모는 당황하지 않을 수 없었다. 집에서는 평범한 아들이자 학교에서는 지극히 정상적인 학생이었고 성적도 상위권에 드는 모범생이었다. 그런데 대학에 다니면서 여느 학생들처럼 리처드도 시험을 준비하며 집중력을 높이기 위해 암페타민을 복용하게 된 것이다. 요즘 미국의 많은 젊은이들은 의사를 찾아가 잡념이 많아 집중이 안 되니 리탈린이나 아데랄을 처방해달라고 요구한다. 리처드도 그랬다. 의사가 처방해준 약을 먹고 난 후 처음에는 상태가 많이 호전되었다. 그런데도 그는 약물을 계속 처방받아 지속적으로 복용했다. 실제로 그런 반복 투여는 인체에 해로웠다. 리처드는 시간이 지날수록 주의력이 떨어졌고, 우울증과 불면증, 과잉행동 증상을 호소했다. 결국 의대 입학시험에서 낙방한 그는 정신과 의사를 찾아가 비반스 대신 아데랄을 처방해달라고 요청했다. 리처드의 몸 상태는 계속해서 나빠졌다. 몸에서는 늘 열이 나 얼음주머니를 들고 다녀야 할 정도였다.

리처드는 심지어 부모 앞에서 폭력적인 모습까지 보였다. 한번은 경찰에 신고해야 할 정도로 심각했던 적도 있었다. 밤에 그는 TV를 보며 중얼거리고, 별과 대화라도 나누는 듯 혼잣말을 했다. 누군가 자신을 감시하고 있다고 믿었으며, 지문을 남기지 않기 위해 손가락 끝에 밴드를 붙이고 다녔다. 부모는 약물 복용으로 인한 부작용이 분명하다며 아들을 설득했지만 소용없었다. 그의 치료를 담당한 정신과 의사가 계속해서 알약을 처방해주었기 때문이다. 설상가상으로 리처드는 금단증상을 못 참는 사람처럼 복용 주기를 줄이고 복용량을 전보다 더 늘렸다.

부모의 하소연에 못 이겨 정신과 의사는 결국 아데랄 처방을 중단했다. 그러자 리처드는 미친 듯이 분노했다. 화를 주체하지 못해 야구방망이를 휘둘러 집 앞마당에 있는 화분들을 부수며 약을 달라고 고래고래 소리를 질러댔다. 그 일이 있고 난 후, 갑자기 모습을 감춘 리처드는 몇 주 만에 다시 나타났다. 결국, 정신과 의사에게 약을 처방받는 데 성공한 후였다. 부모는 망연자실했다. 이후 지옥으로의 여행을 몇 번이고 반복한 끝에 결국 리처드는 자살 시도자와 정신병 환자들을 치료하는 정신병원에 후송된다. 담당 정신과 의사와 부모가 계속해서 약물 중단을 권했지만 그는 다른 의사를 찾아 용케도 약을 손에 넣곤 했던 것이다. 중독의 늪에서 헤어 나오지 못하는 그에게 마지막 남은 방법은 병원의 격리 수용뿐이었다.

리처드의 부모는 아들의 담당 정신과 의사에게 또다시 약을 처방하면 고소하겠다고 협박했다. 약물을 중단한 지 한 달여, 리처드는 끝내 세상을 하직했다. 2011년 11월 7일, 리처드는 자신의 아파트 옷장에서 목을 매 숨진 채로 발견되었다.

리처드는 결코 불법으로 암시장에서 약품을 산 것이 아니다. 유년기를 함께 보낸 친구 라이언은, 리처드가 의사가 처방한 약이니 괜찮을 것이라고 말했다고 고백했다.

이 사례는 현재 전 세계의 많은 사람들에게 일어나고 있는 일이다. 제약산업이 시중에 내놓은 수많은 알약들이 이러한 반응을 나타내기 때문이다. 일단 약물을 복용하면 의존도가 생긴다는 것은 상업적 측면에서만 보면 제품을 생산하는 회사에게는 꽤 유리한 일이다. 어떤 고객이 특정 약품에 집착하며 의존할 경우 계속 약품 복용을 권장하는 것은 마약 중독자에게 계속 크랙(마약의 일종-옮긴이)이나 헤로인을 권하는 것과 무엇이 다른가? 마약과 약품의 유사성을 좀 더 세세히 알게 되면 여러분은 아마 큰 충격에 휩싸일지도 모른다. 의학적 치료 목적으로 약품을 개발하는 연구소나 다른 사람들을 희생시키면서까지 사욕을 채우는 범죄 조직이나 서로 뭐가 다르단 말인가! 물론 마케팅 전문가들이 수익성 좋은 시장을 손에 넣기 위해 마키아벨리적인 전략을 펼친 것은 아니겠지만, 이처럼 약물 복용으로 인한 중독성은 우리에게는 불청객이 아닐 수 없다. 물론 제약회사 연구소에 모든 문제의 책임을 돌릴 수는 없다. 암시장에서 리탈린을 사는 환자도 있고, 처방전을 조작해 자신에게 필요한 모가돈을 추가 구입하는 환자들이 실제로 있기 때문이다! 이런 방법으로 약물을 과다복용하는 것은 약품의 의학적인 용도 즉, 합법적 범위 내에서 재활과 치료를 위해 약을 복용하는 단계를 이미 벗어난 경우에 해당한다. 이런 사람들은 설령 약국에서 파는 약을 먹는다해도 마약 중독자, 범죄자로 분류해도 무방하다.

만약에 이들이 끝까지 약 복용을 중단하지 않을 경우, 이 약을 개발한 제약회사 연구소는 어떻게 해야 할까? 약물 과다복용으로 사망하는 사건이 발생하면 해당 약품을 개발한 연구소가 자주 받는 질문이다. 그럴 때마다 이들은 '적절한' 의존성과 마약 중독에 가까운 적절하지 못한 중독성의 차이를 임의적으로 구분하며 자기 입장을 변호하기 시작한다. 실제로 치료에 필요한 약품을 의사가 처방해 복용하는 것과 그약을 자기 선택으로 취하는 것은 절대적으로 별개라고 보는 것이다. 약품에 의존하도록 유도하는 것과 고객에게 불법으로 마약을 계속 암거래하는 것, 이 둘의 차이점은 대체 무엇이란 말인가?

그럼에도 불구하고 제약회사들은 그 둘은 분명 다르다고 주장한다. 모든 제약회사가 다 그런 것은 아니지만 일부 회사는 유독 그 차이를 내세워 자기방어를 한다. 물론 어떤 회사가 약물 중독을 목표로 제품을 생산하겠는가! 또 소비자를 중독자로 만들기 위해 제품을 꾸준히 만드는 회사가 어디 있겠는가! 담배 제조사와 식품 가공업 회사가 주장하는 바도 그런 맥락에서 일치한다.[10] 그러나 우리는 다음과 같은 사실에 주목해야 한다. 제약회사들은 자사 생산 약품에 분명 중독성을 유발하는 물질이 들어 있음에도 불구하고 그것에는 일절 함구하면서 그 위험성을 공개하지 않으려고 한다. 광고를 할 때도 효과적인 치료약인 것처럼 선전한다. 담배회사가 수십 년 동안 담배의 중독성 물질의 존재를 애써 감추려 한 것처럼 말이다. 담배 제조업체를 운영하는 로버트 프록터의 개인 메모장에서 다음과 같이 솔직한 의견을 엿볼 수 있다. '운 좋게도 담배에는 습관적으로 계속 피울 수밖에 없는 물질이 들어 있다. 그래서 흡연자들은 결코 담배를 쉽게 끊을 수 없다.'[11] 벤조디아제핀 제조업자, 신경자극제와 항우울제 제조업체도 마찬가지로 약물 의존도를 높이는 물질의 존재를 내심 기뻐했을 것이다. 그렇지 않고서야 왜 군이 그 존재를 감추려 들거나 부인하겠는가?

설상가상으로 벤조디아제핀에 이어 세로토닌의 양을 조절하는 항우울제 판매 시에도 해당 관계자는 이 약품에 중독성 물질이 들어 있지 않다고 주장했다. 벤조디아제핀 물질이 있는 리브리움Librium®이나 바리움, 모가돈이 1960년대 초반에 출시되면서 호프만-라로슈(일명, 로슈) 연구소는 자사의 신경안정제와 수면제에는 바르비투르산처럼 중독과 과다복용의 경우 위험을 동반하는 물질이 포함되지 않았다고 대중에게 적극 알리기까지 했다. 특히 광고에는 다음과 같은 글귀가 새겨진 묘석을 이미지로 선보이며 허위 정보를 퍼트렸다. 묘석에는 '여기 잠든 사람들은 삶을 마감할 때까지 바르비투르산을 이용했다'라고 적혀 있었다. 하지만 여러 약품 중에서도 특히 리브리움의 중독성은 그 당시에도 무척이나 유명했다.[12] 앞에서 언급했듯이 이안 오스왈드는 1968년부터 모가돈의 '명현현상'에 주목했다. 1970년대까지 연구를 계속한 그는 벤조디아제핀이 바르비투르산보다 중독성이 약하다는 가설이 틀렸음을 입증했다. 복용을 갑자기 중단할 경우, 몸의 경련, 정신적 혼란, 심지어 망상증을 유발할 수 있기 때문이다.

로슈와 그 외의 약품 제조업체들은 전문가들을 모아 반격할 기회를 준비했다. 벤조디아제핀이 해로운 약물이 아니라고 강조하며 양심에 걸리는 말도 서슴지 않았다.

나는 지금까지 한 번도 벤조디아제핀 복용 후 의존성을 보인 사례를 보지 못했다.

바리움은 중독성과 관계없는 약품이다.

단지, 장기간에 걸쳐 기준 권장량을 초과해 과다복용할 경우에만 이상 증상이 나타난다. 약물 중단으로 인한 내성과 반응을 조사하여 우리가 확인한 바에 따르면 그러하다.[13]

1979년에 제럴드 포드 전 미국 대통령의 부인, 베티 포드는 공식적으로 TV에 출연해 바리움의 중독성을 폭로했다. 그러자 이 약의 문제성에 많은 사람들이 공감하며 결국 벤조디아제핀 복용자들이 대거 약에서 손을 떼는 사태가 벌어졌다(그 후 30년이 지나자 사람들은 과거의 교훈을 망각하고 다시금 벤조디아제핀 복용을 문제 삼지 않았다. 스틸녹스나 렉소밀 Lexomil®, 자낙스 같은 약품들이 성황리에 판매되었다. 프랑스에서도 한 해 2,000만 명이 이와 같은 벤조디아제핀 제품을 구입한다). 거대 제약산업은 잠시의 공백기도 참지 못하는 것 같다. 약품 판매가 주춤했던 시기를 만회라도 하듯 벤조디아제핀의 빈 공간을 다른 약품으로 대체하려고 애썼다. 그 자리를 메운 것은 새로 출시된 향정신성 물질, 세로토닌의 양을 조절하는 항우울제로 프로작 계열의 신제품을 너도나도 개발했다. 게다가 대체 약품에서는 이전 제품과 달리 의존성이 전혀 발견되지 않았다며 너스레를 떨었다. 그래서 앵글로 색슨 문화권에서는 한동안 프로작과 팍실(세록사트, 데록사트) 계열의 약품을 구입했을 때, 주의사항을 읽어보면 다음과 같은 글귀를 쉽게 찾을 수 있었다. 프로작은 중독성 물질을 함유하지 않는다고 말이다. 또 팍실에서도 의존성을 유발하는 특정 물질을 찾을 수 없다고 적혀 있다. 그러나 제약회사 내부에서는 약품에 위험 물질이 없지 않다는 것을 잘 알고 있었다. 소송에 관여하게 된 데이비드 힐리는 스미스클라인(오늘날의 GSK)의 내부 문서를 손에 넣는 데 성공했다. 그는 전문가다운 분석 능력을 발휘하여 팍실이 출시될 당시 우울 증세를 감소시켜주는 활성화 물질이 복용 중단 시 금단증상을 일으키는 주범으로 작용한다고 보고했다. 힐리는 화이자의 조로프트에서도 이와 유사한 결과가 확인되었다고 덧붙여 설명했다.[14]

우리가 이 같은 공공연한 비밀에 익숙해지는 동안 항우울제를 만드는 제약회사들은 서로 치열한 경쟁을 벌였다. 1996년에 팍실과 조로프트가 시장에서 큰 성공을 거두자 경쟁사인 엘리 릴리는 두 약품에게서 '중단 증후군'이 나타난다는 주장을 입증하는 비교 분석 결과를 대중에게 공개해 주목을 끌었다. 그와 더불어 엘리 릴리는 자사 제품인 프로작은 그렇지 않다고 역설했다.[15] 경쟁에서 살아남기 위해 이렇게 교활한 작전으로 진실을 폭로한 것이다. 프로작의 반감기는 경쟁사의 약품보다 더 길다(약물의 반감기란, 해당 약물이 체내에 들어와 그 양이 절반으로 줄어드는 데 필요한 시간을 나타낸다). 릴리의 직접 후원으로 이루어진 분석 결과, 팍실과 조로프트가 야기하는 금단증상은 프로작보다 그 반응 시간이 훨씬 일찍 일어났다. 게다가 릴리의 프로작은 그 증상이 거의 가시적으로 드러나지 않는다고 주장했다.[16] 하지만 이 연구보고서에 드러난 결과에서도 유추할 수 있듯이, 제약업세는 항우울제에 함유된 중독 물질의 심각성을 업계 스스로가 너무 잘 알고 있었던 것이다.

무작위추출에 의한 실험 결과는 비단 연구소에서만 빛을 발한 게 아니다. 한 TV 프로그램에서도 그 결과가 공개되었다. 취재 저널리즘의 오랜 전통을 지닌 대표 채널 BBC가 2002년 10월에 이어 2003년 5월에 두 프로그램을 통해 세록사트(팍실-데록사트의 영국 상표명)를 둘러싼 중독성과 자살 충동 실태를 폭로해 시청자들의 큰 반향을 일으켰다. 방송이 나간 즉시 방송국에는 수천 통의 전화와 이메일이 쇄도했다. GSK의 대변인 역할을 맡은 앨러스터 벤보우 박사의 주장과 대립되는 의견에 사람들의 반응은 거셌다. 해당 약품을 복용한 환자들은 약을 끊고 싶어도 그럴 수 없어 지옥과도 같은 힘든 시기를 겪었다. 약을 복용한 뒤 복용 전보다 더 심각한 문제를 호소했기 때문이다. 거의 마약 중독자처럼 그들은 항우울제에 중독된 채 살았던 것이다.

갑자기 눈사태가 일어난 것처럼 여기저기에서 증언들이 줄줄이 이어졌다(사태를 무마하기 위해 영국 식약청은 수면제에 포함된 약물의 위험성에 대해서도 재분석에 들어갔다). GSK는 세록사트-팍실-데록사트가 중독성 있는 약물이라는 주장에는 오해가 있다면서 환자들에게 세록사트 복용을 중단해도 문제없다고 말해달라는 공문을 영국의 의사들에게 보냈다.[17] 다시 말해 GSK는 자사 제품에 의존성이 있음은 인정했지만 중독성이라는 표현은 왜곡, 과장된 것이라고 결론지은 것이다.

내게 그 얘기는 크랙을 파는 마약상이 감옥에 가지 않으려고 자기를 변호하는 소리처럼 들릴 뿐이다. 그러나 제약회사가 공식적으로 표명한 입장이다 보니 얼마간 공신력을 갖는 것은 어쩔 수 없나 보다.

바젤의 카르텔 ———————————————————————

20세기에 전 세계가 바리움에 의존하는 동안 스위스 제약회사 호프만-라로슈는 주로 아편물질에서 파생된 약품을 생산하고 있었다. 이 회사의 대표 약품은 판토폰 로슈Pantopon Roche였는데, 바이엘의 헤로인과 견줄 만한 라이벌로 주사 형태로 주입시키는 아편의 일종이었다(영화 〈정키Junkie〉를 보면, 윌리엄 버로우가 이 물질을 처음으로 상품화하는 대목이 나온다. 1950년대에는 멕시코 길거리에서 판토폰이 거래될 정도였다). 그뿐만 아니라 로슈는 중국에 대량으로 아편을 수출했다. 그 당시 전 세계에서 아편 중독자가 가장 많은 국가가 중국이었으므로 아편에 대한 시장성이 어마어마했다. 두 차례의 아편 전쟁(1839~1842년과 1856~1860년)을 겪으면서 서방의 강대국들은 아편 수출의 강자로 군림하던 시절이었다.

1906년부터 국가 간 다양한 국제조약이 체결되면서 아편을 자유무역 품목에서 제한하고 통제하는 법이 구속력을 갖게 되었다. 경제적 타격을 받게 된 스위스 바젤에 있던 회사들은 어떻게 해서든 법망을 피할 궁리에 여념이 없었다. 당시 로슈의 미국 지사를 관리했고 지금은 워너-램버트의 회장이 된 엘머 밥스트가 1920년대 초반 회고록에서 고백한 내용을 살펴보면, 그 시절 로슈의 본사는 모르핀을 탄산수소나트륨 가루로 둔갑시켜 미국 마피아들에게 몰래 팔았다. 또 1930년대 초반까지도 계속해서 중국에 있는 마약 밀매 조직망을 통해 아편을 팔았다(당연히 대금 거래는 스위스 은행을 통해 비밀리에 이루어졌다). 그러다 결국 1925년 상하이에서 '광저우 마약 밀매 혐의'로 재판에 회부된다. 관도라는 이름의 중국 마약상에게 아편 180통과 헤로인 26통을 판매한 혐의 때문이다. 이렇게 스위스 회사가 중국과 불법으로 마약을 거래한 의혹이 제기된 소송은 그 후에도 또 있었다. 1927년 국제아편협약이 본격적으로 실행되는데, 협약 체결 당시 자리에 참석했던 영국을 대표한 존 캠벨 경은 '호프만-라로슈에게 의약품 생산 허가권을 주어서는 안 된다'고 강경하게 주장했다.[18] 하지만 스위스 대표단은, 그 부분에 대해서는 스위스 정부가 강제적으로 회사 관리에 개입할 수 없다는 입장을 취했다.

엘머 밥스트는 회고록에서 바젤에 있는 여러 제약회사의 간부들이 모두 마약이나 거래하는 사람들은 아니었다고 강조했다. 그중에는 존경받는 시민이자 가정에서 훌륭한 아버지로서 책임을 다하는 인물도 있었다고 적고 있다. 물론 일적인 측면에서는 가차없이 냉정한 모습을 보여야 했지만 그들에게도 나름대로 지켜야 하는 윤리적 덕

옥시콘틴, 대중의 아편
—

2003년 10월, 미국 라디오 방송국에서 최다 청취자를 확보한 인기 사회자 러시 림바우는 방송에서 자신의 건강 문제를 털어놓았다. 척추수술을 받은 후 진통제를 꾸준히 복용하다 그만 약물에 중독돼 병원 치료를 받게 되었다는 얘기였다. 대중에게 자신이 처한 상황을 직접 털어놓았지만, 그 후 한 가십 기사에는 실제로 그를 만난 가정주부의 충격적인 증언이 실렸다. 우연히 주차장에서 러시 림바우를 보았는데 시가 케이스로 보이는 통에 옥시콘틴^{OxyContin}을 넣어서 자기 몸에 투여하는 장면을 목격한 것이다. 방송에서의 말과 달리 그는 여전히 진통제 중독에서 벗어나지 못하고 있었다. 이에 사태의 심각성을 인식한 관계자 당국은 불법적으로 약 처방을 받은 러시 림바우를 경찰서에 소환했다. 그 전까지만 해도 마약 거래의 합법화를 주장하는 외침에 격렬히 반대하며 보수주의적 입장을 고수하던 그의 의외의 모습에 사람들의 관심이 집중되었다. 그는 어쩌다 이 지경에 이르게 되었을까?

옥시콘틴은 '길거리 마약'이 아니다. 아편물질이 들어간 진통제로 전 세계 수백만 명의 환자에게 합법적으로 투여되는 약물이다. '미투' 약품인 퍼코셋$^{Percocet®}$, 옥시코셋$^{Oxycocet®}$, 비코딘$^{Vicodin®}$과 동종 제품으로 보면 된다. 실제로 미국 드라마 〈닥터 하우스Dr. House〉에도 등장해 사람들에게 이름을 알리기도 했다. 2010년 미국에서 이러한 약품들을 복용한 사람은 2억 5,400만 명에 이를 정도였으며, 동종 제품을 생산해 얻은 제약회사들의 총 연간 수익은 110억 달러나 되었다. 이 약품들은 결코 콜롬비아의 정글에 몰래 세워진 연구소에서 비밀리에 제작된 것들이 아니다. 합법적으로 생산허가를 받은 다국적 기업이 당당하게 만드는 품목들이다. 그런 회사들의 이름을 나열하면, 퍼듀 파마Purdue Pharma, 노바티스, 존슨앤드존슨, 애보트 연구소, 화이자, 벨기에 화학연맹USB(Union chimique belge)이 있다.

옥시콘틴과 그 유사 제품들은 제약산업계에서는 비정상적인 약품이 아니다. 이 약에 함유된 옥시코돈oxycodon은 1916년에 개발된 합성물질로 고통을 없애주는 효과가 탁월하다. 바로 아편 알칼로이드의 하나인 테바인thebaine에서 만들어진 것이다. 모르핀, 코데인, 헤로인, 메타돈 같은 아편계 마약 성분에도 공통적으로 들어가 있다. 그중에서도 옥시코돈은 중독성이 매우 높아 국제마약통제협약 제1조에도 그 내용이 명시돼 있다. 모르핀처럼 암 말기 환자들의 극심한 고통을 없애주고자 오래전부터 병원에서 진통제로 사용되었다.

그러다 1995년에 와서 상황이 바뀌었다. 퍼듀 파마가 옥시콘틴의 판매 허가증을 획득한 것이다. 이로써 퍼듀 파마는 최소 12시간의 주기를 두고 천천히 고통을 사그라지게 하는 진통제를 시중에 선보일 수 있게 되었다. 고통은 주기적으로 찾아오는데 진통제는 없었던 환자 입장에서는 진통제야말로 의약계의 커다란 진보의 증표로 보였을 것이다. 옥시코돈의 약리학적 특징과 효능은 퍼듀 파마의 약품에서도 동일하게 작용했다. 그렇게 퍼듀 파마는 자사의 진통제를 팔아 수익을 얻는 데 성공했다. 또한 약품을 홍보할 때에도 즉각 진통 효과를 나타내는 이 약품에는 중독성이 없으므로 절대 의존하지 않을 수 있다고 설명했다. 여기서 미국 법원이 판단한 내용을 더 살펴보자.

퍼듀 파마의 고위간부 및 직원들은 옥시콘틴과 복용 후 즉각 반응을 보이는 다른 아편물질 간의 혈장 수치 차이를 실제보다 과장한 그래프를 만들어 제품을 선전할 때 허위 광고를 내보냈다. 해당 그래프에 제시된 혈장 수치를 비교하면, 옥시콘틴은 다른 약보다 혈장의 최고치와 최저치의 간극이 훨씬 적었다. 그리고 빠르게 작용하는 다른 아편물질보다 약물 남용 가능성이 훨씬 낮아 의존도가 덜한 것처럼 포장했다.[20]

옥시콘틴의 사용설명서를 보면, FDA의 공식승인을 받았다고 당당히 명시되어 있다. 설명서에는 다음과 같은 구절이 분명히 적혀 있다.

통증을 호소하는 환자에게 아편물질이 함유된 약물을 투여했을 때 그 의존성은 연구 결과 극히 드문 것으로 나왔다.

1만 5,000명의 의사들에게 배포된 일명 '교육용' 영상물(FDA의 승인을 받은 것은 아닌 비디오)을 보면 전체 환자의 단 1퍼센트만이 약물에 중독될 수 있다고 나온다. 퍼듀 파마가 후원하는 학술지 논문도 1만 부가 인쇄되어 배포되었다. 논문에는 총 106명의 관절증 환자들을 대상으로 약물 투여를 중단한 결과, 단 2명에게만 중단으로 인한 금단증상이 나타났다고 밝히고 있다. 하루에 60밀리그램씩 과다 투여받은 환자에게만 금단증상이 있었던 것이다.[21] 결론은 관절증, 두통, 요통, 무릎 관절염, 섬유근육통으로 고통을 호소하는 사람들에게 걱정하지 말고 옥시콘틴을 구입하라는 얘기였다. 이 메시지에 더 힘을 실어주기 위해 퍼듀 파마의 연구원들은 의사들에게 무상으로 약을 배포하며 7~30일까지 다양한 주기를 두고 담당 환자에게 옥시콘틴을 써보라고 권했다.[22]

옥시콘틴의 사용을 권장하는 분위기가 현실화되면서 환자들은 그 약에 열광했고 약은 불티나게 판매되기 시작했다. 1996년 한 해에만 옥시콘틴은 4,000만 달러의 수익을 거두었고 2002년에는 15억, 2010년은 31억까지 치고 올라갔다. 의약품시장의 인기 품목이 된 옥시콘틴은 암이 아닌 기타 질병의 고통을 줄여주는 약의 대명사가 되었다. 1997년 옥시콘틴의 처방 횟수가 67만 건이었다면 2002년에는 이미 620만 건을 돌파했고, 그 다음 해에는 의사들이 진통제로 처방해주는 약의 절반 이상을 차지할 정도였다. 제약회사의 마케팅 대공세(2002년 한 해에만 마케팅에 2억 달러를 투자) 덕분에 퍼듀 파마는 진통제 계열의 약품 하나로 대제국을 건설했다.

시간이 걸리긴 했지만 옥시콘틴이 약품시장에 확산되면서 아편물질이 전대미문의 인기 상품이 되는 시대가 열렸다. 사람들은 등이 조금만 아파도 효과가 좋다고 소문난 옥시콘틴을 처방받으려고 했다. 그리고 계속해서 아플 때마다 바로 약을 복용했으며, 금단증상을 피하기 위해 꾸준히 복용량을 늘렸다. 그러면서 부작용이 나타나기 시작했다. 구토, 심각한 편두통, 온몸이 욱신거리며 아파왔다. 식은땀이 났고 몸이 덜덜 떨렸다. 일부 부작용을 호소하는 사람들은 약품이라는 탈을 쓴 그 마약을 구하기 위해 수단과 방법을 다 동원했다. 코카인이 코로 흡수하는 가루 마약이고, 헤로인이 주사기로 체내에 투여하는 액체 형태의 마약이라면 이 옥시콘틴은 약이라는 이름으로 우리 주변을 떠돌아다니는 마약이었던 것이다. 이 약물에 중독된 사람들은 욕구를 충족시키기 위해서라면 뭐든 할 채비가 된 약물 중독자로 전락해갔다.

실제로 옥시콘틴에 중독된 시민이 밀거래로 대량 구입하려다가 붙잡혀 경찰에게 체포된 일도 있었다. 알약을 얻으려다 감옥까지 간 경우였다. 2012년에는 전직 뉴욕 경찰인 남성이 자택 주변의 약국 7곳에 들어가 몰래 약품을 훔쳤다. 훔친 품목은 알고 보니 옥시콘틴이었다. 경찰 재직 시절 강도를 뒤쫓다가 어깨 부상을 입었던 그는 치료 중에 만난 옥시콘틴에 그만 중독되고 만 것이었다.[23] 여성 기업인 신디 맥케인은 존 맥케인 상원의원의 부인이자 자선 활동가로 알려졌다. 그런 그녀도 요통에 시달리다 옥시콘틴을 알게 되면서 그만 약물에 의존하게 되었다. 그녀는 자신이 1998년에 설립한 비영리단체인 미국자선활동의료팀American Voluntary Medical Team이 전 세계에 자선 활동을 하기 위한 명분으로 제공받은 옥시콘틴을 개인적 용도로 사용했다. 실제로 유명 배우 히스 레저가 사망한 이유도 바로 옥시콘틴 과다복용이었다.

2012년 미국에서는 2,000만 명이 아편물질에 중독되었고, 아편물질이 들어간 진통제를 과다복용한 1만 6,500명이 사망했다. 이 수치는 코카인과 합성 헤로인에 중독돼 사망한 숫자보다 훨씬 더 많다. 특히 마약 중독으로 인한 문제가 거의 없던 시골 지역에서 큰 피해를 입었다. 켄터키나 메인 주 같은 지역은 이 약품으로 거의 초토화되다시피 했다. 크랙 마약에 중독된 환자들을 치료하기 위해 변두리 빈민가에 메타돈methadon(헤로인 중독 치료에 쓰는 약물-옮긴이)을 쓰는 병원 수가 늘어난 것처럼, 이 두 지역에도 메타돈 클리닉 센터가 급증했다.[24]

설사가상으로 임신 중에 이 약을 복용한 산모들 때문에 아편물질에 중독된 신생아 수가 급증했다. 지난해 미국에서 발표한 조사 결과에 따르면 연간 약 1만 3,500명의 신생아들이 출생하자마자 신생아금단증후군에 걸린다고 보고되었다.[25] 아기들이 태어나자 약물 복용 중단 시 일어나는 증상을 보였기 때문이다. 경련, 몸의 계속된 움직임, 호흡 장애, 탈수, 불쾌감 호소, 음식 거부가 대표적인 예다. 이런 경우에는 몇 주 동안 집중적으로 해독 치료를 받아야 하는데, 아기에게 메타돈을 투여하며 서서히 약물 의존도를 줄여나가야 한다. 이때 산모가 평소에 복용한 약물 양에 따라 운이 나쁜 신생아는 태어나자마자 약물 과다복용으로 사망하기도 한다. 마약에 중독된 성인처럼 아기 몸 안에 치사량에 해당하는 약물이 쌓여 있어서다. 신생아 몸에 쌓인 독소를 모두 제거하는 데 드는 평균 비용은 5만 3,400달러에 이른다.

미국 법정이 공개 심리를 열자 퍼듀 파마는 선서와 함께 자사 입장을 표명했다. 재판 녹취록에 따르면, 회사는 2000년부터 옥시콘틴이 야기하는 중독성의 실태를 인지했다고 발언했다. 그 해는 메인 주 관할기간이 처음으로 중독의 심각성을 선포한 해였다. 그렇다면 퍼듀 파마는 거짓 맹세를 한 것이다. FDA에 따르면 퍼듀 파마가 의료미디어협회AMM에 제시한 연구보고서와 부속 문서를 검토해본 결과, 회사는 옥시콘틴 알약에 옥시코돈이 68퍼센트나 들어 있었음을 알고 있었다는 것이다. 알약을 잘게 부수면 그 함유량은 단번에 알 수 있었다(그런데도 당시 FDA는 그 점을 심각하게 여기지 않았다).[26] 퍼듀 파마 내부에서 주고받은 메일을 보더라도 회사는 현장 상황에 무지했던 것이 아니다. 알고 있었으면서도 묵인하며 조용히 지켜봤던 것이다. 1997년 10월에 이사장 미카엘 프리드먼에게 온 이메일을 확인했더니, 마케팅 디렉터가 인터넷 대화방에 옥시콘틴과 관련된 중독성에 대한 의문이 떠도는 것을 막겠다는 내용이 담겨 있었다. 메일에는 '하루 종일 평사원에게 대화방에 들어가 상황을 주시하라고 시켰으며, 전체 대화방을 샅샅이 조사할 수 있도록 세 명에게 일을 시킨다'는 세세한 사항까지 적혀 있었다.[27]

게다가 검찰 조사에 따르면 퍼듀 파마는 옥시콘틴의 의존성 리스크를 애써 감추기 위해 관절증과 관련된 연구 수치를 위조하기까지 했다. 그 내용을 게재한 논문 1만 부를 배포하기 전에 이미 내부에서는 106명의 환자 중 8명(2명이 아니라)이 이미 금단증상을 호소한다는 사실을 알고 있었다. 우리가 예상했던 대로다. 일부 환자들의 몸이 옥시콘틴 알약에 의존하는 양상을 보였던 것이다. 그 후 이루어진 분석에서는 106명 중 11명에게 같은 증상이 나타났다고 보고했다. 직간접적으로 금단증상과 관련된, 기대하지 않은 반응이 일어났다고 밝힌 것이다.[28] 결국 퍼듀 파마는 중독의 위험을 처음부터 잘 알고 있었지만 마케팅 전략을 위해 시간 간격을 두고 조사 결과를 계속해서 위조해나간 것이다.

이 같은 거짓 발표를 무마하기 위해 퍼듀 파마를 비롯한 세 명의 고위간부는 2007년 5월에 '표기기재 오류'로 6억 3,400만 달러의 벌금을 냈다. 이들이 낸 벌금은 당연히 회사가 충당해주었다. 《포춘Fortunes》지에 따르면, 연방 정부가 처음에는 회사와 고위간부들에게 사기 공모 혐의, 우편에 관한 사기, 전자 우편에 관한 사기, 돈세탁과 관련된 다른 혐의도 고발하려 했으나 퍼듀 파마가 루돌프 줄리아니에게 도움을 요청해 간신히 그 혐의들을 피할 수 있었다고 했다. 루돌프 줄리아니는 전 뉴욕 주 시장으로, 그 사건을 맡은 담당 검사들이 아니라 그 윗선인 검찰 관계자들을 직접 찾아가 혐의를 줄이기 위한 협상을 시도했다(그 당시의 시대적 배경을 덧붙여 설명하면, 부시 행정부 집권 시절로 미국의 대기업들이 바라는 것에 정부가 민감하게 반응하던 시기였다).

모든 의혹을 뛰어넘다

___

옥시콘틴은 그 후에 시장에서 회수되지 않았다. 부정적인 브랜드 이미지를 만회하기 위해 퍼듀 파마는 '마약과의 전쟁'을 선포하여 열정적으로 캠페인 활동을 펼쳤다. 특히 약물 과다복용에 반대하는 운동에도 적극적이었다. 회사는 경찰관들이 약물 중독을 둘러싼 정보를 잘 인식할 수 있도록 교육 과정에까지 후원을 아끼지 않았다. 심지어 www.rxpatrol.com 사이트를 제작해 마약과 관련된 범죄자를 대상으로 경찰서가 작성한 보고서를 대중에게 공개했다. 또 마약 밀매상을 익명으로 신고하는 제도도 마련해 신고자에게는 최대 2,500달러까지 보상한다고 공표했다. 특히 2010년에는 옥시콘틴에서 파생된 신약까지 출시했다. 약물 중독 가능성이 현저히 낮은 약품임을 선전하면서 말이다(신약은 가루가 아닌 조각으로 부서졌다). 의사의 중재로 옥시콘틴 신약을 처방받은 소비자들은 이후 또다시 중독의 늪에 자신을 내던지게 되었다.

그렇게 옥시콘틴은 다시금 자유로운 처방이 가능한 약품이 되었다. FDA는 퍼듀 파마가 보여준 선행에 보상이라도 하듯 신약의 허가를 승인했다. 반면, 옥시콘틴의 구 버전은 시장에서 자진 회수됐다. 어차피 특허 승인 기간 만료를 앞두고 있기도 했다.[29] 퍼듀 파마는 새롭게 형태만 바꾼 옥시콘틴으로 시장을 독점하게 되었고, 이것은 승인 기간이 만료될 때까지 이어질 것이다. 상황이 이렇다 보니, 켄터키 주의 농가 주민들은 약품 가격이 오를 것으로 예상했다. 그 영향인지는 모르나 많은 옥시콘틴 복용자들이 헤로인으로 눈길을 돌렸는데, 진통제 역할을 해주는 약물 처방에 헤로인이 늘어가 있기 때문이다. 가격 면에서 더 싸고 처방받기도 더 쉬웠다. 세인트루이스에 위치한 워싱턴 대학 연구소에서 발표한 자료를 보면, 옥시콘틴 중독자의 66퍼센트가 2009년 이후 부터 옥시콘틴 대신 다른 아편물질을 복용하기 시작한 것으로 드러났 다.[30]

세계 각지의 도시 외곽 및 지방에서 일어나는 헤로인 다량 복용 위험성을 다룬 보고서를 확인했다. 예전에는 거주지에서 옥시콘틴을 쉽게 처방받을 수 있었지만 상황이 바뀌자 다른 대안을 선택하는 사람들이 늘어났다.[31] 그래서 코카인이나 주사기를 이용한 마약에 손을 댄 마약 중독자들이 더 강도가 센 아편물질, 헤로인에 손을 대기 시작한 것이 작금의 현실이다.[32]

이제 퍼듀 파마는 분명 자사 제품의 경쟁 상대인 다른 마약들을 퇴치 하기 위해 정부 관할 당국을 도울 것이다.

약품의 용도를 확장하라:
미승인 약품의 처방

> 상업적 측면에서 영업부가 모든 사람을 고객으로 여기는 것은 당연하다.
> 남녀노소 할 것 없이 모두가 자사 약품을 쓰는 그날까지 집요하게 달려들 것이다.
> ─ 칼만 애플바움[1]

제약시장의 범주를 확장하는 방법에는 여러 가지가 있다. 제약회사는
자사 제품이 소비자에게 리스크를 줄 수 있다는 것을 알면서도, 고객이
그 약품에 의존하는 중독성을 대수롭게 여기지 않는다. 오히려 약품에
의존하기를 바라며 극단적인 작전을 실행한다. 가장 잘 알려진 방법으
로, 정부가 시장 출시를 승인하지 않더라도 의사가 괜찮다고 판단하면
임의 처방전을 쓸 수 있도록 유도한다.

그 방법은 사실 매우 간단하다. 연구소에서 합성한 분자들로 X나 Y,
또는 Z에 효능 있는 것으로 판명난 데다가 정부 승인까지 완벽하게 받
은 약품과 비슷한 유사 제품을 만든다. 그 효능이 무엇이든 상관없다.
그런 다음에 완성된 물질의 반응을 임상실험을 통해 결과물로 내보인
다. 그렇게 함으로써 그 결과가 단순히 플라시보보다 월등히 낫다는 것
을 증명한다. 이제는 정부의 정식승인을 받을 차례다. 전문가를 찾아

가 신약이 U, V, 또는 W와 같은 효과를 일으키는 데 효과적임을 검증해달라고 부탁해 이를 담당하는 기관의 승인 허가를 받아내면 모든 절차가 끝난다. 이때 전문가에게 통할 수 있는 괜찮은 화법이 몇 가지 있다. "연구 결과 시중에 판매되고 있는 프레마린을 대체할 신종 호르몬제를 만들었으며, 최근 실험 결과에 따르면 이 약이 알츠하이머와 결장암에까지 효과 있다고 하더라", 아니면 "이번에 저희 회사가 만든 악타르 젤Acthar Gel®이 발육부전의 근육 경련과 다발성 경화증, 신증후군(신장의 사구체를 이루는 모세혈관에 이상이 생기면서 생기는 부종, 고지혈증 등의 증상-옮긴이) 그리고 류머티즘 치료에 효과적이라는 걸 알고 계셨나요?"[2], "경구피임약 디안 35가 여드름 치료에 좋대요"[3] 등등이다.

만병통치약을 들고 동에 번쩍, 서에 번쩍하는 영업사원들
—

모든 병을 고쳐준다는 호언장담은 약리학의 역사만큼이나 오래되었다. 거의 2,000년 동안 테리아카theriaca(아편을 함유한 해독제-옮긴이)는 다양한 효과를 기대할 수 있는 치료약으로 명성이 높았다(당시는 '블록버스터'란 단어가 없었을 테니 만병통치약으로 불렀으리라). 미국 서부 마을을 이동하며 환자를 돌보는 '의사'들은 순진한 카우보이들에게 '스네이크 오일'(말 그대로 뱀 기름)을 팔았다. 이 오일로 모든 병을 고칠 수 있다고 선전한 것이다. 19세기 말 파크-데이비스는 코카인 물질을 긍정적으로 홍보하기 위해 수단과 방법을 가리지 않는 마케팅 전략을 강구했다. 이 물질이 마취제로 쓰이는 것은 물론 천식, 소화불량, 전신쇠약, 배 멀미, 성 불능, 알코올 중독, 무기력증, 모르핀 중독, 히스테리와 신경쇠약증

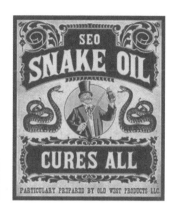

서아메리카의 광고지
스네이크 오일, 만병통치약
특별히 올드웨스트프로덕트가 제작함

에 효과적이라고 선전했다(당시에 빈에서 청년 의사로 활동한 지그문트 프로이트 역시 코카인을 치료제의 일종으로 적극 예찬한 이들 중 한 명이다).[4] 또 독일의 바이엘은 '헤로인'이라는 이름의 약을 제조해 수면제와 진통제, 기침과 폐와 관련된 질환, 결핵을 치료하는 '영웅' 같은 약품을 사람들에게 선보였다.

이런 식으로 지나치게 효능을 과장하고, 소비자에게 일어날 수 있는 위험 요소를 최소화한 광고 방식 때문에 결국 20세기에는 의사의 처방전을 받아야만 판매 가능한 약품들이 생겼다. (가장 먼저 미국에서 시작돼 다른 나라로 확산된) 이 시스템의 첫 타깃이 된 것은 아편과 코카인 물질이었다. 그전까지만 해도 약국에서 또는 전단지를 통해 구입할 수 있었으나 이후 엄격히 판매가 제한된 것이다(1914년에 그와 관련된 해리슨 나코틱스 법이 제정됨). 그 후에 설파닐아미드가 들어간 엘릭시르를 둘러싼 스캔들이 불거지면서 판매 제한 범위가 확장되었다(더 자세한 내용은 166쪽 참고). 대표적인 예로 설파닐아미드, 바르비투르산, 암페타민, 갑상선 치료제 역시 의사의 처방전 없이는 구매가 금지되었다(1938년에 미국 연방이 식품의약품화장품법 제정, 1951년 더햄-험프리 수정안 통과). 그리고 마침내 탈리도마이드 부작용으로 인한 끔찍한 사고들이 발생하자, 정부는 신약으로 승인을 받았다 하더라도 의사의 처방전에 따른 판매를 의무화했다(1962년 케파우버-해리스 수정안 통과).

이와 같은 법을 제정하게 된 근원적 이유는 소비자를 보호하기 위해서다. 제약회사들이 사기성 짙은 마케팅 전략을 펼칠 때 속지 않도록 도우려는 취지다. 제약회사들은 약품의 적합성 판단을 의사에게 책임 전가하려 한다. 진정한 치료제로서의 효과를 보장하기보다는 그 판단을 의사에게 떠맡기려는 것이다. 해당 약에 어떤 주의사항이 있고 어떤 환자에게 적합한지에 대해, 그동안의 경험과 임상적 판단을 기초로 전적으로 의사가 판단하도록 한다. 그래서 처방전을 써주는 의사에게 큰 책임 의식을 전가한다. 제약회사들은 정식승인을 받지 못한 약품은 홍보하고 팔 권리가 없다. 반면, 의사에게는 정부 승인이 없어도 의사로서 임의적으로 처방할 수 있는 자유가 주어진다. 그 자유를 제약회사에게 주느니 차라리 의사에게 주는 편이 낫다. 의사가 보았을 때 환자 상태를 호전시킬 수 있다고 판단될 경우, 효능 있는 약을 처방할 것이기 때문이다.

최근 바클로펜baclofène의 사례가 좋은 예다. 뇌성마비 환자 치료제로 쓰이는 약이었는데 의사가 보기에 심각한 중증 알코올 중독자에게도 효과적이라고 판단해 이 약을 처방했다. 물론 프랑스 의학계의 반발이 있었지만 의사들은 소신을 굽히지 않았다(알코올 중독 치료제를 개발한 제약회사 입장에서는 의사들이 뇌성마비 치료제를 알코올 중독 치료에 쓰는 것이 못마땅했다).[5]

제약회사의 마케팅 전략으로 소비자를 유혹할 것이 아니라, 의사가 환자를 치료하기 위해 약을 직접 선택할 수 있도록 권한을 준 것은 매우 바람직한 일이다. 제약회사들이 직접 소비자에게 물건을 팔 수 없도록 해야 한다. 약을 처방하는 의사들에게는 자사 제품을 소개하고 팔 수 있지만, 소비자 즉, 환자에게 약품을 사도록 권하는 주체는 제약회사가 아닌 의사여야 한다. 수백만 달러를 투자해 임상실험을 하고, 학술회를 열고, 의학용 논문을 발표하고, 외판원들이 병원을 방문해 제품을 소개할 수는 있어도, 환자에게 약을 파는 것은 제약회사가 할 일이 아니다. 제약회사의 마케팅이 과학적이어야 하는 이유는, 장사꾼 술책에 휘둘리지 않는 것에 자부심을 느끼며 객관적 증거에 근거해서만 임상 결정을 내리는 의사들을 납득시키기 위해서다.

의사들이 각자의 판단을 확신하도록 유도하는 것, 정식승인을 받지 않은 약품일지라도 그 가치를 인정해 처방하도록 설득하는 일은 어쩌면 의사의 비위를 얼마나 맞출 수 있느냐가 관건인 것처럼 들릴지도 모른다. 그래서 무모한 짓으로 여길 수도 있지만 실상은 그렇지 않다. 의사들이 신종 기술과 과학에 의해 탄생한 약품을 실용화 단계로 옮기기를 망설일 때, 제약회사는 훌륭한 홍보 전략을 동원해 임상 연구의 확실한 근거를 결과물로 제공하면 된다. 의사들은 약품의 처방을 위해 직접 임상실험을 실행할 시간적 여유가 없다. 그렇기 때문에 제약회사가 학술지 등 공신력 있는 기관을 통해 발표한 내용을 신뢰하기 마련이다. 특히나 정부의 정식승인을 받지 않은 약품 처방 시, 그 승인 여부를 미처 모르는 경우도 있다. 2009년 미국의 의사들 600명을 대상으로 실시한 조사에 따르면 평균적으로 두 명 중 한 명은 FDA의 승인을 받지 않은 약품을 처방하고도 그 사실을 몰랐던 것으로 드러났다![6]

사정이 이러하니 정부가 인정하지 않은 약이라도 제약회사 입상에서는 의사에게 팔기가 수월하다. 실제로도 제약회사는 명백히 잘못된 일임에도 이 허점을 교묘하게 이용하고 있다. 의사들에게 이런 약을 처방하도록 설득하는 일에는 의료기관을 제약회사 마음대로 좌지우지하려는 불순한 의도가 담겨 있다. 뿐만 아니라 수많은 사람들의 목숨과 건강을 담보로 카지노 룰렛 게임을 하고 있는 인상마저 준다. 폐경 증후군을 겪는 사람들이 사용하면 안 되는데도, 젊음을 유지시켜주는 묘약처럼 선전하는 바람에 프레마린의 마케팅 전략에 희생된 유방암 환자들의 수는 얼마나 될까? 또 성인에게만 허용되는데도 이를 무시하고 어린 아이들에게까지 역류 억제제인 프레팔시드를 권해 사망에 이른 유아들은 얼마나 될 것인가? 그리고 퍼듀 파마가 항암치료제가 필요없는 환자들에게까지 옥시콘틴을 무리하게 적용한 결과, 약물 과다복용으로 피해를 입은 사람들을 모두 합치면 그 수가 얼마일까?

클로로마이세틴에서 메디에이터까지: 전체 사망자 수는?

정식승인을 받지 않았는데도 뻔뻔한 마케팅 전략에 속아 발생한 심각한 의료 사건은 지금도 끊임없이 이어진다. 이것만 보더라도 제약회사의 교묘한 술수가 얼마나 일상적이고 지속적이며 불가항력적인지 알 수 있다.

파크-데이비스 사에서 클로람페니콜chloramphénicol을 넣어 만든 약품 클로로마이세틴Chloromycétin®은 유통 과정의 제약을 받기 시작했다. 1949년 시장에 처음 출시된 이 항생제는 그 당시 장티푸스와 b형 헤모필루스 인플루엔자 등의 심각한 중병을 치료하는 매우 효과적인 치료제로 이름을 떨쳤다. 그러면서 파크-데이비스가 코카인 함유 약물을 일반화시키려 했던 전략이 고스란히 적용되었다. 사람들은 이 클로로마이세틴의 용도를 감기나 여드름, 모기 물린 곳을 낮게 하는 데까지 확장 적용했고, 1950년부터는 재생불량성 빈혈을 치료하는 데 썼다. 이는 혈액세포와 관련된 매우 희귀한 병으로 그 당시는 매우 치명적이었다. 그러다 클로로마이세틴을 기관지염, 치과 수술 후 치료제로 쓴 여러 환자들이 수차례의 수혈 끝에 결국 사망하는 사건이 일어나고 말았다.

그 사건을 계기로 1952년, 클로로마이세틴의 사용을 허가한 FDA가 공식 회의를 열었다.

중증 환자나 생명이 위태로운 환자들을 위한 치료 목적으로 의사들은 신중하게 이 약을 사용했어야 했다. (……) 이제 클로로마이세틴을 경미한 증상에 사용하지 않도록 조취를 취해야 한다.[7]

회의 결과를 전해들은 제약회사 파크-데이비스는 어떤 반응을 보였을까? 회장은 의사에게 클로로마이세틴을 홍보하는 외판원들에게 '회장이 보내는 편지'를 발송했다.

클로로마이세틴은 식품의약국의 정식 사용 승인을 받은 약품이다. (……) 이 약품이 유발한 것으로 알려진 질병의 확산이나 그 숫자에 대해서는 신경 쓸 필요 없다.[8]

결국 클로로마이세틴은 그 후에도 전 세계 어디서든 처방이 가능했다. 1967년 한 해 동안 미국인 약 400만 명이 이 약을 복용한 것으로 밝혀졌는데, 실제로 미국에서 장티푸스에 걸린 환자 수는 그보다 훨씬 적었다(그 해에 장티푸스에 걸린 환자는 500~1,700명인 것으로 추정되었다)! 그런데 더 심각한 것은 재생불량성 빈혈 증세로 이 약을 복용한 환자는 6만 명 중 한 명꼴이었다.[9] 그렇다면 계산은 쉬워진다. 파크-데이비스가 정직하지 못한 마케팅을 펼친 결과, 연간 66명의 무고한 환자들이 목숨을 잃었다. 이유도 모른 채 제약회사의 수치스러운 탐욕에 희생된 것이다. 이들에게 클로로마이세틴을 처방해선 안 되었는데 슬프게도 현실은 그렇지 않았다. 제약회사의 무차별 전략이 시작된 이상 브레이크가 고장 난 전차처럼, 멈추는 것은 불가능했다. 1975년, 결국 24년간 지속된 클로로마이세틴의 부작용은 세간의 화제를 불러일으켰다. 그때까지 의사들이 단순한 감기에도 이 약을 처방해준 사례는 9만 3,000건이나 되었다.[10]

그 후로도 잔인한 시나리오는 끝도 없이 이어졌다. 그중 가장 최근에 일어난 에피소드가 바로 메디에이터 사건이다. 프랑스에서 일어난 스캔들로 리덕스의 펜-펜(식욕 억제와 열량 소비를 촉진해 살을 빼는 약- 옮긴이)처럼 몽유병 증상의 부작용을 유발했다. 세르비에 연구소가 와이어스와 협력해 제작한 펜플루라민과 덱스펜플루라민이 함유된 암페타민 약을 기억할 것이다. 미국의 식욕억제제처럼 이 약 역시 공식승인을 받지는 못했다. 이 약은 비만에 걸린 사람들을 대상으로 한 것이었으나 실제로 폐동맥 경화와 심혈관계에 문제를 일으키는 부작용이 다분한 약이었다(더 자세한 내용은 64쪽 참조). 그런데도 펜플루라민과 그 쌍둥이 격인 덱스펜플루라민이 함유된 또 다른 암페타민 물질이 세상에 나왔다. 벤플루오렉스benfluorex와 비슷한 합성물질로 1976년부터 시장에 판매되기 시작한 이 약이 바로 메디에이터다.

과거에 세르비에 연구소에서 일했던 약리학자 자크 뒤오와 신경외과의 장 샤르팡티에 이 둘의 증언에 따르면 연구소의 목표는 새로운 식욕억제제를 개발하는 것이었다고 한다. 체중을 감소시킬 수 있다는 솔깃한 유혹을 충족시켜줄 암페타민 물질을 개발하면 그뿐이었다.[11] 1973년에 프랑스 정부에 공식승인 허가를 신청했지만 제약사가 제출한 서류 어디에도 약 속에 벤플루오렉스, 펜플루라민 같은 암페타민 물질이 들어 있다는 내용은 없었다. 그 당시 식욕억제제 아미노렉스 스캔들로 사회 분위기가 암페타민을 매우 부정적으로 인식하고 있었기 때문이다(더 자세한 내용은 64쪽 참조). 그래서 제약회사는 당뇨병 치료를 명목으로 내세우며 약품을 소개했다. 현재 교수로 재직중인 샤르팡티에는 그 당시 상황을 이렇게 설명했다.

메디에이터가 당뇨병 치료제로 소개되는 것에 많은 사람들이 깜짝 놀랐다. 이 약을 개발할 때 실험 대상과 임상실험 내용이 당뇨병과는 무관했기 때문이다. (……) 우리가 연구소에서 한 일은 이 물질에 함유돼 있는 분자 중에 식욕을 억제하는 것이 있는지, 지질과 당질 지수를 낮춰주는지를 증명하는 것이었다. 그런 다음 표준 편차가 발견되면서 부차적으로 이 약물에 당뇨 억제 기능이 있다는 것을 추가 확인했던 것이다.[12]

직접 눈으로 보고 확인하지는 않았지만 메디에이터를 당뇨병 치료제로 둔갑시켜 공식승인을 받았다는 것은 식욕억제제의 역할을 뒤에서 몰래 하겠다는 수작이 분명했다. 게다가 이 약은 국민건강보험 공제 대상으로 65퍼센트까지 환불받을 수 있었다! 물론 세르비에는 그 부분을 끝까지 부인했다. 연구소가 추진했던 과제는 결코 다른 목적에 있지 않았다면서 메디에이터의 개발 목적에는 의혹의 여지가 전혀 없다고 일축했다. 그러면서 '신진대사의 원활한 활동을 촉진시켜' 몸무게가 줄어들 수도 있다는 내용을 덧붙였다. 1980년대 초반에 세르비에가 의사들에게 배포한 메디에이터 관련 정보지의 주의사항 첫 페이지에는 볼이 통통한, 미소 짓는 남자의 사진이 삽입되어 있었다. '그는 40~50대이며 겉으로는 건강해 보이지만, 밝고 즐거워 보이는 모습 뒤로는 과체중과 비정상적인 여러 증상을 호소하고 있다. 특히나 혈관계 질환이 그를 힘들게 하고 있다'라고 적혀 있었다. 그런 그에게 구세주처럼 메디에이터가 나타난 것이다. 이 약으로 말할 것 같으면, '지질과 당질, 퓨린(탄소와 질소 원자로 이루어진 유기화합물−옮긴이)의 물질 대사를 원활하게 해준다.'[13]

 세르비에 연구소가 배포한 메디에이터 관련된 정보지 내용

대기실의 환자

그는 대기실에서 당신의 다음 진찰을 기다리고 있는 환자다. 당신은 추가 검사 결과를 설명하면서 결정을 내려야 한다.

주의사항

그는 왜 진찰을 받게 되었나? 어쩌면 혈관계 이상을 자각했을 수도 있다. 아니면 주변 지인 중 누군가가 심근경색으로 사망했거나. 자가진단 후 걱정돼 왔거나 집에서 아내가 건강 검진을 받으라고 추궁했을 수도 있다.

비정상적인 결과

그는 40~50대이며 겉으로는 건강해 보이지만, 밝고 즐거워 보이는 모습 뒤로는 과체중과 비정상적인 여러 증상을 호소하고 있다. 특히나 혈관계 질환이 그를 힘들게

하고 있다. 사실, 동맥혈압 수치가 낮은 데다가 동공의 상태도 안 좋다. 거기에 덧붙여 각종 임상실험과 심전도 테스트 같은 정밀검사, 모든 신체검사를 진행했다. 혈액검사 결과, 적혈구와 백혈구의 수치 및 침강 속도, 혈중 요산의 양은 정상 수치였다. 하지만 혈당치가 1.15그램이고 콜레스테롤 수치는 2.90그램, 트리글리세리드는 1.80그램, 요산은 65밀리그램으로 나왔다. 이처럼 여러 수치가 정상보다 높다. 그만큼 각 요소들이 서로 상호적 리스크를 갖고 있음을 의미한다.

치료법 선택

이 환자는 좀 특별한 경우다. 대증요법(질병의 원인을 찾기 어려운 상황에서 표면에 나타난 증상만으로 이에 대응해 치료하는 방법-옮긴이)을 생각할 수 있는데 기간의 제한 없이 정기적으로 치료하는 것을 원칙으로 한다.

1) 먼저 다이어트를 실시한다. 식이요법과 연관된 치료를 시작한다.

2) 다이어트만으로 충분하지 않을 경우 두 가지 요법을 더 선택할 수 있다.

- 세 종류의 대증요법을 적용한다. 저혈당증, 고위험군 정상지혈증, 요산과다증에 적합한 약품을 복용한다.
- 아니면 메디에이터 하나로 통합 가능하다. 신진대사 이상으로 인한 이 세 가지 비정상적인 현상을 모두 치료할 수 있다. 고지혈증, 저혈당증, 요산과다증을 위한 약품이다. 그런 의미에서 메디에이터는 이 환자에게 매우 적합한 선택이 아닐 수 없다.

이 약물 하나로 세 가지 문제를 해결할 수 있다. 메디에이터를 복용하면 지질, 당질, 퓨린과 관련된 신진대사 문제를 말끔히 해결할 수 있다.

이 약은 거의 35년 동안 시중에 판매되었다. 프랑스인 500만 명이 메디에이터를 처방받았으며 그중 70퍼센트는 식욕억제제의 용도로 구입했다.[14] 세르비에 연구소는 혈관계 질환을 치료하기 위해 '과체중'에 대한 다각도의 접근이 필요했다고 변명했다. 실제로 메디에이터를 구입한 소비자 500만 명은 폐동맥 고혈압과 심장 혈관 질환의 리스크를 갖고 있었다. 사람들은 그 점을 오래전부터 의심하고 있었다(다른 건 몰라도, 폐동맥 고혈압만큼은 의심의 여지가 없었다). 메디에이터는 암페타민의 일종으로 사실, 슬픈 기억으로 남아 있는 아미노렉스 역시 암페타민에 속한다. 사람들의 의심이 확신으로 옮겨질 즈음 미국에서 펜-펜(리덕스)이 충격적인 스캔들을 일으켰다. 세르비에 연구소가 만든 펜플루라민과 덱스펜플루라민의 합성물질 펜-펜이 큰 부작용을 낳았기 때문이다. 이 약은 벤플루오렉스와 유사한 합성물질인데 벤플루오렉스로 말할 것 같으면 세르비에 연구소가 생산한 또 다른 약, 바로 메디에이터의 주요 물질이다.

놀랍게도 프랑스의 전문가 중 단 한 사람도 이 유사점을 지적한 자가 없었다. 프랑스 건강제품위생안전청도, 호흡기 전문의, 심장 전문의, 의학 언론에서조차도 그 점을 눈치 채지 못했다. 시간이 흘러 우리는 세르비에의 침묵이 가져온 파장을 고스란히 겪었다. 프랑스뿐만 아니라 스페인과 이탈리아도 상황은 비슷했다. 결국 2010년에 호흡기 전문의 이렌 프라숑 Irène Frachon이 출간한 책《메디에이터, 얼마나 많은 목숨을 앗아갔나? *Mediator, combien de morts?*》[15]가 놀라운 변화를 가져왔다. 그 책을 읽은 기자 안느 크리뇽이《르 누벨 옵세르바퇴르 Le Nouvel Observateur》에 드디어 진실을 파헤친 글을 게재했다. 체중을 줄이고 싶어 하는 사람들이 쉽게 처방받는 이른바 당뇨병 치료제로 알려진 이 약은 사실 펜플루라민, 덱스플루라민과 동급으로 인간에게 치명적인 역효과를 가져온다는 사실을 폭로한 것이다.

빅 파마의 법정 소송사례들

메디에이터를 둘러싼 스캔들을 계기로 프랑스의 대중은 제약회사 연구소를 향해 거친 비난을 쏟아냈다. 의사는 물론 정부의 위생당국까지 멋대로 조종하며 대중을 조롱한 파렴치한 행위가 괘씸했던 것이다. 그러나 세르비에만 그런 건 아니다. 공식승인을 받지 않은 약을 파는 제약회사 연구소는 전 세계 도처에 존재한다. 프랑스 국민이 어떻게 수십 년 동안 그 사실을 모른 채 순진하게 약을 복용하며 사기성 광고를 믿을 수 있었을까 의아할 정도다. 미국의 여러 제약회사들이 정부의 공식승인 없이 약품을 팔다 부작용이 적발돼 벌금을 낸 사례와 그 벌금액을 확인하면, 이러한 전략이 얼마나 거대 제약산업 안에서 '일상화된 비즈니스'인지 가늠할 수 있다.

과거에 일어난 사건을 요약하면 다음과 같다.

• 2004년 5월: 워너-램버트는 간질 치료제 뉴론틴Neurontin®의 심각한 부작용 문제로 벌금 4억 3,000만 달러를 물었다. 워너-램버트가 파크-데이비스를 합병하고 난 후 일어난 일이었다. 식품의약국은 뉴론틴(가바펜닌gabapentin 캡슐)을 간질의 추가적 치료제로 허용했지만 파크-데이비스는 제멋대로 두통과 알코올 중독, 신경증, 루게릭병(프랑스에서 샤르코 박사가 발견한 병)[19]을 치료하는 데도 효과적이라고 선전하며 이 약을 만병통치약으로 선전했다. 파크-데이비스의 고위간부들은 외판원들에게 의사를 만나 입소문을 잘 내달라고 당부했다. 그러면서 '뉴론틴은 모든 고통을 없애는 약이며 조울증을 해결하는 데도 효과적이다. 어떤 증상도 거뜬히 치료할 수 있는 만능 약'이라고 말하도록 시켰다.[20] 문제는 간질 치료제인 뉴론틴을 그런 목적으로 사용하면 여러 문제가 따른다는 점이다. 부작용의 예도 다양해서 신장 기능 약화, 체중 증가, 당뇨, 정신착란, 기억력 감퇴, 환각 현상, 극심한 피로, 현기증 등이 있다.

• 2004년 8월: GSK는 항우울제 팍실(데록사트)의 잘못된 마케팅으로 뉴욕 법원에 벌금 250만 달러를 물었다. 이 약을 어린이와 청소년에게까지 복용시킨 결과, 10대의 자살 시도가 급증했고 그 사실을 은폐한 혐의도 드러났다.

• 2005년 12월: 엘리 릴리는 골다공증 치료제로 출시한 에비스타

Evista®가 정식승인을 받지 않은 상태에서 유방암을 예방해주는 치료제로 홍보한 혐의를 인정받아 3,600만 달러의 벌금을 물었다.

• 2007년 5월: 퍼듀 파마는 진통제 옥시콘틴의 '표시기재 오류'로 6억 3,400만 달러를 벌금으로 물었다.

• 2007년 7월: 재즈 파마슈티컬스Jazz Pharmaceuticals는 발작성 수면을 치료하기 위해 생산한 자이렘Xyrem®을 피곤, 불면증, 만성 통증, 체중 감소, 우울증, 조울증, 파킨슨병으로 고생하는 사람들에게까지 권장했다. 그로 인한 부작용들이 야기되면서 결국 부적절한 약 처방으로 벌금 2,000만 달러를 냈다. 우울증(!)과 몽유병, 구토, 호흡장애, 정신착란 등이 그 부작용이었다. 자이렘은 또한 '길거리 마약', '데이트 강간 약물'로 유명하다.

• 2007년 9월: 브리스톨마이어스스큅은 정신분열과 조울증 치료제로 기존 약품과 차별화된 아빌리파이Abilify®를 선보였다. 정식승인을 받지 않은 상태에서 이 약을 일반적인 우울증, 소아에게서 나타나는 과잉행동장애, 노인성 치매에까지 복용 대상을 임의적으로 확장해 판매한 혐의로 5억 1,500만 달러의 벌금을 냈다. 비정형적인 정신 치료제가 그렇듯 아빌리파이 역시 심각한 다수의 부작용을 낳았다. 갑자기 체중이 급격히 증가하는가 하면 콜레스테롤 수치가 올라갔다. 복용자들은 당뇨병과 췌장염, 심혈관계 장애, 만발성 운동장애(갑자기 통제할 수 없이 몸이 움직이는 신체장애 현상)를 비롯해 정좌불능을 호소했다.

• 2008년 9월: 세팔론은 4억 4,400만 달러를 벌금으로 냈는데 문제의 자사 제품이 세 가지나 된다. 그래도 정상참작을 받아 그 정도의 벌금으로 합의를 본 것이다. 먼저 발작성 수면 치료용으로 출시한 프로비질을 만성 피로를 해결하는 약으로 판매했다. 이어서 간질 치료제 가비

트릴Gabitril®를 의사들에게 진통제 및 불안증과 불면증 치료제로 선전한 것이 문제가 됐다. 마지막으로 강력한 진통제 악티크Actiq®의 경우에는 아편 대체용으로 암 환자에게 처방되는 약이었는데, 단순 두통과 암 환자가 아닌 환자들에게 진통제로 사용되면서 문제가 생겼다.

• 2009년 1월: 브리스톨마이어스스큅과 엘리 릴리는 정식승인을 받지 않은 상태에서 비정형화된 항정신질환제 자이프렉사Zyprexa®를 판매한 결과, 당뇨병과 비만의 부작용을 초래한 혐의로 14억 1,500만 달러를 물었다.

• 2009년 9월: 화이자 역시 비정형화된 항정신질환제 지오돈Geodon®을 불법 판매 촉진해 전 세계적으로 230만 달러의 총매출을 기록했다. 또한 항생제 자이복스Zyvox®, 진통제 벡스트라Bextra®, 간질 치료제 리리카Lyrica®처럼 왜곡된 정보를 퍼트리는 사기성 마케팅 전략이 발각돼 3억 1,000만 달러의 벌금을 냈다.

• 2010년 4월: 아스트라제네카도 마찬가지로 항정신질환제 세로켈Seroquel®(프랑스에서는 상표명이 제로켈Xeroquel®)을 정식승인 없이 무단으로 판매해 5억 2,000만 달러를 벌금으로 냈다.

• 2010년 9월: 앨러간Allergan은 주름을 없애는 보톡스Botox®를 불법적으로 다른 용도로 사용해 6억 달러를 냈다. 만성 통증, 경련증, 소아마비 환자들에게 이 약을 처방하도록 했기 때문이다.

• 2010년 9월: 포레스트 연구소는 항우울제인 셀렉사Celexa®와 렉사프로Lexapro®를 유아에게 처방하게 한 죄로 3억 1,300만 달러를 냈다.

• 2010년 9월: 워너-램버트, 파크-데이비스, 세팔론이 그랬던 것처럼 노바티스 역시 간질 치료제인 트릴렙탈Trileptal®을 모든 고통을 완화시키는 진통제, 정신병 치료제로 사용한 혐의로 4억 2,250만 달러를 물

었다.

• 2012년 1월과 4월, 8월: 존슨앤드존슨은 항정신질환제 리스페달 Risperdal®을 승인받지 않은 상태에서 마케팅했다. 결국 그 혐의로 세 차례에 걸쳐 벌금을 물었으며 벌금액이 지금까지 총 14억 3,900달러나 된다.

• 2012년 5월: GSK는 항우울제 팍실(데록사트)과 웰버틴Wellburtin을 대상으로 사기성 짙은 마케팅을 펼친 것도 모자라 자사의 당뇨병 치료제인 아반디아의 위험 요소를 은폐한 혐의로 연방 정부의 소송에 기소되었다. 재판 결과, 총 30억 달러를 벌금으로 내야 했다.

• 2012년 5월: 애보트 연구소는 불법으로 간질 치료제를 판매한 혐의를 인정받은 네 번째 제약사다. 데파코트Depakote®는 편집증같이 강박증이 심한 환자에게 안정을 취하게 하는 약으로 판매되었다. 게다가 기분이 급격히 변할 때 마음을 진정시키는 데 강력한 효과가 있는 약으로 통했다. 그 결과 16억 달러의 벌금을 무는 사태로까지 이어졌다.

• 2012년 12월: 바이오테크놀로지의 거대기업인 암젠Amgen은 빈혈 치료제로 개발된 아라네스프Aranesp®를 다른 용도에까지 확장해 사용한 대가로 7억 6,200만 달러를 물었다. 제약회사는 화학 치료를 받은 환자에게 빈혈증상이 일어날 때 이 약을 처방했고, 그 결과 환자들은 생명이 위태로울 정도로 고비를 겪었다(암젠의 한 직원이 보건 당국에 회사 고위간부들의 범죄 행위를 고발했다. 간부들은 끝까지 부인하다 결국 사실을 인정했다).

제약회사들이 범법 행위로 벌금을 낸 사례는 그 후에도 계속되었다. 벌금이 아무리 비싸도 정식승인을 받지 않은 약을 판매해 얻은 총 수익과 비교하면 미미한 수준에 불과하다. 《뉴욕타임스》가 최근에 발표한 글을 보면, GSK 소송을 맡은 엘리엇 스피처 검사는 2004년 뉴욕 법원에서 이렇게 강조했다.

우리의 주장은, 거대 제약회사들이 경범죄로 무는 벌금으로는 이 사태를 해결할 수 없다는 것이다. 나는 제약회사 회장과 고위간부들을 강제 해임시킨 다음에 각자 개별 소송을 통해 기소하는 것이 가장 효과적이라고 본다.[21]

일단 의사가 약품을 처방하기 시작하면 해당 약품과 관련된 사법적 문제는 부차적인 것이 된다. 그래서 항정신질환제를 유아와 병약한 노인을 상대로 무리하게 마케팅했다 하더라도 소송에서 패하기 직전까지는 약은 계속해서 팔린다. 2012년에는 300만 명 이상의 미국인들이 단순한 두통, 우울증, 불면증, 두려움을 호소하며 항정신질환제를 복용한 결과, 제약사는 183억 달러의 수익을 거둘 수 있었다. 2005~2011년 동안 정신질환을 앓는 환자에게 처방된 모든 약품을 조사해보니, 항정신질환제의 비율이 22퍼센트나 증가했다(심지어 정식승인을 받지 않은 항정신질환제의 최대 피해 직군은 바로 군인들이었다. 항정신질환제 복용률이 그 사이 1,083퍼센트나 증가했다고 한다!)[22] 간질 치료제라고 해서 상황이 크게 다르지는 않았다. 뉴론틴과 리리카의 경우에도 같은 기간 즉, 2005~2011년 동안 무려 94퍼센트나 증가했다. 무책임한 마케팅이 낳은 최악의 사태였다.

비만과 당뇨로 고생하는 유아와 청소년에게 처방되는 약도 무리한 마케팅의 전리품 중 하나였다. 그리고 요양시설에서 비참하게 최후를 맞는 노인들, 기억력 감퇴와 운동협응장애의 부작용을 호소하는 간질 치료제 복용 환자들 역시 무리한 마케팅의 희생자다. 제약회사가 바라는 것은 오로지 하나로, 남녀노소, 부자, 빈자, 아픈 환자, 건강한 환자 상관없이 최대한 많은 사람에게 많은 약을 파는 것이다. 이러한 상황은 서부를 개척하던 당시 돌팔이 의사들이 스네이크 오일 같은 가짜약을 현지 토착민에게 마구잡이로 팔던 시절과 별반 다르지 않다. 지금은 그런 물건을 정식 의사란 타이틀을 가진 이가 파는 것뿐이다.

🕱 사법적 판례

간단히 처리할 수 있는 일을 왜 우리는 이토록 어렵게 해결하고 있는 걸까? 노바티스는 2010년 간질 치료제 트릴렙탈을 정식승인 없이 사용해 문제를 일으킨 혐의로 벌금을 물었다. 그런데 나중에 의사와 약사들에게 뇌물을 준 사실이 밝혀지면서 정부의 질책을 받았다. 자사 약품을 처방해달라고 로비한 내용이다. 이 기소 사건은 이와 유사한 사건들의 시작에 불과했다. 약사들은 이 외에도 가격을 깎아주는 대가로 면역억제제 마이포틱Myfortic®의 처방을 강요받았다. 게다가 제약회사는 의사들이 노바티스 약품을 처방할 때마다 그에 대한 수수료를 정산해 고급 레스토랑에서 비싼 저녁을 대접하며 회원을 관리하듯 서비스를 제공했다. 검사 프리트 바하라는 법정에서 '노바티스는 의사들의 약품 처방과 관련된 일련의 제도를 부패하게 만든 장본인'이라고 일침을 놓기도 했다.[23]

우리를 가장 경악하게 만드는 것은 이러한 관습이 제약 분야에서는 관례적으로 통하며 매우 흔한 일이라는 점이다. 오래전부터 제약회사들은 공무원에게까지 선물을 보내면서 관할당국의 직원들을 매수하여 제약시장에서 자사 제품이 원활하게 제공될 수 있도록 유도했다. 제약회사를 상대한 소송에서, 개인적 실리를 제공받은 의사들까지 피고석에 앉히는 일은 언제쯤이나 가능할까? 수동적인 부패에 연루된 의사들을 언제쯤 심판대에 올려 형을 선고할 수 있을까?

리스페달 소송:
불법 판매 제재는 왜 이토록 어려울까?

칼만 애플바움 Kalman Applbaum

칼만 애플바움은 미국 밀워키에 위치한 위스콘신 대학의 의료인류학 교수다. 인류학자인 동료들은 머나먼 땅에 사는 부족의 관습과 시스템에 대해 일상적 연구를 하는 반면, 애플바움은 수년 전부터 가장 난해하면서도 해독이 힘든 부족을 연구하기 시작했다. 그 부족의 이름은 바로 거대 제약산업, 빅 파마다. 자본주의를 예찬하는 현대판 대기업이 가장 중요시하는 활동은 다름 아닌 마케팅이다. 애플바움은 켈로그 경영학교에서 그 부분을 강의한 바 있으며,《마케팅의 시대*The Marketing Era*》[1]라는 선구적인 책을 집필했다. 그의 최근 연구 결과에도 나와 있듯이 제약회사가 펼치는 주요 전략은 다른 초국가적 기업의 전략과 다르지 않다. 약품을 더 잘 이해하고 나아가 현대 의학을 포괄적으로 이해하려면 제약회사의 마케팅 전략, 그들이 정교하게 효과적으로 사용하는 테크닉을 알아야 한다. 여기서 중요한 주체는 의사도 환자도 아니다.

여기에 제시된 논문에서도 애플바움은 정식승인을 받지 않은 약품이 버젓이 마케팅 대상이 되고 있는 현실을 비난했다. 그러면서 지금까지의 판례들을 연대기별로 정리했다. 최근 텍사스 주에서 대기업 존슨앤드존슨과 그 계열사인 얀센을 상대로 한 소송도 잊지 않고 언급했다. 빅 파마는 애초에 투명성과는 거리가 멀었다. 법원에서 판사는 제약회사 내부 문건을 낱낱이 파헤쳐야 했고 인류학자들도 그 일을 계기로 제약산업의 숨겨진 비밀을 간파할 수 있었다. 그 결과는 놀라움의 연속이었으며 수치스러울 정도다. 마케팅의 매우 상투적인 수법들이 고스란히 밝혀졌기 때문이다.

2011년에 나는 제약산업을 대상으로 한 피드백의 부재, 병원 의원성 문제들을 제어하기 위해 제약산업을 적극적으로 감시하는 프로젝트를 실행에 옮겼다. 그 후 뉴욕 출신 변호사 사무실에서 전화가 왔다. 메드트로닉Medtronic Corporation에서 퇴직한 전 직원들이 변호사를 선임해 회사를 상대로 보상을 요구하는 소송을 진행한다는 것이었다. 미네아폴리스Minneapolis의 계열사인 메드트로닉은 생명 유지에 필요한 수십여 가지의 의료기기를 생산하는 회사다(예를 들어 인공 판막, 심박 조율기, 인공 심장이나 폐를 만드는 일을 했다). 또한 이 회사는 각종 의료 펌프와 카테터(말초혈관을 통해 심장에 주입하는 금속 또는 고무로 된 가는 관-옮긴이), 외과 수술에 필요한 장비도 함께 제작했다. 그러다가 식품의약국의 승인을 받지 않은 인퓨즈INFUSE®를 판매하는 사업 확장에 개입한다(한마디로 뼈의 형태를 한 단백질 제2형 또는 BMP-2가 첨가된 골 이식재였다).

그 당시 정식승인을 받지 않은 약물이나 기기를 의사가 환자에게 권장하는 일은 관례상 있긴 했지만 생산업체가 직접 사용을 홍보하는 것은 엄연히 불법이었다. 효율성과 무해성이 검증되지 않은 상태에서 약물이나 기기를 일반적으로 보급하는 것은 위법 행위였다. 심지어 검증

받지 않은 약물이나 기기 사용으로 피해를 본 사람들이 소송을 제기하자, 제약회사가 의사에게 몰래 뇌물을 건네는가 하면 학술지에 게재된 공식 자료 내용을 조작하는 스캔들이 일어났다. 그 결과 메드트로닉의 주가는 곤두박질쳤다. 2006~2007년 동안 골 이식재 인퓨즈 판매량의 85퍼센트는 검증되지 않은 용도로 사용되었는데, 전문가들의 견해에 따르면 이 같은 결과는 제약회사가 직접 홍보하지 않은 이상 달성하기 힘든 수치였다.

인퓨즈는 사실 2002년에 시판 승인을 받았지만 사용 범위는 척추 융합에 한정되었고, 그 당시 혁명적인 의학 개발의 산물로 인정받았다. 외과 수술 시 요통을 예방하고 척추 연골이 닳아 없어지는 현상을 막아주는 의료 기기였다. 이러한 목적으로 해마다 미국에서 45만 건의 수술이 치러졌다. 흔히 전통적 수술 방식에서는 옆구리 뼈의 일부를 척추의 문제 부위에 이식하는 것이 기본인데, 수술 과정이 매우 길 뿐만 아니라 환자에게 극심한 고통을 주었다. 골 이식재 BMP-2의 개발이 성공하면서 유전병에 기인한 척추 문제를 해결하기가 예전보다 한결 수월해졌고 그 후로 사람들은 전통 방식의 이식 수술을 피하고 신종 기술을 도입했다.

《밀워키 저널 센티넬Milwaukee Journal Sentinel》은 인퓨즈의 마케팅이 낳은 폐해를 보도했다. 그러나 그 안에서도 제약회사를 감싸는 부분이 눈에 띈다.

마케팅에서는 확실히 BMP-2를 권장했다. 척추 융합 같은 이식 수술 대신 이 방법을 쓰면 그 당시 환자들에게 도움이 되었기에 인기가 높았다는 점을 무시할 수는 없다. 인퓨즈는 그 분야에서는 거의 혁신에 가까운 산물이었다. 척추 사이의 빈 공간을 대신 채워주는 골 이식재였기 때문이다.[2]

하지만 여기서 주의해야 할 점은 BMP-2처럼 뼈의 형태를 한 단백질을 인체에 주입할 경우, 척추 융합 부위가 아닌 다른 부위에까지 뼈가 커지는 리스크가 있다는 것이다.

인퓨즈를 정식승인하면서 식품의약국은 그 사용 범위를 척추 융합으로만 제한했다. 그래서 요척추의 L4-S1 부위 내에서만 이 제품을 쓰도록 하며, 허리 디스크로 환자가 심한 고통을 호소할 때 처방할 수 있도록 했다. 그리고 복부 절개와 같은 수술 후 척추 통증을 호소할 때도 허용했다(이때는 통증 부위가 척추를 기준으로 후면보다는 전면인 경우에만 권장했다). 결국 인퓨즈는 'LT-케이지'라고 불리는 수술법과 함께 실행되었다. 초기 임상실험에서는 국소 적용이 아닐 경우 의원성 반응이 나오기도 했다. 여전히 그 의원성 반응을 둘러싼 의혹은 풀리지 않고 있다. 다만, BMP-2라는 골형성 단백질을 인체 내 여러 부위에 투여했을 때 일어나는 각각의 반응에 대해서는 더 많은 연구가 필요할 것으로 보인다. 잘못된 적용으로 인한 결과는 끔찍할 수 있기 때문이다. 특히 척추 주변에 투여할 때는 정확히 어디에 넣느냐에 따라 서로 다른 결과를 낳을 수 있다.

주의사항을 잘 지키고 조심하다 보면, 분명 제품이 사용될 잠재적 시장 범위는 축소될 수밖에 없다. 정식승인을 받지 않는 연구소 제품이 얼마나 큰 시장을 형성할지, 그 판매 범위를 판단하기란 그렇게 쉬운 작업은 아니다. 하지만 2007년 한 해에만 이 제품의 총 판매액은 8억 달러를 넘었다. 심지어 이 제품을 상대로 한 집단소송도 있었다.

투자자에게 사전에 정보가 누설된 것은 아니지만 전 메드트로닉 직원 10여 명이 집단으로 검찰에 고발한 내용에 따르면, 회사가 정식승인을 받지 않은 제품의 사용을 권장하는 마케팅을 펼치며 의사와 의약품 관리자들에게 로비를 했다는 것이다. 게다가 핵심 오피니언 리더들에게까지 로비해 인퓨즈 골 이식재가 승인받지 않은 제품인데도 불구하고 좋게 포장하는 홍보를 요청하기도 했다. (……) 메드트로닉은 인퓨즈 골 이식재가 정식승인을 받지 않은 홍보 상품인 데다가 리스크까지 있다는 사실을 애써 숨긴 채, 투자자들을 모으는 데 혈안이 되어 있었다.[3]

2011년 6월 전대미문의 사건이 터졌다. 《더 스파인 저널The Spine Journal》은 메드트로닉의 경제적 지원을 받아 인퓨즈 홍보를 한 적이 없다는 내용을 머리기사에 실으며 세간의 비난을 전면 부인했다. 그리고 정식승인을 받지 않은 분야에 인퓨즈를 사용하도록 권장하는 글을 공동집필한 의사들이야말로 메드트로닉에게서 연구비 투자를 받았다고 고발했다. 또한 그들은 연구비로 적게는 1,200만 달러에서 많게는 1,600만 달러까지 받았다고 전했다. 《더 스파인 저널》 기자들은 해당 제품의 리스크에 대해 이렇게 언급했다.

이상 뼈 형성으로 외과 수술이 추가적으로 필요할 수 있다. 치명적인 염증, 감염, 이식 부위 변위, 암 유발, 신경에 영향을 미쳐 다리 쪽에 심각한 통증, 남성에게는 요폐尿閉와 불임의 원인이 되는 합병증을 유발할 수 있다.[4]

의학 잡지가 이런 식으로 인퓨즈의 위험성을 낱낱이 공개하자 메드트로닉은 2012년 3월에 발생한 집단소송에 선처하듯 8,400만 달러를 배상해주기로 결정했다(이 소송에 참여하지 않은 내게는 적어도 그렇게 보였다). 그러나 회사는 그 후에도 여러 범법행위가 불거지자 또다시 부인하기 시작했다.

인퓨즈를 둘러싼 사례는 의약품 및 의약 기기의 불법 판매 촉진 행위를 알려주는 적절한 예라 할 수 있다. 또한 미국 법정에 피소되기까지 했으니 더 말해 무엇하랴. 마케팅에 새로운 기술이 도입되면서 정부 승인을 받지 않은 의약품 사용을 은폐하기 위해 회사는 제품을 상대로 소송이 불거질 때마다 그 부분을 부인하느라 바쁘다. 미국에서는 최근 의약품을 둘러싼 의료 소송이 몇 건 더 있었다. 매우 유명한 제약회사들은 소송에서 패해 1,300만 달러 이상을 배상했다. 내가 이 글을 쓰는 지금 이 시간에도 애보트 연구소는 데파코트를 대상으로 한 정보 조작과 불법 마케팅을 이유로 16억 달러의 벌금을 내야 했다. 메드트로닉 스캔들처럼 미승인 의약품을 판매해 얻은 수익이 벌금보다 훨씬 더 크기에 제약회사의 이런 나쁜 관행은 여전하며 유사한 사례가 계속 늘고 있다. 앞으로 제약회사들이 이러한 관행을 줄일지, 아니면 더 교묘한 술책을 부리며 법망을 피해갈지는 두고 볼 일이다.

메드트로닉의 인퓨즈 사례가 잘 보여주듯 제약회사들의 미승인 약품 불법 판매를 법의 테두리에서 철저히 규제하기란 무척 어렵다(다음의 박스 기사 참조). 상세히 묘사한 대로, 앞으로 이에 대한 보다 철저한 감시가 필요하다. 특히 제약회사가 펼치는 마케팅 방식에 대한 심도 깊은 분석이 절실히 필요한 때다. 실제로 텍사스 주의 메디케이드Medicaid(환자들의 건강보험을 담당하는 프로그램을 운영 중인 연방 산하 기구)가 얀센(존슨앤드존슨)을 상대로 소송한 적도 있다. 2012년 1월에 존슨앤드존슨이 개발한 리스페달의 마케팅에 문제가 있어 소송이 제기되었고, 나 역시 그 자리에 있었다.

 정식승인을 받지 않은 약품 사용이 만연하는 10가지 이유

시스템의 부패: 그 방식이 너무나 확산된 나머지 예외 사례가 아니라 기본 관습처럼 인식되고 있다.

사법적 한계: 임상실험과 관계된 기업 내 전략적 문서들은 철저히 비공개된다. 따라서 비리를 폭로하는 증거들은 적신호가 켜지는 순간 바로 처리되며, 그렇기 때문에 사법부 관계자들은 심증에 의지해 동기부여를 의심할 수밖에 없다.

대필로 작성되는 글: 유명한 의학 잡지에 객관적인 논문이나 기사를 쓸 때, 주로 대필 작가가 제품을 홍보하는 경향이 높다. 그렇게 작성된 글을 의약품 외판원이 의사에게 배포하는 마케팅 수법을 활용한다.

핵심 오피니언 리더들: 의약품 및 의료기기를 생산하는 제작자들은 수만 명의 유명 의사들에게 자사 제품을 쓰게 하려고 안간힘을 쓴다. 그래서 미승인 제품의 처방전을 요구하는 데 마케팅 전략을 유감없이 발휘한다.

정보와 선전 사이의 기교적 모호함: 이러한 현상은 작가들이 홍보용 글을 작성하면서 가능해졌다. 그들은 지속적으로 의학 교육을 받으며 미디어 매체(예: 팸플릿, 인터넷 사이트, 라디오 방송)에 특정 질병을 설명한다. 제약회사의 투자를 받는 핵심 오피니언 리더가 주최하는 정보성 세미나에도 이 대필 작가들이 참여한다.

부분적 진실: 미승인 약품의 처방 사례를 살펴보면, (그 과정이 합법적이든 아니든) 대부분 의학적 설명이 기본 토대가 된다. 그래서 의사들이 해당 제품의 홍보를 무턱대고 비난하거나 무시할 수 없게 만든다.

구별하기 힘든 정보: 미승인 약품의 홍보는 특히 정신질환과 척추 융합에서 빈번하게 이루어진다. 수술 과정과 치료법에 모호한 측면이 있는 분야라서 더 그렇다.

의사의 과도한 신뢰: 의사들은 스스로가 제약회사의 의도를 잘 알고 있다고 생각한다. 그래서 회사가 자기 결정에 간섭하고 있음을 인정하지 않으면서 자신의 판단이 정당하다고 믿는다.

단정 짓기 애매한 부작용 사례: 약품의 안전성을 대상으로 한 독립적 연구는 일반적으로 약품 부작용에 대항해 싸우기에는 시간적 제약이 뒤따른다. 실제로 의사들이 약

텍사스 주의 리스페달 소송

지난 20년간, 존슨앤드존슨과 계열사 얀센 파마슈티컬은 루이지애나 주에서 2억 5,770만 달러의 벌금을 물었고, 사우스캐롤라이나 주에서는 3억 2,700만 달러, 아칸소 주에서는 110만 달러의 벌금을 물었다. 모두 마케팅으로 인한 정보 조작이 원인이었다. 2012년 1월 10일 날짜로, 텍사스 주는 존슨앤드존슨을 상대로 소송을 벌였다. 정부에 내야 하는 세금 5억 7,900만 달러를 탈세한 혐의였다.

리스페달을 비롯한 비정형적 항정신질환제 같은 물질의 경우에는 의학적 측면과 상업적 측면을 동시에 고려하기가 쉽지 않다. 물론 이런 약품의 대성공은 전자보다는 후자 즉, 상업적인 면이 더 크게 작용한 것이 사실이다. 최근 몇 년 전부터 신기하게도 의약품 관련 종사자들은 항정신질환제의 품목을 제한하고 미국에서 제한된 범위 내의 품목만 팔도록 조치를 취했다. 그래서 2010년 가짓수가 몇 안 되는 비정형적 항정신질환제가 대량 판매되었다. 미국에서만 그 해 146억 달러어치가 팔렸다(대표적인 예가 리스페달, 자이프렉사, 세로켈, 아빌리파이, 지오돈이다). 이 수치는 인도 보건부가 국민을 위해 지출한 위생 및 보건 예산의 1.5배에 해당하는 금액이다.

특히 리스페달의 경우 존슨앤드존슨이 개발해 지금까지 340억 달러의 매출을 올린 약품이다. 이 약의 특허 승인은 현재 17년째 유효한 상태다. 거대 기업의 생리를 잘 모르는 사람들에게는 제약회사가 수익을 올리기 위해 기계 조작처럼 약품의 사용 범위를 어떻게 확대하고 복잡화하는지 잘 감이 오지 않을 수도 있다. 텍사스 주 검찰총장은 법정에서 판사들에게 그 까다로운 과정을 일일이 설명해야만 했다. 수많은 데이터가 집계되었고 몇 시간에 걸쳐 작업한 문서들이 변론 과정에서 발표되었다. 톰 멜슈하이머 검사는 피소자들의 혐의에 대해 존슨앤드존슨(그리고 계열사 얀센)이 정신분열증 치료제로 개발한 약품으로 340억 달러의 매출을 기록했으며 그 이윤이 총액의 97퍼센트나 되는데도 텍사스 주에 내야 하는 5억 7,900만 달러를 탈세한 사실을 설명했다. 그러면서 '예외 사항도 아니었고, 우연에 의한 사고도 아닌 (……) 충분히 계획적인 의도로 자행된 탈세행위'라고 강조했다.

이 회사는 어떻게 이런 짓을 할 수 있었던 것일까? 톰 멜슈하이머 검사는 네 가지 상황을 일목요연하게 정리했다.

1) 존슨앤드존슨은 텍사스 연방 공무원들을 매수해 보건부의 치료에 자사 제품을 적극 홍보하는 데 앞장섰다.

2) 불법적으로 소아를 대상으로 한 약품 사용을 권장했다(리스페달의 경우, 복용자의 절반이 13세 미만의 아이들이었다).

3) 리스페달이 다른 항정신질환제보다 리스크가 적다는 증거 없는 거짓 정보들을 퍼트렸다.

4) 일반 의약품보다 45배나 비싸지만 리스페달이 타사 제품보다 탁월한 효능을 보장한다는 객관적 증거는 없다. 가격 대비 질적인 가치를

따지자면, 오히려 납세를 잘하는 일반 의약품이 더 낫다고 할 수 있다.

모든 면에서 미승인 약품의 마케팅은 대체로 거의 이런 양상을 띤다.

톰 검사는 식품의약국이 회사에 보낸 몇 장의 경고장을 명시하면서, 리스페달이 다른 항정신질환제보다 더 효과적이고 리스크가 덜하다는 홍보 내용에 반박하는 글을 예로 들었다(기존의 의약품으로는 할돌Haldol®이 있는데 1950년대에 얀센이 개발한 약품이다). 그의 말에 따르면 제약회사들이 '교육 무상 지원'을 명목으로 국민건강보험공단에 지원금과 연구비를 뇌물로 주었다는 것이다. 특히 'TMAP(텍사스 약물치료 알고리즘 프로젝트)'가 가장 심했다. 제약회사는 감독관들에게 리스페달의 우월성을 알리는 글을 쓰도록 조장했다.

피고 측 변호를 맡은 스티브 맥코니코는 배심원들이 소송의 도마에 오른 약품의 효능을 신뢰하도록 긍정적 측면을 강조하기 바빴다. 그리고 미국 시장의 경제성을 재차 강조하며 선처를 호소했다. 스티브 맥코니코는 제1세대 항정신치료제가 부득이하게 발생시킬 수 있는 부작용들을 나열하면서 리스페달 같은 신종 치료제에는 그 전 세대 약품에서 나타난 부작용이 없음을 강조했다. 하지만 가격 대비 가치를 논하기 시작하면 결코 부작용의 감소를 논할 수 없을 것이다.

제약회사를 변호해야 했던 스티브 맥코니코는 제1세대 약품들이 정신분열 증상 중에서도 양성 증상(예를 들어 사고장애, 망상, 환청)을 치료하는 반면, 리스페달은 거기에 음성 증상(예를 들어 무표정, 무기력증, 부적절한 감정)까지 치료 가능했다는 점을 강조했다. 그래서 환자들이 재활에 성공해 다시 일할 수 있었고, 건강을 회복해 그선보나 더 정상적인 삶을 영위할 수 있었다고 덧붙였다. 독립 기관의 연구가들은 그 말이 과학적 진실이기보다는 광고성 홍보라고 말했다. 맥코니코는 바로 그 점을 배심원들에게 알리고 싶어 했다. 존슨앤드존슨의 마케팅을 담당한 외판원들이 의사와 다른 관계자에게 전달하는 메시지를 이번에는 변호사가 판사에게 전달하려고 애썼다.

피고 측 변호인은 배심원들에게 '실제 세상'의 현실을 알려주고 통속적인 표현을 써가며 어쩔 수 없이 소송의 주인공이 된 제약회사의 편을 들었다.

우리가 국내뿐 아니라 전 세계 의사들을 상대로 어떻게 해서든 자사 약품을 처방하도록 조종한다는 것은 진실이 아닙니다. (……) 모든 의료계 집단을 상대로 눈 가리고 아웅 하는 식의 속임수를 쓴다는 말인데, 이것은 명백히 사실이 아닙니다. (……) 전혀 근거 없는 헛소문이에요. 제약회사 외판원들이 병원을 방문해 의사에게 자사 제품을 팔도록 설득한다니, 말도 안되죠. 약품은 전적으로 의사의 재량에 따라 처방되는 품목이지 제약회사가 처방을 강요할 수 없습니다.

맥코니코는 시장 경제 개념의 가치와 원리에 호소하며 배심원들을 설득했다. 그러면서 리스페달이 잘 팔린 이유는 '다른 약품보다 우월하기 때문이며, 시장의 법칙에 따라 최고의 상품이 잘 팔린 것뿐'이라고 변호했다.

전략적인 결탁

안센의 전 기획 매니저인 토머스 앤더슨은 리스페달의 출시를 담당한 일원 중 한 명이다. 그는 법정에 첫 증인 자격으로 출두했다. 배심원에게 제출한 문서의 제목은 '만장일치의 합의안'이었다. 처음 제품 콘셉트를 잡을 당시로 거슬러 올라간 기록물이었다. 토머스 앤더슨이 기술한 바에 따르면, 마케팅 부서는 제품을 개발할 당시 '관련 전문가들을 모아놓고, 다양한 정보를 수집해 현실적으로 훌륭한 치료제를 계획했다.'

핵심 전문가들 → 핵심 오피니언 리더들 → 일반 의료진

핵심 전문가 집단은 듀크 대학교의 정신의학과 학과장이자 의사인 앨런 프랜시스[5], 코넬 대학교의 정신의학과 학과장이자 교수인 존 P. 도처티, 그리고 컬럼비아 대학교의 정신의학과 부교수인 데이비드 A. 칸으로 구성되었는데 모두 정신의학과 전문가였다. 이 세 사람이 약품 개발에 필요한 조언을 한 대가로 받은 금액의 총액을 합산하니 94만 2,669달러였다. 교육을 위한 무상 지원을 위해 회사가 지불한 지원비였다. 정신분열증의 효과적 치료법을 개발하기 위해 이른바 '전문가 지식 시스템EKS(Expert Knowledge Systems)'을 만든 것이다. 이 시스템의 권장 사항은 나중에 TMAP를 이루는 토대가 되었다. 이 프로젝트는 리스페달을 제1세대 항정신치료제의 대체물로 승격시키는 데 일조했다.

텍사스 주의 연방 변호사 토미 잭스는 토머스 앤더슨에게 질문했다.

잭스: 당신은 자율성과 객관성을 해치면서까지 회사의 이윤을 높이는 일에 일조한다는 생각은 들지 않나요?

앤더슨: 아니요. 그런 건 대학교에서나 통하는 이념이니까요.

잭스: '전문가 지식 시스템'에 도움을 요청할 때, 당신의 회사는 광범위하게 전략 목표를 세우고, 정부에 영향을 미치는 힘을 발휘하고, (……) 브랜드 로열티를 강조하며 회사의 상표 개발에 필요한 서비스에 집중했죠. (……) 그리고 의약품과 경제적 요소 사이의 연구를 전개하고 정신질환자연맹(NAMI)과도 교섭해서 개발 약품을 빠르게 전파할 수 있는 교육 프로그램을 만드는 데 집중했습니다. 또한 얀센은 리스페달이 전 세계에 홍보될 수 있도록 얀센이 바라는 모든 목표를 실행에 옮기는 데 전력하겠다는 의사를 표명한 바 있습니다. 당신은 홍보와 정보, 이 둘의 차이가 무엇인지 알고 있습니까?

1월 11일 아침, 알렉산더 L. 밀러 박사의 첫 증언이 있었다. 그는 샌안토니오에 위치한 텍사스 대학 내 헬스센터의 정신과 박사다. 학교 홈페이지에 명시된 그의 경력을 살펴보니, 밀러는 TMAP에 참여해 정신분열증 문제를 담당한 책임관이었다. 그는 얀센이 이 프로젝트를 경제적으로 지원했다고 고백했다. 7만 달러 이상을 투자한 얀센은 자사가 개발한 리스페달이 정신분열증 환자를 치료하는 가장 효과적인 치료제라는 것을 증명하는 쪽으로 연구를 실행하도록 제안했다. 회사의 목표를 구체화하기 위한 수단으로 실험 결과를 미리 통보하는 식이었다.

여기서 밀러가 말한 내용의 진위 여부와 이런 증언을 한 진짜 목적이 무엇인지 의심하는 사람이 있다면, 연방 변호사가 제시한 그의 경력, 그가 지금까지 전문가로서 걸어온 길을 들어보면 모든 의혹이 사라질 것이다. 예일 대학교와 워싱턴 대학교, 국립정신보건원NIMH(National Institute of Mental Health), 하버드의 매사추세츠 부속 병원에서 일했던 것은 물론, '성공적인 삶의 동반자'라는 미국 정신의학회의 회원이기도 하다. 또한 그는 텍사스 연방 주를 위해 20년간 일해왔고 텍사스 대학교의 정교수로 재직중이다.

먼저 나는 밀러가 시도한 세부 연구들이 배심원들이 볼 때도 충분히 신뢰할 만하다고 확신한다. 연구소에서의 그를 돈에 눈멀어 부패 행위를 눈감아줄 사람이라고는 감히 상상할 수 없기 때문이다. 하지만 명예로운 업적을 쌓은 그가 '간섭 효과에 대한 항정신병 임상 연구 CATIE(Clinical Antipsychotic Trials of Intervention Effectiveness)'와 관련된 자문 위원회의 일원이었으며 공동 연구자로 참여했다는 말을 듣는 순간 나는 그에 대한 모든 신뢰를 잃고 말았다. 이 실험은 국립정신보건원의 지원을 받아 운영되었다. 법원에 피소된 제약회사가 규탄받는 이유 중에는 신종 항정신질환제가 기존 치료제보다 월등히 우월하지 않는데도 마치 그런 것처럼 연구 결과를 조작한 것이 있는데, 그 연구 과정에 밀러도 참여한 것이다.

하지만 연방 변호사는 밀러를 직접 비난하지는 않았다. 연구와 관련된 문서 내용 못지않게 핵심 인물인데 말이다. 얀센은 보조금과 상여금을 전문 연구자들에게 주면서 '전략적인 결탁' 관계를 맺었다. 하지만 둘 사이 모종의 관계에 대해서도 연방 변호사는 꼬치꼬치 캐묻지 않았다. 사실 밀러가 언급한 부분들과 고급 정보는 판사가 판결을 내릴 때, 전문가로서 연구 결과에 신뢰를 부여하는 데 이바지했다. 하지만 이해 관계가 엇갈려 상충하는 부분에 대한 해결의 실마리는 거의 제공되지 못한 셈이다. 뇌물을 받은 사람은 모두 부패한 인물들로 사건에 연루된 것 아닌가? 토머스 앤더슨이 핵심 오피니언 리더들에게 자금을 지원한 점, 다른 컨퍼런스와 연구 재단에 무상으로 교육 지원을 한 부분에서 법적인 잣대로 규탄받을 때, 그는 자기 입장을 변론하기 위해 이렇게 말했다. "자세한 부분까지 속속들이 기억나지 않는다. 다만 제약산업에서 이러한 행위는 어디까지나 자연스러운 관습으로 치부되고 있다"라고 했다.

의료계도 상황은 다르지 않다. 학술지 편집부에서 일하든, '정신질환의 진단 및 통계 편람DSM(Diagnostic and Statistical Manual for Mental Disorders)'을 작성하는 일을 맡든, 제약회사 연구소가 준 돈을 받고 그 회사의 치료제 효능을 피력하며 권장하는 글을 쓴 사람들은 절대적으로 신뢰할 수 없다. 오늘날 제약회사의 지원금 없이는 탁월한 의학 실적을 이루기 힘들다는 연구소의 얘기를 들을 때면 기분이 씁쓸하다. 단지 대학 연구소의 현실을 말하는 것은 아니다. 정신의학과 관련된 재단과 기관 역시, 상업성을 중요시하는 회사 연구소와 정신의학계의 거물급 유력 인사들과 협력 관계를 맺는 경우는 비일비재하다. 그런 점에서 볼 때 밀러는 셰익스피어의 《베니스의 상인》에 나오는 악덕 상인처럼 소신이 뚜렷한 남자였다. 피고인 측 변호사가 명성에 누가 될 이러한 소송에 연루된 것을 어떻게 생각하느냐 묻자 밀러는 이렇게 대답했다. "이러한 질타가 정확하고 공정하다고는 생각하지 않습니다. 하지만 저 자신이 그저 체스판의 말에 불과하다는 인상을 받았어요. 체스 게임이란 제 능력 밖에 있는 거대한 존재인데 말입니다."

같은 법정 심문대에 스티븐 숀 박사도 소환되었다. 그는 텍사스의 정신지체 및 건강연구소MHMR(Mental Health and Mental Retardation)의 전 책임관으로 텍사스 연방 당국과 관련된 서류를 몰래 훔쳤다는 의혹이 제기돼 법정에 섰다. 법원은 메디케이드의 검사관을 증인으로 불러 박사의 사기 혐의를 입증하려고 했다. 스티브 숀 박사는 일하는 동안 얀센의 마케팅 전략에 힘을 실어주었으며 그 대가로 수수료를 챙겼다. 정신지체 및 건강연구소에서 맡은 높은 직책이 공신력을 발휘했기 때문에, 불법임에도 그가 손댄 마케팅이 통용될 수 있었다. 앞서 언급한 세 명의 정신의학과 전문가들처럼 숀 박사도 얀센의 전 세계 히트 상품 중 하나인 리스페달의 마케팅 전략이 성공할 수 있도록 물심양면으로 도왔다.[6]

그 외에도 얀센의 마케팅에 도움을 준 사람들로 존 러시 박사, 린 크리스몬 박사, 존 차일스도 지목되었다. 이들 모두 TMAP에 참여했다. 텍사스의 정신질환자연맹 대표인 조 러브레이스마저도 얀센과 관련해 돈을 받았고, 그 돈은 아내의 개인 변호사 사무실 법인 계좌로 입금되었다.

나처럼 연구가 본업인 사람은 정신과 의사가 약을 처방할 때 이성적으로 판단하는지, 아니면 합리성과는 거리가 먼 사고를 하는지가 궁금하다. 특히 숀 박사가 법정에 출두해서 증언한 얘기 중 충격적인 것으로는, TMAP가 결성된 취지가 같은 연방 주 내에서도 정신과 의사들의 처방 약이 제각각 너무나 달라서라는 말이었다. 한 환자가 6명의 다른 의사들을 찾아가면 각각 다른 약을 처방해준다는 것이다. 숀 박사는 환자의 상태에 대한 진단이 똑같아도 약은 각기 달랐던 부분에 이의를 제기하며 프로젝트를 계획했다고 말했다.

여러 이유가 있었지만 의사들의 진단 기준을 세우기 위해 '정신장애 진단 및 통계 편람(DSM)' 2탄이 작성되었다. TMAP처럼 치료 프로그램의 기준을 정립하는 프로젝트는 왜 만들지 않는 것일까? 약품의 구체적 정보들이 부족하고, 환자가 치료 과정에서 보이는 긍정적 반응과 부정적 반응에 대한 편차가 너무나 크기 때문에, 이러한 기준을 세운다는 것은 현실적으로 실패할 가능성이 높다. (TMAP를 통해 'A' 기준을 받은 약품이 있었던 것처럼) 정신과 의사들이 선택한 치료 방식에 엄격한 알고리즘을 형성할 수는 있지만 그러려면 약물학의 확실한 발전이 동반되어야 한다. 그러나 현실적 상황을 감안해보면 아직 약물학은 그 정도 수준까지 발달하지 못했다.

얀센을 비롯해 신종 항정신질환제를 만드는 제약회사들은 암묵적으로 공격적인 마케팅 전략을 펼치며 약품을 팔고 싶어 한다. TMAP가 진행될 때도 상황은 달라지지 않았다. 앞으로 약물학이 얼마간 발전한다면 정신과 의사들에게 치료 기준이 될 잣대가 필요하며 이어서 모든 환자에게 적용 가능한 동일한 치료법이 있어야 한다. 정신 의학을 연구하는 순진한 연구자들은 현실과는 동떨어진 낙관주의적 감상에 빠져 제약회사 연구소들이 개발한 신종 항정신질환제를 일종의 진보로 여기며 자축한다. 상황이 이렇다 보니 임상실험을 하는 이들과 정신과 의사들에게만 모든 문제의 책임을 전가할 수는 없는 것 같다.

임상실험 vs 법정의 임상적 판단
—

약품의 실제 효능은 별개의 문제다. 어떤 약품이 개발된 후 거대한 제약시장에 유통되고 확산될 수 있는지의 여부는 전적으로 영향력 있는 시스템의 도움을 받았느냐에 달려 있다. 제약회사가 약품의 영향력을 높이려 선택한 주요 방법은 그럴싸한 약품 설명, 광고, 임상실험의 데이터를 배포하는 일이었다.

임상실험의 데이터는 무엇을 말하는가? 약 25년 전부터 사람들은 '무작위 비교 연구'를 도입해 광범위한 영역에 두루 사용했다. 이것은 신약의 효능과 안전성을 분석하는 연구방법으로 신약의 신뢰성을 인정받는 수단이 되었다. '무작위 비교 연구'는 일단 통계 데이터를 통해 임상 치료의 다양한 변수를 개선할 수 있다는 이점이 있다. 그래서 약품의 실제적 반응이 설득력을 얻는 데 기여할 수 있다. 이 연구법의 예찬론자들이 늘면서 의학계에서는 '근거중심의학EBM(Evidence based medicine)'의 토대를 마련한 연구법이라는 명성까지 얻게 되었다. '근거 중심의학'이 더 객관적이라는 신뢰감이 점점 확산되면서 의학계 학술지에 '사례연구법'은 거의 모습을 드러내지 않을 정도로 빛을 잃어갔다. 과거에는 지배적인 영향을 끼친 연구법이었는데 말이다. 또한 '의료 감정'의 전통 방식으로 자리매김한 '임상실험' 역시 '무작위 비교 연구'에게 자리를 내어주고 보조 역할 정도로 전락해버렸다.

이번 리스페달 소송이 일어나게 된 발단은 이 약품과 관련된 임상실험 데이터와 관련된 해석과 설명에 문제가 제기되면서부터였다. '간섭 효과에 대한 항정신병 임상 연구(CATIE)'와 '중증 정신분열증 환자를 위한 신종 항정신질환제의 임상 연구 및 비용 효용성 연구CUtLASS(Clinical and Cost Utility of the Latest Antipsychotics in Severe Schizophrenia)'가 내린 항정신질환제의 효능 테스트 결과를 두고도 여러 차례 의혹이 제기되었다. 많은 사람들은 이들 연구가 제약회사가 아닌 독립기관 소속 연구원들이 참여한 것이기에 신빙성이 있다고 여겼다. 사실, 요즘 많은 약품 테스트가 제약회사 소속 연구소에서 이뤄진 것과는 차별화된 경우였다(전자는 미국에서, 후자는 영국에서 연구가 진행되었다).

두 연구 결과는 2000년대 중반에 발표되었고, 리스페달의 특허 승인은 결국 실패로 돌아갔다. 두 연구 결과 모두 리스페달을 비롯한 신종 항정신질환제가 기존의 제1세대 약품보다 효능이나 효용량 측면에서 더 우월함을 증명하지 못했다. 추가 연구를 통해 신종 항정신질환제가 제1세대 약품의 부작용보다 더 많은 부작용을 낳는다는 결과까지 나오면서 많은 사람들의 기대와는 정반대 결과가 도출되고 만 것이다. 그 당시 실행된 연구 결과는 TMAP가 지지한 연구 결과와 정반대였다. 신종 항정신질환제의 우월성을 객관적으로 입증한 후자의 연구 결과에 의혹이 제기되고, 설상가상으로 위조된 수치가 들어갔다는 것이 밝혀진다면 이 프로젝트는 거의 사기 행위나 다름없다.

존슨앤드존슨과 얀센이 오래전부터 고수해온 방식을 조사한 연방 변호사들은 가장 먼저 CATIE가 가진 객관성의 결함을 질타했다. 더불어 정반대 결과를 도출한 수많은 다른 연구와 대조적 입장을 고수한 것을 지적했다. 일단 CATIE의 연구는 분석 결과 리스페달은 '역사적으로 가장 많은 연구를 한 약품 중 하나'임을 강조하면서 전 세계 수많은 의학 관련 기구에 선전했다. 비록 '무작위 비교 연구'로 수집된 결과들이 소송의 주요 부분을 차지하고 있지만 그 연구 결과 자체만으로는 증거가 불충분하다. 리스페달이 항정신질환제 중 가장 월등한 약품이라고 주장한 것과 관련하여 부당 혐의를 인정받기에는 여러 가지 면에서 제약이 따랐다.

먼저 정반대 결론을 도출한 연구가 너무 많았다는 점을 들 수 있다. 연구의 정확성이 확실히 보장받을 수 없는 상황이었다. 임상실험은 그 어떤 것도 완벽하다고 단정 지을 수 없다. 이러한 결함 때문에 회의론자들은 연구 결과 도출된 결론을 놓고 실현 가능성이 매우 희박하다고 판단하곤 한다. 일부 임상 연구가들은 항정신질환제와 관련해 매우 세부적인 실험을 진행하면서 서로 대조되는 즉, 합일이 불가능한 입장을 보이며 대립 구도를 갖는다. 이렇게 서로 다른 결론이 나오기 때문에 임상실험이 어느 한쪽에 편향된 연구가 아니냐 하는 신랄한 독설을 듣는 것이다.

임상실험의 해석을 둘러싼 불가피한 논쟁을 떠나, 법정에서 논란이 되는 증거물의 진위 여부를 가리는 일은 별개의 문제다. 왜냐하면 연구소가 참과 거짓을 판단하는 기준과 법정의 판단 기준이 각각 다르기 때문이다. 법정은 이분법적인 구조 즉 유죄와 무죄를 가리는 기준이 요구되는 곳인 반면, 임상실험 연구소는 한 가설을 제기하고 실현 가능 여부에 가치를 부여하는 곳이다.

게다가 배심원들에게 '무작위 비교 연구' 결과를 증거 자료로 제공할 수는 없었다. 아무리 인내심을 갖고 설득한들 그들이 볼 때는 신뢰가 안 가는 방법이기 때문이다. 대부분의 배심원들은 객관적 증거가 뒷받침된 전문가 감정을 더 신뢰할 수밖에 없다. 그러다 보니 일반적으로는 임상실험 결과가 법정에 제출하는 증거물이 된다.

법원이 위치한 트래비스 카운티에서 23년 동안 연구해온 정신과 의사 짐 반 노먼 박사도 법원에 출두했다. 그는 그 지역에서 정신병동을 운영하고 있었다. 의료보험에 들지 못한 환자들, 메디케이드 프로그램에 속하지 않은 환자들을 치료하기 위해 만든 병원으로 센터 예산은 TMAP를 지원한 존슨앤드존슨과 얀센이 제공했다. 바로 그런 점 때문에 이 병원 역시 제약회사의 자금을 받은 의혹 대상으로 등장한 것이다.

노먼 박사는 그곳에 있는 15명의 처방 의사들을 수시로 관리했다(여기서 나는 일부러 '정신과 전문의'란 표현 대신 '처방 의사'란 단어를 쓴다). 이 처방 의사들은 해마다 약 650명의 성인과 1,100명의 아이들을 진료했다.

처음 병원이 예상한 것보다 2배나 더 많은 수였다(모든 비극의 전조가 그렇듯 예산 부족은 결국 효능에서는 별 차이가 없지만 45배나 비싼 약을 환자들에게 처방하는 '범죄 행위'를 부추기는 시발점 역할을 하기에 충분했다).

노먼 박사에게 질문할 차례가 되자, 연방 변호사 토미 잭스는 리스페달을 팔러 온 얀센의 마케터에게서 약품 판매와 관련해 어떤 이야기를 들었는지 물었다. 그러자 박사는 이렇게 대답했다.

> 제가 기억하는 내용 중 판매와 관련된 핵심 내용은 그러니까 (……) 이 약이 부정적인 징후를 줄이는 데 (……) 가장 효과적이라고 했습니다. 예를 들어 집 밖을 나가기 싫어하거나 일에 대한 무력감, 삶에 대한 의욕 상실 등, 그런 부작용들이 적다고 했던 기억이 납니다. 리스페달이야말로 기존의 항정신질환제보다 더 확실한 약이라고 했어요. 그래서 추체외로계 extrapyramidal system(대뇌반구 깊은 곳에 위치한 신경세포체와 신경회로-옮긴이) 손상 위험이 없다고 했습니다. (……) 추가적 장점으로는 개발 비용이 상대적으로 적게 들었는데도 효과가 탁월해 환자들이 굳이 병원에 입원할 필요가 없다고 했습니다.

잭스 변호사가 다시 노먼 박사에게 TMAP가 치료 과정에 영향을 미친 것이 사실인지 묻자 그는 사실이라고 대답했다.

이 질문은 매우 확실한 파장을 일으켰다. 잭스는 TMAP가 의사의 약품 처방 선택에 직접적인 영향을 미치는지를 계속 의심해왔기 때문이다. 의혹을 제기할 때마다 의사들은 의무가 아닌 단순한 권장사항이라고만 했었다. 법원은 이 병원에도 혐의를 물으며 이 약품을 통해 획득한 5억 7,900만 달러의 초과 수익분에 대해 병원 측에 환급을 요청했다.

노먼 박사는 병원이 해마다 연방 정부의 개입을 받는데, 만약 의사가 TMAP의 권고사항을 어길 경우엔 충분히 납득할 만한 이유를 제시해야 함은 물론, 불이익을 당할 수 있고 심하면 벌금까지 물어야 한다고 항변했다(즉, 의사가 TMAP가 추천한 신종 항정신질환제를 사용하지 않고 기존의 제1세대 약을 처방해 치료할 경우, 의사 본인에게까지 불이익이 온다는 얘기였다). 그런 상황에서 의사들은 TMAP에서 주관하는 교육 프로그램을 순순히 따를 수밖에 없고 해마다 3분기로 나누어 진행되는 모임에 참석해야 했다.

잭스 변호사가 노먼 박사에게 제1세대와 신종 제2세대 항정신질환제를 어떻게 차별화시켜 사용하는지를 묻자 박사는 신약을 이따금 처방한다고 고백했다. 'CATIE'와 'CUtLASS'의 연구 결과에 얼마간 영향받아 내린 결정이라고 덧붙이면서 또한 제약회사의 재정 지원 때문에 그 약을 선택하는 것은 결코 아님을 강조했다. 박사는 제1세대 항정신질환제 중에서도 특히 할로페리돌halopéridol과 페르페나진perphénazine을 가장 자주 쓴다고 했다. 잭스는 1990년대 초반에, 그러니까 리스페달이 출시되기 이전에도 이런 식으로 약을 처방했는지 물었는데, 이 질문이야말로 그의 혐의를 인정하는 데 있어 결정적인 부분이었다.

존슨앤드존슨과 얀센을 비롯해 신종 항정신질환제를 생산하는 제약회사들은 제1세대 약품의 부작용을 없앨 참신한 신약 개발이 무엇보다도 우선이었다. 그래서 제1세대 약품에서 나타난 추체외로계 이상이라든가 만발성 운동장애 등 여러 부작용이 제2세대 약품에는 없다고 발표했다. 그러나 여기에는 허점이 있었는데, 제1세대 약물보다 더 적은 양을 복용량으로 정했으니 당연히 이전보다 부작용이 줄어들 수밖에 없었던 것이다. 이를 바로 장점으로 내세우며 부작용 리스크를 감소시켰다고 포장한 것이다. 노먼 박사는 자신의 경험담에 근거해 이를 확신했다. 그리고 1세대 약품을 복용한 환자보다 신약을 복용한 환자가 당뇨병 감염률이 더 높다는 사실도 덧붙였다. 결과적으로 상당한 비용을 절감할 수 있었는데, 이 약들은 더 저렴했을 뿐만 아니라 체중이나 글루코스(포도당)의 허용 한계, 지질 수치를 체크해야 하는 빈도도 덜했기 때문이다.

이뿐만 아니라 반 노먼은 신종 항정신질환제의 다른 부작용에 대해서도 낱낱이 털어놓았다. 동료들과 함께 장시간 환자들을 치료하며 알게 된 사실은, 바로 신약을 복용한 환자들은 제1세대 약품 복용자보다 몸무게가 더 빠른 속도로 증가할 뿐만 아니라 그 증가폭 또한 매우 심하다는 것이다. 평균적으로 3개월 만에 10~15킬로그램이 증가했다. 리스페달을 소량(1밀리그램) 복용한 일부 여성 환자에게서는 고프로락틴혈증Hyperprolactinémie까지 발생했다. 모유 수유를 하지 않는 여성인데, 유방에서 젖이 분비된 것이다.

> 잭스: 만발성 운동장애는요? 제1세대 약품을 복용한 환자 중에 부작용이 있던 사람이 있나요?
> 반 노먼: 제가 치료한 환자 중에서는 없습니다.

어쩌면 이런 발언을 단순히 개인적 판단으로 치부해버릴 수도 있다. 하지만 연방 변호사 중 또 다른 인물인 존 맥도널드는 노먼 박사의 증언에 경악을 금치 못했는데, 증언 내용을 보건대 존슨앤드존슨이 그에게 통보했던 정보 내용과는 전혀 달랐기 때문이다. 결국 존 맥도널드는 노먼 박사의 주장을 자세히 파헤치는 작업부터 시작했다. 먼저 (연구가가 직업이 아닌) 노먼이 연구 분야의 전문가가 아닌 이상, 증인으로 출두한 그의 말의 신뢰도는 떨어질 수밖에 없음을 밝히려고 애썼다. 이어서 TMAP가 의사들에게 언급한 적이 없는 내용을 재차 반복하는 것을 짚고 넘어갔다(솔직히 말해 노먼 박사의 말이 참이라면, 번거로운 서류 양식을 채우는 수고를 하면서까지 그가 환자를 위해 환자 상태에 적절한 약을 처방했다는 말이 아니겠는가). 또한 맥도널드는 의사인 반 노먼이 대체로 리스페달을 자주 사용했다는 점을 지적했으며, CATIE와 CUtLASS의 연구 결과의 신용도를 끌어내리려 애를 썼다.

상투적인 부패 수법
—

나는 인류학 공부를 하면서 제약회사를 처음 방문했던 때를 생생히 기억한다. 그때 회사의 그 방대한 행정 서비스를 보고 정말이지 기겁했다. 회사의 규정은 매우 복잡했으며 그 양 또한 방대했다. 한 가지 약품이 특허 승인을 받기까지는 그 절차가 복잡했다. 하지만 이를 위해 굳이 많은 회사 직원들이 하루 일과를 투자할 필요가 있을까 의문스러웠다. 마케팅의 세부 업무에 불과한 일에 그토록 많은 직원이 매달려 있다는 것이 솔직히 내게는 불가사의였다. 마케팅 업무는 현대 제약회사가 다루는 여러 기능과 동일한 대우를 받으며 큰 역할을 차지했다.

그때는 1월 12일, 낸시 부르시-스미스 부인이 처음 법정에 출두해 증언한 날이었다. 그녀는 얀센과 텍사스의 정신지체 및 건강연구소 사이의 협력 관계를 관리하는 일을 맡았었다.

연방 변호사는 부르시-스미스 부인과 인터뷰한 내용을 판사에게 전달했다. 그가 전달한 얀센의 내부 문서에서, 부인은 스티브 숀 박사를 이 일에 끌어들인 주동자가 얀센이라고 고백했다. TMAP가 진행되던 시기에 숀 박사는 정신지체 및 건강연구소의 책임자로 일하고 있었다. 부르시-스미스는 그 당시 얀센뿐 아니라 많은 기업들이 숀 박사와 공조해 일했다고 주장했는데, 그 말은 곧 박사가 자신의 명성을 무기삼아 신종 항정신질환제를 생산하는 다른 제약사들도 도와주면서 대가로 수수료를 챙겼을 것임을 추정하게 한다. 비단 얀센만 박사에게 돈을 준 것이 아니었다.

부르시-스미스 부인은 '환급 서비스' 부서의 직원이었다. 스티븐 숀과 존 러시를 비롯한 TMAP의 관리자들이 돈을 받았다는 사건의 전말과 시기에 관한 증언을 듣는 동안 나는 그 '환급 서비스'란 부서가 이 일을 맡은 회계부라는 것을 짐작할 수 있었다. 명분상 메디케이드를 통해 치료비를 환불받는 제도를 다룬 것으로 알려졌지만 실질적으로는 자금 횡령을 위한 핑계에 불과했다. 보건당국으로 가야 할 돈을 부인은 얀센의 주머니에 들어갈 수 있도록 조작했다. 숀 박사를 비롯해 TMAP의 관리자들에게 돈이 유입된 경로도 바로 이 과정에서 발생한 것이다. 법원이 이 소송을 통해 밝혀내야 하는 것도 바로 그 과정의 내막을 파헤치는 데 있었다.

반대심문 때 부르시-스미스 부인이 아무리 기억이 안 난다고 연기해도 연방 변호사의 손에는 숀 박사와 러시에게 돈이 보내진 것을 증명해주는 서신들이 있었다. 이들이 주고받은 서신에는 리스페달에 우호적 평가를 내려달라는 목적성이 분명한 내용이 들어 있었다. 부르시-스미스 부인이 회사에 보낸 서신을 보면, 얀센에서만 숀 박사의 관심을 받으려 했던 게 아니라 다른 제약회사의 연구소도 그에게 제품 홍보 서신을 보냈다. 부인이 복사한 서신 중에 '릴리가 슌을 만나기 위한 사업상 신호를 보내고 있다고 한다. 우리 회사의 약품을 슌에게 충분히 잘 팔지 않은 상황에서 이런 일이 일어났다'라고 적힌 글이 발견되었다.

이번에는 피고 측 변호사가 반대심문을 했다. 이 과정에서 부르시-스미스 부인은 얀센이 슌 박사에게 '판매 행위'를 한 적이 없다고 일축했다. 그러면서 단순한 '정보 교류' 차원의 만남이었을 뿐이라고 덧붙였다.

> 피고 측 변호사: 왜 얀센이 슌 박사의 업무에 영향을 미치지 않았다고 생각하시는 거죠?
> 부르시-스미스 부인: 슌 박사 스스로 결정을 내리겠다고 우리에게 통보했으니까요.

이어서 7년간 얀센과 교섭 업무를 담당했던 연방 기관의 책임자 빌 스트뢱이 증인 신분으로 법정에 등장했다.

> 연방 변호사: 당신은 환급 서비스를 담당하는 일을 했습니다. 그때 주로 무슨 약품을 맡았죠?
> 스트뢱: 주로 리스페달을 다루었습니다.
> (얀센의 내부 자료를 손에 든) 연방 변호사: 당신이 제출한 서류를 보니 그 약품이 '텍사스의 정신건강과 관련된 치료 및 환급 서비스 업무에 큰 영향을 미친 대상'이었다고 나오는군요.

스트뢱은 1996년에 세 대학에서 주최한 최초의 학회를 언급하면서

'교육' 차원이란 말을 쓰고 싶어 했다. 그리고 스티븐 손과 다른 몇몇 정신과 의사들이 참여한 프로젝트는 '교육'과는 차별화된 행동으로 구분했다. 연방 변호사는 그가 담당한 서비스가 TMAP의 주도 아래 리스페달의 사용 판매량을 높이는 일이었는지 물었다. 그러자 듣기 거북했는지 스트룀은 비꼬는 듯한 말투로 연거푸 같은 말을 반복했다. "그렇게 해서라도 판매율이 증가했다면 실망하지 않았겠죠."

스트룀에게 피고 측 변호사의 반대심문이 이어졌다. 스트룀이 일하던 부서가 정확히 무슨 일을 했는지 다시 설명해보라고 요청하자 그는 "우리 팀이 맡은 임무는 장애물 제거였습니다. 우리 업무는 사람들에게 정신 건강에 대해 교육하는 것, 그리고 그들에게 필요한 약품들이 있다는 것을 자세히 알려주는 것이었습니다"라고 답변했다.

TMAP의 경제적 지원과 관련된 문제의 심문에는 로버트우드존슨재단의 전 책임자 스티븐 슈뢰더가 법정에 소환되었다. 이 재단은 게이츠재단과 마찬가지로 미국에서 건강과 관련해 대규모 자선활동을 하는 곳이다. 그러나 TMAP의 결성에 가장 큰 재정적 공헌을 한 곳도 바로이 로버트우드존슨재단이다.

스티븐 슈뢰더는 TMAP가 '마케팅 전략'의 온상이라는 사실을 몰랐으며, 존슨앤드존슨으로부터 직접적인 통보를 받은 적도 없다고 했다. 그 당시 이 같은 사실을 전혀 인식하지 못했다고 말했다.

변호사는 존슨앤드존슨이 이 재단의 최다 지분을 보유하고 있는 주주[7]임을 지적했고 검사 측은 슈뢰더의 인터뷰가 녹화된 영상 자료를 증거자료로 제출했다. 2009년에 로버트우드존슨재단의 이사회 임원세 명은 존슨앤드존슨의 중역 출신이었다.

연방 변호사: TMAP가 (재단 입장에서는) 좀 특별한 프로젝트인 걸로 알고 있어요.

슈뢰더: 네, 보통 저희는 임상실험을 다루지는 않으니까요.

연방 변호사: 그런데 왜 그런 예외의 프로젝트를 수락한 겁니까?

슈뢰더: 제 생각에는 이점이 매우 컸기 때문이라고 봅니다.

연방 변호사: 재단은 TMAP의 취지가 무엇인지 세부적으로 면밀히 조사하지 않았나요?

슈뢰더: 그렇다고 그들의 속마음까지 다 파악할 수는 없죠.

연방 변호사: 예를 들어 연구소로부터 돈을 받는다는 생각은 한 번도 안 해보셨나요?

슈뢰더: 그런 일은 간간이 있어온 관례예요. 대학 소속 연구자들이 제약회사에게서 지원받아 일하니까요. 학회 발표를 주관할 때, 연구를 목적으로 출장갈 때, 저녁 모임을 가질 때 회사가 경비를 지원하죠.

마지막 증인으로 퍼시 코드 2세가 출두했다. 그는 얀센에서 영업직으로 직장 경력을 시작했고 1998년에 리스페달을 홍보하는 일을 맡았다. 그 후 1999년부터 2002년까지 연방 정부기관의 책임자로 이직하고 '환급 서비스' 담당 직책을 맡았다.

연방 변호사: (코드 2세의 이력서를 훑어보면서) '추가 인원을 보충해서 시스템 내부에 영향력을 행사한다'라고 적혀 있는데 당신 부서가 '다른 사람의 의견에 영향을 미치는 일'도 했다는 의미인가요?

퍼시 코드 2세: 그렇습니다, 변호사님.

여기서 말하는 '시스템'은 여러 의미를 내포한다. 일반 병원이 될 수도 있고, 관할 징계기관, 정신지체 및 건강연구소도 뜻한다. 퍼시 코드 2세는 정기적으로 숀 박사와 접촉했고 숀 박사와 밀러, 크리스민을 핵심 오피니언 리더들처럼 묘사했다.

연방 변호사는 2002년에 진행된 존슨앤드존슨과 얀센의 사업 구상안을 언급하면서 수익 증가를 강조하는 '협박성' 짙은 부분을 찾아내었다. 미국에서 메디케이드와 관련된 지출 비용이 연방 주 순위 3위를 차지한 텍사스의 메디케이드 담당부서는 지출을 줄일 수 있는 방법을 강구했다. 문서에 명시된 해결책 가운데 눈에 띈 '사전 허가제도'란, '소비자'가 전문의의 진찰, 의료 서비스나 특정 치료를 받기 전에 제삼자(대표적인 예가 의료보험회사)가 개입해 약품 사용을 허용하는 것이다. 메디케이드는 미국의 대표적인 공공의료보험이다. 'TMAP를 공약하라!!!'라는 슬로건 아래 진행된 사업 계획은 TMAP를 철저한 의식 계몽의 일환으로 계획된 활동으로 보았다. 그래서 이 활동을 통해 사전 허가 승인으로 인한 피해를 최소한으로 줄일 수 있을 것이라 예상했다.

그 후 제약회사는 리스페달 콘스타Risperdal Consta®를 출시했는데 이 약은 리스페달을 대신해 몸에 주사하는 장기 치료제였다. 이 신약은 TMAP에서 호의적인 평을 받았다. 코드 2세가 진실 폭로의 단서가 될 실언을 하면서 상황은 더 오리무중이 되어갔다. 그는 TMAP를 언급하면서 공교롭게도 리스페달 콘스타와 동일한 것으로 표현했다. 자신의 말실수를 깨달은 그는 숀 박사가 리스페달 콘스타가 시장에서 자리 잡을 수 있도록 최상의 전략을 짜는 데 도움을 주었다고 둘러댔다.

숀 박사는 텍사스에서 리스페달 콘스타가 잘 팔릴 수 있게 하려면 정신병원에 입원한 환자를 타깃으로 할 것을 조언했다. 그에 따르면 환자

들이 정신 병동에 입원한 이상, 평소 주기적으로 복용하는 항정신질환
제를 자주 바꾸지 않을 것이라는 설명이었다. (……) 그렇기 때문에 처
음에 의사가 처방한 약물을 계속 꾸준히 복용할 확률이 높으므로 정신
병원에서 처음부터 이 약을 사용하도록 하는 것이 중요하다는 것이다.

정식승인 없이 홍보되는 약품의 미래는?

———

> 정부의 승인을 받은 신약을 홍보하는 마케팅 방법으로는 크게 두 가지가
> 있다. '정보를 지시'하는 것에 초점을 둔 전략(기존 제도를 준수하면서 필요
> 한 연구 결과를 제시하는 방법)이 있고, 다른 하나는 '광고 효과를 강조하는'
> 전략이 있다. 후자의 경우 정부의 승인을 받지 않은 약 처방을 강요할 수
> 있다. 그리고 전 세계 의학 관련 학술지나 정보지에 해당 약품의 정보를 최
> 대한 광범위하게 퍼트리는 데 그 목적이 있다.[8]

9년 전부터 미국에서는 정부 승인을 받지 않은 약품을 대상으로 한
마케팅 전략이 문제가 돼 법의 판결을 받는 경우가 늘었다. 그중 가장
큰 건은 2004년 있었던 간질 치료제 뉴론틴 관련 소송이다. 이와 관련
해 워너-램버트(화이자)는 4억 3,000만 달러를 벌금으로 냈다. 뉴론틴
소송은 비슷한 소송이 일어날 때마다 중요한 판례가 되었다. 그리고 정
부에 마땅히 내야 할 세금을 탈세하는 개인 또는 기업을 처벌할 때 필
요한 부정청구방지법을 적용해 정부 승인을 받지 않은 약품 마케팅과
관련된 소송을 처리했다. 2007년부터 이와 관련된 소송들이 우후죽순
으로 증가했는데, 브리스톨마이어스스큅은 자사의 항정신질환제인 아

빌리파이가 문제가 돼 기소되었고 5억 1,500만 달러를 벌금으로 물었다. 이어서 퍼듀 파마도 진통제 옥시콘틴 때문에 6억 3,400만 달러를 벌금으로 냈다.

미승인 약품의 홍보가 점점 법의 제지를 받게 된 것이다. 인쇄 매체나 인터넷 사이트를 통한 마케팅은 가장 가시적인 방식으로 법의 레이더망에 걸리기가 십상이었다. 하지만 의사를 찾아가 제품을 홍보하고 고급 레스토랑을 예약해 저녁식사를 대접하는 제약회사 영업자들을 일일이 감시하기란 여간 힘든 일이 아니었다. 그뿐만 아니라 학회를 열 때 오피니언 리더들이 하는 말에 제약회사의 입김이 전혀 작용하지 않았다고는 말할 수 없다. 또 의학 교육 커리큘럼과 유명 학술지에 실리는 연구 자료, 전 세계 의학계 관계자들이 사용하고 배포하는 내용에도 제약회사가 개입해 자사 약품에 대해 원하는 정보를 실을 수 있도록 유도한다.

신기하게도 최근 식품의약국의 정책 방향을 살펴보면, 의약품 및 의료기기 제조업체에게 자율권을 인정하면서 굉장히 우호적인 입장을 취하고 있는 것을 알 수 있다. 정식승인을 받지 않은 약품은 물론 예외지만 승인된 약품에 대해서는 유통과 관련해 많은 부분을 제조업체에 위임했다.[9] 물론 일부 의학 저널 편집장들은 식품의약국의 이러한 태도에 여러 차례 문제를 제기하며 우려했다. 2009년 《뉴잉글랜드 의학저널》에 실린 기사를 읽어보면 더 자세히 알 수 있다.

우리가 우려하는 이유는 학술지에서 내놓은 평가들이 지나치게 긍정적이기 때문이다. 한쪽으로 치우친 편협한 정보, 제약회사의 스폰서가 쓴 마케팅 전략이 뻔히 보이는 결정들이 난무하다. 임상실험에서도 상황은 비슷해서 긍정적인 반응들만 열거되고, 전문 저널이나 학술지에 게재된 데이터는 내용을 왜곡하거나 일부만 보여주며 독자를 기만하고 있다. 질 떨어지는 내용을 광범위한 영역에 분산시키려는 경향까지도 보인다. 약품이 가져올 수 있는 리스크는 애써 감춘 채, 제약회사가 고용한 대필자가 제품 홍보글을 쓸 정도다. 문제점을 낱낱이 지적하고 파헤쳐야 하는 의학 저널과 학술지, 심지어 식품의약국이 이처럼 제약회사를 감싸고 그들의 손에 놀아나는 실정이다. (……) 물론 과거에는 식품의약국이 제약회사가 개발한 약품을 사용 범위 내에서만 홍보하도록 제약을 두었고, 영리 목적을 위해 학술지에 왜곡된 정보를 퍼뜨리지 못하도록 주의시켰던 시절도 있었다.[10]

거대 제약기업들은 소송으로 문제가 일파만파로 커지지 않게 하려고 정치적인 활동을 수행한다. 그래서 미국에는 대기업을 법적으로 보호해주는 법률이 엄연히 존재한다. 정식승인을 받지 않은 약품 홍보가 가져올 위기는 미국 대륙을 벗어나 해외에까지 확산될 수밖에 없다. 국가마다 국민건강보험과 함께 여러 종류의 사보험이 있지만, 의료 기술을 개발하는 제약회사들은 사기업인 경우가 많아 이들의 홍보 전략은 법의 통제를 받지 않을 수 없다. 객관적 정보를 획득하기 위해 실시하는 임상실험에 자율권을 부여할 경우, 전 세계 의료 관계자에게 잘못된 허위 정보가 퍼질 위험이 있다. 제약회사의 마케팅 책임자들은 소비자에게 약품에 대한 객관성을 인정받아야 하며, 만장일치의 신뢰를 얻을 수 있도록 노력해야 한다. 그래서 가장 높은 수익을 내는 제약회사들은 '과학적 수단에 도움을 받아 약품을 판매'하는 경우가 많다. 따라서 자사에 맞는 '맞춤식 과학'을 정립해야 할 필요가 생기는 것이다. 자사 브랜드에 맞는 정보가 필요하며 수출국마다 정해놓은 제약 사항을 무사히 통과할 수 있는 제도적 뒷받침이 따라야 한다. 정식승인을 받지 않은 약품 홍보는 사실 전 인류가 걱정해야 할 고민거리다. 이러한 약품이 국민에게 어떤 영향을 끼치는지에 대한 대대적인 의식 전환과 함께 국제법을 더욱 강화시켜 제도적인 제재를 가해야 한다. 그래야만 무절제한 약품 홍보를 줄일 수 있다.

사법적 제도가 마련된다면 이 같은 법의 테두리를 벗어난 마케팅을 충분히 통제할 수 있다. 물론 내 개인적인 생각에는 법적 제재가 실시되어도 완벽한 제어는 힘들다고 보는데, 그 영향력이 미약할 뿐만 아니라 시기적으로도 너무 늦은 감이 있기 때문이다. 어쨌든 제약회사가 법을 어겨가며 얻은 수익이 벌금보다 훨씬 더 많다는 것은 법의 치명적인 맹점이다. 명백한 범죄행위를 저질렀음에도 그에 대한 처벌이 너무 약하다는 게 문제다. 존슨앤드존슨은 텍사스의 리스페달 마케팅과 관련해 피소되었고, 1억 5,800만 달러의 벌금을 무는 것으로 조정 합의를 마무리했다.

2009년 3월, 아스트라제네카가 출시한 신종 항정신질환제 세로켈이 연방 법원에 피소된 사건도 제약회사가 5억 2,000만 달러를 내고 조정 합의를 보는 것으로 끝났다. 세로켈의 마케팅 전략에서 엄청난 사기 행각이 자행됐음에도 그저 벌금 부과가 관행으로 굳어진 것에 대해 놀라움을 금할 수 없다. 어찌 보면 소송도 하나의 쇼에 지나지 않는다는 생각이 들 정도다. 대중이 법원 평결에 주목하는 사이, 피소된 제약회사는 아무렇지 않게 범법행위를 이어가고 있기 때문이다. 아무리 제약회사가 법의 심판대에서 조사받는다 해도 경영자들의 소소한 행동까지 속속들이 막지는 못한다. 오히려 회사의 마케팅 전략은 매우 전문적이고 또한 체계적이어서 마치 기업의 전문 경영 수업에 필수적으로 포함된 지침서 같다는 생각이 든다.

　제약회사의 범법행위를 심각하게 볼 수밖에 없는 이유는 벌금에 아랑곳하지 않고 버젓이 잘못된 마케팅 전략을 유지하기 때문이다. 법원에서 여러 소송이 진행되는 사이 그 정도가 약해졌을 뿐이지 범법행위는 암암리에 계속 진행 중이다. 그 본성이 어디로 가겠는가! 어쩌면 기업 간의 경쟁을 부추기는 사회적 압박감이 이유일 수도 있다. 약품 마케팅 전략을 살펴보면 기업마다 교묘하게 쓰는 술책이 매우 흡사한 것도 이 때문일 것이다. 바이옥스가 정식승인을 받지 않았음에도 사기성이 농후한 마케팅 전략에 따라 시장에 버젓이 유통되었을 때, 그 분야 관계자들은 이미 다른 콕시브coxib 계열의 약물 또는 콕스COX-2 억제제들(셀레브렉스Celebrex®와 벡스트라)이 바이옥스의 뒤를 이어 차례대로 출시될 거라고 예상했다. 이뿐만 아니라, 지프렉사(릴리의 신종 항정신질환제)가 소송에 휘말렸을 때, 그와 유사한 비정형 항정신질환제(예를 들어 세로켈과 리스페달)를 생산하는 회사들도 그와 유사한 범법행위를 저지르고 있음을 소송 관련 전문가들 역시 충분히 자각했을 것이다.

　현재 지역 관할기관이 사기업에 직접 간섭할 수 있는 영역은 매우 제한돼 있다. 사기업 소속의 연구소는 법적으로 사내 규정을 공개하지 않을 권한을 갖고 있기 때문이다. 그뿐만 아니라 비밀 전략과 (상업적, 그리고 객관적인) 데이터를 외부에 공개하지 않을 권리가 있다. 그러다 보니 연방 정부는 어떤 약품이 어떻게 개발되고 시장성을 확보하는지 일일이 파악할 수 없다. 우리가 아는 것(정보는 최소)과 그 대상의 이해관계(수익은 최대) 사이의 괴리가 너무 크고 이 빈 공간은 어쩔 수 없이 신뢰로 채울 수밖에 없다. 식품의약국 같은 약품 안전 조사 기관이 약품의 효능을 정식승인할 경우, 대중은 그 약이 위험하지 않다고 믿는다.

또 의사와 의학 정보 역시 대중 입장에서는 공신력을 가진 존재로 믿을 수밖에 없다. 오로지 법정에서만 배신당한 믿음을 보상해줄 수 있다. 오류를 바로잡고 잠정적 범죄자들에게 범법행위를 못하도록 경고할 수 있다.

우리가 지향하는 목표는 지금이라도 관할 당국이 이해관계의 실태를 깊이 이해하고 그 속에서 자신의 위상을 되찾는 것이다. 그러기 위해서는 제약회사들이 실제로 어떤 일을 하는지 상세히 알 필요가 있다. 거대 제약기업들은 국가만큼 부유하다. 어쩌면 전 세계에서 가장 영향력 있는 힘을 가진 자들로 구성된 대표 집단으로 볼 수도 있다. 거대 제약기업들은 자사 상품의 실체를 파헤치려는 외부의 독립적 연구를 어떻게 해서든 막으려 갖은 수단을 동원한다. 그래서 상품을 좋게 포장하기 위한 마케팅 활동에 주력하고 있으며, 그 활동을 암암리에 숨기려고 애쓴다. 권력을 결합해 이해관계를 극대화시키며, 그래서 PhRMA(미국제약산업협회)를 비롯해 편향된 생각을 가진 협회들을 만들어 전 세계에 그 영향력을 확산시키느라 분주하다.

국내법을 비롯해 무역 관련 지적재산권에 관한 협정TRIPS과 '의약품 허가를 위한 기술적 요구사항의 조화에 관한 국제기구'에도 제약회사는 유리한 조약 내용이 확정되도록 로비 활동을 서슴지 않는다. 또 미국 정신질환자연맹처럼 제약회사 산하 연구소에 호의적인 소비자들로 구성된 집단을 전 세계에 조성해 인원을 보충하고 자금을 불린다. 이처럼 다양한 조치를 취해 자사 제품과 메시지를 효과적으로 선전하며 전 세계를 하나의 단일 시장으로 만드는 것이 이들의 목표다. 회사의 마케팅 전략은 의학 정보와 환자들의 개별적 경험을 회사에 유리한 내용으로 포장하는 데 있다. 그래서 사람들이 자사 제품을 소비하는 데 익숙해지도록 유도한다. 세계인의 일원으로서 또 한 국가의 국민으로서 우리 모두는 더 이상 이런 행태를 수수방관해서는 안 된다. 과학과 규율의 통제권을 제약회사에게서 되찾아야 하며, 가능하다면 환자들에게 최대한 합리적인 해결 방안을 제시해주어야 한다.

질병을 만들어내기

> 의사는 병을 치료하기 위해 약을 쓴다.
> (그리고 환자는 약이 있으면 심리적으로 더 안심한다)
> 하지만 그 약 때문에 건강한 사람에게 문제가 생기기도 한다.
> 세균보다 더 위험한 새로운 병원체가 인체에 유입되면서
> 진짜로 몸이 아프게 되는 것이다.
> ─마르셀 프루스트 [1]

TV 화면 속 50대로 보이는 여성이 붓과 스케치북이 놓인 탁자 앞에 앉아 있다.[2] 미술 수업을 받는 것처럼 보인다. 하지만 정작 스케치를 하고 색을 입히는 사람은 그녀가 아니라 뒤편에 있는 다른 사람들이었다. 주변 상황에는 관심 없다는 듯 그녀는 무표정한 얼굴로 나지막한 소리로 중얼거렸다.

"오늘 나는 섬유근육통과 싸우고 있다. 지금 온몸이 아프다."

이어서 그녀의 시선이 카메라 쪽을 향한다. 집 소파에 앉아 TV를 시청하는 사람들을 바라보는 것처럼. 우리를 정면으로 응시하더니 그녀는 다시 한 번 속내를 털어놓는다.

"그래, 섬유근육통은 요즘 극성을 부리는 병이고 널리 퍼져 있지."

미국에서 이 약품 광고가 TV 방송의 전파를 타던 시기는 1997년 이후부터였다. 소비자에게 직접 약을 선전한 광고였다.[3] 2007년에 화이

자가 블록버스터급 약품인 리리카 홍보용으로 광고를 찍을 때, 이 광고의 일부를 캡처하기도 했다. 왜냐하면 그전까지만 해도 간질 치료제로 식품의약국의 승인받은 리리카가 2007년 6월을 기점으로 다시 섬유근육통 치료제로 변신했기 때문이다. 게다가 광고에서는 리리카라는 이름이 등장하지 않았다. 이 광고가 노린 것은 섬유근육통이란 병명 그 자체였다. 1980년대 말 이전까지 들어본 적도 없는 병명을 알리기 위한 홍보 광고였던 것이다. 중년 여성에게 흔한 질환으로, 피로를 쉽게 느끼고 불면증과 몸 전체 근육이 욱신거리며 쑤시는 통증을 동반하는 것이 바로 섬유근육통이다.[4]

이 신종 질환의 증상을 잘 모르는 시청자들은 관련 웹사이트(www.lyrica.com)를 방문하면 그 병에 대한 자세한 정보를 찾을 수 있다. 인체의 민감 부위를 18개의 국소 부위로 지정해놓고 그곳을 조심하라고 가르친다(이처럼 여성의 몸에 국소 부위를 알려주는 발상은 19세기 말, 프랑스의 정신과 의사인 장-마르탱 샤르코Jean-Martin Charcot가 이른바 '히스테리 존'를 정의할 때 사용한 국소 부위 개념과 흡사하다). 특히 11개의 국소 부위가 인체 중 가장 민감하기 때문에 이 웹사이트는 의사의 진찰을 받아보고 리리카를 처방받으라고 조언한다. 그러면서 웹사이트에 '섬유근육통으로 인한 고통을 완화시켜주는 약품 리리카는 미국 최초로 식품의약국의 정식승인을 받았다'는 구절이 명시돼 있다.

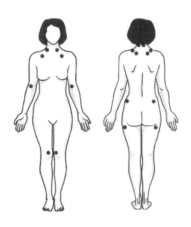

인체의 민감한 부위를 나타낸 이 국소 부위는 곧 섬유근육통이 발생하는 지점을 가리킨다.

(자료 출처: 아메리카 류머티즘협회)

섬유근육통은 진짜 질병일까? 이런 의구심이 드는 이유는 구체적인 원인도 발견할 수 없는 데다가 환자가 말하는 증상이 정신신체증 즉, 심리적 문제가 신체로 이어지는 증상이기 때문이다. 대부분의 류머티즘 질환은 우울증이나 만성 피로감, 결장 부위의 통증처럼 뚜렷한 이유를 파악하기 힘든 경우가 많다. 그럼에도 불구하고 화이자를 비롯한 일부 제약회사들은 이 병을 일반적인 질환으로 인식시키기 위해 막대한 비용을 들여 광고를 찍고 의사들을 상대로 의학 세미나를 계속 주최했다. 그렇게 해서 이 병이 유발하는 이유 없는 만성 통증을 막아주는 치료제가 시장에서 큰 수익을 얻을 수 있도록. 그 증거로 전 세계에 판매된 리리카는 2007년 한 해에 18억 달러의 매출을 기록했다. 화이자는 리리카 광고에 4,600만 달러를 투자했으니 회사 입장에서는 기분 좋은 보상이 아닐 수 없다.[5]

병을 팔다: 질병의 브랜드화

화이자가 찍은 광고는 제약회사 마케터들이 즐겨 쓰는 '브랜드를 지운 캠페인'의 무수한 사례 중 하나에 불과하다. 다시 말해 특정 브랜드를 명시해 그것만 광고하는 것이 아니라 치료제가 필요한 이유를 강조하기 위해 문제의 질병을 더 자극적으로 광고하는 것이다. 이러한 취지로 보면 보건당국의 공익 광고도 마찬가지다. 자국 광고든 해외를 상대로 한 광고든, 그동안 심각성을 간과했던 질병의 존재를 알리고 더불어 예방도 할 겸 그 병에 대한 인식을 높이기 위해 캠페인 활동을 하는 것이다.

르 탐부르: 저녁 먹을 때 이따금 여기가 근질거려요. 간지럽다기보다는 가렵다는 표현이 더 적절하겠네요.

크노크: 주의하세요. 두 표현을 혼동하시면 안 돼요. 간지러우세요, 가려우세요?

르 탐부르: 가려워요. 그런데 동시에 살짝 간지럽기도 합니다.

크노크: 혹시 식초가 든 소스를 곁들인 송아지 머리고기 요리를 먹을 때 더 가려운가요?

르 탐부르: 그건 먹어본 적이 없어서 모르겠어요. 하지만 그 음식을 먹으면 더 가려울 수도 있겠네요.

에이즈와 니코틴 중독, 고혈압 같은 인체를 위협하는 문젯거리 외에도 우리는 섬유근육통, 위식도 역류 질환, 의식과 상관없이 떨리는 다리, 결장장애, 신진대사장애 같은 질환에 노출되어 있다. 이뿐만 아니라 신경성 방광장애, 남성의 갱년기에 나타나는 성기능 약화, 유두종 바이러스, 골연화증osteopenia, 고혈압 직전 단계, 당뇨병 직전 단계, 전립성 기능장애, 여성의 성기능 감퇴, 강직성 척추염(척추에 염증이 생기면서 골성 강직이 일어나는 병-옮긴이)도 마찬가지로 현대인의 건강에 적신호를 울린다. 지난 30년 동안 듣도 보도 못한 신종 질병들이 잇따라 등장했다. 지금까지 전혀 의심하지 못했던 질환의 심각성을 강조하며 발병 '위험 요소'에 대한 정보가 쏟아진다. 특히 정신 의학과 관련된 알려지지 않은 증상과 그동안 심각하게 여기지 않았던 질병들이 현대인에게 최신 정보로 제공되고 있다. 조울증, 월경 전 증후군, 만성피로, 외상후 스트레스장애PTSD, 과잉행동장애로 인한 집중력 결핍이 있다(특히이 증상은 소아와 청소년에게 일어나는데, 지금은 그 범위가 성인에게까지 확대 적용되고 있다). 이 외에도 계절이 바뀔 때마다 감정 기복이 심해지는 현상, 사회 활동에 대한 극심한 공포(심하게 내성적인 사람이 사회적 압박감을 견디지 못해 불안증에 시달리는 증상)가 있으며 공황장애를 비롯해 헛헛증, 감정표현장애도 현대에 와서 더욱 심각성이 강조된 정신질환들이다.

　미국정신과협회에서 발간하는 정신질환의 진단 및 통계 편람인 DSM에는 수많은 정신질환이 일목요연하게 정리되어 있다. 해마다 최신판이 업데이트되는데, DSM-1은 1952년에 만들어진 것으로 총 106가지의 정신질환이 정리돼 있다. 1980년에 발표된 DSM-III에는 265가지가 있었고, 14년 후 발표된 DSM-IV에서는 무려 297가지로 그 수가 늘어났다. 가장 최근에 발표된 DSM-V에서도 역시나 새로운 신종 질환이 등장했는데, 그중 몇 가지를 소개하면 젊은 사람에게 나타나는 신경성 인지장애 즉 치매가 있고, 과도한 식습관으로 인한 소화장애, 불쾌감을 동반하는 감정조절장애가 있다. 또 물건을 버리지 못해 안타깝게도 쓰레기를 계속 모으는 병을 일컫는 저장강박장애도 있다.

질병과 증상, 리스크의 요소가 계속해서 늘어나는 이러한 세태를 우리는 어떻게 해석할 수 있을까? 하루가 다르게 의학은 진보하고 새로운 것이 자꾸만 발견되는 이 시점에서 우리는 최상의 건강을 유지하기 위해 발병률이 있는 위험 인자를 발견하려 애쓴다. 그러다 보니 이미 존재하는 항생제와 백신을 대상으로 한 예방 캠페인에는 신경을 덜 쓸수밖에 없다. 그렇지 않은가? 아니면 실제 환자보다 더 많은 수를 확보하려는 제약회사의 대대적인 마케팅 전략에 일조하는 것으로 봐야 할까? 더 많은 자사 약품을 '환자'로 규정된 사람에게 팔기 위한?

지금까지 언급된 증상의 치료 약물은 제약회사들이 이미 시중에 내놓은 상황이다. 어떤 증상이 나타나거나 위험 요소가 발견되면 지금은 그에 맞는 약물이 맞춤식으로 나온다. 그래서 폐경이 오면 화이자, 와이어스의 프레마린이나 프렘프로를 써야 하는 줄 안다. 또 남성의 발기부전 하면 역시나 화이자의 비아그라를 떠올린다. 또 유두종 바이러스에는 머크의 가르다실Gardasil®, 우울증에는 릴리의 프로작이나 GSK의 데록사트/세록사트/팍실이 유명했다. 이러한 증후군 또는 질환에 대해서는 각각 인기 상품이 따로 있었다. 이런 예는 빙산의 일각에 불과하다. 화이자를 비롯한 몇몇 제약회사들은 수백만 달러를 투자해 젊을 때 나타나는 신경인지장애(조기 알츠하이머 병), 강직성 척추염이 현대인에게 심각한 문제라는 것을 의도적으로 선전할 정도다. 이 모든 투자가 수익을 얻기 위함이 아니면 무엇이겠는가?

제약산업의 마케터들이 쓰는 이러한 방식을 이름하여 '질병의 브랜드화'라고 부른다. 질병을 마치 상품처럼 소비자에게 판매를 촉진시키는 것이다. 우리 몸에 일어나는 이상 증상 즉, 특정 질병을 마치 향수나 진공청소기의 상표처럼 상품화하는 것이다. 마케터들이 심심찮게 쓰는 '브랜딩'이란 어휘는 경쟁사와 차별화된 전략으로 자사 브랜드에 각인될 이미지를 불어넣는 것을 의미한다. 그래서 어떤 브랜드를 출시하고 그것의 이미지를 구상한다는 것은 곧 소비자의 시선을 사로잡고 고객을 유치하기 위한 마케팅 전략을 펼친다는 말과 같다. 우리가 잘 아는 애플, 청바지 브랜드 레비스트로스, 코카콜라야말로 '브랜딩'에 성공한 대표적인 사례다. 이제 제약회사에서도 이러한 '브랜딩'이 유행하면서 특정 질병을 마치 상품처럼 다루고 있다. 현존하는 질병을 치료하기 위해 약품 브랜드를 알리는 게 아니라 약품의 존재 당위성을 제공하는 질병 자체를 마치 상품처럼 홍보하는 것이다. 단적인 예를 들어본다.

'질병의 브랜드화'는 상품화된 대상과 동급 취급을 받는다. 각각의 질병에는 이름이 있다(예를 들면 '유방암'). 그리고 로고도 있으며(핑크 리본은 유방암 예방 캠페인을 상징하는 공식 로고다), 질병을 알리는 신호 역할을 하는 증후가 있다(유방암의 경우, 유방에 멍울이 만져짐). 유방암예방협회는 이 병의 정보를 사람들에게 알려주고 초기 진단을 함으로써 병을 예방할 수 있다고 믿는다. 그리고 유방암과 관련된 여러 감정들(예를 들어 두려움이나 화), 그리고 해당 병을 치료 중인 유명 인사(이 경우에는 가수이자 배우로 활동하다 유방암 진단을 받은 카일리 미노그Kylie Minogue)도 소개한다. (……) 이렇듯 유방암은 우리가 꼭 주의해야 할 질병 중 하나가 되었다. 특히 여성과 의사들, 보험업자, 공공 기관에 소속된 후원자 또는 개인 후원자들을 대상으로 유방암의 현실을 알리는 것이야말로 '질병의 브랜드화'의 주요 임무로 자리 잡았다.[6]

'질병의 브랜드화'는 제약회사가 자주 써먹는 판매 수법 중 하나로 정식승인을 받지 않은 약품을 대상으로 한 마케팅 전략과 양대 산맥을 이룬다. 그래서 사람들은 두 방식의 차이를 이해하지 못하기도 하는데, 물론 실생활에서는 별 차이 없어 보일 정도로 혼용되긴 하지만 원론적으로 따지면 두 전략은 분명 다르다. 미승인 약품의 마케팅은 특정 질병의 치료제로 나온 약을 확대해석해 허용되지 않은 범위까지 그 대상을 넓히는 것이 주목적이다. 반면에 '질병의 브랜드화'는 알려진 지 얼마 안 된 신종 질병을 선전하면서, 그 질병을 치료하려면 해당 약품을 써야 한다고 강조하며 시장성을 높이는 것이다. 그래서 피보험가입자가 신체 또는 정신상 이상 반응이 일어난 것을 감지했을 때, 바로 해당약품을 쓰도록 유도한다. 앞의 대화에서 '당신의 증상이 간지러운 것인지 가려운 것인지' 물어보는 것도 몸에서 일어나는 반응에 초점을 두고그것을 상품화하기 위해서다.

'질병의 브랜드화'의 대가라 할 수 있는 마케팅 전문가 빈스 패리 Vince Parry는 글로벌 마케팅 회사 패리 브랜딩 그룹Parry Branding Group의 회장을 역임한 바 있으며 거대 제약기업이 그의 고객이었다. 그가 이목을 집중시킬 이론을 연달아 발표하자 의구심이 일었고, 물론 그 내용이 과연 진실일까 의혹을 제기하는 사람들도 있었다(정말 그랬다).[7] 하지만 마케팅 회사가 제공한 아이디어의 이면에는 바로 상대적으로 단순한 '질병의 브랜드화' 전략이 숨어 있었다.

> 만약 당신이 의사와 환자가 생각하는 어떤 질환과 그 증후를 정의해야 한다면, 먼저 그 질환을 치료하는 데 가장 적합한 해결책부터 떠올릴 것이다. (……) 이미 상태가 꽤 진행되었거나 진행 중인 병과 관련해 소비자들이 가

장 많이 인지하는 약품을 생각할 것이다. 또 치료 효과가 점점 개선되는 상황에 의학의 새로운 발견에 어떤 입장을 취하고 현 시점에서 환자들이 사용하고 있는 신약에는 무엇이 있는지 우선적으로 고려할 것이다. [8]

패리는 이어 '어떤 질환의 개념을 더 많은 사람들에게 알리고 그것과 약품을 바로 연결 짓기 위해서는 크게 세 가지 전략'이 기초가 되어야 한다고 덧붙였다.

1. 예를 들어 병이 아닌 증상을 병으로 진단한다. 사회학자들이 평소 습관적으로 말하는 '의료의 일반화'가 바로 그것으로, 사회학자 버전과 차이가 있다면 주관성을 배제한 사회적 진화의 관점으로 보는 것이 아니라 마케팅 회사 또는 관련기관이 신종 질병 발견에 개입해 완성시킨 '의료의 일반화'를 의미한다. 여러분은 글락소가 운영하는 소화건강협회Institute of Digestive Health가 단순 위염을 위식도 역류 질환이란 병명을 만들어 건강에 큰 영향을 미치는 심각한 질병으로 정의한 에피소드를 기억할 것이다. 이때 글락소는 이 병을 치료할 수 있는 유일한 해결책으로 잔탁을 내세웠다. 이 밖에도 폐경기가 찾아오면 와이어스의 홍보 전략에 따라 프레마린이 강력 추천되었다. 제약회사는 병리학적 측면에서 에스트로겐 분비 문제로 질환이 발생한다고 보기 때문이다. 탈모와 관련해서도 머리가 빠지는 것을 마치 질환처럼 여기며 치료제를 만들었다. 남성의 성기능 저하도 나이가 들면 나타나는 자연적 현상인데 솔베이는 안드로젤AndroGel®을 테스토스테론 분비를 조절해주는 치료제로 선보였다. 이뿐만이 아니다. 타인 기피 현상이나 사회적 불안감도 일종의 정신질환으로 잡고 1990년대 말부터 마케팅 회사인 콘앤울

프Cohn & Wolfe는 스미스클라인 비첨의 홍보를 도와 '타인을 마주하면 일어나는 알레르기'로 규정해 치료를 적극 권장했다. 당신은 사람들 앞에 나설 때 긴장하는가? 이성과 단둘이 있을 때 얼굴이 빨개지는가? 타인과 있을 때 불안하다면 식품의약국이 승인한 유일한 약품, 팍실을 먹으면 된다는 얘기다 [9](팍실/세록사트/데록사트처럼 세로토닌의 양을 조절하는 항우울제는 복용자가 타인의 시선에 신경 쓰지 않도록 모든 감정을 무디게 만든다).

 광고

당신이 타인만 마주하면 알레르기 반응을 보인다고 가정해보자.
고양이나 먼지, 꽃가루 알레르기가 어떤 것인지 잘 알리라. 기침이 나고 피부가 가려울 것이다. 몸이 반응할 것이다. 이번에는 타인이 당신 앞에 있을 때 어떤 알레르기 반응이 일어날지 상상해보자. 우선, 얼굴이 빨개지고 땀이 나며 몸이 덜덜 떨릴 것이다. 심하면 호흡이 가빠질 수도 있다. 사회적 관계를 맺는 것에 불안을 느끼며 힘들어할 것이다. 1,000만 명 이상의 미국인들이 바로 이 '사회적 불안증'에 시달리고 있다. 과도한 공포심이 들고 일단 공포가 엄습하면 쉽사리 사라지지 않는다. 또 타인과 있을 때 쉽게 당혹감과 수치심을 느낀다. 사회생활을 하다 보면 다른 사람 앞에 서야 할일이 있는데 그럴 때 더욱 고조된다. 이 문제를 해결해줄 최상의 해결책이 나타났다. 이제 당신은 '사회적 불안증'을 극복할 수 있다. 타인 앞에서 알레르기 반응이 일어난다면, 의사에게 진찰을 받거나 다른 의료 전문가와 상담해보자.
더 자세한 정보를 알고 싶다면, 1-800-934-6276에 연락하거나 웹사이트 www.allergictopeople.com를 직접 방문해보자.
* 미국불안장애협회ADAA(Anxiety Disorders Association of America)의 후원을 받은 광고

2. 우리는 주어진 상황을 의사와 대중이 얼마나 다른 시각으로 이해하는지 알 수 있다. 화이자는 남성의 성기능을 전립선장애로 규정해 자

사의 정력제 비아그라를 내민다. 반면에 파르마시아는 어떤가? 요실금을 막기 위해 방광 기능의 문제를 해결해줄 데트롤Detrol® 10을 써보라고 권한다. 두 경우 모두 신체의 비정상 기능 개선은 부끄러운 것이 아니라 당연한 것으로 인식했다. 그래서 이런 증상의 환자가 의사를 찾아가는 것은 전혀 수치스러운 일이 아님을 강조한다. 퐁텐블로에 위치한 광고전문학교ISEAD 교수 라인하르트 앵글마르는 '질병의 브랜드화'를 학생들에게 가르친다. 그는 2000년대 초반에 세로토닌 양을 조절하는 항우울제를 생산하는 제약회사들이 어떻게 일본인의 우울증에 대한 부정적 인식을 개선시켰는지를 설명했다.

일본에서는 최근까지도 우울증이란 표현은 정신병의 일종으로 여겨질 정도로 심각했다. 그래서 의식 개선의 일환으로 일반 의료진과 소비자를 대상으로 우울증 증상을 정확히 이해시키려는 활동이 이루어졌다. 은유적 표현을 사용해 우울증을 '마음의 감기'로 이해하는 분위기가 확산되기 시작했고, 그러면서 감기를 약으로 해결하듯 우울증 역시 충분히 약품의 도움을 받을 수 있음을 강조했다. 그리하여 부정적인 인식이 점점 사그라지면서 유명 인사들이 매스컴을 통해 우울증 병력을 고백하기 시작했다. 심지어 일본 황실의 마사코 왕세자빈도 항우울제를 복용한 적이 있다고 알려졌다.[11]

3. 결국 '신종 질병을 알게 되면서 우리는 그동안 필요성을 느끼지 못했던 약품에 눈을 뜨게 된다.'[12] 패리는 한 예로 '공황장애'를 언급했다. 그는 그와 관련해 대대적 선전을 했고 1970년대에는 업존Upjohn 연구소와 함께 벤조디아제핀 계열의 신경안정제 자낙스의 공동 개발 과정

에도 참여한다.

1980년에 DSM-III가 발표된 후 처음으로 공황장애가 (단순한 불안증과
는 차별된) 새로운 병명으로 인식되었다. 통계에 따르면 공황장애자의 수
가 그 이전보다 1,000배나 더 늘었다. 그리고 그와 관련된 신종 항우울제
가 시장에 출시되면서 공황장애에 대한 사람들의 인지도 또한 더 확산되
는 결과를 낳았다.[13]

또 다른 예로 여성에게 나타나는 성욕 감퇴(대표적인 예: 남편이 잠자리를
원할 때 오늘밤은 힘들다고 말하는 일)에 대해 얘기해볼까 한다. 그전까지만
해도 이러한 반응은 약품의 도움을 받을 만큼 심각하게 인식되지 않은
게 사실이다. 성에 대한 욕망을 높일 필요가 있다고 제약회사는 말한다!
그 결과, 몇 년 전부터 화이자, 베링거, 프록터앤드갬블P&G은 '여성의
성욕 감퇴' 즉, 리비도의 감소를 막아줄 여성용 비아그라를 개발 중에
있다. 여성을 위한 비아그라는 아직 승인받아 판매되고 있진 않지만 여
성의 성욕 감퇴를 일종의 질환으로 인식시키는 데는 성공한 셈이다.[14]

제약회사로서는 특정 질병과 증상이 얼마나 많은 사람에게 나타나는
지 파악하는 것보다 임의적인 병을 일반화시키고 그에 대한 약품을 선
전하는 것이 더 우선이다(프랑스의 희극 작가 몰리에르Molière의 작품에 등장
하는 '상상병'도 일종의 병으로 취급하듯이 말이다). 그래서 무대 위에서 배우
들이 상상병을 연기하는 것처럼 그들에게는 보통 사람들이 스스로 어
떤 질환을 가진 것처럼 느끼게 하는 것이 더 중요하다. 제약회사 마케
터에게 중요한 것은 바로 잠재 가능성이 있는 시장을 확보할 질병을 찾
아내는 것이다. 이때 경쟁사가 비슷한 약품을 개발하지 않았다면 금상

첨화다. 경쟁이 치열한 제약산업계에서 살아남으려면 차별화를 강조한 마케팅 전략이 급선무다. 시장성을 위해 타사와 조금이라도 다른 특징을 보유하고 있어야 소비자들이 경쟁업체의 상품 대신 자사 상품에 손을 내밀 것이기 때문이다. 신종 질병과 증상이 계속 발견되는 이유는 그래야 소비자에게 약품 복용의 필요성을 계속 강조하며 소비용품을 팔 수 있기 때문이다. 이때도 역시 경쟁업체가 미처 생각하지 못한 질병과 증상일수록 더욱 유리하다.

일회용품으로 전락한 질병

'질병의 브랜드화'를 증명하는 예를 들어보자. 엘리 릴리가 '프로작'이란 상표명으로 출시한 플루옥세틴 물질은 정식승인을 받아 판매되었고, 승인 기간이 1999년으로 만료되었다. 그 후 그와 유사한 다른 약품들이 좀 더 저렴한 가격에 판매되기 시작했다. 마케팅 전문 이론가들은 그러한 현상을 '범용상품화'라고 정의했다. 동일 기능의 어떤 제품이 다른 제품과 별 차이가 없다고 인식되며 일반적인 상품으로 모두 통합되는 경향을 이르는 말이다. 그래서 한 회사가 이 '범용상품화'에 성공하면 타사의 마케터들은 경쟁에 대한 압박감에 시달릴 수밖에 없다. 릴리가 미국 법정 소송에 휘말리면서 공개한 내부 문서[15]를 통해, 회사가 수년 전부터 프로작의 '범용상품화'를 준비했다는 것이 알려졌다. 마케터들이 구상한 해결안에 따라 이 플루옥세틴 물질을 다시 활용해 신약 브랜드인 사라펨Sarafem®을 내놓은 것이다. 이것을 프로작을 대신할 약품으로 선전하며 특히 월경전증후군에 탁월하다고 광고했다.

월경 전에 줄곧 나타나는 급격한 감정 기복이나 우울증을 동반한 감정 역시 미국정신과협회가 발표한 DSM-IV의 목록에 포함되었다. 이 전문가들의 83퍼센트는 제약산업과 밀접한 관계를 맺고 있는 인물들이며 주로 엘리 릴리[16]와 가까웠다. 월경전증후군이라는 질환을 제약시장에 처음 선보이면서 플루옥세틴이라는 물질도 같이 거론되었다. 항우울제로서 탁월한 효능이 있는 프로작이란 상표 대신 릴리는 이번에는 그보다 조금 더 비싼 사라펨을 내세우며 월경전증후군이란 질환을 소개하는 데 주력한다(하지만 사라펨은 아직 유럽위원회에서 정식승인을 받지 못한 상태다). 사라펨이 특허를 인정받고 그 기간이 만료되는 날이면 아마 세 번째 신종 질환이 탄생할지도 모른다. 그렇게 제약회사는 계속해서 플루옥세틴을 팔려고 할 것이다. 이러한 사례를 통해 마케터들의 생각이 얼마나 편협한지 충분히 인식할 수 있다. 또한 제약시장에 대해서도 다시 한 번 재검토하고 재정의할 필요가 있다는 생각도 든다. 여러 화학물질로 이루어진 약품들은 그들에게는 다방면으로 쓸모 있는 일종의 조커 카드였던 것이다.

☠ 광고

다음의 이미지를 머릿속으로 그려보자. 겉으로 봐도 피곤한 기색이 역력한 여성이 슈퍼마켓에서 힘들게 쇼핑 카트를 끌고 있다. 자, 이제 해석을 해보자. 생리하기 일주일 전이 틀림없다. 괜히 짜증이 나고 감정 기복도 심하다. 가스가 찬 것처럼 배가 더부룩하게 부풀어 오르기도 한다. 월경전증후군PMS이라고 생각하는가? 어쩌면 월경전불쾌장애PMDD일 수도 있지 않을까? 그녀는 지금 월경 전에 여성이 겪는 월경전불쾌장애로 고통받고 있는 것이다.[17]

* 엘리 릴리의 후원으로 제작된 광고. 더 자세한 것은 가까운 의사를 찾아 문의할 것.

릴리는 프로작의 물질을 사라펨에 재사용하면서 플루옥세틴으로 큰 수익을 거두었다. 그렇다면 우울증의 '범용상품화'를 이룰 만한 약품은 잠시 휴면기에 들어갔을까? 아니었다. 릴리는 그동안 거의 사용되지 않던 듀록세틴duloxétine을 내놓았다. 듀록세틴은 플루옥세틴처럼 세로토닌의 양을 조절하는 억제제와 매우 유사한 성분으로 세로토닌과 함께 노르아드레날린까지 조절해주는 억제제다. 릴리는 이 약물을 최초로 개발해 1990년대 초반 요실금 치료제로 시중에 내놓았고, 이것이 우울증에도 효과적이라는 입소문이 퍼지면서 시장성을 확보하는 데 성공했다. 그러나 당시 식품의약국은 이 약품이 항우울제로써 효과가 있다고 정식 인정한 것은 아니었다.

1990년대 후반에 들어와 제약회사는 프로작의 '범용상품화'에 대한 관점을 재정립하기에 이르렀고, 릴리의 마케터들은 새로운 신약인 듀록세틴을 선보였다. 기존의 프로작과 차별화된 상품으로 소개하며 우울증뿐만 아니라 신체적 고통을 수반하는 우울증에도 효과가 있다고 설명했다. 릴리 연구소의 한 연구가는 듀록세틴에 진통제 성분이 들어 있다고 추가 설명했다(이미프라민imipramine과 아미트립틸린amitriptyline 같은 삼환계 항우울제tricyclic antidepressant에도 마찬가지로 진통제 효과가 있다). 듀록세틴은 결국 우울증, 당뇨병으로 인한 고통을 치료하는 약품으로 2004년 정식승인을 받아 심발타란 이름으로 판매되었다. 그때 상품 광고에 실린 슬로건이 '우울증은 아파요'였다. 자사의 항우울제를 팔기 위해 회사는 우울증 치료제를 강조하면서, 신체적 고통을 동반한 정신적 우울증은 약으로 치료해야 한다고 주장했다. 릴리에서 심발타 관련 마케팅 책임자였던 이시 밀러는 의학 잡지《메디컬 마케팅 앤 미디어Medical Marketing & Media》에서 이렇게 설명했다.

우리는 사람들이 잘 인식하지 못하는 경미한 증후까지도 자세하게 알리는 일에 최선을 다했다. 그래서 (우울증에 대한) 고전적 증후인 슬픔, 무기력, 피로감뿐만 아니라 신체 이상, 체중의 변화, 불면증, 신체적 고통도 있다는 것을 설명하는 데 주력했다. 정신 건강의 이러한 단면은 결코 직관으로 도출해낸 결과물이 아니다.[18]

이러한 발상은 상업적 이해관계를 확실히 고려한, 그쪽 분야에서는 혁신적인 아이디어였다. 릴리는 자사 제품이 다른 어느 회사의 항우울제보다 더 경쟁력 있다고 굳게 확신할 수밖에 없었다. 그래서 듀록세틴을 세상에 알리는 일이 다른 무엇보다 시급했다. 마케팅 부서 팀원들은 '아픔이 없으면 얻는 것도 없다'라는 말을 슬로건처럼 입에 달고 살았을 정도였다.[19] 최근에 릴리는 심발타가 섬유근육통과 신체 이상 증후에 효능 있다는 정식승인을 받는 데 성공했다. 그 결과 화이자의 리리카, 포레스트 연구소가 개발한 사벨라Savella®와 경합하며 진통제 효과가 있는 세로토닌-노르에피네프린 재흡수 억제제SNRI로 인정받았다.

사라펨과 심발타, 이 두 사례를 통해 우리는 시장의 '세분화' 전략을 보다 잘 이해할 수 있다. 플루옥세틴은 월경전증후군 치료제로 재탄생했고, 듀록세틴은 진통제 효과를 동반한 항우울제, 이어서 섬유근육통 치료제로도 쓰이게 되었다. 불모지를 개척하듯, 그와 겨룰 다른 경쟁제품이 없으니 효과를 보는 것이다. 그동안 제대로 된 치료제가 없어서 이런 질병들이 부각되지 못한 것이 아니라, 제약회사들이 일부러 질병을 발명하고 홍보해 까딱하면 묻혀버릴 수 있었던 자사 약품을 팔아먹는 술수를 부린 것이다.

정신과 의사의 강제적인 약 처방

이 두 사례는 '질병의 브랜드화'의 또 다른 단면을 보여준다. 정신의학 측면에서 '정신'과 관련된 문제를 유기적인 관점에서 바라보면 '정신질환 마케팅'에 성공한 것으로 볼 수 있다. 정신의학을 연구하는 역사학자와 의학 인류학자들의 주장처럼 정신질환은 그 내용이 애매모호하고 유동적이어서 이보다 더 다양한 범위를 아우르는 질환이 없을 정도다. 그래서 단 하나의 정신질환으로만 진단하기 어렵고 여러 증상이 복합적으로 섞여 있는 경우가 많다(후자의 경우를 우리는 '공병comorbidity'이라고 부른다). 예를 들어 우울증을 앓고 있는 사람은 동시에 불안증을 호소할 수 있으며 정신적 문제가 신체의 문제로 전이되거나 편집증이 동반된 과잉행동장애를 동시에 겪을 수도 있다. 게다가 정상인과 환자의 경계를 완벽히 구분하기가 애매할 때도 있다. 그뿐만 아니라 자연적인 요소와 문화 및 사회적인 요소 사이의 경계선, 인체학적 요소와 정신적 요소 사이의 경계선에서도 마찬가지로 이분법적인 구분이 힘든 경우가 있다.

여기 굉장히 소심한 사람이 있다. 그의 이러한 태도를 성격에서 기인한 결과로 봐야 할까, 아니면 가족 병력처럼 유전적으로 물려받은 것으로 보아야 할까? 아니면 일본인들의 관점처럼 그렇게 될 수밖에 없도록 사회가 조장한 것일까? 이 사람을 환자로 보아야 할까? 소심하면 다 대인기피증 환자인가? 질병학자들은 정신의학의 애매모호한 면 때문에 골치를 썩고 있지만 제약회사의 마케터들은 오히려 그 애매모호함 덕분에 '질병의 브랜드화'가 유리해졌다. 빈스 패리는 회의적인 입장을 유지하며 조용히 이렇게 적어 내려갔다.

치료 영역에서 불안증과 우울증만큼 '질병의 브랜드화'에 유리한 것도 없다. 이러한 질병은 신체적 증후처럼 수치화할 수 있는 기준에 기초한 것이 아니라 개념적인 정의로 성립된 것이므로 그만큼 병으로 인정받기가 훨씬 더 수월하다.[20]

두 질환 외에 정신분열증, 조울증을 포함한 다른 정신질환도 상황은 거의 비슷하다. 제약회사의 마케터들은 이러한 신종 질병이 오피니언 리더 즉, 여론을 조성하고 선도하는 자들에게 공신력을 갖도록 '개념적으로 정의'하는 일에 주력하고 있다. 또 DSM을 발간하는 미국정신과협회와 WHO 관계자들도 이 신종 질병을 정식승인해주길 기대한다. 제약회사는 이 같은 자사의 메시지를 전달하기 위해 갖은 수단을 동원한다. 의사는 물론 환자이자 제품을 사줄 소비자들이 신체와 정신 상태를 잘 진단할 수 있도록 교육하는 프로그램도 적극 추진하고 있다. 이것은 어제 오늘 시작된 일이 아니며, 장기적 측면에서 사람들의 문화적 인식을 변화시키는 계기가 되었다. 그리고 오늘날 제약회사의 마케터들은 향후 몇 년을 미리 내다보며 상업적 전략에 부합하고 특허 기간 동안 수익을 보장받을 수 있는 증상이나 증후를 발견하는 일에 열심이다. 아마 5~6년 뒤에는 컨디션이나 기분이 별로일 때 제약회사가 특별히 공을 들인 신경정신과를 찾게 될 것이다. 쇼핑할 때 셔츠의 색깔을 고르거나 청바지 길이를 고르듯, 머지않아 부담 없이 신경정신과를 찾을 날이 올지도 모른다.

1990년대 말 항정신질환제 자이프렉사를 개발했던 릴리의 마케팅 부서는 신종 질병에 대해 사전에 계획표를 작성했다. 어떤 질병이 새로 공략될지, 어떤 처방전이 필요한지, 또 향후 몇 년 뒤 어떤 약품이 출시될지도 계획했다.[21] 제약회사가 '제1순위'로 여기는 투자 품목은 조울증, 강박관념을 수반한 노인성 치매였다. 그 밖에도 단극성 우울증(조증이 없는 우울증—옮긴이), 기분변조, 치료로 인해 발생한 강박관념을 동반한 파키슨병 등을 들 수 있다. 이어서 '제2순위'는 약물 중독, 불안증, 거식증, 경계선 성격장애borderline personality disorders, 정신착란이 있다. '제3순위'로는 자폐증, 주의력 결핍, 섭식장애, 강박관념이 부재한 노인성 치매, 만성 통증, 월경전증후군, 성기능장애, 신체형장애somatoform disorder, 사경torticolis(현기증을 일으키며 목이 한쪽으로 기울어짐), 속이 거북하며 구토를 유발하는 증세 등이며, 정신분열증 환자를 위한 강도 높은 항정신질환제도 있다. 이 같은 질환들을 정리한 기록에는 새로운 정신질환이 마치 공적을 쌓듯 자랑스럽게 업데이트된다. 한 질환에 해결책이 생기면 원래 사용되던 치료제는 빠르게 자리를 내준다. 정신의학은 발견에 발견을 거듭하고 있기 때문이다. 또한 이 분야에서 약품의 존재 역시 생물처럼 살아서 활동할 수 있는 '생명 주기'가 정해져 있는 것 같은 생각마저 든다.

우울증의 상업적 특화

이번에는 우울증을 구체적으로 살펴보자. 1960년대만 해도 '내인성(발병 원인을 몸 안에 지니고 있는 성질)' 우울증이 드물어서 이러한 우울증은 정신병원에서 등한시되기 일쑤였다. 그러나 요즘 흔히 보는 우울증 환자들은 불안과 히스테리성 발작을 일으킬 때마다 벤조디아제핀 물질 또는 바리움 같은 신경안정제에 의지한다. 1950년대만 해도 이런 우울증 환자가 드물었는데, 게이지^{Geigy} 연구소가 선구적으로 임프라민이라는 최초의 항우울제를 개발했다. 개발 당시에는 이 약품의 수익성이 매우 낮을 것으로 예상했다. 그러나 예상을 깨고 1996년, WHO가 발표한 보고서에 따르면 우울증은 지구촌 전 세계인의 건강 문제 중 가장 심각한 두 가지 질병 중 하나로 꼽힐 정도로 만연한 증상이 되었다. 또 다른 하나는 심장 및 혈관 질환이다. 우울증의 괄목할 만한 확산을 어떻게 설명할 수 있을까? 사회학자와 정신분석학자들은 이른바 '우울한 사회'를 주목했다. 그 이유는 간단했는데, 제약회사는 자사의 항우울제가 새로운 시장을 형성할 수 있도록 대대적으로 우울증을 알리기 시작했던 것이다.

1980년대 초반 바리움 같은 신경안정제의 중독성이 매스컴을 통해 알려지면서 벤조디아제핀 물질의 판매량이 뚝 떨어졌다. 제약회사로서는 이를 대체할 대용품이 절실히 필요했다. 결국 릴리를 선두로 한 제약회사들은 새로운 합성물질을 이용해 세로토닌의 양을 조절하는 물질을 개발하는 데 성공했다. 여기서 아이러니한 점은 이 물질이 처음 개발될 당시는 항우울제를 목표로 한 것이 아니었다는 사실이다. 릴리는 1972년에 플루옥세틴이 함유된 세로토닌의 재흡수 억제 물질을 이미 개발한 상태였으나 1970년대 말까지도 항우울제로 출시할 것인지 결정하지 못했다. 그럴 수밖에 없던 것이 임상실험을 통해 우울증을 없애주는 결과를 도출해내지 못했기 때문이다. 연구자들이 한데 모인 자리에서 연구 및 개발팀의 부책임자는 세로토닌과 우울증 사이의 상관관계 보고서를 작성한 알렉 코펜의 발표 내용에 관심을 갖고 이렇게 말했다고 한다.

우선 코펜 박사의 공헌에 깊이 감사합니다. 그러나 우리는 플루옥세틴을
항우울제로 발전시키지 않겠습니다.[22]

벤조디아제핀이 위기를 맞이하면서 경쟁업체들은 거대한 제약시장
에 불안증과 히스테리성 발작을 치료하는 약품을 내놓았다. 릴리는 자
사의 빈자리를 채우기 위해 플루옥세틴을 마케팅 대상으로 선택해 이
물질이 중독성이 없는 항우울제라고 선전하며 상표명을 프로작[23]으로
명명했다. 이렇게 결정한 데에는 플루옥세틴에 정말 항우울제의 효능
이 있어서가 아니었다. 물론 전혀 없다고도 할 수 없지만 해당 치료제
로 인정받기에는 역부족이었다(이 책의 20장에서 우리는 그 점에 관련해 어
빙 커시Irving Kirsch가 한 이야기를 인용할 예정이다). 또한 중독성이 없다는 말
도 설득력이 부족하다(더 자세한 내용은 197쪽 참조). 간단히 말해 소비자
들이 프로작을 중독성이 있으며 건강에 위험한 불안 완화제라고 생각
하지 않도록 했다. 제약회사는 이렇게 눈 가리고 아웅 하는 식으로 소
비자를 우롱하며 바리움을 대신해 프로작을 내세웠다. 세로토닌의 분
비가 저하돼 우울 증세를 보이는 환자에게 프로작이야말로 효과적인
약이라고 설득했다.

릴리는 프로작을 내인성 우울증 치료제에 국한하지 않고 시장을 더
넓히고 싶어 정신과 의사뿐만 아니라 일반 내과와 외과 의료진에게도
소개했다. 릴리는 이들에게 제1세대 항우울제가 유발한 부작용을 완화
시킨 새로운 버전이라고 설명하면서, 우울증 의심 증후들 가령 피로, 불
면, 알코올 중독 증상 등에 탁월한 해결책이 될 수 있다고 강조했다.[24]
이러한 전략은 놀라운 성과를 기록해 유럽과 미국의 일반 의료진은 정
신과 의사들처럼 항우울제인 프로작을 환자에게 처방했다. '질병의 브

랜드화'를 현실화시킨 표본인 셈이다. 고통을 호소하고 늘 심기 불편했던 환자들까지 이 약에 노출되고 만 것이다. 쉽게 불안해하고 신경쇠약 증세를 보인 이들을 우울증 환자로 진단했고, 그들에게 나타난 증후를 해결해줄 최상의 선택으로 항우울제를 망설임 없이 지목했다.

이처럼 우울증은 마치 전염병처럼 확산되기 시작했다. 1990년대부터 릴리가 출시한 세로토닌 조절 항우울제는 날개 돋친 듯 팔렸고 다른 제약사들도 덩달아 아류 제품을 내놓으며 공략했다. '세기말'을 대표하는 현대인의 질병 즉, 우울증의 유행이 곧 항우울제 세상을 만든 것이다. 그뿐만 아니라 다른 정신질환도 덩달아 대두되면서 프로작의 성공에 이어 그와 비슷한 조로프트, 데록사트/세록사트/팍실도 유명세를 떨쳤다. 여기서 잊지 말아야 할 점은 바로 제약회사가 염두에 두는 마케팅의 황금 규칙이다. 자사 제품은 타사와 비교해 무슨 일이 있어도 '범용상품화'와 상업적 한계가 명확해야 한다. 사실 릴리가 세로토닌을 조절하는 항우울제를 선보일 당시, 이미 프로작은 항우울제 시장의 일인자로 군림하고 있었다. 그러나 릴리는 '미투' 상품인 자사의 항우울제를 기존 제품과 차별화된 상품으로 포장하기 위해 다른 증후들을 선전하는 전략을 펼쳤다.

마케팅 전략 중 하나가 바로 불안증을 독립적인 질환으로 끌어올린 점이다. 앞에서 살펴보았듯이, 스미스클라인 비첨은 대인관계 기피증을 마치 심각한 병인 양 적극적으로 알리는 전략을 펼쳤다. 그 결과 파록세틴이나 데록사트/세록사트/팍실 등이 릴리의 플루옥세틴과 유사한 물질로 이루어졌음에도 불구하고 차별적인 제품으로 인식될 수 있었다. 1990년 동안 이와 같은 소위 '의자 뺏기 게임'은 끊임없이 이어졌다. 세로토닌을 조절하는 항우울제의 효능을 인정받기 위해 제약회사는 사용 범위를 광범위한 영역으로 넓혀나갔다. 1987~2001년 동안에 식품의약국은 결국 세로토닌 조절 방식의 항우울제 사용을 허가했고 그 시장에서 당당히 팔릴 수 있는 권한을 인정했다. 심각한 우울증, 기분 변조, 노인성 우울증, 강박장애, 공황장애(벤조디아제핀 계열인 자낙스가 거의 지배적 영향을 미치는 질환), 신경쇠약성 거식증, 사회적 공포, 대인관계 기피증, 월경전증후군, 양극성 장애로 분류되는 조울증, 외상 후 스트레스장애, 당뇨병성 말초신경병증에 이르기까지 광범위하게 사용되었다.

이러한 광범위한 적용이 일반화된 지 거의 10년이 되어간다. 하나의 약품이나 그와 같은 계열의 약품들이 여러 증상에 복합적으로 적용되었다. 환자들은 자신에게 어떤 증후가 있을 때 (또는 그 같은 증후가 감지되기 시작한 순간부터) 제약회사가 제안한 약품을 두말없이 그대로 수용한다.

조울증의 과잉 진단

요즘 정신질환 가운데 뒤늦게 바람을 타고 있는 것이 바로 조울증이다.[25] 항우울제의 특허 유효기간이 완료됨에 따라 우울증도 서서히 약세를 보이면서 정신질환이 점점 유명세를 잃어가는 시기가 도래했다. 심발타, 사라펨같이 '질병의 브랜드화'에 성공한 약품들은 섬유근육통이나 이유 없는 불쾌감을 호소할 때에도 사용되었다. 하지만 이 우울증과 관련된 대규모의 제약시장은 1980년에 발표된 DSM-III에 조울증이 당당히 기재됨에 따라 유연성을 띠며 점차 확산되기 시작했다. 그전까지는 조울증을 우울증의 일종으로 보지 않았던 것에 반해 지금은 우울증의 한 종류로 보는 경향이 강해졌다. 19세기 말 에밀 크레펠린이 기분의 일시적 변조는 양극성 장애에 해당하는 조울증과는 무관하다고 기술한 것에 비교하면, 확실히 시대가 달라졌음을 실감하게 된다.

과거에는 조울증 증상을 말할 때 낙천주의에 기반을 둔 즐거운 감정, 그리고 과도한 흥분 상태의 무기력함이 슬픈 기분과 번갈아가며 발생하는 것을 가리켰다. 그래서 이런 감정 기복이 잦을 경우, 환자가 원하면 병원에 입원할 수도 있었다. 대부분 성인에게서 발생되며 빈도수도 매우 낮았다. 그러나 지금은 시대가 바뀌어 조울증도 두 단계, '조울증 1급'과 '조울증 2급'으로 나뉠 정도로 세분화되었다. 처음 조울증이 시작되는 초기 단계가 1급이라면 상태가 심해서 심각한 우울증과 과잉성 행동장애를 동반할 경우 2급으로 판정한다. 에밀 크레펠린이라면 이 같은 분류에 결코 동의하지 않을 것이다. 조울증을 1급과 2급으로 구분하는 것 외에 다양한 '조울증 스펙트럼'을 알아보면, 먼저 정동장애cyclothymie(조울증 2급이 완화된 상태)가 있고 '정의내리기 힘든' 조울증 장애를 들 수 있다(이 단계는 불안정한 감정 상태가 지속되면서 감정 기복이 심하게 나타난다). 이에 더해 더 세밀한 구분도 가능해져서 조울증 $II\frac{1}{2}$, III, $III\frac{1}{2}$, IV, V, VI까지 나뉘며 심지어 임계치 이하의 조울증까지 만들어질 정도다.

그렇게 되면 조울증에 속하지 않는 사람이 없게 돼 남녀노소 할 것 없이 모든 세대에 적용할 수 있다. 나이가 들면서 조울증의 정도는 더 심해지는데, 조울증협회는 노인성 조울증에도 관심을 가졌다. 나이 들면서 의기소침해지거나 화를 잘 내는 성향이 나타나면 조울증을 의심해볼 수 있다. 생애 처음 조울증 진단을 받은 노인들은 의사에게 항조울제를 처방받는다. 그러나 그 약은 노인의 수명을 단축시킬 만한 리스크가 다분하다. 2010년 미국의 노인 복지시설에 위탁된 노인들 중 약 40퍼센트가 항조울제를 처방받았다.[26]

소아정신과 의사이자 오피니언 리더인 조셉 비더만은 조울증이 사춘기보다 더 어린 나이부터 충분히 시작될 수 있다고 주장했다. 그가 편집증을 동반한 우울증을 다룬 전문 의학 논문을 읽어보면 이와 관련된 글을 확인할 수 있다.[27] 소아 조울증은 1993년만 해도 미국에서는 미지의 영역이었다. 그런데 2002~2003년 동안 무려 150만 명 이상의 어린이들이 조울증 진단을 받았다. 2002년 8월, 《타임》지는 커버스토리로 '어린이와 조울증: 편집증을 동반한 우울증인 이 질환이 과거에는 주로 성인에게 나타났다면 이제는 어린이도 예외가 아니다. 왜일까?'라는 내용을 다루었다. 이 잡지는 자녀를 둔 부모를 대상으로 이 질병의 전조를 자세히 다루었다. 예를 들어 '알아보기 힘든 글씨', '지루하다고 불평', '평범하지 않은 모습', '아침에 잘 일어나지 못함', '지연되는 것을 못 참기', '화가 나면 분노 조절을 못함', '경솔한 행동을 보이거나 극도의 흥분 상태를 보이며 실수 연발' 등 여러 신호들이 목록으로 나열되었다.

왜 이렇게 조울증을 대대적으로 선전하는 것일까? 제약산업을 분석하는 전문가들은 그 답을 알고 있다. 단순히 우울증에서만 시장성을 본 것이 아니라 조울증에도 재투자를 시도한 것이다. 그래서 항우울제로만 안심할 것이 아니라 조울증 치료약도 충분히 치료제로 쓸 가치가 있음을 강조하는 전략이다. 정말 그 환자가 우울증과 더불어 조울증도 갖고 있는지는 신만이 알 것이다! 우울증으로 고생하는 환자가 단극성 우울증이 아니라 알고 보니 조증을 동반한 우울증 즉, 조울증을 겪고 있을지도 모른다는 가능성을 배제하지 않은 것이다. 그래서 애보트 연구소에서 개발한 데파코트라는 간질 치료제나 릴리의 자이프렉사의 제2세대인 항정신질환제처럼 대체 약품들이 시중에 나온 것이다. 이와 같이 제약회사들은 조울증 치료제로 심리적인 기분을 진정시켜주는 안정제를 개발해 사람들에게 팔았다.

 광고

TV 화면에 젊은 여성이 나이트클럽에서 춤추며 즐거운 시간을 보내는 모습이 보인다. 이어서 다음과 같은 내레이션이 배경음악처럼 흘러나온다. "당신의 의사는 이런 모습의 당신을 결코 보지 못할 것이다." 이어 새로운 이미지가 등장한다. 어둡고 기운이 없어 보이는 여성의 얼굴이다. 그 다음 내레이션은 "의사가 보는 당신은 바로 이런 모습일 것이다."

또 새로운 이미지가 등장한다. 맨 처음에 나와 춤추던 그 여성이 백화점에서 정신없이 쇼핑을 하고 있다. 그리곤 "조울증으로 고통받는 사람들이 단순한 우울증 진단을 받는 경우가 많다. 그러다 보니 그들의 건강 상태는 개선될 줄을 모른다. 우울증은 조울증의 한 증상에 불과하기 때문이다"는 멘트로 마무리된다.

＊엘리 릴리의 후원으로 제작된 광고. 자세한 내용은 의사에게 문의할 것.

2002년 일반의들에게 자이프렉사를 판매한 마케터들의 업무와 관련된 릴리의 내부 기록이 공개되었다. 그 내용의 일부를 발췌했다.

1980년대 말 프로작은 혁신적인 우울증 치료제로 큰 인기를 끌었다. 이어서 1990년대에는 자이프렉사가 등장해 그 자리를 대신했다. 특히 일반의들은 이 약을 조울증 환자에게 적극 권장하며 치료제로 사용했다. (……) 조울증이 알려지기 시작한 초기에는 발병률이 1~2퍼센트밖에 되지 않았으나 최근 발표된 연구 결과에 따르면 발병률이 6퍼센트까지 상승했다. 이미 우울증을 경험한 환자들을 대상으로 다시 진단한 결과, 우울증 환자의 30퍼센트가 조울증을 함께 앓았던 것으로 나타났다.[28]

다시 말해 특허 승인기간이 끝나 더 이상 수익성을 보장할 수 없는 항우울제를 항조울제로 바꿔 감정 조절제 자이프렉사로 둔갑시켜 판 것이다. 릴리 사 직원들은 '자이프렉사 만세!'를 외치며 항조울제의 성공을 자축할 정도였다.[29]

'질병의 브랜드화'는 이렇게 놀라운 성공을 거두었다. 편집증을 동반한 우울증을 대신해 조울증이란 질병을 사람들에게 알리는 쾌거를 거두었다. 제약회사들은 이 외에도 범상치 않은 신종 질병을 계속 만들어 나가는 일에 열중했다. 자이프렉사는 아스트라제네카의 세로켈이나 존슨앤드존슨의 리스페달처럼 정신분열증 환자와 조울증 1급과 2급을 동반한 편집증 환자에게도 처방되는 항정신질환제로서 명실상부 인정받은 것이다. 초반에 개발 당시 편집증 환자를 위해 사용 허가를 받았던 데파코트 역시 자이프렉사처럼 시간이 흘러 그 사용 범위가 확대된 대표적인 예다. 모든 항정신질환제들이 감정 조절제처럼 판매되고 있다. 감정 조절제란 용어를 가장 먼저 도입해 쓴 곳은 다름 아닌 애보트 연구소였다. 애보트 연구소는 전혀 검증되지 않은 약을 조울증 치료제로 썼으며 그것은 명백한 사기 행위나 다름없다.[30] 이에 질세라 릴리도 기분의 급격한 변화를 안정시키는 치료제를 대상으로 전략적 연구를 게을리 하지 않았다.

목표: 일반의에게 자이프렉사가 기분의 급격한 변화는 물론 생각과 태도

의 급격한 변화를 예방하는 치료제임을 재확인시키며 약품의 시장 범위를 확대하라.

전략 : 리스크가 없는 약품, 기분은 물론 생각과 태도의 급격한 변화에도 효과적인 약품이라는 입장을 고수하라.

의사를 상대로 직접적인 마케팅 전략을 펼쳐라.

일반의의 진료소를 찾아가 대상 범위를 넓혀라.

환자의 (진단 내용보다는) 증후와 태도에 초점을 맞춰 메시지를 전달하라.[31]

이처럼 놀라운 '개념의 재정의' 덕분에 비스 패리의 말처럼 의사들은 강도가 세고 부작용 우려가 있는 간질 치료제나 항정신질환제를 버젓이 우울증 환자와 편집증을 동반한 과잉행동장애 환자, 심지어 우울증 증세는 전혀 없는 과잉행동장애 아이들에게까지 처방했다. 그 결과 1990년대에 제약회사들은 항우울제와 소아 대상 과잉행동장애 치료제로 큰 수익을 올렸다. 특히 세로토닌을 조절하는 항우울제를 생산하는 연구소나 리탈린 같은 신경자극제를 생산한 회사들이 가장 이득을 보았다. 비정형 항정신질환제로 180억 달러의 매출을 기록했는데, 이는 2001년 항우울제 판매액의 2배에 해당한다.

가여운 크레펠린은 이제 그의 조울증을 제약회사의 마케터들이 어떻게 만들어버렸는지 무덤에서 지켜봐야 할 참이다. 분명 조울증은 조증과는 다름에도, 그러한 오류는 계속 진행 중이며 여전히 명성을 이어가고 있음을. 이 같은 포괄적 마케팅 콘셉트는 제약회사의 기회주의적 술수에 지나지 않는다. 즉, 간질 치료제나 항정신질환제를 이용해 광대한 범위의 행동장애로까지 시장을 더 확장하려는 수법인 것이다.

또한 독성도 문제다. FDA에서 일하는 데이비드 그레이엄은 의회에서 진술하기를, 노인성 조울증을 진단받은 노인들에게 처방된 항정신질환제로 인해 미국에서는 해마다 1만 5,000명이 사망한다고 말했다. 이 수치는 9.11 테러 희생자 수보다 5배나 더 많다.[32] 미국의 소아 및 청소년 100만 명은 조울증을 진단받아 항정신질환제를 복용하고 있다. 복용 3개월 만에 체중이 평균 10~15킬로그램이나 늘었으며, 당뇨병을 비롯해 심혈관계에 이상이 생기는 등 부작용을 겪고 있다.

철학자들이 즐겨 하는 말처럼, 우리가 말하는 '개'라는 단어는 결코 실제 '개'처럼 짖지 않는다. 즉, 어떤 대상을 이르는 개념과 실제 대상은 서로 다르다는 말이다. 그러나 의학계에서는 상황이 다르다. 개념을 재정의함으로써 무고한 사망자는 얼마든지 생길 수 있다.

의학 정보를 마케팅하다:
적극적인 환자 네티즌의 출현

> 오늘날 의료계에서 말하는 의학적 지식은
> 그것을 만들고, 퍼트리고, 교류하고, 대화하는 자들의 전유물이 되고 있다.
> — 폴 밀리에(1989년)

앙투안 비알 Antoine Vial

'국경 없는 의사회'에서 오랫동안 활동한 앙투안 비알은 거의 20년간 프랑스 퀼티르의 의학 매거진《아르시펠 메드신Archipel Medecine》의 필자로 일했다. 국민 건강을 분석하는 전문가로서 프랑스 보건당국 산하의 '의학 정보의 질적 가치와 확산'을 점검하는 위원회에서도 활동 중이다. 동시에 건강 전문잡지《프레스크리》의 운영위원회 소속이다. 보건당국 산하 위원회에서 활동한 처음 몇 년간은 '유럽의학협회'의 일에도 관여했다. 2002년에 결성된 이 협회는 유럽연합 회원국 총 60개 단체가 회원으로 등록되어 있다. 그중에는 환자들의 모임도 있고 약품 소비자 모임, 국가에서 운영하는 건강보험공단, 건강관련 전문기구도 포함돼 있다. 유럽연합 국가들의 의약품에 대한 공동 정책, 효율성과 안전, 가격대비 만족도를 최상으로 높이기 위해 마련된 협회다. 앙투안 비알은 주로 정보 시스템 및 홍보 전략의 자문 역할을 담당했다. 그는 팀을 만들어 소위 '빅 파마'라는 거대 제약회사들이 선보이는 마케팅의 메시지를 해석했다.

그의 보고서 첫머리에는 본인이 실제로 강직성 척추염에 걸렸다는 고백이 나온다.

갈수록 등이 굽어 거의 90도로 휘어지는 심각한 병에 걸린 것이다……

프롤로그
—

밤에도 여러 번 등허리의 통증 때문에 잠을 깬다. 마치 드라이버로 몸을 옥죄는 것처럼 고통스럽다. 이런 통증이 계속된 지 여러 달이다. 담당 의사와 진료 예약을 했지만 다음날 바로 갈 수 없어 더 기다려야 했다. 나는 걱정스러워 구글에 접속해 '잠을 깨우는 요통'이라고 검색해보았다. 그러자 첫 줄에 강직성 척추염으로 추정되는 병에 대한 학술지 링크가 눈에 들어왔다. 클릭해보니 '잠을 깨우는 요통'에 대한 내용이 있고 더 자세히 살펴보니 '독티시모Doctissimo[1]'라는 이름의 메디컬 포럼이 나타났다. 방문자 수가 매우 많은 이 사이트에는 병에 대한 적절한 지식과 높은 퀄리티를 자랑하는 정보가 가득했다. 사이트에 소개된 내용을 열심히 읽어가며 나는 열렬한 구독자가 되었다. 추간판 헤르니아를 비롯해 디스크와 관련된 질문들도 읽었다. 그런데 세 번째 포스트된 내용에 듣도 보도 못한 생소한 이야기가 있었다.

안녕하십니까. 등 아랫부분이 너무 아파서 밤마다 잠을 설치는 사람입니다. 그래서 강직성 척추염을 의심했고 그 병에 걸렸다는 진단을 받았습니다. 이 병의 대표적인 증상이 나타났기 때문이죠. 그런데 여러분 혹시 발뒤꿈치는 안 아프신지요?

추간판 헤르니아와 디스크는 나도 아는 증상인데 뒤꿈치는 무슨 상관일까? 다시 구글 첫 화면으로 돌아가 위키피디아로 이 병의 정의를 찾아보았다. 여러 증상들이 등장했다. 밤에 간헐적으로 생기는 요통, 발뒤꿈치의 고통, 얼굴이 노랗게 변하는 현상 등 여러 내용이 마치 기정사실처럼 열거돼 있다. 검증이 필요했고, 독티시모도 강직성 척추염을 정의해놓고 있었다. 클릭해 들어가보니 내게 일어난 증후들이 그대로 나타난다. 하지만 그것을 읽고 나서 걱정은 더 커졌는데 독티시모에 따르면 일상생활이 거의 불가능한 매우 심각한 병 같았기 때문이다. 사이트를 더 살펴보니 치료법도 나와 있었다. '기적의 약품'으로 소개한 치료제는 종양괴사인자(TNF) 억제제 알파Alpha였다.

병도 병이지만 시간이 지나면서 증상이 더 악화된다는 얘기에 덜컥 겁이 났다. 그나마 효과적인 치료제가 있다니 다행이다. 총 세 가지의 약물이 소개되었는데[2] 그중 두 가지는 약품 관련 가이드가 명시되었고, 나머지 하나는 상표명만 기재돼 있다. 그런데 왜 세 번째 상표와 관련된 직접적인 가이드는 없는 것일까? 왜 이 약품만 부연 설명 없이 상표명만 있는 것인지 이유를 알 수 없었다. 어쩌면 약품마다 효능에 차이가 있어서 차별화한 것일까? 어쩌면 일부 연구소들이 독티시모에 돈을 주고 약품 가이드를 참고자료로 올리는 걸까? 의구심을 풀기 위해 나는 '프랑스 강직성 척추염 협회' 회장의 인터뷰를 확인해보았다. 건강 관련 정보를 제공하는 사이트가 설마 제약회사에서 돈을 받고 글을 실어줄까 싶었다. 적어도 이 병과 관련된 협회만큼은 장삿속을 챙기는 곳이 아닐 거라고 생각했다. 그러나 의장마저도 약물 치료를 강조하며 내 의심에 쐐기를 박는 얘기를 한다!

류머티스 관절염, 소아기 류머티스 관절염, 건선 관절염Psoriatic Arthritis에 효과적인 TNF 억제제 알파는 이 같은 관절염에도 효과적일 뿐만 아니라 지금은 강직성 척추염에 효과적인 치료제로 알려졌다.

예상치 못한 월계관을 씌워준 꼴이 아니고 뭔가! '프랑스 강직성 척추염 협회' 회장이라는 자가 자기 입으로 그 약의 효능을 피력하다니. 환자를 상대로 한 조언이 과학적 내용과 나란히 있다 보니 그 내용까지도 객관성을 띠는 것처럼 보인다. 하지만 다른 질병의 치료제를 대체 어떤 기준으로 강직성 척추염에 적용시키는 것일까? 의장의 의견은 지극히 개인적인 사견인가? 여러 이해관계를 배제한 자기 생각일까? 이 사이트에 나와 있는 협회를 더 캐보았다. 별 소득 없이 끝날 것 같더니 마지막에 시선을 사로잡는 단서 하나를 발견했다. 협회가 소개한 홍보용 프로그램 중 하나가 와이어스 연구소의 지원으로 주최되었다는 점이다

강직성 척추염의 진단 과정은 쉽지 않다. 근거가 필요하기 때문이다. 그런데 이 병을 제대로 모를 경우, 그와 유사한 다른 주변적 요소까지 끼어들면서 불필요한 정보가 쌓이게 된다. (……) '프랑스 강직성 척추염 협회' 임원들 역시 일반의와 류머티즘 전문 의료진이 모인 장소를 찾아 홍보 캠페인을 벌이며 이 병을 더 자세히 설명하길 원했다. 그러면서 대중이 이에 관해 더 잘 이해하게 되기를 기대했다. 그 결과 여러 의학 관련 광고지와 팸플릿에 병에 대한 설명이 자세히 소개되었다. '프랑스 강직성 척추염 협회'와 파트너십 관계인 와이어스 연구소는 이 프로젝트가 현실화되도록 협회를 물심양면으로 돕는데……

어떤 생각이 드는가? 당신이라면 이 협회를 믿을 수 있겠는가? 내 나름의 연구는 계속 이어졌다. 나는 프랑스 보건당국 공식 사이트를 방문해 2009년부터 올라온 정보를 확인했다. 병으로 고생하는 환자를 위한 여러 협회들이 어떻게 운영을 계속할 수 있었는지 자금 출처를 파헤쳤다. '프랑스 강직성 척추염 협회'는 지금까지 애보트와 화이자, 셰링 플라우Schering Plough 세 연구소로부터 3만 2,500유로[3]를 받았다! 이 세 제약회사는 모두 TNF 억제제를 출시한 곳이었다. 그와 관련된 리스트를 확인하며 더욱 경악한 것은 와이어스[4]의 자금 지원을 언급한 항목이 없었다는 점이다. 다른 페이지를 보니, 보건당국은 '환자와 약품 사용자의 관계'에 관한 미션을 공식적으로 수행했다고 나온다.

> 보건당국에 준 도움을 일일이 구체적으로 다 열거할 수는 없다. 그 형태가 기부금 또는 국가에 내는 보조금인 경우가 있기 때문이다. 유한회사의 출자자와 협회 집행위원들이 보건당국에 기부와 보조를 한 사례는 실제 존재했지만 그와 관련된 모든 내역이 외부에 공개된 것은 아니다. 잃을 것이 없다면 왜 숨기겠는가.

무슨 말인가 하면, 보상을 바라지 않는 단순 기부나 투자인 경우에만 외부에 공개한다는 것이다. 제약회사가 환자들을 위한 협회에 지원금을 줌으로써 자사 의약품을 예찬해주길 바라는 것 말고 다른 이유가 있겠는가!

하지만 내가 최다 방문자를 자랑하는 전문 의학 사이트를 더 이상 신뢰하지 않고, 환자를 위한 모임의 말을 믿지 못한다면? 대중에게 명백하게 공개된 구체적인 의학 정보에 관심을 보이지 않는다면? 독립적이고 완전하며 누구나 쉽게 확인하도록 공개된 정보를 통해 나의 증상을 판단하고, 나아가 주변 지인의 건강 상태를 점검하지 않는다면 다른 대안으로는 과연 무엇이 있을까?

의학 정보

여기서 나는 다시 궁금해졌다. 의학적 정보와 건강 정보, 이 둘은 같은 의미의 서로 다른 표현인가?

잘 알려진 대로 객관적인 사실 즉, 팩트를 다루는 정보가 있고, 미디어나 그와 유사한 매체를 통해 전달된 부연 설명 즉, 코멘트가 거의 동의어처럼 사용되고 있는 것이 작금의 현실이다. 어떤 질병과 싸워야 할 때 건강을 관리하는 시스템에 의존해 정보를 얻으면 되지 않을까? 분명 그럴 필요는 없다. 그런 것들은 건강과 관련한 우리 행동을 중단하게 만든다. 정보란, 저녁에 8시 뉴스를 보면서 얻는 정보도 있고 지하철에서 공짜로 나눠주는 정보지에서 얻을 수 있는 정보도 있다. 또 교육 시스템과 일상생활에서 직접 체험으로 이해하는 정보도 있다. 이렇듯 다양한 정보들이 인간의 행동 양식을 결정짓고 그것이 곧 그 사람의 습관이 된다. 정보를 수용하는 사람에게 반향을 일으키며 변화를 유도하는 것이 정보의 기능인 것이다.

만약 새롭게 개발된 치료법이 당뇨병에 탁월하다는 정보를 들으면, 나를 비롯해 주변 지인까지도 당뇨를 예방할 수 있겠다는 믿음이 생기면서 그 정보를 하나의 팩트로 인식할지도 모른다. 내가 현재 앓고 있는 강직성 척추염도 마찬가지다. 그와 관련된 세부 정보에 관심을 가질 것이고 병을 치료하기 위해, 또 병을 잘 알기 위해 그 내용을 열심히 분석할 것이다. 다수의 대중은 이런 정보에 자신을 대입시키며 상식[5]을 경험의 자양분으로 삼는다. 우리는 건강과 관련해 이러한 문제가 얼마나 중요한지 잘 안다. 정보가 필요한 질병에 걸렸을 때는 더욱 그렇다. 건강할 때는 상관없던 정보라도 일단 그 병에 걸린 이상 의학 정보는 그 어떤 것보다 의미와 이해관계를 갖는다. 그래서 자신이 싸워야 하는 병을 올바로 이해하고 치료 과정을 밟으면서 의료진과 함께 중요한 결정을 내릴 때 자기 의견을 표출할 수 있다.

　그러나 건강 관련 웹사이트의 출현이 정보의 질적 가치에 심각한 변화를 가져왔다. 저녁에 8시 뉴스에서 다룬 당뇨병과 관련된 정보를 접하지 못한 당뇨병 환자가 있다. 그러다 그는 우연히 SNS에 올라온 당뇨병 정보를 접한 뒤 임상실험 단계에 있는 신종 치료제를 알게 된다. 그리고 그 치료제가 곧 시장에 출시된다는 정보를 획득한다. 그는 당뇨병에 걸린 다른 네티즌과 대화를 나눌 것이다. 그러면서 당뇨와 관련된 정보는 계속 늘어날 것이고 단순히 정보를 수용하는 입장이 아니라 무언가를 배우는 입장으로 바뀔 것이다. 이렇게 인터넷에 유포된 정보들이 퍼지면서 결국 설득력 있는 상식이 되고 있다. 심지어 오늘날 일부 학자들은[6] '세속적인' 경로를 통해 성립된 정보를 언급한다. 그렇게 건강 전문가들이 제공한 것이 아닌, 인터넷 포럼에서 환자들이 주고받은 대화 내용을 마치 의학 정보처럼 이야기한다. 특정 질병에 대한 신종 정보가 알려지면, 그 병으로 고생하는 사람은 관련 의학 정보를 의심 없이 바로 맹신하는 경향을 보인다. 따라서 그 정보는 환자의 태도와 결정에 지대한 영향을 미칠 수밖에 없다.

정보인가, 광고인가?

사실 우리는 '건강 관련 정보'라는 표현을 광범위하게 사용한다. 중병에 대한 지식에서부터 미용, 건강까지 종류가 다양하다. 미디어 매체에는 이렇게 뒤죽박죽 섞인 정보들이 광고의 일부로 사용되기도 한다. 이처럼 요즘은 광고와 정보를 구분하기가 쉽지 않은 세상이다. 그래서 미디어 매체를 통해 제품을 선전할 때 상품을 직접 광고하는 것보다 지식을 전달하면서 관련 정보 속에 광고를 넣는 경향이 더 높다. 안타깝게도 정부와 이 분야의 전문가들까지도 이러한 수법을 이용한다. 광고업계의 리더들도 상황은 다르지 않다. 퍼블릭 시스템 홉스코치Public Systeme Hopscotch의 경영 이사 프레데릭 베댕도 그 점을 숨기지 않고 인정했다. 이 회사는 이벤트 홍보 회사로 프랑스에서 선두적인 위치를 차지하고 있다.

> 의도적으로 상표를 드러내는 것이 아니라 간접적으로 표현하기, 내용을 스토리텔링 형식으로 구성하는 것이 요즘 마케팅의 새로운 전략이다. (……) 그래서 종종 이벤트를 할 때, 미디어 매체를 통해서나 아니면 미디어 매체와 파트너십을 맺고 있는 기관 또는 기자단을 통해 혁신적인 방식으로 제품을 소비자에게 알리는 쪽을 선택한다. PR 홍보를 잘 하려면 이벤트 행사를 통해 제품을 알리고, SNS를 이용한 마케팅 전략을 펼친다. 우리 회사는 이와 관련해 매우 효과적인 테크닉을 보유하고 있다.[7]

제약회사들은 의약품의 상표와 관련해 바로 이 마케팅 콘셉트를 매우 빠른 속도로 수용했다. '브랜드와 관련된 내용'은 기존의 전통적인 광고성 메시지가 포화 상태가 되면서 새로운 모습으로 재탄생했다. 이와 같이 오늘날에는 주로 네티즌을 상대한 광고가 대세다. 이 광고에는 세 가지 원칙이 숨어 있는데, 광고주는 메시지를 직접적으로 전달하지 않으며, 제품의 존재를 처음부터 드러내놓고 보여주지 않고, 마지막으로 내레이션의 형식 또는 사전처럼 객관적인 내용을 전달하는 형식을 빌린 간접 광고에 주력한다. 고객을 잠재적 구매자로서가 아니라 익명의 대중에 속한 한 인간으로 보며 자연스럽게 접근하는 것이다. 제약회사의 입장에서는 이보다 더 유리한 마케팅 전략이 없다. 자사 제품을 광고할 수 없는 공간[8]에서 브랜드를 밝히지 않으면서 건강에 관심 있는 사람들의 모임에 끼어들어 건강 지식을 공유하는 척하면서 은근슬쩍 병의 심각성을 강조하고 치료제에 대한 내용을 덧붙일 수 있기 때문이다. 같은 질병으로 고생하는 사람들의 모임에 가입해 그들과 대화를 나누며 교묘하게 마케팅을 펼칠 수도 있다.

인터넷과 건강: 이상적인 조화

이 같은 마케팅의 혁신적인 변화는 두말할 것 없이 인터넷의 공이 크다. 오늘날 통계상 가장 많은 사람들이 정보를 얻는 인터넷은 몇 년 후면 건강 정보의 메카가 되어 제1위의 매개체 역할[9]을 할 것으로 예상된다. 프랑스인 10명 중에 7명은 건강 지식을 얻는 데 인터넷을 이용한다. 여기서 잠시 건강 정보 확산에 큰 공을 세운 인터넷의 놀라운 성공을 생각해보자. 프롤로그에 등장한 남자를 떠올려보면, 그는 등에 문제가 있음을 안 즉시 컴퓨터 앞에 앉았다. 의사와 만나기로 한 날을 조용히 기다리거나 가까운 서점에 들러 책을 보는 대신 바로 인터넷을 생각한 것이다. 그 이유가 뭐라고 생각하는가? 사실 물어볼 필요도 없는 질문이다. 인터넷은 먼저 즉각적인 접근이 용이하다. 인터넷은 건강 정보와 관련해 다각도의 접근이 완벽한 매개체다. 다른 어떤 미디어 매체도 인터넷만큼 방대한 정보를 자랑할 수 없는 데다 네티즌은 알고 싶은 건강 테마를 손쉽게 발견할 수 있다. 각자의 요구를 충족시키는 데 전혀 불편함을 느끼지 않을 정도로 모든 정보가 인터넷에 있기 때문이다.

게다가 건강 정보 사이트는 무료로 이용이 가능하다. 그렇다면 여기서 한 가지 궁금증이 생긴다. 네티즌이 돈을 내지 않는다면 이 사이트는 대체 어떻게 운영되는 것일까? 사이트의 광고나 사이트에서 수집한 데이터의 판매 수익이 사이트 운영의 자금줄임을 예측할 수 있다. 사이트에 약품 이름이 올라와 있든 아니든, 뒤에서 지원해주는 회사가 분명 있을 것이다. 방문자 수가 많을수록 질병 관련 내용을 사이트에 실어주는 대가로 돈을 받을 확률이 높다. 그래서 SNS에 그 내용을 올리고 공유하며 정보의 확산을 이끄는 것이다. 이 같은 정보는 제약회사의 마케팅을 위해 수집되고 이곳저곳에서 활용된다. 프랑스의 유력 일간지인 《피가로Figaro》[10]에 그와 관련된 적나라한 기사가 실린 적도 있다.

(……) 네티즌은 각자의 프로필과 계정을 가지고 글을 업데이트하며 정보를 인터넷에 올린다. (페이스북 같은 일반적인 SNS와 차이가 있다면) 이러한 건강 정보 사이트는 동일한 질병을 만성적으로 호소하는 환자들만의 '커뮤니티'의 성격이 더 강하다는 점이다. 현재 천식, 당뇨병, 우울증, 간질 등 약 30여 가지 질병으로 고생하는 사람들이 각각 모임을 만들어 활동하고 있다.

이러한 커뮤니티 사이트가 유지될 수 있는 이유는 네티즌이 병에 대한 개인 경험을 글로 옮기고 서로 정보를 주고받는 공간에 제약회사가 원하는 정보를 대신 실어주기 때문이다. 이 과정에서 제약회사는 사이트 관리자에게 돈을 지불한다.

이러한 사례는 미국의 사이트 patientslikeme.com에서부터 시작되었다. 만들어진 지 8년 된 이 사이트는 총 15만 명의 회원 수를 자랑한다. 무료로 사이트에 가입한 회원들은 가명을 사용할 수 있다. 회원은 실제로 경험한 치료와 부작용, 일상적 불편함 등을 묻는 설문 조사에 참여하고, 그렇게 사이트가 수집한 정보는 제약회사에게 팔린다. 익명으로 진행된 표본 집단의 자료가 제약회사 연구소는 물론 마케팅 회사, 공공기관에 팔리는 것이다. 데니스 실버는 그 점에 대해 '그전까지는 시도할 수 없던 부분으로, 광범위한 영역에 걸쳐 연구 조사를 실시할 수 있게 되었다'고 강조했다.

인터넷에서 건강 비즈니스 전문가로 활동하는 데니스 실버의 솔직한 발언은 이러한 사이트가 어떻게 운영되는지 더욱 확실한 단서를 제공해준다. 암암리에 거래된 내용과 데이터가 대중의 건강을 책임지는 사이트에 버젓이 실리는 것이다. 하지만 환자가 잘 모르는 정보를 다룰 때는 사이트가 임의적으로 그와 관련된 내용을 대신 소개하며 이때 제약회사가 개입해 불만족스러운 부분을 채운다. 한 예로, 브뤼셀에서는 제약회사들이 자사 약품을 대대적으로 광고하기 위해 건강 사이트에 부족한 정보를 보충한다는 명분으로 제품을 간접 광고하기도 했다. 제약회사들이 이런 전략을 쓰는 것은 엄연한 사실이다. 일단 환자가 모르는 정보가 있으면 본인 스스로 그 내용을 잘 모른다고 자각하게끔 유도

한다. 정보를 알 권리가 침해받았다고 생각하면, 환자 스스로 정보를 알고 싶다는 생각이 들 수밖에 없다. 이때 제약회사는 중요한 정보를 갖고 있으나 인터넷상으로 환자에게 직접 홍보할 권한이 없다는 점을 인식시킨다. 그리고 나서 마지막 패를 꺼낸다. 마침내 진짜 속셈을 드러내는 것이다. 환자에게 알 권리가 있음을 강조하면서, 그러려면 제약회사가 직접 메시지를 전달할 수 있는 권한을 가져야 한다는 걸 인식하도록 유도하는 것이다. 참으로 교묘한 전략이 우리 주변에서 일어나고 있다.

하지만 제약산업이 강조하듯 우리에게 건강 상식이 부족하다는 말은 거짓이다. 특히 의약품 정보가 불충분하다는 점에 대해서는 절대 동의할 수 없다! 웹사이트에 접속해 5분만 훑어보라. 막대한 양의 정보 때문에 정신을 차릴 수 없을 지경이다. 상황이 이러한데, 정보가 부족하니 자신들이 도와주겠다는 발상은 현실과 맞지 않는 주장이다. 의학 전문가도 아닌 우리가 과연 정보의 홍수인 인터넷 세계에서 참과 거짓을 잘 구분할 수 있을까? 인터넷에 떠도는 의약품이 알고 보면 병을 치료하는 것이 아니라 건강에 독이 되는 것이라면?

더 팔기 위해 더 많이 생산하기

모든 산업 분야가 추구하는 최종 목표는 무엇일까? 더 팔기 위해 더 많이 생산하는 것이 아닐까? 최대한 많은 고객에게 제품을 가장 오랫동안 파는 것이다. 그러려면 어떻게 해야 될까? 우선, 고객이 지갑을 열게한 다음 자사 제품을 꾸준히 소비하는 장기 고객으로 만들어야 한다. 이 점에 있어서 제약산업만은 예외이길 바라는 것은 헛된 희망일 뿐이다. 실제로 그런 일은 일어나지 않는다. 오히려 국민의 건강을 절대 목표로 여기는 정부들이 툭하면 건강 문제를 필요 이상으로 부각시킨다. 결국 일상생활에 건강 문제는 늘 꼬리표처럼 우리 뒤를 졸졸 따라다닐 것이다. 의약품의 관리(효능과 안전), 대중에게 전파되는 정보(신뢰도, 접근의 용이성), 의사와 약사들이 이수해야 하는 교육 과정(독립성) 등 정부가 신경 써야 할 부분은 한둘이 아니다. 또 어느 것 하나 소홀히 할 수도 없다.

어쨌든 프랑스는 영국[11]이나 덴마크와는 달리 의학 정보를 시장의 법칙에 의존하도록 내버려둔다. 그래서 신뢰할 수 있는 완전한 형태의 의약품 가이드의 부재 속에 의학 정보가 대중에게 물밀듯 쏟아져 나온다. 물론 프랑스 보건당국이 의학 정보를 관리하는 일을 맡고 있지만 여전히 구식의 지리멸렬한 관점을 고수하느라 빠르게 변하는 시대적 흐름이나 웹사이트의 패러다임이 이뤄놓은 변화의 속도를 따라가질 못하고 있는 실정이다. 이제는 더 이상 '수동적인 환자'의 모습은 찾을 수 없다. 우리는 '참여하는 환자 네티즌'이 출현한 시대를 살고 있다. 그렇다고 그럴싸한 변화를 가져올 정부의 공식 건강 사이트가 생긴 것도 아니다. 공권력은 대체 언제쯤 이 의학적 정보가 국민의 건강을 책임질 중요한 수단이 된다는 것을 인식할까? 그렇게만 된다면 국가의 건강 시스템은 급속한 진보를 이룰 수 있을 텐데 말이다. 새로운 비전을 제시하지 못하는 정부 입장은 아무리 이해해보려 해도 납득이 가지 않는다. 뿐만 아니라 그저 막연히 변화를 기다리고만 있는 국민들도 이해가 가지 않기는 마찬가지다.

그러는 동안 제약산업은 본능적인 욕구를 스스로 채워나갔다. 그래서 사람들이 알고 싶어 하는 정보를 직접 제공하면서 어떻게든 구매력

향상의 기회를 잡기 위해 전력투구하고 있다.

더 많은 고객을 더 오랫동안 유치하기
—

여기서 그들이 제공하는 정보는 오로지 한 가지 목표를 좇는다. 보다 많은 고객을 보유하는 것. 그들에게는 건강한 사람도 '병에 대해 무지한' 잠정적인 환자로밖에 보이지 않는다. 앞에서 크노크 박사가 한 말을 잘 새겨들었다면 이해할 수 있을 것이다. 2007년 《프레스크리》지[12]에 '질병을 낫게 하려는 치료제보다는 약품시장을 더 확산시키기 위해 여러 증상과 질병을 생산해내는 것 같다'는 구절이 보일 정도다. 이처럼 제약회사들은 모든 수단과 기술을 동원해 가능한 한 다양한 질병을 기술하려고 애쓴다.

가령 질병을 온갖 종류로 세분화하는 것만 봐도 알 수 있다. 당뇨병이라는 게 엄연히 존재하는데 조기 당뇨병 증상을 강조한다. 고혈압의 경우도 조기 고혈압 증상을 별개의 병으로 보고 있으며, 골다공증과 함께 골연화증이 따로 있다. 또 노인성 치매로 인한 인지장애 및 조기 치매는 물론, 조기치매로 진단받기 전 증상까지 따로 구분해놓았다. 편집증을 동반한 우울증도 마찬가지다. 이 우울증과 조울증을 구별한 다음, 조울증을 다시 I, II, III, IV급으로 분류했다. 즉, 조울증의 다양한 스펙트럼이 가능해진 것이다. 물론 신종 질병이 출현하면 그 병에 잠재적으로 노출된 미래의 환자가 어떻게 병을 인식하고 어떤 증상이 나타나며 또 어떤 테스트와 검사를 해야 하는지 알려주는 사이트도 동시에 생겨나고 있다.

우리는 건강에 위험요소가 발견되면 그것을 바로 질병으로 진단한다. 구체적인 치료제가 있든 없든 상관없이 일단 병을 구분해놓고 그 다음에 치료제를 찾는 것이다. 폐경기에 이른 한 여성이 골다공증과 유사한 고통을 호소했다. 그러자 미디어 매체들은 폐경이 되면 골다공증에 걸리는 것처럼 언론에 공개했다. 그런데 과연 폐경으로 골다공증에 걸릴 확률은 그렇게 높은 걸까? 설령 현실적으로 리스크가 있었다 해도 그 당시는 아직 완벽한 치료를 보장해줄 의약품조차 마련하지 못했었다.[13] 사실 수년간 폐경기 여성에게 칼슘 보충제를 추가 처방하지 않은 상태에서 호르몬 대체요법을 실행한 데서 온 결과였다.

일상처럼 약품을 일반화하기

월경 전 급격한 기분 변조에 대해 '월경전증후군'이란 병명이 탄생했다 (이어서 릴리에서 생산한 플루옥세틴[14] 계통이 치료제로 알려졌다). 설상가상이라고 해야 할지 아니면 금상첨화라고 해야 할지, 순탄하지 않은 유년기를 보내는 소아들에게도 신종 질병이 생겼는데 이른바 '과잉행동장애'가 그것이다. 동시에 메틸페니데이트méthylphénidate 계통의 약물(예: 리탈린)이 이런 증상을 보이는 아이의 갑작스러운 기분 변화를 진정시키고 해당 증상이 재발하지 않도록 도와준다는 인식이 널리 퍼졌다. 여기서 끝이 아니다. 최근 보도된 뉴스에는 이 증상을 보인 아이들이 '소아 조울증'이라는 진단을 받을 수도 있으며, 이는 매우 위급한 상황으로 올라자핀olazapine이나 리스페리돈rispéridone 같은 신종 항정신질환제를 사용하라고 권장한다.

이제 우리의 일상을 파고든 약품의 범용화는 한계가 없는 것처럼 보인다. 그리고 그렇게 출시된 약품이 나타낼 수 있는 리스크도 다양하다. 상을 당해 힘들 때에 기분을 달래기 위해 항우울제를 복용해야 할까? 실연당한 슬픔에, 욕망을 충족시키지 못해서, 아니면 너무나 과도한 욕망, '비정상적인' 성적 충동을 해결하기 위해 약물에 의존해야 하는 것일까? 기분이 좋았다 갑자기 나빠진다 해서 알약을 먹는 것이 과연 합당한 일인가? 남성이 잠자리에서 너무 급하게 사정했다고 바로 약국으로 뛰어가야 한단 말인가? 여러 질문이 꼬리에 꼬리를 물고 이어진다. 이때마다 제약회사는 "네!"라고 외치면서 우리에게 인생의 쓴맛을 해결해줄 약을 끊임없이 권한다. 여기서 나는 세 가지 의문이 생겼다. 살면서 겪는 고통과 불편함을 해소하기 위해 바로 약을 선택하는 것은 과연 바람직할까? 제약회사가 제안한 약품의 이점과 장점은 무엇인가? 아니면 사필귀정이라고 생각하며 대체요법을 대안으로 삼아야 할 것인가?

조루증을 다시 예로 들어보자. 얀센-실라그 연구소는 이 증상을 예방하기 위해 다폭세틴dapoxétine이라는 약물을 개발하는 데 성공했다. 여기서 잠깐, 조루증이 병인가? 물론 이 때문에 고생한 커플이라면 이러한 증상을 부정적으로 볼 수도 있다. 그래서 조루증이 있는 남성에게는 고쳐야 할 장애, 극복해야 할 시련처럼 인식될 수 있다. 이 장애는 우선 정신적인 영향이 크다. 각자 어떤 정의를 내리느냐는 개인적인 주관에 따라 달라질 수 있다. 하지만 제약회사는 '예정보다 일찍' 사정되는 것에 초점을 맞추기보다는 '미성숙한' 사정으로 개념을 정의했다. 그래서 이 병에 대한 정보 내용을 보다 확대해서 잠재적인 '고객-환자'를 유치하는 데 앞장섰다. 앞서 얘기한 건강포털 사이트 '독티시모'에 따르면,

실제로 조루증으로 고생하는 사람들이 굉장히 많았다.

프랑스 남자 성인 3명 중 1명이 조루증을 경험한 적이 있다고 밝혔다. 이들은 그 사실이 너무 수치스러워 이 성적인 장애를 피할 수 없는 숙명으로 여기며 피해의식을 느꼈다고 고백했다. 하지만 새로 나온 약품이 오랫동안 금기시되던 이 문제를 해결해줄 것이라는 반가운 소식이 전해진다.

늘 이런 식이다. 해당 문제를 매우 심각한 증상인 것처럼 과대 포장하는 것이다. 그렇게 되면 해당 문제를 경험한 사람들은 치료제만 있으면 모든 문제가 해결될 것으로 맹신한다. 조로Zorro라는 약품도 이와 비슷한 경로로 출시되었다. 기적의 약품이라며 다폭세틴을 선보인 제약회사는 이 제품을 대중에게 직접적으로 광고할 수는 없었다. 그래서 미디어 매체를 활용했는데, 가장 먼저 건강 정보를 다루는 사이트를 공략했다. 그렇다면 조루증 치료제라고 개발된 다폭세틴은 정말 효과가 있을까? 독티시모는 '미래를 책임지는 약물'이라고 내세우며 이 약품이 미국의 교수가 실시한 연구를 통해 검증받았다고 강조했다. 그리고 미국의 의학 전문지《랜싯》에서 그 연구 결과를 심층 보도했다는 말도 덧붙였다.

이 약물을 복용한 남성의 조루증이 전보다 더 개선되었다. 성적 만족도도 높아졌고 사정하기 전 발기 상태가 복용 전보다 3배, 많게는 4배까지 길어졌다(가장 많은 효과를 본 남성은 발기 시간이 복용 전보다 3분 20초 더 길어졌다고 했다). 이처럼 약물 복용 후 효능이 입증되었다. 부작용은 매우 경미한 상태였으며, 60밀리그램을 복용하므로 어쩔 수 없이 가벼운 구토와 두통이 나타날 수도 있다.

나 역시 직접 검색해본 결과, 구글에서 다폭세틴 60밀리그램을 1.50 유로로 판다는 판매 광고를 쉽게 찾을 수 있었다. 인터넷이 이 약의 중요한 판매 매개체 역할을 하면서 모든 규제와 제약을 요리조리 피해 팔고 있다는 생각이 들었다. 그래서 나는 다음과 같이 명백하게 결론을 내리련다. 인터넷의 실상을 조사하며 그 흔적을 추적한 결과, 건강상 나타날 수 있는 문제는 계속해서 늘어나고 있으며 제약회사들은 그 문제를 기회 삼아 자사 제품을 팔았다.

독티시모에 소개된, 미성숙한 성기능으로 간주되는 조루증을 낫게 해주는 그 기적의 약으로 다시 돌아가보자. 또 다른 사이트에서는 이 약에 대해 독티시모와는 전혀 다른 이야기를 하고 있었다. 의학 잡지 《프레스크리》의 공식 사이트에 들어갔더니 일반 독자뿐 아니라 건강 전문가들을 상대로 한 내용이 실려 있다. 그런데 그 글을 모두 읽으려면 회원 가입을 해야 한다! 여기에 정보를 싣기까지 비용이 들었을 테니 당연히 독자적으로 제공된 신뢰도 높은 지식을 읽는 독자는 그에 상응하는 투자를 해야 한다. 다음은 이 사이트에 실린 분석결과에서 발췌한 내용이다.

플라시보 효과로 인해 사정 시간이 기존보다 2배 정도 늦춰졌다. 다폭세틴 복용 후 그 시간이 3배나 지연되었다면 그것은 플라시보 현상에 기인한 반응일 가능성이 높다.

독시티모를 비롯해 많은 건강 사이트들이 《프레스크리》가 발표한 이 결과를 올리지 않는 이유는 무엇일까? 확실하게 분석하고 비교한 결과를 정리한, 엄선된 정보를 굳이 독자에게 숨길 이유가 있을까? 이는 기자 정신의 기본 아닌가?

공포심 유발하기

설탕과 물이 곧 부족해진다는 소문이 나돌면 사람들은 겁을 먹고 사재기를 시작한다. 혹시 모를 물량 부족에 대비해 미리 슈퍼마켓에 가서 장을 보는 것이다. 이렇게 공포심은 자기 자신을 보호하려는 마음을 강하게 유발하는 촉진제다. 이런 공포심은 건강 문제에서도 예외가 아니어서 사람들의 질병 예방에 대한 관심은 참으로 뜨겁다. 앵글로색슨 족은 그러한 활동을 '질병에 대한 인식을 높이는 캠페인'의 일환으로 정의한다. 한때 전 세계를 공포에 떨게 한 조류독감을 기억할 것이다. 20년 전만 해도 잘 알려지지 않았던 알츠하이머병도 오늘날에는 나이 들어 걸릴까 봐 가장 두려워하는 병이 되었다. 게다가 제약회사 연구소의 지원을 받는 마케팅 홍보 회사들은 뇌졸중, 심근경색의 위험도 주야장천 강조한다.

프랑스에서 뇌졸중은 여성 사망 원인의 1위를 차지한다. 브랜드 사이드 스토리Brand Side Story와 파트너 관계에 있는 홉스코치는 그 점을 잘 간파해 '심근경색, 삶을 위한 문제'라는 캠페인 활동을 펼치기도 했다. 국민의 건강을 개선한다는 명목 아래 아스트라제네카와 함께 미디어 매체를 통해 이례적인 홍보를 한 적도 있었다. 프랑스 라디오 채널 12곳에서 40초 동안 광고한 적도 있었다.[15] 2011년 1월 13일 목요일, 프랑스 라디오 시청자들의 절반 이상이 7시 37분경 제약회사가 준비한 심근경색 예방 캠페인과 관련된 방송 멘트를 들었다. (……) 그런데 범국민 차원의 라디오 방송은 이것이 끝이 아니었다. 인터넷을 통해 심근경색이 왜 생기는지 그 원인과 함께 예방 및 치료법을 자세히 소개한 정보 사이트가 곳곳에서 모습을 드러냈다.

라디오를 통해 흘러나온 짧은 광고는 많은 청취자들의 심장을 두근거리게 했다. 마치 구급차의 사이렌 소리를 들은 기분이랄까. 광고가 전하고자 하는 메시지는 단순하다. 이 병에 걸릴 확률이 높으니, 특히 여성들은 반드시 사전 예방을 해야만 한다. 어떻게? 위험요소를 줄여주는 훌륭한 약 처방을 받으라는 얘기다. 문제는 (식습관이나 운동같이) 웰빙을 위한 조언들은 약 처방을 받아 복용하는 것보다 현실적으로 실천하기 더 까다롭다는 점이다. 그래서 청취자들은 다음번에 담당 의사를 만날 때 그 약을 처방해달라고 할 것이다. 결국 제약회사가 '소비자에게 직접 광고'를 시도해 소기의 성과를 거둔 셈이다.

제약회사의 연구소는 이런 점을 애써 감추지도 않지만 그렇다고 대대적으로 소문내고 다니지도 않는다. 정보와 광고 사이의 정의가 모호하고 혼란스러울수록 정보의 질적 가치가 떨어지지만 연구소 입장에서는 그 가치의 하락이 회사에 이점으로 작용함을 역이용한다.

갖다 붙이기

프롤로그에서 언급한 강직성 척추염만큼 갖다 붙이기 식으로 선전하는 병도 없다. 기껏해야 수만 명에 불과했던 강직성 척추염으로 추정되는 고객-환자들이 지금은 수십만, 수백만 명으로 늘어났다. 갑자기 많은 사람들이 요통을 호소했는데, 치료제를 개발한 제약회사 입장에서는 이보다 더 기쁜 소식이 없다. 그런데 어쩌다 이렇게 된 것일까? 멀티미디어 형식으로 홍보되는 광고, 정보 사이트, 객관성이 떨어지는 연구 결과, 혁신적인 발견의 효과를 톡톡히 본 셈이다. 특히 프랑스인의 70퍼센트가 지속적으로 등허리가 아프다고 하는데, 이들이 호소하는 단순 요통을 강직성 척추염의 초기 증상 같은 등급으로 판단했다. 다행히도 이 중에 실제로 강직성 척추염을 진단받은 사람은 13만 명으로 전체 수의 0.1~0.2퍼센트[16]밖에 되지 않는다. 이들은 천골(골반을 구성하는 뼈로 5개의 천추薦椎가 융합된 것-옮긴이) 고통과 함께 그 주변 근육이 긴장 상태를 보이면서 밤 또는 아침마다 간헐적으로 고통을 호소했다. 역설적이게도 막 휴식을 취하려 할 때나 아니면 휴식 시간이 끝나는 시점에 고통이 찾아왔다.

제약회사가 펼치는 캠페인 활동을 좀 더 자세히 살펴보자.[17] 이를 계기로 암묵적으로 진행되며 효과는 만점인 마케팅 전략의 실체를 알 수 있을 것이다. 남아프리카공화국에서 월드컵이 개최되기 전, 축구 스타 프랑크 르뵈프Frank Leboeuf는 광고에 출연해 이렇게 말했다.

여러분은 젊어요. 그런데 등허리가 자주 아프다면 매일매일이 악몽 같겠죠. 쉬고 있어도 등허리가 아프다면, 혹시 강직성 척추염에 걸린 걸 모르고 있을 수도 있습니다. 제때 치료하지 못하면 평생 장애를 안고 살 수 있으니 등허리가 아프면 이 질병을 의심해봐야 합니다.

그리고 광고가 끝나기 직전, 시청자가 기억할 수 있도록 사이트 주소 dosaumur.com을 언급하며 '화이자와 힘을 합친 류머티즘 전문 프랑스 제약회사가 강직성 척추염 예방을 위해 만든 최초의 사이트'[18]라는 설명이 따랐다.

만약 등이 자주 아픈데 이 광고를 들었다면 어찌 이 사이트에 들어가 보지 않을 수 있겠는가? 오리엔탈풍의 배경 음악과 함께 멋진 배경화면 사이트가 눈앞에 드러났다. 작위적인 느낌이 물씬 풍기는 메인 페이지에는 여러 용도와 기능에 맞게 원하는 답을 찾을 수 있는 메뉴가 마련돼 있었다. 읽는 걸 좋아하지 않는 사람을 위해 비디오 영상도 있었다. 질병을 '이해하기'란 코너에서는 질병의 구체적인 주요 특징이 설명되었고 실제 환자 및 의사들의 증언도 있었다. 프랑크 르뵈프의 홍보 영상도 사이트에서 찾을 수 있다!

먼저, 류머티즘 전문의와 환자들의 입을 통해 광고가 전달하려는 메시지가 다시 언급된다.

• 강직성 척추염은 일상적으로 빈번히 출현하는 질병이다. 류머티즘이 발단이 돼 척추염에 걸린 사람은 전체 환자의 0.5퍼센트인데 이 사이트의 '이해하기' 코너에는 0.11퍼센트라고 나와 있다.

• 강직성 척추염을 5년이 지나 뒤늦게 진단한 의사라면 마땅히 책임을 물어야 하며 더 이상 의사로서 신뢰할 수가 없다. 의사라면 모름지기 제대로 진단하고 처방과 치료를 할 의무가 있기 때문이다. (프랑스 류

머티즘 협회에 따르면) 특히 류머티즘 전문의는 이 점을 명심해야 한다.

• 설상가상으로 강직성 척추염은 거의 '중병'으로 취급된다. 그래서 이 병에 걸린 환자를 지칭할 때 '장애자'란 표현을 자주 사용한다.

• 전통적인 치료법은 '진보'에 자리를 내주었다. 환자 입장에서는 '생물요법biotherapy(구더기 같은 살아 있는 생명체를 멸균 처리해 치료도구로 활용하는 행위-옮긴이)' 덕분에 치료 후 상태가 달라졌다고 말한다. 또한 의사는 '생물요법 덕분에 환자들을 효과적으로 치료할 수 있다'고 평가한다.

정보의 왜곡

제약회사가 발표하는 의학 보고서에는 꼭 대학 교수가 등장한다. 어떤 영화가 잘 되면 2탄이 나오는 것처럼 제약회사는 자사의 성공에 힘을 실어주는 두 번째 홍보 전략으로 교수들을 개입시킨다. 프랑스 사람들은 의과대학 교수의 말이라면 진지하게 귀를 기울이는 경향이 있다. 그러나 나는 의대 교수들을 '정보 왜곡의 전문가'라고 칭하고 싶다. 제약회사 연구소가 원하는 결과물을 얻을 수 있도록 정보를 왜곡하면서까지 물심양면으로 돕는 일등 공신이기 때문이다. 아무개 교수가 프랑스 류머티즘 협회의 임원이고 무슨 의대 교수라고 하면, 그의 뒤에는 화이자와 프랑스 류머티즘 협회 같은 거대 기관들이 자리하고 있음을 잊어선 안 된다. 오늘날 의사는 똑똑한 학자들이 아니다. 그 분야에 발 담고 있지 않은 내 눈에는 그저 제약회사의 담보물에 불과하다. 저명한 국립대학 교수이자 학식 있는 사람들로 구성된 협회 임원의 말을, 어쩌다 우리는 대놓고 의심하게 된 걸까?

아까 방문한 인터넷 사이트 메인 페이지 하단에 이런 구절이 있다. 강직성 척추염과 관련된 정보는 '프랑스 류머티즘 협회가 주도해 추진한 연구에서 기초한 것이며 화이자의 지원이 있었기에 가능했다'라고 적혀 있다. 프랑스 류머티즘 협회는 어느 날부터 갑자기 프랑크 르뵈프를 내세워 TV 방송에 모습을 보였다. 그러곤 인터넷 사이트를 만들었다. 이 협회는 화이자 연구소의 재정 지원을 받아 명성을 유지했고 제약회사의 후원을 제도적 절차의 일환으로 여겼다. 그 대가로 화이자라는 브랜드를 여기저기에 소개하는 것 아니겠는가? 아무개 교수는 여기서 그치지 않았다.

프랑스에서는 15만 명의 젊은이들이 (……) 여러 질병으로 고통받고 있다. (……) 그래서 진통제, 소염제를 쓴다. 하지만 여기에는 함정이 있다. 이런 식의 일회적 응급치료는 제대로 된 진찰을 지연시킬 뿐 아니라 정확한 진단을 너무 늦출 수 있다. 다시 말해 더 확실하고 구체적인 치료 시기를 놓치게 되는 단점이 있다. 젊은이가 등허리 통증을 호소할 경우, 정상적으로 활동하기 어려울 만큼 심각한 요통이 동반될 수 있는데도 100퍼센트 환급이 가능한 약품을 처방받는 것으로 만족해야 했다. 하지만 이제는 상황이 달라졌다. 몇 년 전부터 확실한 효능이 있는 신종 치료법들이 나오면서 젊은이들은 정상적인 생활을 영위할 수 있게 되었다.

앞서 예로 든 아무개 교수의 주장은 어쩌면 화이자가 전달하려는 메시지에 힘을 싣고 그 회사의 약품을 알리는 데 있지 않을까? 과연 이 의사의 도움 없이 신종 치료제로 해당 질병을 빠르게 극복할 수 있을까?

이 의사가 화이자의 메시지를 대신 전달하며 그 어떤 개인적 이득도 취하지 않았다는 말은 믿을 수 없다. 의학 연구는 결코 마케팅을 위한 목적으로 실행되는 것은 아니다. 여전히 세상 물정 모르는 순진한 연구가들이 있다는 것도 안다. 아무것도 모르는 순진한 네티즌이 아니라면 대체 이들은 누구를 속이려는 것일까?

　내뱉은 말에도 의미가 있지만 굳이 말을 안 하더라도 행간에도 그 의미가 있는 법이다. 사이트 어디에도 화이자 연구소가 개입했다는 글은 없다. 이 '연구소'라는 단어를 들으면 거부감을 가질 거라고 생각하는 것일까? 이 분야의 문외한에게 화이자는 어떤 의미로 다가올까? 이 거대 제약기업인 화이자가 특정 질병에 지대한 관심이 있다는 것을 그 문외한이 알 수 있을까? 회사가 개발한 신약을 팔기 위해 상업적 의도로 의학 사이트에 지원을 아끼지 않는다는 사실을 순진한 네티즌이 모두 알 수 있을까? 프랑스 류머티즘 협회 사이트에서 확인한 결과, 저명한 협회 회원들이 실제로 애보트, 로슈, 니그마 레라드Negma Lerads, 추가이Chugai와 '파트너십' 관계임이 드러났다. 모두 제약회사들이며 이들의 이해관계는 익히 공개된 바 있다. 물론 이 바닥의 생리가 그렇듯 공개적으로 실체를 폭로하지는 않았지만 암암리에 들어본 얘기일 것이다. 대학 병원의 류머티즘 전문의이자 류머티즘 협회 임원인 그는 다음과 같은 사실을 망각하고 있다.

- 강직성 척추염 환자 중 25~30퍼센트만이 심각하고 장애를 겪고 있다.[19]
- 간단하지만 구체적인 질문 12가지에 대한 답을 분석해, 테스트[20] 지원자의 강직성 척추염 유무를 가려낸다. 그런데 의학 사이트에는 6

가지뿐이다. 따라서 불충분한 테스트로 자가 진단을 하는 격이다.

• 오파넷Orphanet [21] 이란 사이트에 들어가면, '스테로이드 성분이 없는 소염제와 운동 요법은 치료의 초석이 된다. 내성이 생겨 쉽게 호전되지 않는 심각한 중병일 때는 TNF 억제제가 유용하다'라고 적혀 있다.

• 보건당국의 주장에 따르면 1차 치료 과정에서 내성 반응이 생기는 경우는 강직성 척추염 환자의 15퍼센트에 지나지 않는다고 한다.

• 부작용을 암시하는 글을 거의 찾아볼 수 없다. 다만《프레스크리》[22]의 요약본에 그나마 이런 내용이 들어 있다. '강직성 척추염은 화이자가 TNF 억제제로 개발한 엔브렐Enbrel®을 통해 효과를 볼 수 있다. 그러나 이 효능은 비교적 짧은 기간을 두고 내린 결론이다. 단기적인 관점에서 볼 때, 이 치료약은 심각한 감염 증상에 대한 리스크를 줄이는 데 기여할 수 있다. 또 장기적 관점으로 볼 때는 아직 정확한 통계는 산출되지 않았지만 면역 억제 반응 같은 리스크를 줄일 수 있을 것으로 예상한다. (……)'

• 이 약품은 4회에 걸쳐 주사할 때 비용이 1,000유로가 넘게 든다. 1년에 거의 1만 5,000유로가 필요하지만 의료보험이 되므로 100퍼센트 환급이 가능하다(아무개 교수가 마지막에 이 점을 유독 강조했음을 잊지 말자)!

다음과 같은 캠페인 활동에는 누가, 얼마나 비용을 투자한 것일까?

1. TV와 라디오 매체의 막간 광고를 찍고 방송으로 내보내는 데 든 비용. 최대 시청률을 기록하는 시간에 유력 채널에서 5주 연속 전파를 탄 이 광고의 비용은 누가 얼마를 지원한 것일까?
2. 활발히 운영되는 인터넷 사이트의 창설과 운영은 누가 얼마를 지

원한 것일까?

3. 프랑크 르뵈프가 TV는 물론 라디오와 웹사이트, 팸플릿 안내 책자에까지 등장하려면 누가 얼마를 지원한 것일까?

4. 프랑스의 스포츠 저널 《레퀴프L'Equipe》와 함께 믹스 마케팅을 하기 위해 누가 얼마를 지원한 것일까?

5. TV 광고 계약기간이 끝나고 2주 만에 다시 광고가 나오기까지 누가 얼마를 지원한 것일까? 계약을 성사시킨 광고주는 이 정도의 규모는 보통 최소 500~700만 유로의 매출을 기록하는 제품의 광고비임을 강조했다. 그렇다면 현재 프랑스에서 집계된 15만 명의 강직성 척추염 환자들을 위해 이러한 예산을 투입했단 말인가? 말도 안 되는 소리! 그중 15퍼센트를 집중 공략한 것이 틀림없다. 파라세타몰을 비롯해 스테로이드 성분이 없는 소염제로 효과를 보지 못한 환자, 그러니까 약 2만 2,000명을 위한 광고다.

그럼 여기서 나눗셈을 해보자. 평균 잡아 600만 유로 나누기 2만 2,000을 하면 272유로로, 광고업계의 용어로 치면 1인당 '광고 단가'다. 세제 회사의 광고 단가를 272유로라고 생각할 수 없는 것은, 광고비를 만회하자면 도대체 세제를 얼마나 많이 팔아야 한단 말인가? 또한 2만 2,000명의 환자에게 약품을 몇 통이나 팔아야 화이자는 광고비를 회수할 수 있을까? 답은 빤하다. 질문 속에 이미 들어 있다. 등허리의 통증을 호소하는 다른 사람들까지도 개입시켜야 한다. 그러니까 이 광고는 강직성 척추염과 관계없이, 단순히 등이 아픈 사람들에게까지 해당 약품을 처방해야만 소기의 이득을 볼 수 있는 것이다.

신뢰의 문제

누가 당신에게 이런 내용을 말해주었는가? 또 이런 비밀을 말해주는 의도는 무엇일까? 나는 《프레스크리》에 실린 글 중에서 비교적 잘 쓴 글을 발췌해 여기에 요약본 형태로 실었다. 또한 독티시모를 비롯해 그와 유사한 의학 사이트에 접속해 비판의 글을 서슴지 않고 썼다. 내가 누구와 친해서 이런 일을 한다고 생각하는가? 누군가 내게 돈을 주고 이런 일을 시켰을까?

'어떤 정보가 공개될 때, 그 말을 듣는 이에게 전달되는 정보에는 어떤 조종자가 숨어 있을까?' 바로 이것이 결국 내가 강조하고 싶은 부분이다. 나는 비영리단체 '최상의 처방을 지향하는 협회'와 밀접한 협회에서 행정 사무를 담당하고 있다. 학교의 자문위원처럼 협회 내부 일에는 관여하지 않고, 단지 협회가 행정적으로 잘 운영되고 있는지를 관리한다. 그렇다고 이 협회로부터 돈을 받는 것도 아니므로 경제적 이득은 전혀 없다. 다만 국민 건강과 의학 시스템의 개선을 위한 믿음과 확신을 귀중히 여겨 협회 일에 가담하게 되었다. 의료 전문가와 일반 시민에게 보다 정확한 의학 정보가 전달되도록, 그리고 정확한 처방전을 내릴 수 있는 사회를 만들고 싶어 동참한 것이다.

위생 문제와 이해관계가 상충해 발생한 여러 의료 사고들이 있었다. 그 후에도 여전히 의학 정보를 왜곡하는 요인들로는 무엇이 또 있을까? 우리는 끊임없이 이를 질문해야 한다. 바로 신뢰가 걸린 일이기 때문이다.

가장 먼저, 신뢰의 문제는 제약회사들에게 물어야 한다. 그들은 인터넷이 우리 모두를 다른 차원으로 옮겨놓았음을 깨닫는 이들만이 장기적으로는 살아남을 수 있다는, 최근의 역사에서 배워야 한다. 디지털 혁명은 아직 끝나지 않았다. 순진한 환자들을 속이고 그들의 무지를 이용하는 자들은 머지않아 대가를 치를 것이다. 인터넷상의 데이터가 증거로 남을 것이기 때문이다. 순진한 이상주의에 영감을 받은 전략은 머지않아 곧 최상의 품질을 따지는 현실주의와 마주하게 될 것이다. 내 생각으로는 앞으로 제약회사 사장에 대한 이야기보다 실제 우리 삶에 대한 얘기를 더 많이 하게 될 것 같다. 어떤 약품을 복용해보라는 제안을 받으면 잠시 시간적 여유를 두고 자문해보라. 해당 약품을 복용한 환자들이 약을 신뢰하는지 아니면 점차 약효를 의심하고 있는지 꼼꼼히 따져야 한다. 건강을 다루는 분야인 만큼 약품에 대한 신뢰가 없다면 미래는 점점 더 암흑의 세계로 빠져들 것이다.

신뢰의 문제와 관련해선 미디어 매체와 기자에게도 일부 책임이 있다. 조기 사정을 막아주는 약품을 선전해주는 대가로 연구소가 광고회사에 얼마를 주는지, 또 내가 접속했던 의학 사이트의 가이드에 상표명이 기입되기까지 제약회사가 사이트 관리자에게 얼마를 주는지 알게 된 이상, 이들은 앞으로 권력에 의지하지 않고 정보 전달자로서의 역할을 할 필요가 있다. 그럴싸한 논거를 들어가며 철저히 작성된 연구 결과가 대중에게 소개되지만, 그 이면에는 연구보고서를 작성한 자들과 기자들 사이의 유착 관계가 있음을 쉽게 알아챌 수 있다. 그렇게 되면 나중에는 그 전문 정보를 유료화해 독자에게 돈을 요구할 날이 올지도 모른다.

환자들은 인터넷을 통해 급속히 확산되는 의학 정보가 얼마나 조심해야 할 요주의 대상인지 알지 못한다. 획득하는 정보를 무조건 받아들일 것이 아니라 주의해야 할 일이다. 그래서 각자 자신은 물론 주변 지인의 건강과 직결된 중요한 문제에 대해 여러 질문을 해야 한다. 누구의 의견인가? 이 글을 쓴 자는 이 정보를 통해 어떤 이득을 취할까? 이 글이 발표되기까지 누가 자금을 지원했을까? 등등의. 사실, 인터넷이 발달한 덕분에 나는 오늘 이렇게 여기에서 여러 사례들을 인용할 수 있었다.

읽는 정보, 듣는 정보를 비판적 시선으로 해석하고 이해해야 한다. 그러기 위해서는 다음과 같은 정보의 특징을 절대 잊어서는 안 된다. 정보를 제공하는 데 선의의 비용이 전혀 들지 않은 공짜 정보란 이 세상에 없다. 따라서 골치 아프긴 하지만 결론은 자명하다. 질적으로 우수한 정보를 원한다면 그에 해당하는 비용을 지불할 수밖에 없다.

인터넷상의 정보를 관리하라: 위키피디아 전략[1]

지난 몇 년간 제품의 적합성, 마케팅, 판매 절차에 근본적인 변화가 일어났다. (……) 회사가 통합 기준을 확실히 설정하고 열린 기업, 투명한 기업을 지향하는 비즈니스를 하기로 결정했기 때문이다.
– 앤드류 위티, 글락소스미스클라인 회장[2]

최근에는 어떤 의약품 정보가 궁금하면 바로 약사를 찾아가 문의하거나 의학 사전을 열어보는 것이 일반화되었다. 가장 손쉬운 방법이 위키피디아에 들어가 약품을 검색해보는 것인데, 이러한 현실을 제약회사의 마케팅 부서는 간과하지 않았다. 이름 하여 '제약회사 마케터와 유럽 의약품 관계자를 위한 위키피디아 전략'이 현실화된 것이다.[3] eyeforpharma.com 사이트에 들어가면 제약 컨설팅 전문회사 맨해튼 리서치가 실시한, 의약품 정보 관련 소비자의 인터넷 이용에 관한 연구 결과가 있다.

조사 결과, 방문자 수가 가장 많은 의학 사이트를 링크해주는 사이트가 위키피디아다. (……) 점점 더 많은 소비자들이 의학 정보를 얻는 경로로 위키피디아를 신뢰한다. 따라서 사회적 중재자 역할을 하는 이 사이트가, 소비자가 치료법과 의약품을 최종 선택할 때 어떤 영향력을 행사하는지 이해하는 것이 마케터들에게 중요한 임무가 되었다. (……) 비록 제약회사들이 전통적인 광고회사를 관리하듯 위키피디아를 통제할 수는 없지만 회사 입장에서는 그렇다고 위키피디아가 전달하는 메시지들이 비효율적이라고 말할 수 없었다. 오히려 정반대로 회사의 후원과 무관하게 기재된 정보들이 회사 제품을 신뢰할 수 있게 하는 입문서 역할을 할 정도다.

위키피디아는 눈에 보이지 않는 광고 효과를 내고 있다. 객관적 팩트를 담은 정보성 글이라는 가면을 쓴 채 광고를 하는 것이다. 이것이야말로 모든 광고업자가 꿈꾸는 일이다! 유럽의 마케터들이 이 수단을 포기한다는 것은 큰 실수를 범하는 것과 같다. 맨해튼 리서치는 유럽의 제약회사들이 '위키피디아 전략'을 잘 실천할 수 있도록 일련의 조언을 아끼지 않았다.

• 유럽 국가를 위해 자사 브랜드와 제품이 위키피디아에 균일하게 소개될 수 있도록 보장하기.

• 위키피디아에 기록된 '질병' 관련 정보가 올바른지 수시로 확인하기 (다른 말로 하면, 경쟁업체가 제안하는 의약품이 치료법에 있지는 않은지 점검하기).

• 제약회사들이 위키피디아의 내용을 감시하고 점검할 때, 정확하면서도 일반적인 내용을 종합할 수 있어야 한다. 회사에 부정적 이미지를 줄 만한 일부 내용을 선택 삭제할 경우, 소비자와 미디어 매체의 반감을 살 수도 있다(따라서 내용을 수정할 때는 신중을 기울여야 한다).

• 위키피디아는 쉴 새 없이 업데이트되는 사이트라는 점을 잊어선 안 된다. 업무 효율성을 위해 여러 사람에게 일을 분담시켜 효율적인 관리를 보장해야 한다.

거대 제약산업은 빅 브라더

실제로 제약회사의 마케터들이 위키피디아 전략을 실행하기 위해 맨해튼 리서치의 시장 조사 결과만을 기다린 것은 아니었다. 새로운 검색도구로 급부상한 위키스캐너WikiScanner [4] 역시 구미에 맞게 소비자들을 조종하는 수단으로 작용했다. 캘리포니아 공과대학 학생인 버질 그리피스Virgil Griffith가 개발한 위키스캐너를 통해 위키피디아의 내용 중 의심스러운 변경 내용을 찾아내는 작업을 실행할 수 있었다. 사용자들의 IP 주소가 거대 기업이나 미국 중앙정보국CIA, 바티칸 교황청 소속인지도 파악할 수 있었다. '페이션츠 노 패턴츠Patients No Patents 협회'도 어떤 정보를 작성한 네티즌의 IP 주소가 애보트 소속이었음을 알아냈다. 그래서 관절증 치료제인 후미라Humira®를 복용할 경우 중병으로 악화될 수 있는 부작용이 발견되었다는 글, 결과적으로 암에 걸릴 확률을 높인다는 내용을 담은 학술지의 글을 삭제한 장본인이 바로 애보트 연구소라는 사실을 알아냈다. 그뿐만이 아니었다. 애보트가 개발한 비만 치료제 메리다Merida가 심혈관계 질환을 일으킨다는 정보 역시 연구소가 직접 그 내용을 삭제한 것으로 드러났다.

상황을 알려주는 좋은 예는 더 있다. 위키스캐너 덕분에 영국의 한 블로거는 2006년 7월부터 10일 사이에 http://exprimentalchimp.wordpress.com에서 일어난 의심쩍은 내용의 변화를 파악하는 데 성공했다. 아이디가 chrisgaffneymd인 네티즌은 아스트라제네카 소속 컴퓨터에서 접속해 사이트의 내용을 변경했다. 대상은 바로 아스트라제네카가 제품화한 쿠에타핀quetapine 약물로, 세로켈이라는 상표명으로 시중에 판매한 항정신질환제였다.

쿠에타핀은 1997년 FDA의 공식 허가를 받은 약물이다. 정신분열증 환자를 치료하기 위한 물질로 최근에는 제1형 양극성 장애에까지 적용 범위가 확대되었다. 엘리 릴리의 올란자핀(자이프렉사)이나 존슨앤드존슨/얀센의 리스페리돈(리스페달)처럼 쿠에타핀은 제2세대의 항정신질환제다. '비정형적'인 범주로 분류된 이 약물은 '정형적'인 제1세대 항정신질환제보다 추체외로증상 같은 부작용이 덜하다는 평을 받는다. 칼만 애플바움이 책의 앞부분에서 서술한 것처럼 제2세대 항정신질환제가 제1세대보다 더 효과적이라고 단정 지을 만한 단서는 없다. 여러분은 이제 그 점을 누구보다 더 잘 이해할 것이다. 갑자기 체중이 늘거나 당뇨병, 심혈관계 질환을 호소하는 부작용은 신약에서도 어김없이 나타나고 있으며 자살 충동을 동반하는 정좌불능 역시 그와 비슷한 부작용이 나타난다. 세로토닌 조절 물질이 든 항우울제, 프로작이나 팍실/데록사트가 그렇다. 강도가 세서 그만큼 더 위험 요소가 높은 이 약들은 각별히 조심해서 사용해야 하며, 보다 정확한 주의사항을 알고 있어야 한다.

아이디가 chrisgaffneymd인 네티즌이 위키피디아 백과사전에서 '쿠에타핀'의 정의를 일부 변경한 사례를 지금부터 더 자세히 살펴보기로 한다. 이를 통해 여러분은 이 내용 조작과 관련된 실상을 더 확실히 이해할 수 있을 것이다(실제 내용은 영어로 되어 있다).

1. 오리지널 버전:

미국국립보건원National Institutes of Health이 소아와 18세 미만 청소년을 대상으로 '쿠에타핀 약물 사용'을 보통 권장했지만 실제로 이 약을 복용한 어린 환자들에게 여러 리스크가 발생한 것으로 드러났다. 자학 및 자살 충동, 심하면 행동으로 옮기는 경우까지 발견된 것이다. 그러자 기분의 급조, 불쾌감을 자주 드러내는 청소년을 자녀로 둔 부모들이 세로켈 사용에 대해 우려를 드러냈다.《퍼레이드Parade》와《TV 가이드》내 거진이 해당 주제를 기사로 다루었다.

수정된 버전:

미국국립보건원National Institutes of Health이 소아와 18세 미만의 청소년을 대상으로 '쿠에타핀 약물의 사용'을 보통 권장했지만 실제로 이 약을 복용한 어린 환자들에게 여러 리스크가 발생한 것으로 드러났다. 자학 및 자살 충동, 심하면 행동으로 옮기는 경우까지 발견된 것이다. 기분의 급조, 불쾌감을 자주 드러내는 청소년을 자녀로 둔 부모들이 이를 걱정하게 되면서《퍼레이드Parade》와《TV 가이드》매거진이 해당 주제를 기사로 다루었다.

원본과 마찬가지로 수정된 버전에서도 부모들은 자녀가 쿠에타핀, 세로켈을 복용한 지 일주일 후 자살 충동을 느낄 수 있다는 내용을 접할 수 없다. 전문의 일부가 삭제된 것을 확인하는 과정에서 우리는 소아 양극성 장애로 고통받는 소아 및 청소년들에게 세로켈 같은 비정형 항정신성질환제가 처방되고 있다는 점을 잊어서는 안 된다. 게다가 세로켈은 정식승인을 받지 않은 범주에까지 약 처방을 내리고 있다.

2. 오리지널 버전:

쿠에타핀 물질을 복용하는 환자 중 일부는 갑자기 식욕이 왕성해지면서 체중이 증가하는 것을 경험한다. 심지어 식사를 한 후에도 공복 상태처럼 배가 고프다.

수정된 버전:

쿠에타핀 물질을 복용하는 환자 중 일부는 갑자기 식욕이 왕성해지면서 체중이 증가하는 것을 경험한다. 심지어 식사를 한 후에도 공복 상태처럼 배가 고프다. 그러나 객관적인 기준으로 실시된 임상실험 결과, 실제 환자들의 체중은 복용 전과 비교해 (평균적으로) 1.9킬로그램밖에 늘지 않았다.

사실 이 '평균' 수치는 비만을 호소하는 환자들의 심각한 부작용을 가볍게 여기기 위한 것으로 보인다.

3. 오리지널 버전:

쿠에타핀 물질을 복용하면서 생기는 보기 드문 부작용 중 가장 심각한 것이 바로 신경이완성neuroleptic malignant syndrome과 만발성 운동장애다.[5] 그러나 쿠에타핀 물질은 기존 치료제보다 추체외로증상과 만발성 운동장애의 부작용이 상대적으로 적다.

수정된 버전:

쿠에타핀 물질을 복용하면서 생기는 보기 드문 부작용 중 가장 심각한 것은 바로 신경이완성과 만발성 운동장애가 일어나는 것이다. 그런데 세로켈은 플라시보와 다를 바 없는 심각한 부작용을 동반하는 비정형 항정신질환제로 분류된다. 게다가 신경이완성은 식품의약국의 약물 부작용 검사 결과, 세로켈 복용 환자에게서는 전혀 발견되지 않았다.

이 내용을 다시 정리하면, 예상치 않은 부작용이 발생할 경우 라이벌 회사가 만든 비정형 항정신질환제 때문인 것처럼 강조한다. 여기에 쐐기를 박기 위해 아이디가 chrisgaffneymd인 네티즌은 위키피디아에 실린 글을 다른 곳에도 퍼트렸다. 세로켈과 라이벌 관계인 다른 약품의 부작용을 알리는 부정적인 광고를 이곳저곳에 옮기는 것이다. 그중 몇 가지 예를 아래에 소개한다.

4. 오리지널 버전: 아리피프라졸 aripiprazole (아빌리파이)에 대한 글

아리피프라졸 약품 포장 안에 들어 있는 주의사항을 보면, 약물 복용 후 나타나는 부정적인 현상이 몇 가지 언급되어 있다. 바로 두통, 메스꺼움, 구토, 몽유병, 불면증, 정좌불능이다. 아리피프라졸은 추체외로증상을 일으키는 빈도수가 매우 낮은 것처럼 기술했다. 그래서 이 물질을 장기 복용한 사람 중 만발성 운동장애를 보인 경우는 확실히 언급되지 않았다.

수정된 버전:

아리피프라졸 약품 포장 안에 들어있는 주의사항을 보면, 약물 복용 후 나타나는 부정적인 현상이 몇 가지 언급되어 있다. 만약 아리피프라졸의 복용 후, (정좌불능 같은) 부작용이 심각한 수준으로 악화될 경우는 추후에 추가 내용을 더 기술할 예정이다. 최근 이뤄진 연구 결과에 따르면, 정좌불능은 만발성 운동장애의 위험 요소와 더불어 점점 증가하는 추세다. 그러나 현재까지는 이 만발성 운동장애를 아리피프라졸 부작용으로 볼 수는 없다. 그렇기 때문에 이 물질을 장기 복용한 사람 중 만발성 운동장애를 보인 경우는 확실히 언급하지 않은 것이다.

5. 오리지널 버전:

모든 항정신질환제가 그렇듯, 리스페리돈은 만발성 운동장애나 추체외로증상, 신경이완성 같은 문제를 일으킬 가능성이 높은 편이다. 다만 그 리스크가 오랜 전통을 지닌 기존의 항정신질환제보다 덜 공개되고 있는 것뿐이다.

수정된 버전:

~~모든 항정신질환제가 그렇듯,~~ 리스페리돈은 만발성 운동장애나 ~~추체외로증상, 신경이완성~~ 같은 문제를 일으킬 가능성이 높은 편이다. 다만 그 리스크가 오랜 전통을 지닌 기존의 항정신질환제보다 덜 공개되고 있는 것뿐이다. 그럼에도 불구하고 리스페리돈이 (플라시보 현상의 관점에서 비교할 때) 추체외로증상을 일으킨다는 말이 있었다. 또 비정형 항정신질환제보다 만발성 운동장애 발생률이 더 높다는 말도 있었다.

의학을 다시 쓰다

이 네티즌은 여기서 그치지 않았다. 경쟁업체의 항정신질환제에 대한 위키피디아의 정보를 왜곡하기를 게을리 하지 않았다. 2006년 8월 13일 그는 '양극성 장애', '양극성 스펙트럼'에 대한 첫 화면의 내용을 전면 수정했다. 여기서 우리는 제약회사 직원으로 밝혀진 이 남자가 왜 이토록 정신질환의 정의에 관심이 많은 것인지 의문을 제기할 수 있다. 하지만 다음 내용을 들어보면 그 의문이 시원하게 풀릴 것이다. 어떤 질병의 진단을 내리는 기준을 재정의함으로써 해당 질병의 발병률을 높일 수 있다. 그리고 그와 관련된 치료제의 판매량도 늘릴 수 있다. 위키피디아에 기록된 질병의 개념을 다시 새롭게 정의하는 것이야말로 정식승인을 받지 않은 범주까지 의약품을 팔 수 있는 가장 간단하면서도 신속한 방법이 아닐 수 없다. 즉, 기준 조건을 새롭게 만든다고 해서 붙여진 일명 '질병의 브랜드화'라는 개념은 바로 이를 두고 하는 말이다.

식품의약국은 쿠에타핀 물질을 정신분열증 치료제로 인정했다. 그리고 2004년에는 양극성 장애의 편집증 환자에게까지 그 사용 대상을 확장한 바 있다.

결국 양극성 장애의 정의는 chrisgaffneymd라는 네티즌 덕분에 재조명된 것이다. 그는 우울증부터 과잉행동장애까지 광범위한 영역의 질환을 다시 정의하느라 애를 썼다. '양극성 장애'의 오리지널 버전과 그네티즌에 의해 수정된 버전을 비교해보면, 그가 덧붙인 내용이 무얼 의도하는지 단번에 눈치 챌 수 있다. 그는 여러 정신질환들, 우울증과 과잉행동장애, 양극성 장애를 다시 정의함으로써 그동안 이 병으로 진단되지 않았던 사람들, 그동안 잠재적인 환자들 모두를 환자로 만들려고한다.

우울증을 앓고 있지만 병원에 입원하지 않고 외래 치료만 받는 사람들의 30퍼센트가 시간이 지나면 양극성 장애를 겪는다는 결론을 내린 연구 보고가 있었다. 편집증상을 호소할 때 환자들은 대부분 의료적인 도움을 받지 않는다. 그냥 기분이 좋지 않다는 것 외에 특이한 증상을 발견하지 못하기 때문이다. 따라서 편집증의 정도를 테스트하는 검사를 꼭 받도록 해야한다. 일명 분위기 조사Mood Questionnaire라는 테스트를 받는 것인데 양극성 장애 진단을 받기까지 자신의 편집증 수준을 파악할 수 있는 유용한 수단이다.

(텍사스 대학의 로버트 허시펠드 박사를 필두로 한 연구진이 개발한 이 조사 내용에 솔직하게 대답하면, 모든 사람들이 '양극성 장애'가 있는 것으로 나올 가능성이 매우 높다.)

연구 결과 내용은 더 있다.

조사 기간에 상관없이 일반적으로 양극성 장애를 겪고 있는 상시 환자의 49퍼센트 정도가 정확한 병명을 진단받지 못한 채 살고 있다고 연구 결과는 말한다.
전체 환자의 31퍼센트는 심각한 우울증을 겪고 있는 것으로 오진을 받아왔다.
(……) 그래서 양극성 장애라는 정확한 진단을 받고 치료를 받기까지 10년이라는 시간이 걸린다.

다시 말해 (아직 구체화되지 않은) 양극성 장애는 과거의 편집증을 동반한 우울증처럼 정신질환의 일종이다. 그러나 아무리 예외적인 병명이라 해도 발견되면 즉시 치료가 가능한 병이다. 겉으로 드러나지 않기 때문에 증후 현상이 다양하고 여러 반응이 나올 수 있다. 우울증, 병적인 다혈질, 여러 방면에서의 중독 반응, 피로, 불면증, 만성 통증, 지나친 각성 증상, 이유 없는 조증 등이 있다. 또한 '양극성 스펙트럼'에 대한 위키피디아의 글은 chrisgaffneymd에 의해 이렇게 수정되었다.

(……) 우울할 때, 슬픔과 불안, 죄의식과 절망, 수면장애, 식욕 감퇴, 피로,

그리고 일상에서의 의욕 상실, 집중력 감퇴, 짜증, 이유를 알 수 없는 만성 통증, 거듭되는 자살 충동 등 우울증임을 알려주는 여러 신호와 증후들이 생긴다.

그렇다면 우리는 모두 양극성 장애를 겪은 적이 있다는 말이다. 아스트라제네카의 직원이 우리에게 제안하는 것도 바로 그것이다. 식품의약국의 승인을 받아 모두가 세로켈을 처방받을 수 있도록 하려는 전략인 것이다. 우리가 그 알약을 삼킬 수 있도록 제약회사 직원은 고객에게 맞는 맞춤식 질병을 일반화하고 구체화시킨다.

이 장을 마치면서 두 가지 사항을 강조하고 싶다.

1. 아스트라제네카 직원의 위키디피아 내용 조작은 도덕적 잣대로는 물론이고 의도적인 범죄행위라고 볼 수 있다. 또한 미국 법에도 명시돼 있듯이 결코 합법적인 행위는 아니다. 그럼에도 아스트라제네카는 불법 마케팅을 실행한 혐의로 기소되지 않았다. 언론이 이 제약회사의 실태를 발견하고 공개적으로 쓴소리를 했지만 역부족이다.[6] 제약회사로서는 '위키피디아 전략'이 그렇게 큰 무리수를 둔 전략은 아니었다. 왜 이런 마케팅 전략에 열중하느냐고? 그들이 원하는 방향으로 시장이 움직일 수 있으니까. 최근 쿠에타핀 물질을 이용한 제품의 연장선상으로 세로켈 XR®이 탄생했다. 이 약은 우울증은 물론 만성 불안증의 치료제로 식품의약국의 정식승인을 받았다.

2. 아이디가 chrisgaffneymd인 인물을 위키스캐너로 감별한 결과, 그는 아스트라제네카 소속 컴퓨터를 사용한 것으로 밝혀졌다. 제약회사 관계자들은 더 이상 이런 스캔들에 휘말리지 않으려 회사 근처 PC방에

서 동료 직원들과 함께 '위키피디아 전략'을 실행하게 되었다. 그 사건 때문에 이 남자는 경범죄에 해당하는 벌금을 물었기 때문이다. 오늘날 얼마나 많은 마케터들이 위키피디아의 글을 수정하며 상업적인 목적을 달성했을까? 만약 몸이 아프다면 꼭 당부하고 싶은 조언이 있다. 절대 위키피디아에 들어가서 정보를 얻지 말라는 것!

• Chapter 13 •

두려움을 이용하라:
알츠하이머병의 신화

피터 J. 화이트하우스 Peter J. Whitehouse

시인 라이너 마리아 릴케는 백혈병으로 죽게 될 것을 알았지만 병에 대해 자세히 듣고 싶어 하지 않았다. 어차피 우리 능력을 벗어난 문제를 굳이 다 알 필요가 있을까?

2010년 5월 4일, 클리블랜드에서 알츠하이머병과 관련하여 피터 J. 화이트하우스와 인터뷰할 때, 그 역시 시인과 비슷한 말을 했다. 하지만 그는 명색이 의사이고 미국 클리블랜드에 위치한 케이스 웨스턴 리저브 대학의 신경의학과 교수다. 게다가 세계적으로 유명한 인지 능력 노화와 알츠하이머병 전문가였다. 그의 연구와 실험 결과를 바탕으로 오늘날 알츠하이머병이 정의되었다 해도 과언이 아니다. 알츠하이머병 치료제를 개발하는 데 있어 그는 거의 '핵심 오피니언 리더'나 다름없었다. 그런데 의학사 전문 인류학자 다니엘 조지Daniel George[1]와 공동으로《알츠하이머병의 신화》를 펴내기도 했던 그가 어째서 알츠하이머병을 언급하기를 꺼리는 것일까? 사실 이 병은 거대 제약회사들의 통제를 받는 복잡한 의학 분야에서 점차

인지도를 얻으며 객관성을 인정받는 데 성공했다. 그럼에도 화이트하우스는 과거에 자신이 한 말과 행동을 후회한다고 고백했다. 당시 그는 '질병의 브랜드화'를 위해 알츠하이머병을 홍보했는데, 인간이 갖는 두려움이라는 감정을 활용할 수밖에 없었다고 기술했다. 그래야 꼭 필요하지 않은 약이라 해도 팔 수 있으니까. 나이가 들면서 노화를 두려워하지 않을 사람이 어디 있겠는가? 그렇다고 작은 알약을 먹는 것만으로 나이 드는 것을 막을 수 있는가? 노화를 질병으로 간주하는 것은 정당한가? 삶은 결코 병이 아니다. 베케트의 희곡 《엔드게임 *Endgame*》에 등장하는 인물 햄Hamm은 이렇게 말하지 않나! "당신은 지금 이 땅 위에 존재한다. 그것은 곧 달리 손쓸 방법이 없다는 말이다!"

지금부터의 내용은 그와의 인터뷰를 정리한 것이다.

피터, 당신은 다니엘 조지와 공동 집필한 책 《알츠하이머병의 신화》에서 그 병을 공격했다. 그런 의미에서 책 제목부터 매우 도발적인 것 같다!

우리는 모두 안다. 유사 이래 인간은 늘 기억력 감퇴나 노화로 인한 인지능력 쇠퇴의 문제를 겪어왔다는 것을. 모두 실제 일어나는 일이며 우리도 늙으면 정도의 차이는 있겠지만 누구나 겪을 일이다. 그렇다면 한 가지 의문이 드는데, 이 '알츠하이머병'은 인류 공동체가 정면 도전해 싸워야 하는 병이 맞는 것일까? 다시 말해 기억력 감퇴를 의학의 힘을 빌려 치료해야 하는 걸까? 과연 노화의 특징 중 하나인 기억력 감퇴를 병으로 진단 내려야 하는 것인가? '알츠하이머병' 진단에는 한 가지 결정적인 특징이 있는데 그것이 보이면 무조건 '알츠하이머병'으로 간주한다. 그러나 실제로 알츠하이머병을 단지 인체의 생물학적 현상으로 생각하는 전문가는 거의 없다. 따라서 알츠하이머병은 한 가지 특징으로만 규정할 수 없으며 여러 병적 증후를 고려해 진단해야 한다. 그런데도 《알츠하이머병의 신화》에서는 이런 문제를 전혀 다루지 않았다. 또 다른 측면에서, 조금 어렵긴 하지만 인간의 노화를 바라보는 관점도 짚고 넘어가야 한다. 수많은 연구 결과에도 불구하고 우리 자신과 동료가 모두 겪게 될 노화의 단계를 질병으로 진단하는 것은 정당성을 입증하기엔 부족한 부분이 있다. 오늘날 '알츠하이머병'이라고 부르는 고통은 사실 불행히도 모두가 겪을 일이기 때문이다. 따라서 많은 전문가들은 현재 실행되고 있는 알츠하이머병 진단에 수정을 가할 필요가 있다고 주장한다. 물론 모든 전문가가 만장일치로 동의하는 주장은 아니다.

그 말이 옳다면, 왜 우리는 여전히 '알츠하이머병'에 대해 논쟁하고 있는 걸까? 근대 서양 의학의 영향을 받은 사회에서는 인간의 고통을 줄이기 위해 그것을 병으로 간주해 치료하는 것을 좋은 해결책으로 여긴다. 일반적으로 건강과 관련된 시스템이 사회 관련 시스템보다 재정적으로 더 여유가 있다. 그래서 의학적 관점에서 이러한 사회 현상을 판단해 '알츠하이머병'으로 정의한 것이다. 만약 정치가가 "여기 신종 질병이 있습니다. 자금을 주시면 그 병을 없애는 방법을 만들어드리겠습니다"라고 한다면 당신은 기꺼이 돈을 내줄 것이다. 그러나 막연히 건강 시스템의 질적 개선이나 사회 활동을 위해 기부금을 요구한다면, 당신 주머니에서 돈이 나오기란 훨씬 어려울 것이다. 알츠하이머병과 관련된 문제는 단순히 그 병의 차원을 훨씬 뛰어넘는다. 알츠하이머병을 발견하면서 우리는 인류애, 그리고 사회 발전을 위해 필요한 것들을 깨닫는다. 그래서 이 병으로 고생하는 사람들의 삶뿐만 아니라 모두의 삶을 개선시키기 위한 운동에 눈을 뜨게 되는 것이다.

당신은 이 병과 관련된 활동을 '알츠하이머 운동'이라고 명명했다. 어떤 의도인가?

알츠하이머 운동은 여러 측면에서 설명이 가능한데, 그중에서 가장 중요한 부분을 살펴보면 세계 곳곳에 이미 알츠하이머병과 관련된 협회나 단체가 결성돼 있다. 나는 운 좋게도 국제알츠하이머학회에서 일한 경험이 있는데 그곳에서는 세계 각국의 단체들이 합동으로 연구를 진행했다. 특히 이 중에서도 나는 미국의 관련 단체들을 잘 알고 있고 이러한 단체의 활동 덕에 전문가와 일반 대중 사이의 교류가 활성화되었다. 알츠하이머병 환자로 인해 고생하는 가족들을 위한 교류의 장을 마련한 결과, 과학과 사회적 요구가 하나로 합쳐짐으로써 사람들은 기필코 그 병을 치료하겠다는 의지를 불태웠다. 미국 의회에서 '뇌 연구 10년 계획'[2] 법안이 통과된 것도 그런 맥락에서 이해할 수 있다. 사람들은 그동안 생물학적 난치병으로 알려진 신경계 질환을 확실히 해결할 수 있는 획기적인 치료법을 개발하기 위해 열정을 쏟았다.

우리는 여전히 희망을 품고 있다. 나 역시 전뇌 기저부에 있는 마이네르트 기저핵Basal nucleus of Meynert과 관련된 연구를 진행하면서 이 과정에 동참했다. 마이네르트 기저핵은 뉴런의 복합체로 뇌의 다른 세포와 신호를 전달하는 아세틸콜린이란 신경전달물질을 만드는 곳이다. 알츠하이머병 환자들에게서 이 아세틸콜린의 활동량이 현저히 떨어지는 것을 발견했다. 시중에 판매되는 제1세대 치료제는 바로 알츠하이머병에 걸린 사람들의 뇌에 있는 마이네르트 기저핵의 활동 저하를 보충해주는 대체물로 이루어졌다. 하지만 이 약을 실제 복용하고 나서 개인마다 어떤 효과가 있는지 테스트해보기 전에, 정작 우리는 이 치료제가 어떤 효능을 발휘하는지 정확히 알지 못했다. 그토록 많은 시간이 흐른 지금에서야 이 약을 생산한 제약회사들이 우리 주머니에서 돈을 빼가기 위해 알츠하이머 치료제를 만들었다는 의혹을 제기하게 되었다. 그렇다고 우리가 절망에 빠진 것은 아니다. 다음 주, 어쩌면 다음 달에 더 나은 치료제가 개발될 수도 있다는 희망을 버리지 않고 있다. 그래서 모든 연구가 분자생물학 쪽으로 기울면서 예방법은 물론 몇몇 사례의 경우에는 완벽한 치료도 가능하다고 보았다. 하지만 나는 완벽한 치료를 말하는 것은 시기상조라고 본다. 여론을 의식한 대대적인 선전도 많고, 사람들에게 헛된 희망을 심어주는 과장 섞인 의견도 많다. 보다 폭넓은 시각으로 인간의 진정한 희망을 생각해야 할 것이다. 희망은 먼 미래가 아닌, 현재 우리의 삶 그 안에 온전히 존재하기 때문이다.

알츠하이머병이 이처럼 부각되기까지 제약산업은 어떤 역할을 했나?
제약산업이 결정적 역할을 했다고 봐도 과언이 아니다. 약을 생산해내려면 결국 제약회사와 손잡지 않고서는 불가능하기 때문이다. 안타깝게도 제약산업이 추구하는 방식은 매우 한정적이어서 '아프면 그 증상에 대한 약'을 쓰면 되는 식이다. 모든 고통에 대항할 수 있는 해법을 찾는 것이 제약산업의 절대적 사명인 것처럼 여긴다. 그래서 치료제를 찾지 못하면 사회가 금방이라도 무너질 것처럼 말한다. 의약품 제조업체들은 마케팅 관점에서 기업을 운영하기 때문에 사람들이 어떤 부분에서 가장 고통받으며, 그 고통을 잠재우기 위해 어떤 알약을 제안할 수 있을까에 혈안되어 있다. 여기서 잠깐, 내 말을 왜곡해서 듣지는 말아주길 당부한다. 모든 고통의 근원을 파헤치고 그것을 해결해주는 유용한 치료제를 만드는 일에 반대한다는 뜻은 아니니까. 모든 약품의 사용 목적이 다 유용하지는 않다는 말이다. 당신의 라이프스타일과 밀접한 관련이 있는 질병은 알고 보면 잘못된 식습관, 운동 부족에서 기인한 경우들이다. 공공의 건강을 위해 질병의 예방과 치료에 당연히 노력을 기울여야 하나 알츠하이머병은 굳이 그렇게 할 필요가 없다고 생각한다. 노년기가 아닌데 미리부터 뇌의 건강을 걱정할 필요는 없다. 또 건강을 꾸준히 유지하자는 취지는 좋지만 지금까지 아무 문제없는 영역까지 미리 문제 삼을 필요는 없다. 굳이 없어도 될 약품들을 약국 진열장에 잔뜩 채워 넣을 필요는 없다는 얘기다.

그렇다면 좀 더 구체적인 질문을 해보자. '알츠하이머병'이 의학용어로 자리 잡기까지 제약산업은 어떤 영향을 미쳤나?

역사적으로 매우 흥미 있는 질문이다. 알로이스 알츠하이머Alois Alzheimer가 살던 시대로 거슬러 올라가보자. 20세기 초반, 오귀스트 디터Auguste Deter는 프랑크푸르트에 있는 알츠하이머의 진료소를 방문했다. 그때 오귀스트의 나이는 겨우 51세였지만 단기기억상실 증세를 호소했다. 뮌헨으로 일터를 옮긴 알츠하이머는 1906년에 사망한 그녀의 뇌를 열어보았다. 그리고 고인의 뇌에서 아밀로이드 플라그amyloid plaques와 신경다발엉킴neurofibrillary tangles을 발견했다. 오늘날 치매로 알려진 알츠하이머병은 그 원인을 이 신경원에 나타나는 섬유 덩어리로 본다. 알츠하이머 본인도 이 병을 정확히 진단하기 어려웠는데, 얼마 후 상급자인 에밀 크레펠린이 1910년에 저서에서 '알츠하이머병'에 대해 기술한다. 그 책은 실제로 당시 정신과 의사들 사이에서 가장 영향력 있는 교과서로 인정받았다. 정신과 의사들은 정밀 현미경을 통해 아밀로이드 플라그와 신경다발엉킴을 확인하고 놀라워했다. 그렇게 '알츠하이머병'은 세간의 화제가 되었다.

특히 뇌 전문 정신과 의사들에게 중요한 지침이 되었을 뿐만 아니라 의학 교육계에서 경쟁 구도도 부추겼다. 또한 의학 교육계와 제약산업 사이의 알력 싸움도 일으켰다. 한편 근대에 접어들면서 제약회사는 알츠하이머병의 정의에 더 큰 영향력을 미치게 되었다. 한 예로, 치매의 행동심리증상BPSD 연구에 제약산업은 상당한 액수의 금전적 지원을 한 것으로 알려졌다. 특히 치매와 관련된 극도의 흥분상태나 환각 증세를 보이는 인지기능장애가 대표 증상으로 인식됨으로써 치매는 의약품에 의존해 치료받을 수밖에 없는 병이 되었다. 신경안정제나 항정신질환제는 처음에는 젊은 정신분열증 환자에게 처방되는 약이었는데, 결국 치매에 걸린 노인에게까지 그 사용 범위가 확장되었다. 하지만 이러한 증후들을 바로 약으로 해결할 게 아니라 사회심리적 현상으로 보고 그 원인을 찾는 방향으로 치료법을 유도하는 것이 더 적절하다고 본다.

게다가 제약산업은 '치매로 발전 가능한 경도인지장애MC(Mild Cognitive Impairment)'[3]와 연령연관기억장애AAMI(age-associated memory impairment)에서도 동일하게 영향력을 미쳤다. 이러한 장애는 의과 대학에서 많이 연구되었는데, 아직은 아니지만 치매나 알츠하이머병에 걸릴 가능성이 있는 사람들을 추려내기 위해서였다. 이 두 가지 장애를 보인 환자의 경우, 시간이 지나면 치매 또는 알츠하이머병을 의심할 수 있기 때문이다. 다시 말해 '알츠하이머병'에 걸리기 전에, 그와 관련된 증후가 나타나기도 전에 조기 치료가 필요하다는 개념인 것이다. 그러나 경도인지장애의 경우에는 논란의 여지가 있다. 나이가 들면 기억력 감퇴는 당연한 현상인데 인지 능력이 떨어진 사람을 초기 알츠하이머병 환자로 볼 우려가 있기 때문이다. 오늘날 의사들은 조기 또는 나중에 서서히 진행되는 두 종류의 경도인지장애에 대해 말한다. 심지어 아직 증후가 일어나지도 않았는데 초기 알츠하이머병으로 진단하려 든다!

존스 홉킨스 대학에서 치매의 전 단계인 경도인지장애LNLMCI(Late No Longer Mild Cognitive Impairment)에 대한 컨퍼런스를 주최한 적이 있다. 과거에 경도인지장애로 분류되던 증상이 알츠하이머병으로 불리게 되면서 인지장애는 확실히 알츠하이머의 전단계로 여겨지게 되었다. 의사들은 모든 증후에 이름을 붙이기를 좋아하고 또 제약회사들은 그런 의사들의 행동을 장려한다. 그래야 아직 세상에 잘 알려지지 않은 증후를 가진 사람들을 환자로 만들어 제약시장을 더욱 확장시킬 수 있기 때문이다.

의사들이 이름 붙인 병명 중에 특히 얘기하고 싶은 것은 '비자발적인 정서표현장애IEED(involuntary emotionally expressive disorder)'[4]다. 이것은 제약회사 아바니르Avanir가 처음 만들어낸 병명으로, 이 신드롬을 치료하는 약품 판매 촉진은 물론 제약시장에서 상업적인 아이템으로 확장시키려는 의도가 다분히 엿보인다. 신경학계는 신경계 이상으로 아무 때나 갑자기 눈물을 흘리거나 웃는 등, 자기 의도와 상관없이 감정을 표출하는 일부 환자들에게만 이 병을 진단한다. 뇌의 신경구조에 장애가 생기면서 일어나는 증상으로 발생 빈도수는 매우 낮다. 그렇기 때문에 지속성 기분장애로 감정이 수시로 변하는 상태를 뜻하는 감정조절장애 PBA(Pseudo Bulbar Affect)를 억제하는 약품이 거대 제약시장을 장악하기란 역부족이었다. 그러나 《뉴욕타임스》의 기자가 LA의 고속도로를 무한 질주하는 오토바이 폭주족을 다루면서, 이들의 흥분 상태를 조절하는 신약이 나왔다며 '비자발적 정서표현장애'를 일반화시킨다면 상황은 달라진다.

이와 같이 사람들은 계속 새로운 질병을 만들어내 보다 큰 시장성을 확보하기 위해 어떻게든 약품이 제대로 된 기능을 하도록 애쓴다. 제약회사들은 '핵심 오피니언 리더'들을 끌어들여 대중에게 영향력을 행사하게 함으로써 '비자발적인 정서표현장애'의 개념을 인정받게 하려고 애쓴다. 나 역시 그런 제안을 받은 적이 있다. 패널의 한 사람이었던 나는 제약회사 사람들과 관계를 맺으면서 여러 질병의 사례를 조사하고 제약산업이 어떻게 그 질병들을 정립시키는지를 분석해 책으로 묶어냈다. 물론 내 연구는 제약회사의 재정지원을 받지 않고 이루어진 것이다. 하지만 다른 전문가들은 그렇지 않았다. 제약회사들은 연구, 패널은 물론 전문가들까지도 자기편으로 만들기 위해 돈과 아이디어, 이 둘을 저울 양쪽에 두고 저울질하기 시작한다. 패널과 전문가들은 마치 꼭두각시처럼 제약회사의 말을 그대로 전하고 결국에는 회사가 원하는 신약과 관련된 메시지가 사람들에게 알려진다.

반면 '비자발적인 정서표현장애'와 관련된 약품은 아직 정식 판매가 이뤄지지 않고 있다. 식품의약국이 아직 이 새로운 장애를 공식적으로 인정하지 않았기 때문이다.

당신은 한동안 이 시대를 대표하는 '오피니언 리더'였다. 제약산업 입장을 대변하는 일을 했나?

과거에는 그랬지만 지금은 그들의 통제에서 얼마간 벗어난 상태라고 말할 수 있다. 나는 20년 동안 제약회사로부터 해마다 평균 5만 달러 이상을 받았다. 알츠하이머병과 관련된 연구비 명목으로 수백만 달러를 지원받은 셈이다. 최근에는 어떤 연구소의 지원도 받고 있지 않다.

하지만 이 같은 행태는 워낙 깊이 뿌리를 내리고 있어 대학은 물론 전문가로 구성된 협회에도 이미 만연해 있는 것이 현실이다. 결국 나는 제약회사 컨설턴트 일을 그만두었다. 더 이상 국민의 건강 시스템을 그들 손에 맡기고 싶지 않았고 또 건강과 질병에 대한 개념을 그들이 정하도록 내버려두고 싶지도 않았다.

그 후, 핵심 오피니언 리더로서의 내 삶은 새로운 국면을 맞이했다. 아내와 나는 산도즈Sandoz 생산 관리자의 제안으로 다함께 생-모리츠로 스키를 타러 갔다. 그는 하이덜진Hydergine 생산을 관리했는데 이 제품은 오래전에 뇌 대사를 증진시키는 치료제로 승인받은 품목이었다. 미국 대기업 제약사 회장을 역임했던 나는 곧 제약회사 연구 전략의 대상이 되었다. 동료 대부분이 제약산업과의 직접적인 접촉을 꺼렸기에, 나는 우리가 함께 일하려면 나라도 제약산업의 실체를 꿰뚫고 있어야겠다고 결심했다. 나는 제약회사가 어떤 식으로 일하는지 속속들이 알기 위해 제약회사 관계자들과 적극적으로 교섭에 나섰다. 그래서 차곡차곡 다진 이 인간관계를 통해 획득한 정보를 그 후에 '치매 치료제 가이드라인의 표준화를 위한 국제워킹그룹International Working Group for the Harmonization of Dementia Drug Guidelines'을 결성하는 밑거름으로 삼았다. 이 협회는 내가 치매 환자들을 위한 적절한 치료법을 연구하기 위해 설립한 국제 연구 재단이다.

이렇게 명확한 임무를 달성하기 위해 내 힘으로 세운 협회는 그것이 처음이었다. 약 15년 전쯤 FDA를 비롯해 유럽의약청EMA과 일본 보건부장관까지 알츠하이머병의 직접적인 치료법에 관심을 갖게 되었다. 이제 알츠하이머병은 국제적 차원의 문제로 인식되었다. 특히 국제표준화기구ICH에서는 의약품 등록의 기술적 준비 사항들을 협의하며 국가마다 서로 다른 연구 결과로 통합에 차질이 생길 것을 우려한 작업까지 진행되었다. 물론 유럽 국가들은 이미 유럽 연합의 주도 아래 표준화 작업이 한창 진행 중이었다.

'치매 치료제 가이드라인의 표준화를 위한 국제워킹그룹'을 결성함에 따라 우리는 알츠하이머병의 치료제 및 국제적으로 통용되는 표준화 치료법을 개발하기 위해 노력하고 있다. 내 생각에 이 프로젝트는 모든 사람에게 유용할 것이다. 물론 이 국제워킹그룹 역시 의약품에 의존하는 치료법을 강조하려는 게 아닌가, 하는 의심은 품을 수 있겠다고 본다.

지금까지 '알츠하이머병'의 개념을 비판해온 당신이 그 병을 국제적으로 알리고 표준화하는 작업에 동참한다는 것은 결국 제약산업의 이해관계에 부합한 일을 한다는 얘기 아닌가? 당신의 연구를 되돌아볼 때 이 점을 어떻게 생각하는지?

맞는 말이다. 과거를 돌이켜보면 FDA가 알츠하이머병을 인정하고 치료법 개발에 동의하도록 우리가 일조한 면이 분명히 있다. 하지만 연구 도중에 내 견해가 바뀌었다는 점을 솔직히 고백하겠다. 초반에는 이 독보적인 병, 수백만 명이 걸린 이 끔찍한 알츠하이머병을 객관화시키고 의약품 치료제의 대상으로 여겼던 것이 사실이다. 하지만 지금은 다른 많은 사람들처럼 그것이 실수였음을 인정한다. 그 병은 세상에 유일무이한 병이 아니었다. 다양한 특징을 가지고 있는 데다 단순히 약으로 해결할 수 있는 문제가 아니라는 것을 안다.

어쩌다가 오늘날의 상황에까지 이르게 된 것일까?

우리가 스스로에게 던져야 할 질문은 이렇다. 100여 년 전에 이 알츠하이머병으로 의심되는 증상을 보이는 여성이 전문의를 찾아왔을 때, 의사는 당시 그 병에 대해 확신하지 못했다. 왜일까? 그 병은 오늘날 전세계 2,500만 명이 앓고 있는 알츠하이머병이었는데 말이다. 참 재미있지 않나! 다음에 소개하는 두 사례를 보면, 똑같은 병이 얼마나 달리 해석되는지 알 수 있을 것이다.

첫 번째 환자 오귀스트 디터의 뇌에서 아밀로이드 플라그와 신경다발엉킴이 발견되었다. 반면 두 번째 환자인 조안 Johann F.에게서는 아밀로이드 플라그만 발견되었다. 알츠하이머병을 진단하게 된 최초의 원인조차 확실히 달랐다. 그런 상황에서도 의사들은 알츠하이머병과 노인성 치매를 구별하려고 무던히도 애썼다. 초기에는 알츠하이머병은 65세 이하도 걸릴 수 있다고 발표했다. 내가 제약산업과 관련된 일을 시작한 때부터 알츠하이머병과 노인성 치매는 점점 통합되는 양상을 보이기 시작했다.

어떻게 통합되었다는 말인가? 완전히 동일한 것은 아니고, 알츠하이머성 치매와 치매성 알츠하이머로 구별하는 것이다. 혹자는 두 사례 모두 뇌에서 치매성 아밀로이드 플라그와 신경다발엉킴이 발견되는데 굳이 그렇게 구별할 필요가 있는지 의혹을 제기할 수도 있다. 의사 알츠하이머도 바로 그런 이유로 처음에 망설였던 것 같다. 젊은이에게서 나타나는 치매를 알츠하이머병으로 진단하기까지 확신이 없었기 때문이다. 세월이 흘러 이제는 알츠하이머성 치매라는 표현이 일반화되었다. 사람들은 알츠하이머성 치매를 보통의 치매와 구별해서 쓴다. 왜냐하면 전자는 뇌졸중과 직접적인 관계가 없기 때문이다. 또 동맥경화증을 호소하지도 않는다. 치매 중에서도 특별한 경우에 해당하기 때문에 이와 구별해 이름 붙인 것이다. 알츠하이머성 치매에 걸린 사람들이 평균적으로 나이가 많다 보니 이 병이 곧 노인성 치매와 직결되는 것이다.

이제 어떻게 알츠하이머병이 노인성 치매로 전이되는지 이해했을 것이다. 젊은이에게서 나타나는 알츠하이머병은 알츠하이머성 치매인 것이다. 그리고 나이를 먹으면 그때부터는 노인성 치매에 이르게 된다. 어디에서든 의사가 원하면 '알츠하이머'란 이름을 넣으면 그만이다.

'전염병'처럼 전 세계에 확산된 알츠하이머병은 기존의 치매를 확장 해석한 것은 아닐까? 달리 말하면, 과도한 의료정책을 시행하는 것은 아닐까?

알츠하이머병을 둘러싼 로비 활동으로 노인성 치매가 알츠하이머병으로 재정의된 것인가를 묻는다면, 맞다. 그러한 주장을 입증해주는 두 가지 일화가 있다. 하나는 미국에 있는 알츠하이머병 협회와 관련된 일화다. 이 협회의 이전 명칭은 '알츠하이머병과 관련 장애를 위한 협회 ADRDA(Alzheimer's Disease and Related Disorders Association)'였다. 협회가 처음 만들어질 당시에만 해도 서로 겹치는 증상들이 꽤 있었다. 하지만 서로 다른 증상을 호소해도 협회가 전달하고 싶은 메시지는 분명했다. 바로 '경제적 지원만 충분하면 어떤 병도 치료법을 찾을 수 있다'였다. 나중에는 협회 이름을 '알츠하이머병 협회'로 바꿨다. 인지장애와 관련된 증상이 다양함에도 불구하고 협회는 알츠하이머병에만 집중하기로 한 것이다. 솔직히 말해서, 협회 관계자들이 좀 더 솔직했더라면 이름을 '노인성 치매 협회'로 지었을 것이다. 그래야 대중이 더 잘 이해했을 것이다. 물론 '치매'라는 단어는 불어든, 영어든, 심지어 일본어로는 환자를 비하하는 발언처럼 들리는 것이 사실이다. 치매에 걸렸다고 하면 가장 먼저 부정적 이미지를 떠올리기 때문이다. 이에 일본 정부는 보건당국이 치매를 뜻하는 일본어 '치호痴呆'를 사용하지 않는 캠폐인을 벌이도록 조치를 취했다. 이 단어가 일본인 사이에서 백치, 천치를 뜻하기 때문에 '인지적 장애'를 뜻하는 '닌치쇼^{認知症}'로 바꿔 부르기로 한 것이다.

알츠하이머병의 로비와 관련된 또 다른 사례는 이 병의 치료제로 처음 개발된 코그넥스^{Cognex®}가 미국을 비롯한 여러 국가에서 공식승인을 받은 시절로 거슬러 올라가야 한다. 워너-램버트/파크-데이비스(화이자와 함께 아리셉트^{Aricept®}를 공동 제작한 제약회사. 아리셉트는 오늘날 알츠하이머병의 치료제로서 전 세계 제약시장의 리더를 맡고 있다)는 '알츠하이머병협회'에 연구비를 지원했는데, 알고 보면 알츠하이머병으로 예상되는 증상 10가지를 대중에게 알리기 위한 속셈이 숨어 있었다. 그래서 이 병에 무지한 대중에게, 어쩌면 이 병을 앓고 있을 수도 있다는 것을 대대적으로 경고한 셈이다.

이 일화를 듣고 나는 워너-램버트/파크-데이비스가 자사 제품을 판매할 고객 확보를 위해 일부러 10가지 증상을 만든 것이라고 생각했다. 제약회사는 이처럼 알츠하이머병에 대해 민감하다. 그래서 어떻게 해서든 대중의 의식을 깨우려고 애쓴다. 이것을 국민 건강을 염려한 교육적 차원의 캠페인이 아니냐고 생각할 수도 있겠으나 그 이면에 도사린 제약회사의 상품을 팔려는 취지 역시 간과할 수는 없다.

알츠하이머병 치료제들은 어느 정도 효과가 있긴 한 건가?

소위 말하는 '알츠하이머병 치료제'들이 시중에 여럿 출시되었고, 그 대부분에 신경전달물질의 변화를 유도하는 아세틸콜린이 들어 있다. 하지만 이러한 의약품은 정밀 테스트를 받아야 한다. 의학적으로 이 약이 다른 용도로 쓰일 경우, 부작용으로 기억력 감퇴를 호소했기 때문이다. 또 분만의 고통을 줄여주기 위해 산모의 몸에 아세틸콜린을 투입하기도 한다. 부작용은, 여성이 투여 후 상황을 잘 기억하지 못한다는 점이다. 그렇다면 기억을 지워주는 이 물질을 기억력 감퇴가 일어나고 있는 알츠하이머 환자에게 주어도 되는 걸까?

　그러나 현실적으로는 이 약품을 버젓이 치료제로 쓰고 있다. 환자에게 투여해 효과를 보았다면 곧 치료제로서의 효능이 입증된 것이기 때문이다. 임상실험 과정에서 이 약품들을 사용했고, 비록 그 연구 과정이 짧은 기간에 진행된 것일지라도 효과를 보았다면 그 약품은 과학적으로 치료제로서 입증된 것일까? 현행 관습에 따르면 충분히 입증이 가능하다. 하지만 과연 이 약품들이 인류의 삶에 정말 유용한 것인지에 대한 질문은 여전히 답을 찾지 못하고 있다. 그 약이 일상생활에 지대한 영향을 끼칠까? 또 삶의 질적인 개선에 이바지할 것인가? 시장에 출시돼 버젓이 팔리고 있지만 그 약품이 실질적으로 우리에게 유용한 발명품이라고는 단정할 수 없다. 영국의 국민보건서비스 산하기구 NICE가 내린 결론도 이와 같았다. 이 기구가 하는 일은 여러 정보 데이터를 집계하고, 의료계의 활동사항을 검토하고 의문점을 찾아내는 것이다. 한마디로 영국 정부가 해당 제품에 환불을 해줄 만한 가치가 있는지 판단하는 일을 맡고 있다. 영국의 국민보건서비스 산하기구는 알츠하이머병과 관련된 치료제의 경우 일부 사례에 한정해 환불 제도를 수락했다. 그러나 영국의 '알츠하이머병 협회'와 이해관계 당사자인 제약회사 에자이Eisai가 자사 의약품과 관련하여 국민보건서비스 산하기구를 고소한 사건이 있었다. 그래서 이 기구의 책임자는 고등 법원에 출소해 판사들 앞에서 알츠하이머병에 대해 엄격한 심사를 받아야 했다.[5]

늙으면 자연히 찾아오는 끔찍한 노화는 인간이 숙명적으로 받아들여야 하는 것이 아닐까?

세상이 많이 좋아져서 우리는 고령화 사회에 살고 있다. 인류 역사상 놀라운 인간 승리의 결과가 아닐 수 없다. 그러나 노인이 기억을 잃게 될 경우, 주변 사람들에게 위협적일 수 있다. 특히 남성 노인은 공격적인 성향을 보일 수 있다. 제약산업은 '알츠하이머병은 우리의 적'이라고 선전하며 캠페인 활동에 직접 또는 간접적으로 재정적인 지원을 아끼지 않았다. 심지어 현대인이 암과의 전쟁을 선포할 때도 제약회사들은 암 못지않게 알츠하이머병 퇴치 운동을 강조하고 나섰다. '매직 볼'이라는 만화 속 도구를 들먹이면서 알츠하이머병이란 악당을 이 '매직 볼'로 없애버려야 한다고 비유한다. 여러 관점에서 볼 때, 세계인들은 노화를 하나의 병으로 보는 경향이 강하다. 대표적인 예가 바로 미국 노화방지 의약 아카데미American Academy of Anti-Aging Medicine다. 이 기관은 노화와의 '전쟁'을 선포해야 한다고 주장한다.

자꾸 전쟁에 빗대어 표현해 이 이야기가 신화처럼 들릴지 모르겠지만, 오늘날 사람들은 노화를 마치 내 일이 아닌 것처럼 착각해 일상에 영향을 미치는 여러 질병 중 하나로 간주한다. 하지만 노화는 인간으로 태어난 이상 자연히 일어나는 자연 현상이다. 노화뿐만 아니라 죽음 역시 인간에게 일어나는 당연한 현상인데 이를 막으려 하다니, 이는 순리에 어긋나는 일이 아닌가. 나는 이 상황을 자연에 비유해 표현하기를 좋아한다. 인간과 질병의 관계는 자연과 자연의 조화 또는 균형에 빗대어 이해할 수 있다. 나는 진화론 관점에서 발전된 의학 이론을 믿기에, 따라서 질병을 분자병(생체 물질의 분자 이상으로 생기는 유전병 −옮긴이)으로 보기보다는 인간의 몸에 자연 발생하는 자연적인 변화로 보고 싶다. 우리는 광활한 생태계의 일부인 생물에 불과하기 때문이다.

그렇다면 알츠하이머병을 질병의 관점에서만이 아니라 인간의 노화, 유한한 삶의 일부로 본다는 의미인가?

정곡을 찌르는 아주 중요한 질문이다. 인터뷰 내내 우리는 '질병'이란 단어를 계속 사용했지만 과연 바이오메디컬의 관점에서 봐야 하는지 의문이다. 의사와 연구자들이 실현 불가능한 약속을 하는 것을 계속 방관해야 하는지 말이다. 세상에는 수많은 종류의 고통이 존재한다. 식수와 같은 위생 환경을 개선하면 일부 고통을 줄일 수 있다. 하지만 나이가 들면서 생기는 고통은 인간의 힘으로는 어찌할 수 없는 부분이다. '알츠하이머병'은 인간에게 교훈을 주는 고통이다. 이러한 증상을 질병학 관점에서 치료해야 할 질병으로 볼 것인지 신중히 고민해야 한다. 분자병의 일환으로 보고 의료계가 치료와 관련된 전략을 펼칠 때도 마찬가지다. 물론, 인류가 희망을 갖는 것이 쓸데없는 짓이라고 생각하지는 않는다. 그러나 장기적인 관점에서는 대대적인 질병으로 홍보하고 헛된 희망을 준다고 상황이 개선되지는 않는다. 물론 죽음에 대한 공포는 누구에게나 있으며 그 공포는 노화에 대한 공포로 해석될 수도 있다. 인간도 지구상에 살고 있는 생물의 한 종이다. 그렇기 때문에 생물의 삶을 더 잘 이해할 수 있어야 하고, 삶이 유한하다는 것을 받아들여야 한다. 노화는 생물의 주기 중 한 단계일 뿐이며 그것을 기쁜 마음으로 인정할 수 있고, 또 그래야만 한다고 생각한다. 솔직히 말해 죽음을 겸허히 받아들이고 삶의 유한성을 이해하는 사람이라면 지금 살아 있는 이 순간을 최고의 '생동감 있는' 시간으로 만들 수 있을 것이다. 그럼으로써 마지막 숨을 쉬기 직전까지 삶을 즐길 수 있는 것이다.

정신질환으로 낙인찍기:
정신질환의 진단과 제약회사 간의 연관성

제롬 C. 웨이크필드 Jerome C. Wakefield

미국정신의학회가 주기적으로 간행하는《정신질환의 진단 및 통계 편람DSM》은

정신과 의사들에게는 '성경'으로 통하는 책이다. 전 세계 다양한 임상실험과 관련

소송의 판례, 정신 건강과 관련된 여러 정책에 미치는 영향력이 꽤 높기 때문이다.

이것은 제약회사의 마케터들 사이에서도 성경으로 묘사된다. 시장에 필요한 '의약

품의 수요'와 관련된 정보를 찾을 수 있고, 정신질환 치료제의 주문량 재고 목록을

확인할 수 있어서다. 항우울제를 팔고 건강보험공단 직불제(건강보험공단에서 의

사 또는 병원에 직접 진료보수를 지불하는 의료보험의 형태- 옮긴이)에 따라 환불

받기 위해서는 '항우울제'로 진단할 수 있는 확실한 기준이 필요하다. 그래야 정신

질환 관련 진단 및 통계를 보다 체계적으로 실행할 수 있다. 그렇게 되면 정신질환

치료제를 팔아야 하는 마케팅 전략 수립에 좋은 가이드라인을 얻을 수 있다. 정신

과 의사들의 정확한 진단뿐만 아니라 건강보험공단 직불제의 환불제도를 정립하

기 위해서도 필수불가결한 일이다.

이 장에서는 제롬 C. 웨이크필드가 쓴 글을 살펴볼 예정인데, DSM III호에서 그는 1980년대에 도입된 기준을 기술했다. 그 결과 DSM III호는 제약회사에 영향을 미치는 독보적인 위치를 차지했다. 하지만 그 기준은 오늘날에는 더 이상 유효하지 않다. 그 사이 제약회사 연구소들의 갖은 노력 끝에 미국정신의학회 회원들은 정신질환에 대한 새로운 정의를 인정해버렸기 때문이다. 오늘날 미국정신의학회 운영 예산의 30퍼센트는 제약회사가 지원하며, 회원들 사이의 이해관계를 둘러싼 갈등은 더 이상 논쟁거리도 되지 않는다(그중 가장 심각했던 사례는 협회 의장직을 맡은 앨런 F. 샤츠버그 박사가 최근에 제약회사에게서 480만 달러에 달하는 주식을 받은 혐의로 의회로부터 수사를 받은 일이다).[1]

리사 코스그로브와 셸던 크림스키가 실시한 조사에 따르면, DSM-IV호에 참여한 170명의 회원 중 56퍼센트가 제약회사에서 경제적 지원을 받아 연구를 실시한 것으로 드러났다. 그러나 이 협회 말고 '감정의 문제'를 비롯해 '정신분열과 그 외의 정신질환'을 다룬 협회 중 어떤 곳은 회원 전체가 지원받은[2] 경우도 있다. 시간이 지나 미국정신의학회가 DSM-V호를 발행할 때까지도 이러한 상황은 전혀 달라질 기미를 보이지 않았다.[3] 이런 조건에서는 '정신'과 관련된 의학산업이 '질병의 브랜드화'를 거부할 수 없다. 과학 이론의 절대명제처럼 의학산업에서는 질병을 마케팅의 대상으로 삼는 것이 너무나도 자명한 명제가 되어버렸다.

제롬 웨이크필드는 DSM의 방법론이 실패로 돌아간 이유에 관심을 갖고 그와 관련된 주제로 글을 썼다. 거대 제약산업이 동시대의 정신질환을 하나의 상품으로 만들게 된 이유를 분석했다. 철학자이자 수학 교육자인 제롬은 뉴욕대학교에서 정신의학의 추상적인 기초를 가르치는 교수였다. 또한 앨런 V. 호르비츠Alan V. Horwitz와 함께 공동 집필한 책 《슬픔의 상실: 정상적인 슬픔을 우울증으로 전환하는 방식The Loss of Sadness: How Psychiatry Transformed Normal Sorrow into Depressive Disorder》[4]의 저자이기도 하다.

DSM과 제약회사의 연관성을 이해하는 두 가지 방식
—

실시간마다 빠른 속도로 확산되는 정신질환의 진단 및 처방을 어떻게 제대로 설명할 수 있을까? 이 글을 쓰고 있는 이 시간에도, 미국 성인의 약 10퍼센트가 항우울제를 복용한다. 지난 몇 년간 양극성 장애를 진단받아 약을 처방받은 어린이의 수는 10년 전과 비교해 2,000퍼센트나 증가했다. 그동안 정신질환자가 꾸준히 늘어나면서 항정신질환제의 처방은 2배로 늘었고, 어린이들에게서 나타나는 불안감, 우울증, 잠시도 가만히 있지 못하는 집중장애에까지 그 사용 범위도 확장되었다.

이러한 현상의 근본 원인을 파악하려면, 정신질환이라는 진단이 내려지는 과정과 정신적으로 의존하게 되는 약물의 급증, 이 둘 사이의 관계를 정확히 규명해야 한다. 보통 진단과 처방은 함께 이뤄진다. 정신질환이라는 진단을 받으면 환자는 의존성 약물을 처방받게 된다. 미국을 비롯한 세계 각국에서 현재 실행되는 정신질환의 진단 과정에는 결함이 많고, 그래서 환자에게 잘못된 진단과 약 처방을 내리기도 쉽다. 의사를 찾은 환자의 정신 상태가 가령, 단순한 혼란이나 평범에서 벗어난 상태, 사는 것에 대한 힘겨움을 드러낼 때 바로 약물에 의존하게 만드는 것은 분명 진단 오류가 아닐 수 없다.

한 예로 미국의 정신과 의사들은 심각한 우울증을 겪고 있는지 판단하기 위해 2주 동안 5~9가지의 증후가 나타나는지를 관찰한다. 이 증후는 보통 일반인이 스트레스를 받을 때 보이는 반응들로 채워져 있다. 슬픔, 불면증, 일상생활에 대한 무기력, 식욕 감퇴, 피곤, 집중력 결핍 등이 대표적인 예로, 환자에게 이 같은 증후가 보이면 우울증으로 진단한다. 세상을 살면서 누구나 감정의 기복은 다 있기 마련이어서, 기분이 좋을 때도 있고 나쁠 때도 있는데, 15일 동안 이 중에 5가지를 보이면 당신은 우울증 환자가 되는 것이다. 하지만 테스트 직전에 금전적으로 피폐한 시기를 보냈을 수도 있고 배우자가 갑자기 이혼을 요구했을 수도 있지 않은가! 또 몸에 문제가 생겨 심각한 병에 걸렸다는 사실을 알았거나 직장을 잃었을 수도 있다. 그런데도 의학계가 공식적으로 정한 기준에 따르면 당신은 분명 정신질환을 앓는 사람이며, 그 말은 곧 의약물의 치료가 필요함을 의미한다. 다른 예를 더 들자면, 사회불안장애 society anxiety disorder는 낯선 이들의 기대에 부응해야 하는 사회적 상황에 거부감을 느끼고 지나칠 정도로 부끄럼을 타는 경우에 해당된다. 그러나 이러한 불안감은 정신질환과 거리가 멀 뿐만 아니라 인간이라면 누구나 느끼는 감정의 한 유형이다. 사람들 앞에서 공개 망신을 당하거나 잘 모르는 사람들로부터 심판받아야 하는 상황에 처한다면, 비록 그 불안의 정도가 객관적 잣대로 볼 때 지나칠 만큼 심하다 해도 정신병으로 규정하기는 어렵다.

실제로 의학계가 정신질환의 진단 기준으로 정한 증후들은 평범한 사람들에게서 일시적으로 나타나는 감정 기복과 구별하기 어렵다. 정신이 멀쩡한 정상적인 사람도 충분히 경험할 수 있는 증후들이기 때문이다. 그러다 보니 너무 '확대 해석한' 진단 때문에 많은 사람들이 자신도 모르게 정신질환자로 낙인찍히는 경우가 상당하다. 누구나 살면서 우울증을 겪는 시기가 오며 전체 인구의 절반 이상이 우울증을 경험한다고 말한다. 임상적으로 보면 우울증은 분명 만성적 정신질환이며 재발의 우려가 있고 일상생활에 불편을 주는 장애에 해당한다. 그런데 병원을 찾아가면 정상인에게도 우울증 약을 처방해준다. 힘든 고비를 겪어내느라 잠시 일어나는 격렬한 감정 기복도 정신질환이라고 판단하기 때문이다. 그래서 우울증으로 진단받은 환자 중 절반 이상은 어쩌면 지극히 정상적인 정신 상태의 사람들일 가능성이 매우 높다. 그런데도 '질병'을 앓는 환자 취급을 당하며 의존성 약물을 처방받는 것이 작금의 현실이다.[5]

또한 정신질환 진단과 관련된 현행 시스템을 보면, 약물 처방이 너무 쉽고 과도하게 이루어지는 경향을 보인다. 미국뿐만 아니라 전 세계 많은 나라들이 공식적으로 DSM을 도입해 진단과 처방의 매뉴얼로 삼는다. 미국정신의학회가 만든 매뉴얼인 DSM은 정신질환을 진단하는 방법론을 기술한 매뉴얼로, 1980년 1호가 처음 발표되었다. 그리고 현재 적용되는 매뉴얼은 그 후에 발표된 DSM-III이다.

정신질환 진단 후 과도하게 의존성 약물을 처방하다 보니 여러 부수적인 문제가 발생한다. DSM을 기반으로 한 이 진단 방식이 거대 제약회사 연구소의 지시로 완성되었다는 소문도 무성하다. 설령 그렇지 않더라도 연구소가 바라는 요구사항에 부응하는 내용으로 이뤄져 있다는 의혹은 충분히 입증 가능하다.

DSM 기반의 진단 시스템은 너무나 쉽게 정신질환으로 진단하도록 유도한다. 그 결과 다량의 의약품이 시판될 수밖에 없다. 정신과 의사와 제약회사 연구소 간의 이 불길한 유착 관계를 의심할 수밖에 없는 것은, 환자 수가 증가하면 둘 다 수익 면에서 이득을 보기 때문이다. 불필요한 약 처방을 받은 환자들이 그로 인한 부작용을 호소하며 건강을 위협받는데도 말이다. 이 같은 의혹이 점점 증폭됨에 따라 나는 확대 해석한 진단들의 실체를 검토할 학회를 주최하기로 결심했다. 그러나 나의 의혹에 반대하는 사람들은 이를 거세게 비난했는데, 거대 제약산업이 DSM을 배후조종했다는 의혹을 증명할 단서가 부족하다는 이유에서였다. 제약산업이 직접 DSM을 만든 것도 아니고, 정신질환의 진단 기준을 너무 경미한 수준에서 폭넓게 설정한 장본인도 제약산업은 아니라는 것이었다.

DSM과 거대 제약산업 간의 관계에 대한 진실 규명은 여기 언급된 상황보다 훨씬 더 복잡했다. 사실, 제약회사의 연구소가 의약품시장에서의 영향력을 넓히기 위해 DSM의 기준 설정에 직접 개입했다는 것을 증명할 길은 없다. 이 근대화된 진단 시스템은 20세기 중반 정신과 의사들이 여러 문제들을 해결하기 위해 정신의학회를 만들었기 때문이다. 그 과정을 부연설명하자면, 정신과 의사들은 환자의 정신질환을 객관적으로 진단하기 위해 증후들을 정리한 다음 연산 과정을 넣어 수치화시켰다. 그래서 각각의 정신질환 진단 과정에 양적인 수치를 대입했다. 이 새로운 시스템은 거대 제약산업의 직접적인 개입 없이 독립적으로 이루어졌다. 물론 회사들은 그 당시 잘 팔리는 중요한 치료제 정보를 제공했고, 그래서 의사들은 진단 카테고리를 설정할 때 그들이 알려준 지식을 적절히 활용했을 것이다. 정신질환 치료제의 발전은 곧 진단과 관련해 신뢰할 만한 카테고리 연구가 이뤄졌음을 의미한다. 치료제와 진단 카테고리가 함께 발전한 결과 DSM-III가 탄생할 수 있었다. 그래서 이전보다 더 세부적이고 정교한 매뉴얼이 완성되었다.

물론 이 새로운 진단 시스템에 허점이 없는 것은 아니다. 가장 큰 단점은 바로 환자의 증후와 관련된 부수적인 여러 변수를 세심하게 신경쓰지 않았다는 점이다. 그런 전후 맥락을 무시하고 진단하다 보니 의사는 환자의 사정을 모르고 정상인을 정신질환자로 오진할 수 있다. 부대상황을 감안하면 환자가 왜 그런 정신 상태를 호소하는지 이해할 수 있는데 말이다.

DSM-Ⅲ의 방법론적 결점도 분명 존재하는데, 잘못된 개념 분석에서 비롯된 오류들은 거대 제약산업의 영향력과는 무관하다. 어쨌든 정신질환 진단의 빈도가 급증하면서 정신의학의 패러다임이 바뀌는 계기가 된 것은 기정사실이다. 정신분석학 관점에서 생물학적인 관점으로 바뀌었기 때문이다. 그 결과 인간의 다양한 감정 반응을 뇌의 생리학적 기능장애로 인한 정신질환의 일부로 보게 되었고, 정신병을 치료하기 위한 전문 의약품이 필요해졌다. DSM의 방법론에 내포된 결점들이 제약회사 연구소의 영향력과는 무관하다고는 하지만 제약회사야말로 정신질환 진단과 관련된 새로운 기준을 누구보다 더 극대화해 활용한 장본인이다. 그래서 DSM이 제시한 폭넓은 정의를 적극 수용했고 광고에도 사용했다. 소비자에게 정신적 괴로움이 있을 때마다 정신질환의 증후가 아닌지 의문을 갖게 함은 물론 DSM이 제공한 카테고리에 상응하는 '증후'를 보인다면 바로 의사를 찾아가 진찰받을 것을 권했다.

'제약회사 연구소가 DSM에 영향을 미쳐 사람들이 지금보다 더 많이 의약품으로 치료받을 수 있도록 했다'는 가설을 이론으로 인정한다면, 이 이론은 거의 마르크스주의와도 유사한 부분이 있다. DSM은 제약산업이 경제적 이득을 보기 위해 인위적으로 만든 실체나 다름없기 때문이다. 물론 나의 관점은 마르크스보다는 푸코 쪽에 더 가깝긴 하다. 푸코의 주장에 따르면 근본적으로 사회 권력의 새로운 관계는 자주 '하층 계급'에서 발생하는데, 이때 그 관계가 예측 불가능하고 이질적인 방식으로 수렴되므로, 문제가 생겼을 때 그 누구도 책임지지 않을 수 있다. DSM과 거대 제약산업과의 관계도 그렇다. 권력 구도의 우발적인 만남에 불과하기 때문이다. DSM을 통해 정신질환의 혁명적 변화가 일어났고 그 과정이 독립적인 방식으로 이루어졌다 해도 종국에는 거대 제약산업에 여러 모로 유리한 결과를 가져왔음을 부인할 수 없다.

　DSM이 제약회사 연구소에게 미친 결과로 말할 것 같으면, 20세기 중반 항정신질환제 판매량이 급증했다는 점을 들 수 있다. 이러한 변화는 사람들이 정신질환에 더 관심을 갖는 계기를 마련했으며, 그 결과 정신분석학적 패러다임에서 생물학적 패러다임으로의 전환이 이루어졌다. 정신과 의사들에게 기존의 패러다임이 구약 성경이라면 후자는 신약 성경이나 다름없었다. 그동안 뇌의 기능장애로 정신적 문제가 일어난다고 진단했는데, 생리학 관점에서 정신질환을 다시 정의하다 보니 치료제로 약물에 의존하는 경향이 강해지게 되었다. 이렇듯 정신의학이 생물학적 패러다임으로 이전됨에 따라 의약품을 통한 치료가 활성화되었고, 그 과정에서 DSM의 진단 기준이 미친 영향력은 지대하다. 또한 약물과 더불어 정신과 상담도 환자의 상태를 호전시키는 데 비슷한 결과와 효력을 보였다.

정신분석학 패러다임에서 생물학 패러다임으로

20세기 초중반 정신분석학은 미국 정신의학계에 지대한 영향을 끼쳤다. 그러다가 DSM과 DSM-I(1952년)이 발행되고, 이어 DSM-II(1958년)가 발행되면서 정신장애에 대한 정의에 대대적인 혁신이 일어났다. 그 때까지만 해도 세부적인 예시 없이 원론적인 이론들만 요약되는 식이었고 정신분석학 이론을 하나의 객관적인 사실로 인정해 그 관점에 입각한 가설을 이론화하는 방식으로 진행되었다. 그래서 지금은 DSM-III에 정리된 여러 세부적인 증후를 기준으로 우울증을 진단하지만 DSM

이전 시대에는 우울증에 대한 정의가 이처럼 매우 간단했다.

> 300.4. 우울신경증depressive neuroses. 이 증상은 애정을 쏟은 물건이나 사랑
> 하는 사람을 잃을 때, 또는 그에 버금가는 충격을 받거나 내면 갈등으로 인
> 해 과도한 우울 상태를 보이는 것이다.

DSM은 우울증이 내면 갈등으로 발생하며 또 불안감에 대한 자기 방
어적 기제로 나타난다고 보면서 정신분석학 이론에서 널리 통용되는
개념들을 그대로 수용했다(이때 우울신경증을 우울증의 한 종류로 보면서 일
반적인 정의를 내리려고 노력했다). 여기서 그치지 않고 DSM은 과학적인
연구 방식을 도입했다. 프로이트가 제시한 병인학etiologic에 다른 가설
들까지 받아들여 정신질환을 새로운 관점에서 다시 정의한 것이다.

그럼에도 불구하고 20세기 중반까지 정신분석학은 과학적인 학문으
로 인정받지 못했다. 정신분석학 이론에 객관적으로 증명할 수 없는 내
용이 내포돼 있는 데다가 상담 치료와 관련된 종합평가 내용이 설득력
을 얻지 못했기 때문이다. 게다가 한 차원 업그레이드된 과학 이론을
펼치려는 강적까지 등장했다. 정신분석학이 미국과 유럽의 많은 나라
에서 상대적으로 주도권을 장악했던 시대는 점점 끝을 향하고 있었다.
물론 정신분석학의 새로운 패러다임이 생겨나 프랑스를 비롯한 아르헨
티나, 브라질 같은 남미 몇몇 국가에 큰 영향을 끼친 점을 간과해서는
안 될 것이다. 결국 정신분석학의 시대는 막을 내리고 생물학적인 패러
다임을 추종하는 새 시대가 열렸다.

1950년대 초반 프랑스 해군에서 외과 의사로 일했던 앙리 라보리
Henri Laborit(1914~1995)는 마취제를 덜 쓰면서 환자의 고통을 줄일 수 있

는 방법을 찾다가, 요즘 불면증 치료를 위한 합성물질로 쓰이고 있는 항히스타민제를 개발했다. (오늘날 사노피에 합병된) 론-풀락 제약회사의 적극적인 지원으로 라보리는 항히스타민제 샘플 획득에 성공했다. 페노티아진phenothiazine 계열의 신경억제제였다. 화학자 폴 샤르팡티에Paul Charpentier는 그 물질을 합성해 클로르프로마진이라는 신종 약물을 개발했다(이는 나중에 프랑스에서는 라각틸Largactil®, 미국에서는 토라진Thorazine®으로 출시된다). 라보리가 클로르프로마진을 환자에게 사용하자 기대했던 효과를 발휘했다. 걱정했던 문제가 없어 그나마 다행이었지만 그는 만족하지 않았다. 이 약물이 완벽한 진정제로서의 효과는 보이지 않았기 때문이다. 라보리는 단순히 고통을 잠재우는 것에서 끝나는 것이 아니라 행복감을 느끼게 해주는 아타락시아ataraxie를 원했다. 아타락시아란 고대 그리스어로 '모든 감정적 문제들이 부재한 상태'를 뜻한다. 클로르프로마진은 성공적인 테스트를 거쳐 정신질환자에게 치료제로 사용되기 시작했다. 제약회사 스미스클라인은 그 약물의 판권을 사들였고, 1954년 FDA의 정식승인을 받았다.

페노티아진의 일종인 클로르프로마진은 아타락시아의 역할을 잘해냈고 정신병동 환자들의 건강 상태를 호전시켜 퇴원에 이르는 데 일조했다. 1955년 미국에서 클로르프로마진의 판매율은 최고 정점을 찍는다. 미국의 모든 정신병동에 입원한 약 55만 명의 환자들이 이 약을 복용할 정도였다. 현재는 그 수가 10만 명으로 추정된다. 클로르프로마진의 투여에 따른 부작용도 꽤 있었지만 그래도 정신질환자의 수를 이렇게나 줄였다면 시도해볼 만한 가치가 충분했다. 초기에는 사용 자체가 불법이던 물질이 나중에는 정신질환자들을 자유롭게 해방시켜주는 혁명의 전리품이 된 것이다. 과거에 파리 살페트리에르 정신병원에서 일했던 의사 피넬Pinel이 그 당시 광인으로 낙인 찍혀 격리 수용된 정신질환자들을 자유롭게 풀어주고 병을 치료했던 역사적 사건과 견줄 만하다.

클로르프로마진이 상용화되면서 그 외 다른 효과적인 정신질환 치료제도 발전을 거듭하며 당당히 상업화의 길로 들어섰다. 편집증을 동반한 우울증 치료제 리티움lithium의 경우에는 자살 충동 리스크를 현저히 떨어트렸고, 바리움과 그의 파생물은 불안을 잠재우는 진정제로 탁월했다. 삼환계 항우울제, 세로토닌을 조절하는 우울증 치료제, 불면증을 해소하기 위한 여러 가지 수면제가 연속 출시되었다.

뇌의 신경전달물질에 문제가 있어 정신질환이 발생한다는 병인학적 관점을 뒷받침하기에는 항정신질환제가 모든 효능을 십분 발휘하진 못하지만 정신과 의사들은 정신질환이 뇌의 이상으로 생긴다는 이론에는 동의한다. 그래서 병인학적으로 접근해 뇌의 장애를 해결하는 약물 치료야말로 최상의 해결책이라고 주장한다. 19세기의 저명한 정신과 의사였던 에밀 크레플린의 주장도 그랬다. 20세기에 들어와 의약품이 발전하면서 정신의학계에는 '신 크레플린 운동'이 일어나 전 세계 각국에 영향을 미쳤다. 정신질환의 원인이 뇌의 기능에 장애가 생겨서라는 기본 전제를 바탕으로, 오늘날 DSM 시스템의 여러 문제점들이 제기되고 있다. 과부하 상태에 이른 정신질환 진단이 문제된 지금, 과연 모든 진단의 해결책으로 약물 치료가 정당화될 수 있는지 검토가 필요하다.

DSM-III와 정신의학을 둘러싼 논쟁

—

DSM-II가 완성되기까지 정신의학계에 널리 알려진 의학 이론들은 서로 상충하며 갈등을 빚었다. 그중에서도 주요 쟁점은 바로 정신질환을 진단하는 과정에 대한 신뢰도였다. DSM-II가 정신질환 증상에 적절한 세부 정의를 내리지 못함에 따라 정상인과 환자 사이의 경계가 불확실해졌다. 이에 정신과 의사들은 임상적 판단을 적용시켜 보다 확실한 재평가에 들어갔다. 환자마다 해당 병명에 상응하는 증후들을 갖고 있는지 분석했으나 결과적으로 증후들 사이의 양립하기 힘든 격차가 생겼다고 연구가들은 지적했다. 왜냐하면 미국 정신과 의사들의 진단 기준과 영국의 기준이 상이했기 때문이다. 예를 들어 정신분열증 환자 또는 편집증을 동반한 우울증 환자를 진단하는 기준이 달랐던 것이다. 또 다른 연구 결과에 따르면 동일한 정보를 제공받은 임상의사는 환자의 상태를 정신질환, 신경증, 정상인, 이렇게 크게 세 범주로 구별한다. 이때 정신질환자와 정상인의 차이가 명확하지 않은 것을 확인할 수 있다.

정신과 의사인 토마스 스자츠와 철학자 미셸 푸코, 사회학자 토마스 셰프의 주장에 영감을 받아 일어난 '반-정신질환 운동'도 그런 맥락에서 보면 이해가 간다. 오늘날 정신질환의 진단은 과학적 잣대로 판단하는 것이 아니라 가혹하다 싶을 정도로 남용되고 있다. 사회가 원하지 않는 행동을 하는 사람을 비정상으로 규정하기 위함이며 실질적으로 그들은 정신질환자들이 아니기도 하다. 행동주의 학자들은 인간의 모든 행동은 학습에 의해 발생되는 인과관계에 따른 결과로 판단한다. 그래서 행동상의 장애는 병으로 진단할 수 있어도 정신에 문제가 있다고 말하는 것은 그들의 관점에서는 객관성이 결여된 것이다.

게다가 정신과 의사들은 여러 분야의 이론들을 모아 짜깁기해서 진단과 치료의 기준으로 삼고 있다. 새로운 학파가 출현함에 따라 병인학과 정신병 치료학이 우세해지자 그러한 신종 학문을 여과 없이 수용했다. 정신과 의사들도 추종하는 학문이 다양해서 어떤 이는 생물학 이론의 신봉자이거나 행동주의학에 심취해 있다. 혹은 인지학을 강조하거나 가족 치료학에 치중하면서 정신질환의 개념을 자신의 잣대로 정의해버린다. 자신이 강조하는 관점에서 환자의 정신 구조에 분열이 일어났다고 보는 것이다. 객관적으로 증명할 수 없는 정신분석학계의 가설역시 초반에는 DSM의 정신질환 개념에 포함돼 있었다. 하지만 의학계의 반발이 거세지면서 정신분석학적인 접근은 서서히 퇴행하게 된 것이다. 여러 학파의 이론은 마치 바벨탑처럼 차곡차곡 축적된 형상을 하고 있다. 서로 양립 불가하고 비교할 수 없는 영역을 다룬 이질적인 이론들이 각자의 관점에서 정신질환을 진단하고 있는 것이다.

이런 문제를 극복하기 위한 해결책으로 마침내 DSM-Ⅲ가 탄생했다. 증후를 세분화해 해당 증후의 가짓수를 집계하여 정신질환의 여부를 판단하는 것이다. 이 새로운 시스템이 도입됨에 따라 정신의학계 관계자들 간의 갈등은 단번에 해결되었다. 특히 증후와 관련된 명시적 기준이 목록으로 정리된 덕분에 정신질환 진단에 대한 신뢰성이 예전보다 월등히 높아졌고, 그 결과 정신의학에 대한 과학적 명성을 드높이는 데 이바지했다. 더불어 이러한 진단의 정의가 이론상 중립성을 띰에 따라 정신질환의 진단이 병인학 이론과 대립되던 과거의 문제도 해소되었다. DSM-Ⅲ의 발표와 함께 정신의학 연구의 공통분모가 생기면서 그동안 남용되던 심리학적인 가설도 차례차례 모습을 감추었다. 예를 들어 우울증에 대해 병인학이 어떤 이론을 내놓든, 이 DSM 시스템에 따르면 슬픔과 무관심, 일상생활에 대한 무기력 호소, 불면증, 피곤함, 식욕 감퇴 같은 증상은 충분히 정신질환을 판단하는 기준이 될 수 있다. 이러한 증후들은 이론의 차원을 벗어나 하나의 공통어를 제공한다. 그래서 정신과 의사들이 바벨탑을 떠나 결실을 맺는 연구를 축적하고 이론과 관련된 논쟁을 자유롭게 할 수 있는 장이 마련되었다.

물론 진단 기준이 믿을 수 있다고 해서 의사들이 판단한 모든 진단이 정확하다고 단정 짓긴 곤란하다. 또한 그 기준에 어떤 오류가 숨어 있다면 결국 모든 사람들이 똑같은 실수를 한다고도 가정할 수 있다. DSM-III의 접근법에서도 그 속을 자세히 들여다보면 정신질환 안에 지극히 정상적인 고통까지 포함시키려는 경향은 여전하다. 그런 점에서 이 시스템 역시 완벽한 시스템이라고 말할 수는 없다.

어떻게 변질되기 시작했나

언제부터 DSM-III는 잘못된 길에 빠지게 된 것일까? 진단과 관련된 신뢰를 높이려는 연구를 지속하면서 DSM-III의 기준은 점점 유효성의 가치를 잃어가며 기본 오류를 범하는 길로 빠지기 시작했다. 가장 근본적인 문제점은 어쩌면 모든 내용이 연결고리 없이 개별적으로 존재하는 데 있다. 인간이 느끼는 공포와 슬픔 같은 감정들을, 어떤 주어진 상황, 가령 위험이나 상실 같은 외부 조건에 따라 생물학적으로 일어나는 현상으로 규정한 것이다. 그러나 우리는 그 조건의 자세한 내막을 잘 모른다. 그런 상황에서 환자의 감정적 반응이 지극히 정상적인 것인지 아닌지 구별하기란 불가능하다. 그런 이유 때문에 전통적으로 의사들은 정신질환을 판단할 때 대부분 배경 상황을 주의 깊게 관찰한다. 임상 의사들은 환자에게 나타난 증상이 해당 상황의 경우에는 정상일 수 있는지 판단하면서 환자의 상태를 진단한다. 예전에 어떤 의사는 "인간은 모든 부정적인 상황을 겪을 때 정신질환으로까지 의심되는 감정을 호소하기 마련"이라고 말하기도 했다. 배신, 실연, 파산 등 심각한 일을 겪으면 그 슬픔이 극단으로 치달아 우울증에 가까운 증상이 나올 수 있다. 물론 이러한 극단의 감정 상태는 시간이 지나면 서서히 소멸되기 마련이다.

과거에는 임상 의사에게 진단의 결정을 맡겼지만 이제는 진단 시스템을 온전히 신뢰하는 추세로 바뀌었다. 그러다 보니 DSM-III는 증후 그 자체에만 초점을 맞춘 진단 시스템의 특성을 보였다. 그 결과 정신질환의 진단 잣대를 광범위하게 설정해 너무 논리적인 영역에만 치중되는 결과를 초래하고 말았다. 그 결점이 어떤 파장을 일으킬지에 대해서도 사람들은 과소평가했다. DSM-III가 나오기 전 우울증은 정신병의 일종이었고 국민의 2~3퍼센트가 우울증을 호소하는 것으로 집계되었다. 그러나 DSM-III를 도입한 후부터는 상황이 달라져 전체 인구의 절반 이상이 이미 우울증에 걸렸거나 그 전단계인 것으로 밝혀졌다. 마치 숨겨져 있던 전염병이 뒤늦게 알려지기라도 한 듯한 이 결과는 도무지 신뢰가 가지 않는다. 정상적 반응을 문제라고 지적하며 질병으로 몰아세우는 격이랄까.

더 깊이 파고들어갈수록 DSM의 결점과 과도한 진단이 제약회사 연구소만의 책임은 아니라는 생각이 들었다. 이러한 결과가 나타난 것은 연구소의 영향력은 물론, 그 내부의 논리적 한계 때문이다. 정신의학이 자체적으로 맞닥뜨린 도전 과제를 해결하는 과정에서 미흡한 점이 있었던 것을 인정해야 한다.

제약회사 연구소가 DSM에 끼치는 영향
—

정신의학의 '링구아 프랑카lingua franca'(공용어. 모국어를 달리하는 사람들이 상호이해를 위해 습관적으로 사용하는 언어를 이르는 말－옮긴이)를 만드는 데 영향을 미친 DSM 시스템은 분명 정신약리학의 발전에도 상당히 많은 영향을 받았다. 일반인의 불안 증세를 완화하는 약물로 바리움과 몇몇 신경안정제를 남용하자 1962년 식품의약국은 의약품 처방에 더욱 엄격한 법안을 제정했다. 그래서 아무 때나 복용하는 것이 아니라 생체의학의 관점에서 질병이라고 판단할 때만 처방받을 수 있도록 약품의 사용 범위를 제한했다. 여러 정신질환의 증상을 구별해낼 수 있어야 어떤 약품이 출시될 때 더 확실하고 구체적인 방식으로 사용자의 타깃을 정할 수 있다.

게다가 미국 공화당 의원인 리처드 닉슨이 대통령이 된 후, 의회는 미국 국립정신건강협회NIMH를 상대로 더 많은 관리 절차들을 요구했다. 미국 정부는 국민이 정신적으로 빈곤해지는 것을 예방하고, 정신질환으로 악화될 수 있는 스트레스를 줄일 수 있도록 정신의학 연구에 지속적으로 상당한 자금을 지원했다. 그래서 협회로 하여금 일상에서 겪는 감정 변화와 '의학적인' 질병으로 진단할 수 있는 증후에 대해 명확한 기준을 세우도록 장려했다. 그 결과 협회는 생물학적 치료가 필요한 증상을 집중 연구했다.

더불어 중증 정신질환자 자녀를 둔 부모들로 구성된 협회도 존재하는데, 대표적인 예로 정신질환자연맹NAMI이 있다. 이 연맹은 생체학적인 기능장애로 판단되는 정신질환을 확실히 진단할 수 있도록 정부에게 보다 효율적인 관리를 요구했다. 정신질환과 신체적 장애 사이의 유사성을 명확히 파악할 수 있도록 약리학과 생물학의 관점을 유지하는 이러한 접근법이야말로 정신질환과 관련된 여러 허점들을 가장 효과적으로 해결할 수 있다는 생각에서다.

사람들이 약품 치료 쪽을 선호하는 이유에는 여러 가지가 있는데 그 중에서도 사회적인 이유가 꽤 크다. 세계화와 경제 성장의 급부상으로 점철된 서양 사회에서 인생 주기란 매우 빠른 속도로 반복된다. 두 사람이 만나 가족을 이루고 맞벌이하며 자녀를 부양한다. 그런 상황에서 각 개인은 자신의 정신이 현재 안녕한 상태인지 돌볼 틈조차 없어진다.

의약품을 통한 치료는 다른 치료보다 더 효과적인 것처럼 보인다. 경제 성장을 우선시하는 시대는 더더욱 그렇다. 이러한 경향은 자연히 정상인과 환자 사이의 경계선을 허무는 데 기여한다. 젊은 사람들은 살면서 무언가를 상실할 때 슬픔에 빠진다. 그런 상태에서도 자신이 소속된 기업의 생산성에 지장을 주면 안 되기 때문에 지속적으로 사회적 압박감을 받고, 그러다 보니 어쩔 수 없이 우울증을 호소하게 된다. 또한 일부 부모들은 자녀가 과잉행동장애를 동반한 주의력결핍장애를 호소할 때 약물 처방을 선택한다(그래야 아이가 자신이 좋아하는 일에 집중할 수 있기 때문이기도 하다). 부모는 아이에게 정신질환이 있다고 인정해버림으로써 그 치료를 위해 약을 복용시킨다. 그래야 아이가 좋은 성적을 얻고 더 보장된 미래를 살 수 있을 것이라고 믿고 싶어 한다.

정신질환 진단의 변화

거대 제약산업이 DSM에 미친 주요 영향을 살펴보면, 주로 진단과 관련해 구체적인 범위가 확대되는 것에서 찾아볼 수 있다. 서로 다른 여러 범주들이 증가함에 따라 지난 30년간 있어온 모든 의료적 사고가 한자리에 모였고, 그 결과 정신의학의 세부 지식이 자연스럽게 축적되었다. 더불어 DSM의 발전은 정신약리학의 발전을 더욱 가속화시켰음은 두말 할 나위 없는 사실이다.

임상의들은 여러 진단을 구별시키는 항목들을 실제 치료 과정에 적용시켰다. 정신약리학의 발전은 결국 인과적으로 좀 더 세부적인 진단의 차별화를 이끌었다고 볼 수 있는데, 그래야 효능이 세분화된 의약품이 적절한 진단에 쓰일 수 있기 때문이다. 정신 기능의 토대가 되는 뇌는 복잡한 메커니즘 중 어느 하나라도 고장 나면 얼마든지 탈선이 일어날 수 있다. 이때 의약품을 투여함으로써 특정 부위에 변화를 주어 원래 기능을 되살릴 수 있으며, 대부분이 이처럼 특정 부위에 병인학적으로 접근해 치료하고 있다.

가령 어떤 이가 단극성 우울증으로 약을 복용하고 있으면 그 약은 편집증을 동반한 우울증 치료에는 그만큼의 효과를 볼 수 없다는 뜻이다. 마찬가지로 후자의 질병을 호소하는 환자에게는 전자에 해당하는 약품이 맞을 리 없다. 신경안정제도 사회적 불안증에 탁월한 약이 있고 다른 종류의 불안증을 잠재우는 약이 따로 있다. 정신약리학적으로 정신질환을 치료한다는 말은 병인학의 관점을 고수하며 해결한다는 의미다. 임상실험을 통해 해당 질병에 맞는 약물을 추려낼 수 있다. 아직은 병인학에 대한 인식이 널리 보급된 것은 아니지만 그래도 병인학적 다양한 특징들이 계속해서 나올 수 있도록 기회가 될 때마다 연구를 지속해야 할 것이다.

과거에 DSM-II는 불안신경증과 공황장애의 치이를 구별해내지 못했다. 당시 의사들을 이 둘을 동일한 질병으로 진단했다. 프로이트의 병인학적 이론에 의지하면서 말이다. 두 질병이 보이는 이상 증후에는 애매한 부분이 꽤 많아서 확실히 어느 쪽이라고 단정 짓기가 어려웠다. 그 당시 불안신경증의 정의는 다음과 같았다.

300.0. 불안신경증. 이 증상은 과도한 걱정에서 기인한다. 심각하면 패닉 상태에 빠지며 자주 신체적 증후를 동반한다.

그 후 괄목할 만한 성과를 이룬 연구가 계속 진행되었고, 당사자인 도날드 클레인과 막스 핑크는 불안신경증과 공황상태가 이미프라민이라는 약품에 동일하게 반응하지 않는다고 주장했다. 공황상태의 불안감을 줄여주는 데는 효과적으로 작용했지만 환자가 일상적으로 보이는 불안 상태를 해소시키지는 못했다. 그 결과 두 증상은 서로 다른 병인학적 특징을 갖고 있다는 결론이 도출되었다. 덕분에 DSM-III에 이르러 전자와 후자를 확연히 구별할 수 있게 되었다.

서로 다른 진단의 차별화가 가능해지면 각각의 진단에 적합한 맞춤식 신약 개발이 더욱 활성화되기 마련이다. DSM-II는 프로이트의 이론을 전적으로 수용해 인간에게 나타나는 병적 공포의 원인이 욕망의 억제와 오이디푸스 콤플렉스에 기인한 거세 공포의 전이에서 온 것으로 보았다. 그래서 모든 병적인 공포를 하나의 범주로 통합했다.

300.2. 공포신경증. 이 증상은 어떤 사물이나 상황에 극도의 공포를 느끼는 것이 특징이다. 실제로 그 사물 또는 상황이 위험 요소가 아님을 평상시 인정하고 있어도 막상 닥치면 통제가 안 된다. 이 증상을 파악하는 방법으로는 여러 형태가 있다. 기절하거나 극심한 피로를 호소하거나, 심장박동 수가 갑자기 빨라지고 땀을 흘리며 구토증을 느낀다. 몸이 심하게 떨리고 심지어 패닉 상태에 빠지기도 한다. 병적인 공포는 일반적으로 어떤 사물이나 상황에 공포를 전이했기 때문이다. 무의식 속에 어떤 사물에 대한 공포심이 내재돼 있을 때 그 공포가 외부의 사물이나 상황에 전이되는 것을 의미한다. 이때 공포를 유발하는 대상은 매우 다양하다.

아이작 마크와 마이클 젤더가 공동 연구한 보고서에 따르면, 공포에 대한 여러 유형이 나타나는 시기 또한 다양한 것으로 나타났다. 특정 동물에 대한 공포는 아주 어린 시절에 시작된다. 사회적 불안증은 사춘기 후에 주로 나타나며 광장공포증은 시작 시기가 여러 연령대로 분산된다. 이 같은 다양한 병적 공포를 병리학적인 관점에서 분석하면 다양한 특징이 발견될 것이고 그에 따른 치료법을 찾는 데도 중요한 역할을 하게 될 것이다.

마침내 DSM-III에서는 병적인 공포를 크게 세 가지 범주로 나누어 발표했다. 특정 공포증, 사회공포증, 그리고 광장공포증인데, 진단과 관련한 세부 기준이 각각 다르다. 특히 DSM-V에서는 사회공포증을 진단하는 기준을 다음과 같이 명시했다.

한 가지 또는 여러 가지 사회적 상황에 직면했을 때 나타나는 공포나 불안감을 말한다. 예를 들어 타인의 시험을 받아야 하는 상황에 이르렀을 때,

사회적인 상호작용(대화 나누기), 관찰 당하기(음료를 마시거나 식사하기), 타인 앞에서 자신을 소개하기(발표하기) 등이 있다. 어떤 행동을 해야할 때 두려움을 느끼거나 (수치스러움, 거북함, 거부와 같이) 부정적인 평가를 받을까 봐 불안해하는 증세를 말한다. 공포 또는 불안감의 정도는 주어진 상황의 위협 정도에 따라 달라진다. 공포와 불안감, 회피는 임상적으로 지극히 정상인 고통을 야기한다. 또 사회적 기능, 전문적인 기능 등 여러 기능이 필요한 곳에서 생활할 때 일종의 장애가 될 수도 있다.

여기서 우리는 수치심을 동반한 공포가 정말 병인지, 타인이 나를 어떻게 평가할까 노심초사하는 것 또한 과연 병으로 봐야 할지 자문하게된다. DSM이 체계적으로 세분화한 사회공포증의 기준을 살펴본 결과, 정상인과 환자의 경계선이 부정확하다는 인상을 지울 수 없다.

범주의 세분화 작업이 이뤄짐에 따라 그전보다 질병의 유형과 수가늘고 종류도 다양해졌다. 가장 마지막으로 발표된 DSM-V에는 새로운 정신질환이 대거 소개되었다. 몇 가지 예를 들면 저장강박장애, 가까운 사람을 잃은 큰 슬픔으로 인한 장애, 거식증, 유아기에 나타나는 반복되는 분노폭발장애 등이 있다. 패러다임의 변화에 맞추어 새로운 유형의 질병들이 탄생했다. DSM-V는 매뉴얼을 새롭게 업데이트하는 연구팀에 전보다 더 많은 자율권을 부여함으로써 기존에는 본 적 없던 진단범주, 기존 내용을 확장한 범주들이 많이 수록될 수 있었다. 하지만 이과정에서 모든 범주의 객관화 작업이 완벽하게 이뤄진 것은 아니었다.

DSM 소속 연구진은 진단 범위를 확장하는 것이 목표였는데, 이는제약회사 연구소의 압력과는 별개로 이루어진 결정이었다. 더 적극적으로 환자를 돕고 싶어 했던 임상의들은 더 많은 진단이 세상에 존재를 드러내 많은 환자들이 건강보험공단 직불제의 환불 서비스를 받을 수 있도록 노력했다. 질병을 연구하는 전문가들은 자신들이 발견한 병명이 DSM의 진단 범주에 속하기를 희망했다. 그렇게만 되면 연구비 지원은 물론 명성까지 얻을 수 있었다. 임상 의사들과 연구진이 하는 일이 그렇다 보니 직업 특성상 질병의 범주를 확대하고 싶어 하는 것은 지극히 당연하다.

DSM-IV의 수석 편집인 앨런 프랜시스와 공동 집필자 중 하나였던 톰 위디저도 비슷한 주장을 했다.

전문가들은 구체적인 편차를 보여주고 싶어 한다. 그래서 부정적 오류를 자주 범한다. 대표적인 예가 환자의 증상이 해당 질환으로 보기엔 허술한 점이 많은데도 무리하게 진단을 내리는 경우다. 반면에 긍정적 오류에 대해서는 상대적으로 무딘 경향을 보인다. 어떤 경우인가 하면, 환자의 상태를 진단한 다음 과도한 치료로 환자를 불편하게 만들거나 쓸데없는 경비를 지출하게 하는 사례들이다. DSM이 1판부터 3판까지 발간된 지난 20년간, 우리는 전문가가 본인이 강조하는 질환의 증후 범위를 축소하는 경우를 한 번도 본 적이 없다. 정반대로 그들은 그 범위를 확장하려고 애쓴다.

진짜 정신질환자는 누구인가

개념 분석 없이, 그리고 실제 사용되는 정의를 무시한 채 얼마든지 수많은 병명을 새롭게 정립할 수 있다. 극도의 불안감으로 고통받는 환자에게 의사는 극심한 만성불안증을 진단할 가능성이 매우 높다. 정신병동에 입원한 환자들은 각각 심각한 정신질환을 앓고 있는 사람들이다. 이들을 관찰하는 것만으로도 우리는 여러 종류의 불안증을 알 수 있다. 단순한 우울증도 있고 정신분열증 또는 행동장애도 있다.

불안증과 관련된 여러 질환들이 정립되던 초기만 해도 불안증 진단은 정말 심각하게 증상을 호소하는 환자에 국한돼 있었기 때문에 정신병동에 입원한 환자에게만 적용되었다. 그러나 연구가들이 환자의 상태를 분석한 결과, 환자들에게서 정신병적 사고가 자주 발견되었다. 우울증을 동반한 불안증이나 정신분열증을 동반한 불안증이 복합적으로 나타난 것이다. 그러다 보니 우울증 환자와 정신분열증을 동반한 불안증 환자에 대한 명확한 개념 정의가 모호해졌다. 정신의학의 관점에서는 초기 증상의 기준을 정할 때 동종 질환을 앓고 있는 환자들을 여러 범주로 구별했기 때문이다. 즉, 우울증과 정신분열증은 명백히 다른 증상으로 분류되었다.

정신질환의 심각성은 병원에서뿐만 아니라 사회로까지 확산되었다. 초기 진단의 어려움은 사회에서도 마찬가지였다. 모두 정신질환을 앓고 있다는 전제가 가능한 병원이란 공간에서는 정신병적 사고를 보이는 사람 중 우울증이 있는 사람과 정신분열증이 있는 사람을 검사를 통해 구별할 수 있다. 그러나 더 큰 범위의 사회라는 공간에서는 또 다른 문제가 발생한다. 바로 정신병이 있는 사람과 인간으로서 당연히 느끼는 정상적인 고통을 느끼는 사람의 구분이 어렵다는 점이다. 슬픔과 불안감을 정상과 비정상으로 나눈다는 것 자체가 그렇고, 우울증 또는 정신분열증을 호소하는 사람과 개인적으로 불행한 일을 겪어 극심한 슬픔 또는 불안을 느끼는 사람을 구별하는 것 또한 여간 힘든 일이 아닐 수 없다. 우리가 사는 사회에 정신의학의 잣대를 개입시킬 경우 너무 많은 부정적 오류가 발생할 수 있다. 일시적으로 정신적 고통에 몸부림치는 사람을 정신병 환자로 볼 수도 있다는 얘기다. 실제로는 전혀 정신질환을 앓고 있지 않은데도 말이다. 병원에서 사회까지 문제가 확산되고, 부정적 오류를 둘러싼 여러 문제점이 있음에도 불구하고 정신과 의사들은 기존의 진단 기준을 바꾸려 하지 않는다. 마치 그 기준이 절대명제라도 되는 것처럼 중시하며 진단 기준에 내포된 오류를 재고할 생각은 추호도 하지 않는다.

보건당국의 제약에 맞선 빅 파마의 DSM

DSM의 진단 범위 확대와 정신질환 치료제 확산 사이에 과거 어떤 관계가 있었던 간에, 오늘날 이 둘의 관계는 확실히 밀접하다. 특히 FDA의 규제를 교묘히 피하는 수단으로 DSM의 기준을 사용하는 것은 널리 알려진 얘기다. 식품의약국은 일상생활에서 발생하는 정상적인 문제에까지 의약품 치료를 적용하지 못하도록 특별히 약품시장의 사용 범위를 일부 제한했다.

바리움 같은 벤조디아제핀이 모든 종류의 불안증을 해결하는 치료제로 허용되던 시대가 끝나면서 이 약물은 오늘날 일상적인 의약품으로 자리 잡았다. 결국 미국 의회는 이 물질의 과다복용으로 야기되는 문제점을 검토하고 나섰다. 식품의약국은 신약의 시판 승인 기준을 변경해야 했다. 그 후 생명의학과 관련된 규제가 바뀌면서, 환자의 증상을 낫게 하는지 효능을 검증하고 리스크가 없는 약인지를 확인했다. 즉, 인간이라면 누구나 갖기 마련인 슬픔이나 불안감 등에 대한 약품 처방을 금지하는 조치에 나선 것이다.

이후 미국에서는 적절한 의약품 사용을 권장하는 운동이 시작되었다. 첫 번째 운동은 리스크가 없고 의학적으로 효능을 인정받은 약 품목을 개발하는 일이었다. 두 번째는 정부 승인을 받지 않은 약이라 해도 의사가 판단하기에 리스크가 없고 효능이 인정된다고 여겨지면 합법적으로 그 약을 처방할 수 있도록 허용하는 것이었다. 승인받지 않은 약을 처방할 경우, 단점도 있지만 이점도 있다고 하는데 거기에는 여전히 몇몇 논쟁의 여지가 남아 있다. 임상실험을 거치지 않은 약, 리스크 문제나 효능을 객관적으로 입증해줄 연구과정이 없는 약의 사용이 문제없을 리 없기 때문이다.

DSM은 약의 사용을 대중화하기 위한 세 번째 운동에 돌입했다. 프랜시스와 위디저가 설득력 있게 쓴 다음 글에도 언급된다.

새로운 진단법은 신종 의약품만큼이나 위험하다. 수많은 환자들이 비효율적이고 위험한 약품을 사용하도록 부추기는 데 이용될 것이기 때문이다. 역설적이게도 식품의약국이 신종 의약품 시판을 승인하기 위해 채택한 검사 기준은 꽤나 까다롭다. 그런데 신종 진단법에 대해서는 그 정도로 엄격한 잣대를 들이대지 않는다.

이처럼 법적 규제에 허점이 있음을 인정하는 것이 중요하다. 식품의약국은 규정에 따라 건강상의 문제를 해결하기 위해 리스크가 없고 효능을 입증할 수 있는 신약만 정식판매를 승인하고 있다. 예를 들어 기본 생활을 영위하는 데 지극히 정상적으로 발생하는 문제를 해결해주는 약품은, 아무리 리스크가 없고 문제 해결의 효능이 우수하다 해도 약품으로 처방을 승인할 수 없다. 쉬운 예를 들자면, 시험을 앞두고 집중해야 하는 학생이 더 좋은 점수를 얻기 위해 약을 복용하는 경우라면 질환이 아닌 이상 허용하지 않는다는 것이다(주의력결핍 과잉행동장애로 진단받은 사람에게 약을 주는 경우가 대표적인 예다).

그럼에도 불구하고 약의 효능이 입증되기만 하면 사람들은 정상적인 문제까지도 약의 힘을 빌리려고 한다(시험 전에 심리적으로 불안한 것은 지극히 당연한 반응이다). 이런 문제는 결코 질환이 아니다. 식품의약국의 규정을 왜곡하면서까지 DSM을 만드는 전문가들은 이런 정상적인 문제를 질환으로 규정해 그에 맞는 치료제로서의 약품을 고려하게 만들었다. 결국 식품의약국도 DSM이 정의한 증상에 대한 치료제를 인정하기에 이른다! 한 예로, 전체 국민 중 40퍼센트가 시험 전 불안감을 경험했다는 통계가 나오자 DSM 연구진은 그 내용을 DSM-V에 실었다. 식품의약국의 규정이 강조한 의미를 철저히 무시한 처사가 아닐 수 없다.

반대로 이렇게 생각해보자. 만약 리스크 없이 상태가 호전된다면 우리는 과연 그 약을 질병 치료제로 규정할 수 있을까? 무엇보다 인간이 느끼는 불안감은 지극히 정상적인 감정인데 말이다. 사람들은 '리스크가 없고 효능이 있다'는 말에 현혹된다. 하지만 이 말에 속고 있음을 잊어선 안 된다. 식품의약국이 정의하는 '리스크 부재'란 심각한 부작용을 초래하지 않는다는 의미이며 '효능이 있다'는 말은 약을 복용하지 않았을 때보다 상황이 호전되고 위험한 상황을 만들지 않았다는 의미다. 보통 정신질환은 장기적으로 지속되는 특성이 있고, 일시적으로 일어나는 정상적 증상은 시간이 지나면 자연스럽게 사그라진다. 다만 약품 복용을 통해 그 만성적 특성을 없앴다는 측면에서는 이점과 혜택을 보장할 수 있겠다. 하지만 인간이 본질적으로 느끼는 불안과 관련해서는 효능 평가를 내리기 애매하다. 그것을 진정한 질환으로 정의하기 어렵기 때문이다. 그런데도 이러한 감정을 정신질환의 일부로 규정하다니, 정밀검사의 체계적 절차를 무시하는 행태가 아니고 무엇인가.

진단은 의약품을 정당화하고 약의 효능은 진단을 정당화한다
—

생물학적 관점에서 정신의학을 평가하던 시대에는, 질환을 해결하기 위해 약을 처방하고 치료법을 선택하는 것을 정신의학의 핵심으로 보았다. 그리고 이러한 과정은 정신질환 진단을 통해 정당함을 인정받았다. 하지만 지금은 치료와 진단, 이 둘의 관계가 기존의 성격을 이탈하고 말았다. 어떤 질환을 진단하면 곧 의약품을 통한 치료를 정당화할수 있었던 과거와 달리, 지금은 어떤 약품이 기능을 인정받으면 곧 그와 관련된 증상 자체도 꼭 필요한 대상인 양 인정받는다. 여러 증후를 기반으로 정립되는 진단 기준과 연계된 본질적 결함과는 별개의 문제다. 어떻게 이런 일이 가능해진 것일까? 식품의약국이 해당 약품 사용을 승인하지 않았어도 사람들은 어떻게 정신질환에 탁월한 약이라면 굳게 믿어버리는 것일까?

여기에는 DSM의 개정도 한몫을 한다. 어떤 증상을 정신질환으로 재정의할 명분을 제공하기 위해 정신의학자들은 DSM이 새로운 증상을 질병으로 인정해 해당 치료제를 개발하도록 부추긴다. 그러다 보니 식품의약국의 규정은 왜곡될 수밖에 없다. 의학적 관점에서 질환으로 인정받은 병을 치료하는 데 효능이 입증된 약품을 정식승인하는 곳이 식품의약국인데도, DSM을 제대로 관리하지 못하고 있다. 인간의 정상적인 감정을 조절하는 데 사용하는 약품인데도 이에 대한 독립적 통제는 이루어지지 않는다. 그런 측면에서 DSM은 순환논법의 오류를 범하고 있다.

DSM-V 데이터 작업의 총책임자는 기분과 관련된 장애 중에서 어떤 대상을 잃은 후 우울증에 가까운 감정이 지속되는 것을 약물 치료가 필요한 정신질환으로 보기로 결정했다(단, 사별로 인한 증상은 제외했다). 따라서 그전까지만 해도 당연하게 여겨온 슬픔이 이제는 상실 후 우울증이란 병명으로 불리게 된 것이다. 그러나 나는 이런 식의, 슬픔을 병적 증상으로 보는 것은 이치에 맞지 않는다고 생각한다. 약물 치료 효과가 있다 해서 그 증상을 병으로 몰아가는 식이기 때문이다. 정상적인 불안감인데도 안정제를 처방해주려 하고, 잠이 안 오면 수면제를, 공부에 집중하기 힘들 때는 리탈린을 주는 꼴이다. 결과적으로 인간이라면 당연한 여러 걱정들을 얼마든지 약물 치료로 해결할 수 있다. 식품의약국의 규정은 정상적 증상과 약물 치료가 필요한 질환 사이의 간극을 분명히 하는 역할이다. 그래야 약물로 증상을 완화해도 되는 것과 그럴 필요가 없는 것을 구분할 수 있다. 약물에 의존하는 상태, 여러 가지 정상이 아닌 감정 상태들을 범주화한 다음 약물치료가 필요한 질환으로 둔갑시키는 것은 식품의약국 규정의 기본 취지에 위배된다.

DSM-III를 알차게 활용하는 빅 파마

빅 파마, 즉 거대 제약산업이 DSM-III를 어떤 식으로 활용했는지 추적하는 동안 여전히 풀리지 않는 수수께끼로 남은 부분들이 있다. 과거의 진단 기준에는 모호한 측면이 꽤 있어서 제약산업이 마음만 먹으면 얼마든지 그 내용을 확대해석할 수 있었다. DSM-III가 발표되기 전 기존의 전염병 연구에 따르면, 맨해튼에 거주하는 인구 중 상당수가 정신적인 문제를 겪고 있었다. DSM이 발표되기 이전에 이미 정신과 의사들은 원하기만 하면 정상인을 환자로 만들어 얼마든지 약 처방을 할 수 있었다. 그렇다면 이러한 상황에서 DSM-III의 공식 발표가 어떤 영향을 미쳤을까? 그전에도 이미 약물치료는 충분히 실행돼 왔다. 달라진 점이라면 정상인과 환자 사이의 차이를 보다 객관적으로 구별하려 했기에 약물 치료 대상자의 범주 확장에 더 강력한 힘을 실어준 것이리라.

내 생각에도 DSM-III는 그전 매뉴얼보다 더 객관적으로 진단의 범주를 정의하려고 애썼다. 그래서 이전에는 없던 정의들이 새로 추가되었고, 진단 기준이 보다 세부적이고 정확해졌다는 평가를 받았다. 그러다 보니 연구소들은 외부의 질타에 대항해 싸울 때 중요한 무기로 이 매뉴얼의 기준을 사용했다. 과거 석연치 않았던 정의들이 객관성을 획득함에 따라 정신질환자와 정상인을 구분하는 경계의 애매모호한 면이 확실히 줄어든 것이다. 사실, 이 경계선은 관찰자의 관점에 따라 얼마든지 달라질 수 있다. 따라서 DSM이 객관성의 잣대로 이 관점 차이를 줄이려 노력했다는 점에서는 대중에게 보다 바람직한 가이드라인을 제시했다고 볼 수 있다.

바람직한 상식이 때로는 제한적일 수도 있다. 특히 의학과 관련된 진단에 있어서는 그 한계가 있기 마련이다. 예를 들어 DSM-II에서는 정상적인 불안증과 질환으로 진단할 수 있는 불안증 사이의 경계선을 정의하지 않았다. 그럼에도 불구하고 바리움을 비롯한 그의 파생물인 여러 형태의 진정제들은 1960년대에 불티나게 팔렸다. 이에 미국 의회와 식품의약국은 정신과 관련된 이상 증세의 약물 치료가 궤도를 벗어났다고 비판했다. 살면서 '불안을 느끼는 나이'가 있는 법이고, 충분히 개인적으로 그 시기를 극복할 수 있다고 판단한 식품의약국은 해당 증상에 약물 치료를 권장하는 것은 의료법을 어긴 것이나 다름없다고 지적했다. 심지어 롤링 스톤스는 〈마더스 리틀 헬퍼〉에서 어디로 튈지 모르는 산만한 자녀들을 키우는 어머니가 심란한 마음을 진정시키느라 약물에 의존하는 상황을 노래로 담았다. '정말 아프지는 않지만 그녀에게는 작은 노란색 알약이 있지'란 구절이 그렇다. 이렇듯 식품의약국은 약물의 과도한 남용을 막기 위해 기존 규정을 재차 수정했다.

그러면서 약품 개발은 어디까지나 생명 의학적 측면에서 이뤄져야 함을 강조했다. DSM의 매뉴얼에 정상적인 불안증과 질환으로 판단되는 불안증이 아직 병명으로 올라 있지 않은 시기에도 이미 정신과 의사들은 불안증을 정신질환으로 보고 약물 복용을 허용하며 되레 장려했다.

DSM-III의 영향력과 관련된 수수께끼는 결국 약물 치료의 확산과 연관이 있다. 그전에는 모호했던 정의들이 확실히 정리되었다고나 할까. DSM-III에 도입된 진단 기준은 소위 의학적 객관성이 있다는 인식이 팽배했다. 그래서 DSM-III가 공식 발표한 기준에 의거한 약물 치료는 충분히 정당성을 입증받을 수 있었다. 정신질환 유무에 대한 판단, 그리고 그 질환과 관련된 처방은 식품의약국의 개입을 받지 않았다(정부 기관이 DSM 매뉴얼에 참견할 수 없다는 강경한 입장을 고수했기 때문이다).

정상인과 환자의 경계선이 보다 명확해짐에 따라 DSM-III는 약품 제조업체의 근심을 덜어주는 데 일조했다. 그뿐만 아니라 식품의약국의 걱정도 덜었다. 약물 치료에 있어 해당 증상이 정신질환인지 아니면 정상적 감정 상태인지 몰라 의혹을 제기하는 경우를 줄여주었기 때문이다. 과학적 정보를 바탕으로 둘의 경계선이 정해짐에 따라, 새로 형성된 기준에 의해 생겨난 신종 질환까지 약품 개발을 최대한 확장시킬 수 있는 자유로운 기회의 장이 마련되었다. 이러한 기회를 활용하는 주체는 의회도 아니고 이 분야의 문외한도 아닌, 바로 이 분야를 누구보다 잘 아는 전문가들이었다. 요약컨대 DSM-III에 명시된 진단 기준들은 그전보다 더 구체적이고 더 객관적이어서, 정신과 의사들에게도 그 유효성을 인정받기에 충분했다. 이 새로운 매뉴얼은 빅 파마가 신종 치료제를 개발하는 촉진제 역할을 했다고 해도 과언이 아니다. 그래서 과거의 약물 남용이니 진단 오류니 하는 말들을 단번에 일축시키고, 지극히 당연한 상식으로 만들었다.

여러 증후에서 비롯된 정신질환에 대한 '객관적' 정의라는 것이 또 다른 상황에서 설득력을 발휘한다. 예를 들어 도덕적으로 올바르지 않은 경우가 그렇다. 최근 도시 변두리 빈민가의 범죄 발생률이 부쩍 늘고 있다. 빈민가의 청소년은 스스로를 방어하기 위해 무리를 지어 단체를 결성한다. 그러면서 반사회적 활동 그룹에 충성을 맹세하며 자신의 건장함을 과시한다. 그룹의 구성원으로서 지켜야 할 룰과 또 소속감에 따른 압박감이 가져온 당연한 결과다. 이들의 이러한 태도를 정신질환으로 규정할 수는 없다. 그럼에도 불구하고 DSM이 정한 진단 기준에 따르면 이 청소년들은 '행동장애'를 가진 이들이다. 반사회적 태도를 병적인 증후로 판단한 결과다. 하지만 왜 이들이 이런 행동을 하게 된 것인지 전후 사정과 배경을 고려하지 않았다. 사회적 상황과 각 개인이 살아온 삶을 반영하지 않은 것이다. 그들의 태도를 일종의 질환으로 여겨 정신적 장애로 본다면 질환을 진단하기 위해 거쳐야 할 정상적인 루트를 간과한 행위나 다름없다.

그런데도 사람들은 DSM에 명시된 기준이라는 이유로 이 접근법을 객관적이며 믿을 만하다고 단정한다. 그 결과 약물 치료라는 해결책을 제시하는데, 이런 식의 진단은 비일비재하다. 실제로는 당사자의 문제를 해결할 수 없는데도 버젓이 약 처방을 하고 있다. 게다가 이러한 방식은 훨씬 상식적인 접근법의 가능성을 차단시킨다. 비행 청소년의 뇌에 이상이 있다는 판단을 내리기 전에, 왜 그들이 그런 태도를 보이는지에 대한 사회적 정의와 집단 활동에 대한 깊이 있는 연구가 병행돼야 할 것이다. 행위의 전후 배경을 무시한 채 무조건 약물 치료를 유일한 해결책으로 생각하는 것은 바람직하지 않다. 인간의 고통과 갈등을 해소하는 치료법은 약품에만 있지 않기 때문이다. DSM과 빅 파마에게 결여된 것이 바로 그 점으로, 그들이 타깃으로 삼은 대상 즉, 우리가 인간임을 좀 더 신경 써야 할 필요가 있다. 기존의 방식을 계속 고수하면서 비사회적 행동사례나 정의하기 힘든 복잡한 갈등 양상을 단순히 정신질환으로 단정해 약물 치료로만 해결하려 든다면 약리학의 미래는 정말로 침체기를 맞이할 수밖에 없다.

리스크 과장을 위한 수치 조작

> 한 사람만 죽으면 그것은 비극이 된다.
> 하지만 수천만 인구가 죽으면 그것은 통계 수치가 된다.
> ─ 이오시프 스탈린[1]

'건강한 사람은 아직 알려지지 않은 병을 가진 환자'라고 한 크노크는 이 말을 클로드 베르나르에게 기꺼이 적용시켰다. 앞서 살펴보았듯 건강한 사람을 환자로 만드는 것은 제약산업의 궁극적인 로망이 아닐까 싶다. 그래서 자꾸만 약품시장을 확대하려 애쓰는 것 아니겠는가. 그런 점에서 현대의학의 현실은 점점 더 '리스크 요인'을 통제하기 위한 예방의학의 길로 가고 있다. 그래서 충분히 건강한 사람에게까지 자꾸만 예방 차원의 의약품 복용을 권장한다. 새천년이 시작된 21세기 초반부터 의사들은 모든 사람을 잠재적 보균자로 가정하기에 이른다. 그래서 이미 아픈 사람은 빨리 치료하고, 아직 가시적으로 병이 드러나지 않은 사람은 그 가상의 질병이 나타나지 않도록 예방하는 방법을 촉구했다.

(정말 얼마 전에 일어난 일인데) 최근 한 남성이 몸에 이상이 있는 것 같다며 의사를 찾아가 진찰을 받았다. 그는 의사에게 신체적 고통을 느꼈

고 뭔가 '비정상적인' 현상이 몸에서 일어나는 것 같다고 고백했다. 올바른 진단을 내리기 위해 의사는 연속해서 질문을 던졌고, 여러 가설 중에서 실제 증상을 발견했다. 그리고 그 병의 맞춤식 치료법을 썼다. 환자의 경험은 의사에게 일종의 나침반을 제공했고, 의사는 의학적 판단을 적용해 소견을 밝혔다. 그래서 개인적으로 숙지한 지식을 활용해 환자의 지금 상태를 특정 질환으로 진단했다.

오늘날 당신이 어떤 진단을 받든, 병원에 가면 일단 한 가지 증상으로 끝나는 일은 드물다. 여러 검사를 받게 되는데, 동맥혈압, 뼈의 강도, 폐 기능을 보기 위한 최대날숨유량, 유전병 유무, 콜레스테롤, 혈당, 지질, 백혈구, 에스트로겐 호르몬 수치 등을 확인한다. 이러한 검사는 첨단기술 덕분에 가능해진 혜택이며, 더 정밀한 진단을 위한 유용한 수단이다. 물론 검사를 통해 육안으로 드러나지 않거나 환자가 직접 느끼지 못하는 세부 변화를 감지하는 점은 높이 평가할 만하다. 이런 검진이 없었다면 고혈압 환자는 '조용히 자신을 죽이고 있는' 위험 요소를 사전에 발견하지 못했을 것이고, 사전 진단을 받지 않은 당뇨병 환자는 검사 전까지 자신이 건강한 사람인 줄 착각했을 것이다. 외과의사인 르네 르리슈가 말한 것처럼 '조직 기관의 침묵', 환자의 주관적 경험, 수치, 비율, 비가시적 기준은 더 이상 건강을 보장하지 못한다.

이 수치들이 모든 비가시적인 증상의 척도는 아닐지라도 객관적 수치를 통해 다시 한 번 건강 체크를 할 수 있다. 특히 어떤 리스크가 있는지 병에 걸릴 확률을 계산해보는 데 용이하다. 고혈압 수치가 높다는 것은 심혈관계 질환으로 이른 나이에 사망할 수도 있다는 위험 신호이기 때문이다. 그런 관점에서 보면 의사는 현존하는 질환만 진단하는 것이 아니라 미래에 나타날 수 있는 리스크까지 함께 점검하는 것이다.

실제로 검사 결과 BRCA2 유전자 변이가 발견된 사람은 나중에 유방암에 걸릴 확률이 40~85퍼센트나 된다고 한다. 그렇다면 미래에 걸릴 유방암을 막기 위해 유방절제술을 해야 할까? 당신이라면 어찌하겠는가? 유방암에 걸릴 확률이 50퍼센트라면 타목시펜tamoxifene을 복용해 암을 예방할 것인가? 하지만 이 약을 복용하면 자궁암, 심혈관계 질환, 혈전, 백내장, 조울증, 리비도 감소 같은 부작용을 호소할 가능성도 함께 높아진다. 그래도 복용하겠는가?

우리는 어떤 증후 또는 어떤 임상 증상인지에 따라 리스크의 특징이 달라진다는 것을 마지막 예를 통해 확인할 수 있었다. 실제 경험을 토대로 다수의 그룹 또는 전체 인구의 통계학적 데이터를 완성할 수 있다(더 자세히 말하면, 한 여성이 살면서 유방암에 걸릴 확률이 40~85퍼센트인 것이 아니라, 표본 집단이 된 전체 여성 중 유방암에 걸릴 확률이 그렇다는 이야기다). 하지만 이런 통계 수치는 너무나 쉽게 건강 상태가 양호한 여성, 전혀 이상 증후가 없는 여성에게까지도 '집단'이라는 이름을 내세워 리스크를 걱정해야 한다고 강조한다. 즉, 환자가 아닌 사람에게도 리스크의 우려를 강조한다는 점에서 통계는 정상인을 갑자기 아픈 사람으로 만드는 놀라운 힘이 있다.

리스크의 특징은 결코 의학적인 정의가 아니다. 오히려 수치와 관련된 계산, 그리고 보험과 관련된 측면이 높다. 초기 보험회사들은 가입자가 사망할 리스크를 양으로 계산해 평가했고 그래서 환자의 건강 상태에 관련된 방대한 양의 기본 정보를 수집해 다양한 리스크를 조사해왔다. 미국의 메트로폴리탄생명보험사의 경우에도 의사들보다 먼저 사망원인의 대표적 예인 보험 가입자의 동맥경화 고혈압을 체크했다. 생명보험 가입자의 혈압을 체크한 다음, 혈압이 높다면 그만큼 가입자가 빨리 죽을 확률이 높다고 판단하는 것이다.[2] 생명보험사가 이 점에 치중하는 이유는 환자들의 건강 상태를 회복하기 위함이 아니라, 보험 수당의 총액을 계산해 회사의 경제적 리스크를 줄이기 위함이다(1920년부터 고혈압 환자 가입자로 인해 피해 본 재정적 손실을 만회하기 위해서다. 메트로폴리탄생명보험은 그 후부터 평균 혈압보다 15수은주밀리미터mmHg를 훨씬 웃도는 사람은 가입을 허용하지 않기로 결정했다. 이는 회사가 보유한 데이터를 분석한 결과 얻은 수치였다).

이처럼 보험회사들이 통계 수치에 의존하는 방식은 보건당국의 정책 결정은 물론 100년 전부터 의학계가 실행해온 활동에도 적지 않은 영향을 미쳤다. 대규모의 인구를 대상으로 한 전염병 연구와 관련해서도 그랬다. 유명한 연구 사례로 '프라밍햄 심장병조사'를 꼽을 수 있다. 이 조사는 고혈압과 콜레스테롤 수치 증가, 흡연, 비만으로 야기되는 위험성을 널리 인식시키기 위한 취지로 실시되었다. 더불어 예방 차원에서 정기적으로 검진을 받아야 하는 필요성도 강조했으며 표본 집단이 된 다수의 환자들을 통해 얻어낸 통계 수치는 임상실험의 기초 자료가 되었다. 여기에서 그치지 않고 위생당국은 이 수치를 반영해 약품의 정식 승인을 검토하며 '효과적인 의약품의 권장' 내용을 작성한다. 약품이란 시장에 판매 허가된 상품이다. 그 약을 제조한 회사는 '통계적으로 의미 있는' 결과물을 얻어내기 위해 애쓴다. 우발적으로 획득된 결과라고 해도 그에 따라 해당 제품의 판매율이 높아질 수 있기 때문이다. 오늘날의 의학은 더 이상 개인 하나하나를 보살피지 않고 일련의 수치, 표본 집단, 인구 단위에 따라 양으로 평가한다.

'제약산업의 시초는 사실 통계나 생명정치학적 진화로 발생된 것은 아니다'라고 미셸 푸코는 의학을 언급했다. 그 대신 제약산업은 자신의 자리를 독립적으로 찾아냈고 이윤 추구를 위해 사업을 두루 확장해 나갔다. 그러면서 물건을 대주는 '도매상인' 스타일의 경영을 추구했고 건강에 확률론을 강화했다. 수가 많으면 무조건 좋아하는 거대 제약산업은 의사든, 환자든, 건강한 사람이든 상관없이 모든 사람을 대상으로 삼길 좋아한다. 예측하기 힘든 리스크와 추상적인 수치에 가려져 환자들이 실제 어떤 경험을 하는지는 별로 주목하지 않는다. 그럴 때는 환자와 의사 사이에 모종의 거래가 형성돼 있는 것처럼 보인다. 의사는 전문가적 소견을 건네면서 좋은 제품을 선택할 수 있도록 환자를 대신해 물건을 선택해주는 것 같다.

질병 및 건강과 관련된 여러 데이터 수치를 결정하는 전문가들은 콜레스테롤과 관련된 보이지 않는 위험성을 누구보다 잘 '아는' 사람들이며, 스타틴의 효능도 안다. 그뿐만 아니라 이와 관련된 정보 수치를 직접 결정하는 이들이기도 하다. 이때 어떤 환자나 의사도 전문가들이 결정한 통계를 반박할 수 없다. 의사나 환자가 경험한 것은 극히 '개인적인 일화'에 불과할 뿐이기 때문이다. 전문가에게 중요한 것은 다수의 사례를 집계해 추출한 결론이다. 예를 들어 특정 약품을 복용한 누군가가 아픔을 호소하거나 심지어 죽음에 이르는 사태가 벌어져도, 그것이 다수가 아닌 일부의 경험에 불과하다면 해당 약품의 부작용으로 볼 수 없다고 전문가들은 생각한다.

질환의 유무를 결정하는 것도, 약품의 효능을 판단하는 것도 더 이상 환자나 의사의 몫이 아니다. 의사의 진료소나 환자가 누워 있는 방도 더 이상 이런 판단을 할 수 있는 곳이 아니라는 얘기다.

이러한 결정은 정부 산하기구에 소속된 전문가 또는 식품의약국, WHO, 유럽 의약청 같은 국제기구 소속 회원들이 한다. 이들은 다른 이에게 영향을 미칠 수 있는 힘을 가진 전문가들로, 원하는 대로 질환의 정의를 재정비할 수 있으며 특정 의약품의 시장을 확대할 수도 있을 것이다. 다시 말해 이들이 마음만 먹으면 의문의 '질병'과 관련된 모든 증후에 객관성을 부여하는 건 식은 죽 먹기라는 뜻이다. 또한 리스크를 줄이고 싶다면 그것을 증명해주는 수치를 의도적으로 만들 수도 있다. 모두가 잘 알다시피 이 수치란 어떤 기준으로 평가하느냐에 따라 얼마든지 달라진다. 서브프라임과 관련해 일어났던 과거의 경제 위기 사태를 생각해보라. 사람들은 이윤 추구에 눈이 멀어 리스크에 대한 계산을 안일하게 처리했다. 그 결과가 어땠는지는 우리 모두가 잘 안다. 그렇다면 어떤 환자에게 m이란 질병이 발생할 확률이 현재는 x퍼센트이지만, 상황이 악화돼 s의 극한치까지 올라가면, 이 약이 발병률을 z퍼센트까지 줄여줄 수 있다고 말할 때, 과연 어떤 환자가 이 말을 듣지 않겠는가?

이와 관련된 사례를 몇 가지 소개한다.

고혈압: 예방 의약품의 생산

오랜 시간 고혈압은 동맥의 혈압이 140/90을 넘어설 때라고 정의되었다. 가장 정상적인 수치는 120/80이며, 정확히 140/90인 경우라도 따로 치료받을 정도는 아니어서 크게 문제 삼지는 않았다. 그러다가 1999년 WHO 산하의 위원들이 정상 고혈압 수치를 80으로 내리면서, 확장기 혈압 최소치인 이 수치를 넘어서면 치료가 필요한 경우로 진단했다. 그러다 보니 전 세계 고혈압 환자 수가 급증했다. 이 기구의 회원 18명 중 17명은 이런 결정에 직접적인 영향을 받는 제약회사와 긴밀한 관계를 유지하고 있었다. 의장직을 역임했던 주제페 만시아(이탈리아) 박사는 고혈압 치료제 제조사 12곳을 위해 일했으며, 그의 동료인 알베르토 잔체티(이탈리아)는 총 18곳의 제약회사와 긴밀한 관계를 유지했다. 또 다른 멤버인 레나르트 한손(스웨덴)은 웁살라 대학교 학장으로, 그가 받는 연구비는 제약회사 연구소 10곳에서 지원한 것이었다(대표적인 일화로 아스트라제네카는 WHO의 공식 문서가 발표되기 이전에 미리 기자 회견을 열어 자사 제품을 전문가들이 이미 인정했다고 주장한 바 있다). 물론 세계적으로 저명한 연구가로 구성된 이 연구원 집단이 고혈압 치료제 판매량을 늘리고 싶어 하는 제약회사를 위해 일부러 분석 결과를 조작했을 것이라고는 대놓고 말할 수 없다. 게다가 외부로 알려진 바에 따르면 제약회사의 자금을 직접 받았다고 인정한 사람은 아무도 없었다.

2003년 5월 미국의 고혈압을 연구하는 국가합동위원회JNC(Joint National Committee)는 1977년부터 당시까지 여섯 차례나 고혈압의 정상 수치를 변경했다. 이 위원회는 새로운 범주, 이른바 '고혈압 전단계'라는 개념까지 만들어 120/80과 140/90 사이에 있는 사람들을 초기고혈압 환자로 정의했다. 그래서 혈압이 이 지점에 이른 사람들에게 2년 동안 고혈압 치료제를 사용하도록 한 다음 그 후의 결과를 살펴본 실험까지 나올 정도였다. 실험 결과, 고혈압 발생 리스크를 66퍼센트까지 감소시키는 데 기여했다(즉, 140/90이라는 한계점에 도달하지 않을 확률을 말한다). 하지만 나는 이 결과가 별로 놀랍지 않다. 라 팔리스의 말처럼 고혈압 치료제는 당연히 혈압을 내려주는 역할을 할 것이기 때문이다. 혈압이 높아지기 전에 미리 그 수치를 내려주는 것인데, 여기서 뭘 더 증명하겠는가(이 연구는 실험 당사자의 건강 또는 웰빙과 관련해 전혀 특별할 게 없는 피상적인 실험이다). 그럼에도 국가합동위원회는 이 치료제를 120/80인 모든 사람에게 예방 의학 차원에서 적극 권장하고 있다.

어느덧 4,500만 명의 미국인이 고혈압 전단계로 진단받아 고혈압 리스크에 온전히 노출되었다. 그래서 화이자가 개발한 노바스크Norvask® 같은 칼슘통로차단제 사용을 당연한 듯 선호하는 세상이 되었다(차라리 고전적으로 사용되던 이뇨제가 그보다 훨씬 더 효과적일 뿐 아니라 가격도 200배나 더 저렴하다). 그로부터 1년이 지난 후, 미국에서의 고혈압 치료제 매출은 그 전년도 30억 달러에서 163억 달러로 껑충 뛰어올랐다.

국가합동위원회 소속 전문가 11명 중 9명은 고혈압 치료제를 제조하는 제약회사 한 곳 또는 여러 곳에서 금전적 지원을 받았다. 예를 들어 제약회사에서 돈을 받고 일했던 조지 L. 바크리스는 머크, 노바티스, 아스트라제네카, BMS, GSK, 솔베이, 뵈링거, 포레스트, 산교Sankyo, 바이오베일Biovail, 애보트, 사노피, 알테온Alteon 등 수많은 제약회사의 자문관 혹은 학회 주최자로 일한 경험이 있으며, 더 나아가 연구소의 임상실험 책임자도 겸한 바 있다. 하지만 여전히 영향력과 관련된 논란은 단절된 상태인데, 전문가들은 자신이 보유한 데이터에 근거해 객관적 결론을 낸 것뿐이라고 항변하기 때문이다. 우리가 흔히 '근거중심의학'이라고 부르는 방식을 고수한 것이다.

콜레스테롤: "당신의 수치를 기억하라!"[3]
—

1950년대 초반부터 프라밍햄에서 광범위하게 진행된 전염병 연구는 혈액 내 콜레스테롤 수치가 급증하면 심장 질환 발생률도 증가한다는 것을 확인했다. 아니, 그렇다고 굳게 믿었다. 그뿐 아니라 비만, 흡연, 현저히 떨어진 활동량도 심장병의 요인이 될 수 있다고 주장했다. 하지만 콜레스테롤 수치가 '급증'했다니 무슨 말일까? 오랫동안 우리는 과다 콜레스테롤 진단 기준을 혈액 1데시리터당 300밀리그램으로 규정했다 (과거에는 과다콜레스테롤 환자가 직접 눈으로 이 수치를 확인했다). 1987년 10월, 미국 콜레스테롤교육프로그램NCEP은 〈지질 연구 클리닉-관상동맥 조기예방 트리올 결과LRC-CPPT〉[4] 보고서를 기초로 이 수치를 240밀리그램으로 낮췄다. 그 결과 미국 인구의 25퍼센트가 과다콜레스테롤을 진단받았다.

우연의 일치치고는 기막힌 일이다. 미국 NCEP가 과다콜레스테롤의 기준치를 낮춘 시점은 머크의 메바코르Mevacor®(로바스타틴lovastatine 계열)가 시장에 출시된 지 딱 1개월 된 시점이었다. 이 약은 혈중 콜레스테롤 수치를 줄이는 데 효능이 높다고 알려진 스타틴 계열로는 최초의 콜레스테롤 강하제였다. 기자 출신의 토머스 J. 무어는 이 약을 가장 처음 '콜레스테롤의 마피아'[5]라고 칭했다. NCEP 권장사항의 이면에 있던 배후 인물들의 이름을 열거하자면 스콧 그런디, 안토니오 고토, 다니엘 스타인버그, 존 라로사로, 모두 머크의 메바코르와 연관된 일을 한 사람들이다(메바코르는 혈중 콜레스테롤 수치 300밀리그램 이상인 사람을 대상으로 출시되었으나 안토니오 고토는 《뉴욕타임스》를 통해 이 약이 260밀리그램 이상인 모든 사람에게 적용돼야 한다고 주장했다).

NCEP는 혈중 콜레스테롤 수치를 240밀리그램으로 규정한 것에 만족하지 않았다. 아예 두 수치 '사이에 낀' 자들을 위한 새로운 범주를 만들었다. 즉, 환자도 정상인도 아닌 중간에 낀 사람들을 이르는 개념으로 '과다콜레스테롤' 환자와 200밀리그램 미만으로 수치를 떨어트리고 싶어 하는 사람들 사이에 있는 이들을 가리킨다. 그 결과 정상인과 환자

사이에 위치한 '중간자'들은 점진적으로 콜레스테롤 수치를 낮추려고 애썼다. 10년 동안 콜레스테롤 수치를 200밀리그램 미만까지 낮춰야 하는 '중간자'들을 정의하면서, 고밀도지방단백질HDL과 정반대의 저밀도지방단백질LDL을 구별하는 방식이 성행하기 시작했다. 많은 사람들은 자신의 콜레스테롤 수치를 200밀리그램 이하로 내리고 싶어 했다. 실제로 고밀도지방단백질을 진단받은 사람보다 저밀도지방단백질을 진단받은 사람의 수가 훨씬 더 증가했다.

앞으로 설명을 더 자세히 듣겠지만, 2001년에 NCEP는 관상동맥질환에 걸릴 확률이 10~20퍼센트인 사람에게 스타틴 계열의 약물 복용을 권장했다. 그리고 혈중 콜레스테롤 수치가 130밀리그램 이상인 사람에게도 동일한 치료를 추천했다. 그 결과 미국인 중 상당수가 스타틴 계열의 약물을 절대적으로 복용해야 했다. 대표적인 약품으로 화이자의 리피토르(프랑스에서는 타호르)와 아스트라제네카의 크레스토Crestor®가 있었다. 1,300만 명에서 3,600만 명으로 복용 환자의 수를 손쉽게 올린 셈이었다. 2004년에 NCEP는 또 한 번 콜레스테롤 수치를 조정하는데, 이번에는 100~120밀리그램까지 낮추었고 그 결과 스타틴 계열의 약물 복용자는 4,000만 명으로 증가했다.

2001년에 NCEP의 지침서를 만든 전문가 14명 가운데 5명이 스타틴 계열 약물을 제조하는 제약사와 긴밀한 관계였다(이 중에는 의장 스콧 그룬디도 포함되었다). 2004년에도 여전히 스콧 그룬디가 의장직을 맡았고, 이때는 지침서 제작에 참여한 전문가 9명 중 8명이 제약회사와 이해관계를 맺고 있었다(이들 중 2명은 존슨앤드존슨의 주식을 받았다. 2004년에 존슨앤드존슨은 머크와 파트너십을 체결해 새로운 버전의 스타틴 계열 약물인 조코Zocor® 6를 시장에 출시한다). 하지만 전문가들은 전적으로 객관성에 의

거해 연구를 진행했다고 주장했다. 콜레스테롤 수치를 낮추는 데 스타틴 계열이 효과적이라는 것을 수치로 제공했기 때문이다. 하지만《수치에 기초한 처방*Prescrire sur la base de chiffres*》의 저자 제레미 그린Jeremy A. Greene의 입장은 달랐다. 2001년 스타틴 계열 약물이 예방 차원의 측면에서 얼마나 효과가 있는지 약 30여 가지의 임상실험이 진행되었는데, 그중 27가지 실험은 제약회들의 재정 지원을 받아 이루어진 것이었다.[7] 이러한 지원은 과연 전문가들에 의해서 이뤄진 것이었을까? 스타틴 계열을 복용하는 것보다 식이요법을 시도하는 것이 심혈관계 질환의 발생 빈도를 낮추는 데 더 효율적이겠으나 제약회사 입장에서 지중해식 식이요법 같은 연구에 굳이 돈을 쓸 이유가 있겠는가?[8]

골다공증: 노화된 뼈를 어떻게 수치화할 수 있나

뼈에 구멍이 생기면서 약해지는 증상인 골다공증은 오랫동안 노화와 함께 찾아오는 불청객이었다. 여성이든 남성이든 나이가 들면 골다공증에 걸릴 수 있는데 사람마다 개별적 차이는 있다. 하지만 이것을 완전히 막기란 어렵다. 그런데도 왜 사람들은 골다공증에 신경을 쓰는 걸까? 뼈의 강도를 측정해 수치화할 수 있는 새로운 계산법인 '이중 에너지 방사선 흡수 계측법DEXA' 즉, '덱사'가 탄생하면서부터 많은 것이 달라졌다. 이 기술이 도입됨에 따라 사람들은 골다공증으로 진단할 수 있는 정확한 기준을 측정해 수치로 계산할 수 있게 되었다. 뼈 밀도에 따라 골다공증 수치T-score가 결정된다. 뼈 밀도가 평균 수치보다 높을 경우엔 골다공증 수치가 최대 3급까지 나올 수 있지만 평균보다 적을 경우엔 -3급까지 내려갈 수 있다.

1994년 WHO 산하의 전문가 위원회는 20~29세 성인 여성의 평균 뼈 밀도를 '정상적인' 수치로 규정했다. 하지만 평균 수치란 가변적 성향이 있어서 나이에 따라 정상 기준은 달라지기 마련이다(가령 어린이와 노인의 평균 수치는 젊은 성인의 평균보다 떨어질 수밖에 없다). 그런 사실을 반영할 때 이 수치를 기준으로 진단할 경우, 당연히 의학적 오류가 발생한다. 20세 미만의 소녀나 폐경이 온 여성은 당연히 평균 뼈 밀도가 정상치보다 떨어질 것이기 때문이다(폐경기 여성의 3분의 1이 골다공증 진단을 받는다).[9]

이제 사람들은 골다공증뿐만 아니라 '조기골다공증'까지 걱정한다. 후자는 골다공증 수치가 -1에서 -2.5 사이에 있는 경우이고, 전자는 -2.5보다 낮은 경우에 해당한다. 나이가 들면서 이 수치가 0에서 점점 밑으로 내려갈수록, 대퇴골 골절과 척추뼈 압축 같은 상황이 발생할 가능성이 높다는 것은 누구도 부인할 수 없다. 하지만 아직 골다공증에 걸리지 않았는데 -1에서 -2.5 사이에 있는 수백만 명의 여성을 환자 취급할 필요가 있을까?

WHO가 조기골다공증 기준을 설정할 무렵, 의약품시장에는 신종 의약품들이 시기적절하게 모습을 드러냈다. 여기에 목적이 있었던 것이다. 머크의 포사맥스Fosamax®, 프록터앤드갬블(피앤지)의 악토넬Actonel® 같은 비스포스포네이트bisphosphonate는 뼈 속 칼슘이 줄어드는 속도를 늦추는 효과가 있다고 알려졌다(하지만 엄밀히 따지면 4~5년 동안 해당 약물을 복용한 여성 모두가 효과를 본 건 아니다. 전체 여성의 60~70퍼센트는 쓸데없이 이 약을 복용한 것이다).[10] 골다공증 수치와 관련해 '정상' 수치로 규정된 숫자는 결국 비스포스포네이트 계열 약물을 제조하는 제약회사들에게

시장성을 확보해주는 역할을 했다. 2004년 머크가 주주들에게 공개할 용도로 만든 보고서를 보면, '포사맥스의 잠재적 개발 가능성은 매우 우수하다. 판매량이 가장 많은 7개국을 상대로 조사한 결과, 전체 여성의 25퍼센트가량이 이미 골다공증 진단을 받아 치료하고 있는 실정이다'[11]라고 적혀 있다.

결국 대대적인 선전에 힘입어 국민은 조기골다공증 진단에 민감하게 반응했다. 그 결과 진실을 모르는 무고한 사람들이 골다공증 테스트를 무상으로 받고 있다.[12] 덕분에 미국 국립골다공증재단이 방대한 데이터를 집계해 발표한 통계에 따르면, 현재 1,000만 명의 미국인이 골다공증 환자이며 3,500만 명은 조기골다공증 진단을 받았다. 50세 이상의 중년이 전체 조기골다공증환자의 절반 이상을 차지했다. 반면에 국제골다공증재단은 선진국(미국, 유럽과 일본)에 거주하는 인구 중 7,500만 명이 골다공증을 호소한다고 발표했다. 50세 이상의 여성 3명 가운데 1명이 골다공증으로 인한 뼈 골절로 고통을 겪는다는 결과도 잊지 않고 언급했다.[13]

어쩌면 이런 결과는 그리 놀랄 일도 아니다. WHO는 프랑스-미국 합작사인 론-플랑 로라RPR를 비롯해 산도즈, 스미스클라인 비첨의 연구소들에게서 지원받아 연구를 진행했다. 또 골다공증의 '정상' 수치를 -2로 규정하려고 애썼던 미국 국립골다공증재단 역시 비스포스포네이트를 제조하는 제약업체들에게 지원비를 받았다. 규모가 더 큰 국제골다공증재단도 예외는 아니어서, 최근에 재단은 제약회사 및 렉사를 위한 의약기기를 생산하는 제조업체 31곳을 대표하는 인물들로 자문위원회까지 구성했다.

평생 먹어야 하는 알약

수치만으로도 현기증이 나고, 그 수치가 사람을 아프게 만들기도 한다. 특정 질병에 걸릴 확률을 계산하면서 평균 수치를 기준으로 환자와 정상인을 구별 짓는다. 노르웨이에서 6만 2,104명의 성인(연령대: 20~79세)을 기준으로 조사한 연구에 따르면, 2003년 유럽연합이 심혈관 질환을 예방하기 위해 실시한 실험 참가자의 76퍼센트가 모두 정상 수치를 넘은 것으로 드러났다. 49세의 경우는 전체 대상자의 90퍼센트가 질환에 노출되었다![14] 노르웨이인 대부분이 50세에 이르면 거의 심혈관 질환에 걸린 환자가 된다는 이야기다. 따라서 당사자들은 그에 알맞은 약품을 복용하며 확실한 예방 치료를 해야 한다고 진단받았다. 이와 유사한 연구가 지구 반대쪽에서도 이뤄졌다. 뉴질랜드에서 실시한 연구에서는 2002~2003년 동안 35~74세의 오클랜드 주민 중 94퍼센트가 심혈관 질환 우려가 있다는 결과가 나왔다. 이들의 지질과 콜레스테롤 수치를 검사한 결과가 평균 수치[15]보다 더 높다는 이유에서였다. 빅 크노크Big Knock가 이 소식을 들었다면 무척 기뻐하지 않았을까.

수치에 따라 질환에 대한 리스크는 불어나기도 하고 몇 배 이상 증가하기도 한다. 또 반대로 줄어들거나 몇 배로 감소하기도 한다. 심혈관 질환에 걸릴 가능성을 수치로 계산하다 보니, 사람들은 단순히 콜레스테롤 수치에만 만족하지 않았다. 그 외에도 이 질환을 예상할 수 있는 모든 요소를 고려할 필요성이 제기되었다. 연령, 몸무게, 신체질량지수, 혈압, 제2형 당뇨병의 유무에 따라 리스크 수준이 증가하거나 감소했다. 왜 이런 변수를 재정리해야 하는 걸까? 왜 이러한 변수들을 고려해 시뮬레이션으로 적정량의 약품과 종류를 결정하지 않는 걸까? 그러면 '부작용을 최소화하면서 심혈관 질환의 예방 차원에서 일상적으로 복용할 수 있는 알약'을 결정할 수 있을 텐데 말이다.'[16] 한마디로, '누구에게나' 적용될 수 있는 '리스크/이익성 평가'를 만드는 데 혈안이 돼 그런 것은 아닐까?

영국의 피부과 의사 니콜라스 왈드와 맬컴 로가 만능약으로 제안한 '폴리필polypill'도 그런 면을 전제하고 있다. 두 사람은 2003년에 《브리티시 메디컬 저널British Medical Journal》에 글을 발표해 큰 호응을 얻었다. 약 40만 가지의 주제를 아우르는 750개 이상의 임상실험 결과를 메타 분석(유사한 주제로 연구된 많은 연구물의 결과를 객관적, 계량적으로 종합한 연구 방법-옮긴이)으로 정리했다. 한마디로 일반적인 통계분석법을 적용한 것이다. 그 결과 심혈관 질환의 대대적인 예방 치료를 위해 가장 효능이 뛰어난 혼합 약제가 만들어졌다.

우리의 목표와 부합하는 약품은 다음과 같다. 먼저 스타틴 계열이 있다(아토르바스타틴[리피토르/타호르]을 하루에 10밀리그램 복용하거나 심바스타틴 계열[조코]을 40밀리그램 복용하는 것이다). 이어서 세 종류의 혈압약이 있다(예를 들면 티아진이 함유된 이뇨제, 베타선을 차단하는 약물, 그리고 ECA 억제제[에페데린, 카페인, 아스피린이 혼합된 약물-옮긴이]). 혈압약은 기준치의 절반을 복용하면 되고 엽산(0.8밀리그램)과 아스피린(75밀리그램)이 그 안에 포함되어 있다. 우리는 이러한 약물 조합을 '폴리필'이라고 명명한다. 이 만능약을 복용하면 허혈 가능성을 88퍼센트나 감소시킬 수 있다(95퍼센트 신뢰구간 공식을 적용한 결과로, 84~91퍼센트 사이에서 평균을 낸 것이다). 마찬가지로 뇌졸중은 80퍼센트 감소시킬 수 있었다(같은 공식을 적용해 71~87퍼센트에서 평균을 냈다). 이 만능약을 복용한 55세 이상의 3분의 1은 어쨌든 효과를 본다고 할 수 있다. 심혈관 질환이나 뇌졸중을 피할 수 있어 생존 기간을 평균 11년이나 늘릴 수 있기 때문이다.[17]

이 말대로라면 만능약은 의학계에 놀라운 혁신과도 같으니 어찌 사람들이 박수를 치지 않겠는가? CNN 채널이 실시한 여론조사에 따르면, 이 기사가 발표된 후 55세 이상의 시청자 중 95퍼센트가 이 '폴리필'을 먹을 의향이 있다고 대답했다. 이제 이 약이 시판만 되면 되는 것이다. 이 글을 쓴 두 의사는 이렇게 덧붙였다.

여러 약물이 혼합된 이 약의 복용 시 생길 수 있는 부작용 확률을 표본추출 실험으로 알아보았다. (우리가 실시한 실험 결과) 이 '폴리필'의 전체 복용자 중 8~15퍼센트에서 이상 증세가 발생할 수 있다고 나왔다.[18]

그렇다면 '폴리필'을 복용한 사람이 100명이라 치면, 그중 33명은 효과를 보겠지만 8~15명에게는 부작용이 생길 수 있다는 말 아닌가! 그럼 일부 복용자는 뇌졸중으로 쓰러져 죽을 수도 있단 말이다. 33명의 운 좋은 행운아들에게는 좋은 소식이겠지만 그 반대에 해당하는 사람에게는 무슨 날벼락 같은 일인가! 리스크를 예방하자는 취지에 따라 '폴리필'은 궁극적인 목표를 달성할 수 있었다. 건강과 관련된 통계 결과를 내세우며 각자의 개별성은 무시하고 있는 것이다. 우리는 여기서 심각하게 고민해야 한다. 정말 국민 건강을 (평균적으로) 최적화시키기 위해 아직 어떤 증상도 나타나지 않은 사람들까지 환자로 가정해 미리 치료해야만 하는 것인지를.

'해로운 치료는 하지 말라'고 가르친 히포크라테스의 당부는 어디로 갔는가? '이득과 리스크 사이의 균형'을 유지해야 한다는 이 유명한 말은 오늘날 아무에게도 해당되지 않는다. 기존의 제도와 의료 기술, 방식 어디에도 해당되지 않는다. 아돌프 케틀레Adolphe Quetelet가 '평균적 인간'이라고 부를 수 있는 대상은 이 시대에는 존재하지 않는다. 현실적으로 '이득과 리스크 사이의 균형'이란, 의료비 환불을 최소한으로 줄이고 싶어 하는 의료보험공단과 어떻게 해서든 가장 많은 보험비를 내게 하려고 혈안된 보험회사 입장에서만 그 의미를 가질 뿐이다. 심지어 제약회사들은 많은 사람들이 죽을 때까지 자사 약을 복용하게 만들려고 안달이 난 곳이다.

거대 제약산업은 아직 완벽한 '폴리필'을 개발하지 못했다. 물론 그렇다고 시도조차 하지 않았다는 말은 아니다. 2000년대 초반 사노피-아벤티스는 기적의 약이라고 대대적으로 선전하며 아콤플리아(리모나반트rimonabant)를 최신 약품으로 소개한 적이 있었다. 이 약으로 말할 것 같으면 식욕억제제로서, 자꾸만 식욕을 돋우는 엔도카나비노이드endocannabinoids라는 물질의 생성을 억제하는 기능을 한다. 그 결과 대마를 흡입하는 사람들이 겪곤 하는 비정상적인 식욕 저하 같은 효과가 있다는 입소문까지 퍼지기 시작했다. 특히 아콤플리아는 대사증후군, 다른 말로 하면 'X신드롬'을 억제하는 기능도 같이한다고 알려졌다. 그래서 심혈관 질환에 걸릴 리스크를 복합적으로 지닌 사람들에게 좋은 해결책인 것처럼 선전되었다. 왈드와 로가 이론화시킨 '폴리필'의 효능이 아콤플리아에도 있었다. 이 만능약은 비만뿐만 아니라 높은 콜레스테롤과 지질 수치를 떨어트릴 뿐만 아니라 고혈압 전단계와 당뇨병 전단계도 막아준다고 강조했다.

미디어 매체를 통해 이 약은 쉽게 말해 '뚱뚱한 배 콤플렉스를 없애주는 약'으로 통하기 시작했고, 대사증후군 치료제로서의 잠재 가능성이 급속도로 증가했다. 그 결과 서로 다른 증상으로 치료받던 사람들이 일제히 이 약을 주목하기 시작했고 50대가 넘은 사람이라면 누구나 한 번은 자신에게 닥칠 리스크를 예방하기 위해 이 약에 관심을 쏟기 시작했다. 만능약 개발과 관련된 학문적 이론[19]을 전개시킨 일등공신 중 한 사람인 스콧 그룬디와 함께 일했던 제랄드 리븐 교수는 일명 'X신드롬'으로 불리는 대사증후군에 대해 이렇게 설명을 덧붙였다. 이 약은 현재 고혈압과 당뇨, 과다콜레스테롤을 진단받은 사람뿐 아니라 이러한 질환에 걸릴 리스크가 다분한 3,300~4,000만 명의 잠재적 환자들에게도 필요한 약이라고. 이 수는 미국 인구의 25~30퍼센트에 해당한다.[20]

아콤플리아는 앞으로 미래가 창창하다. 하지만 우리가 간과하고 있는 사실이 있는데, 이 약의 부작용으로는 일단 신경독성이 나타날 수 있고 자살 충동, 정좌불능이 있을 수 있다. 이는 세로토닌을 억제하는 항우울제의 부작용과 유사하다. 2004년 FDA는 이 같은 부작용 피해를 우려해 아콤플리아의 정식승인 절차를 거부했다. 그러나 유럽의약청은 이를 승인했고 유럽 시장에서는 이 제품이 개발된 지 1년 후부터 본격적으로 판매되기 시작했다.

대사증후군을 해결해준다는 만능약을 둘러싼 소문들은 웬일인지 시간이 지나면서 서서히 자취를 감추었다. 하지만 잠잠해졌다가도 언제 그랬냐는 듯 '폴리필'은 또다시 우리 앞에 등장할 것이다.

최근 속보: 이 책의 원고를 마감하고 인쇄소에 보낼 즈음 새로운 소식이 들렸다. 바로 미국의학협회AMA가 비만을 질병으로 정의했다는 것

이다. 이러한 결정을 내리기까지 미국임상내분비학회AACE와 미국심장학학회ACC를 비롯한 여러 의학 전문기구들이 뒤에서 기본적인 데이터를 뒷받침해주었다고 한다. 결국 비만은 '복합적인 대사증후군과 비정상적인 호르몬 분비'로 인해 인간이 겪는 질병이 되었다. 더 나아가 비만은 제2형 당뇨병과 심혈관 질환을 일으킬 수 있는 리스크가 매우 심각한 질환이라고 덧붙였다.[21]

· Chapter 16 ·

의약품의 홍보와 스캔들

제레미 A. 그린 Jeremy A. Greene

'위험인자'를 예방하자는 캠페인과 거대 제약회사들의 마케팅 전략은 어쩌면 이렇게 비슷할, 아니 일치할 수 있을까? 항상 수치와 기준치, 통계적 '검증'을 강조하는 현대의학과 빅 파마의 상업적 전략은 어쩌면 서로 쌍둥이처럼 닮아 있는가? 제레미 A. 그린은 부패의 길로 빠질 수 있는, 일종의 눈감아주기 관행을 경고하며 실체를 폭로했다. 의료 사고가 일어나면 그것이 얼마나 심각하고 불합리한지와 상관없이, 제약산업은 마치 자주 발생하는 관습인 양 스캔들을 감싸주기에 바빴다. 그래서 의료 지식(과학)과 제약산업 사이에 만연한 고질적인 절차처럼 치부되었다. 의학은 이제 '리스크를 보유한' 사람들을 의학적으로 관리하는 제도가 되었다. 의학의 현재 모습과 관련해 거대 제약산업을 비판하는 것은 바꿔 말하면 우리가 부인할 수 없는 의학의 진보에 지대한 공헌을 세운 '근거중심의학'에 화살을 돌리는 것과 같다.

제레미 A. 그린은 미국 볼티모어 주 존스 홉킨스 대학에서 의학사를 연구하는 교수이자 내과전문의다. 그의 책《수치에 기초한 처방》[1]은 제약산업이 생산하는 의약품과 콜레스테롤, 당뇨병, 고혈압 같은 여러 '위험인자'들의 정의 사이에 존재하는 긴밀한 관계를 파헤치는 이야기를 담고 있다.

2012년 여름, 영국의 글락소스미스클라인 연구소는 미국 행정당국이 기소한 형법 소송에서 유죄를 인정받아 30억 달러를 벌금으로 냈다. 지금까지 제약회사가 소송에 휘말려 낸 벌금 중 가장 높은 금액이다. 이 스캔들에 별로 신경 쓰지 않은 독자라 해도 나무랄 생각은 없다. 이런 사건은 미국에서만 지난 10년간 언론을 통해 수차례 있어왔다. '제약기업이 상당액의 벌금을 낸' 스캔들이 어디 처음이었겠나. 글락소의 소송이 있기 전 화이자 역시 2009년에 정식승인을 받지 않은 진통제 및 간질 치료제를 판매한 혐의로 23억 달러를 낸 바 있다. 이에 질세라 엘리 릴리도 비정형 항정신질환제를 승인 없이 판매한 혐의로 14억 달러의 벌금을 물었다.

의약품이 성공하려면 정해진 사이클이 있는 것 같다. 일단 스캔들이 터지고, 금전적 지출을 감당하는 것이 관례처럼 되어버린 것이다. 신문의 '의료'와 '경제' 섹션에 등장하고 난 다음 성공을 보장받는 것처럼 말이다. 미 연방 정부는 2009년부터 지금까지 제약회사에서 110억 달러 이상의 벌금을 회수했지만, 아무리 조치를 취해도 제약산업은 여전히 우리를 불안하게 만든다. 세계 담배산업에 대한 지지도와 거의 맞먹는 수준까지 내려갔다.

이번 글락소 소송과 관련된 약품 중 팍실(파록세틴)이라는 항우울제와 웰부트린(부프로피온)은 모두 정식승인을 받지 못한 제품들이었다. 하지만 가장 심각했던 약품은 리스크와 관련해 높은 수치를 보여준 아반디아(로시글리타존)였다. 당뇨병 치료제로 출시된 이 약품은 심혈관장애를 유도하는 부작용이 심할 경우 사망에 이를 정도로 그 피해가 심각했다. 아반디아는 임상실험을 거쳐 효능을 검증한 제품이 아니라, 당뇨병 환자에게 복용시켜 혈당이 떨어지는 효과를 보았기에 당뇨병 치료제로 출시될 수 있었다. 이 약의 부작용이 세상에 폭로되기 전, 이미 약 100만 명의 미국인들이 아반디아를 복용했다. 부작용이 밝혀지면서 많은 사람들은 분노했다. 어떻게 다분히 위험이 잠재돼 있는 약을 오랫동안 사람들에게 팔 수 있었을까? 그러나 '금전적 징계인 벌금이 잇따르는 스캔들'은 너무나 익숙한 스토리가 되어버렸다. 이런 사건은 제약회사들이 약품 개발의 최종 결정권을 가진 연구원과 의사들이 환자에게 미치는 영향력을 제대로 파헤치려는 의욕을 저하시키기 때문에 발생한다. '악당'에 가까운 제약회사들은 건강과 질병, 의약품과 시장의 관계성에 대한 우리 관심사를 어떻게 해서든 다른 곳으로 돌리려고 애쓴다. 그래서 여러 폐해가 계속 일어나는 것을 눈치 채지 못하게 만든다.

아반디아의 스캔들을 다루면서 1990년대 중반 내가 직접 참여한 마케팅 회의가 떠올랐다. 회의에서는 당시 막 출시된 당뇨병 치료제에 대한 설명이 있었는데, 약품 이름이 레줄린(트로글리타존)으로 티아졸리디네디온thiazolidinedione 계열 물질로는 최초의 당뇨병 치료제였다. 글락소스미스클라인 소속 연구원들은 아반디아를 이을 신약 개발을 위해 기존 아반디아에 들어 있는 성분을 합성해 레줄린을 탄생시켰다. 기존의 치료제와 차별점이 있다면 환자의 허약해진 췌장에서 인슐린이 정상 분비되도록 유도하기보다는, 오히려 근육세포에 대한 인슐린의 수용성을 높이고 혈액 내 인슐린 작용을 활성화시켰다. 이 제품을 홍보하는 마케터들은 드디어 혁신적인 당뇨병 치료제가 나왔다며 매우 흥분된 모습을 보였다. 마케터들은 신제품이 국민 건강을 개선시켜줄 것이라고 굳게 믿으며 높은 매출을 기대했다.

마케팅과 국민의 건강, 이 둘의 이해관계가 하나로 수렴되는 시점에서 결국 문제가 불거진다. 마케터가 약품의 중요성을 의사에게 이해시켜야 하기 때문이다. 고전적 치료제를 추종하는 의사를 어떻게 설득시킬 수 있을까? 마케터들은 파워포인트를 이용해 슬라이드 이미지로 제품을 설명했다. 새로운 치료법이 필요한 신종 질병을 소개한다기보다 마치 회사가 개발한 신제품을 광고하는 것처럼 약품을 선전했다. 그들이 사용한 자료 중에는 최근 발표된 기사도 있고 어느 대학 연구소가 발표한 보고서도 있었다. 후자의 내용은 이 약품이 인슐린에 내성을 갖고 있음을 보여주었고, 또 다른 자료에는 회사가 스폰서로 참여한 의학 강의 내용도 있었다. 강의의 목표는 의사들에게 신종 당뇨병에 대해 알려주는 것이었다. 마케터의 제품 소개를 듣던 나는 옆의 여성에게 강의 내용이 너무 과장된 것이 아닌지 물었다. 그러자 여성은 눈살을 찌푸리며 이렇게 대꾸했다.

"이게 놀랍다고요? 별로 새로운 일도 아닌 걸요. 약을 팔려면 이 정도는 해야죠. 우리가 도와야 할 당뇨병 환자들을 생각해보세요."

그 대답에 여러 생각이 들었다. 효과도 별로인 데다 위험하기까지 한 제품을 팔아 고수익을 얻으려는 것이 우리를 속이는 기만행위라고 무조건 단정 짓기에는 뭔가가 부족했다. 마케터란 제품의 효능을 믿을 수밖에 없는 사람이므로, 우리에게 의학 정보를 제공해주는 것이 곧 제약 산업이 하는 일이기 때문이다. 레줄린이 간에 심각한 부작용을 보여 시장에서 판매 금지된 지 약 20년이 지났어도, 또 아반디아가 사망에 이를 정도로 심장에 심각한 부작용을 보이면서 금지된 지 1년이 지났어도, 여전히 해결되지 못한 숙제가 남아 있다. 제약산업과 국민 건강, 이 둘 사이의 관계가 '윈-윈'으로 유지되길 바란다고 말하면서도 왜 항상 제약회사는 이런 제품을 선보이는 걸까? 제약산업의 마케터들이 진실이라고 믿는 신념은 어떤 식으로 권력 구도, 수익, 폐해들과 연관돼 있는 것일까?

　의사이자 역사학자로서 나는 지난 20년간 내 옆의 여성이 한 말을 깊이 되새기며 연구를 이어왔다. 그녀의 말에 감춰진 중요한 단서를 깨닫기 위해서였다. 제약산업과 의학 정보의 진화, 그리고 질병에 대한 개념 사이의 관계는 오랜 역사를 갖고 있다. 이 문제를 역사적 관점에서 분석하자면, 일단은 우리가 사는 이 세상과 관련된 모든 선험적 추리를 낯선 시각으로 바라볼 필요가 있다. 역사학자로서 검토해본 결과, 오랫동안 영구불변할 것으로 믿었던 진리가 사실은 얼마든지 유동적으로 변할 수 있는 요소임이 드러났다. 새로워 보이는 것도 알고 보면 오래전에 있었던 현상의 연장선인 경우도 있다. 국회 회기에서 사용된 자료, 연구실 기록, 특허 허가를 둘러싼 분쟁 요약본, 여러 기업들의 고문서, 식품의약국의 자료, 마케팅과 연구 자료, 임상실험 자료 등 수많은 자료를 연구한 결과, 나는 한 가지 결론에 이르렀다. 이 내용들은 1950년대에 '수치에 의해' 증명되던 의료계 상황과 확실히 닮아 있었다.

아반디아 이전의 아반디아
—

레줄린이 아반디아의 시초라면, 레줄린의 시초는 바로 오늘날 많은 사람들이 까맣게 잊고 있는 오리나제$^{Orinase®}$(톨부타미드$_{tolbutamide}$)다. 업존이 10년 동안 개발한 약품으로, 제2차 세계대전 당시 한창 연구 중이던 약이다. 오리나제는 식품의약국이 인정한 최초의 당뇨병 치료제라 할 수 있다. 그 효과가 탁월했는데, 과거 당뇨병 치료에는 인슐린이 유일한 방법이어서 장기 투여를 위해서는 환자가 직접 몸에 주사해야 했다. 오리나제는 당뇨병 환자의 삶을 개선하는 데 기여했지만 매우 심각한 환자까지 다 구원하기에는 역부족이었다. 역설적이게도 오리나제는 초기 당뇨병 환자에게만 그 효능을 발휘했다. 그래서 당시에 많은 당뇨병 전문 의학자와 의사들은 이 약을 과연 당뇨병 치료제로 인정해야 할지를 고민했다. 대개 당뇨병에 걸리면 다뇨(다량의 오줌을 누는 현상), 번갈증(갈증이 심해서 계속 물을 마시고 싶어 하는 증상), 자기소화작용(결과적으로 살이 빠지는 현상), 당뇨(소변에 다량의 당이 배출되는 현상) 등이 나타난다. 하지만 초기당뇨병 환자는 혈당이 그렇게 높게 나오지 않는다.

보스턴 출신의 의사 엘리엇 조슬린을 중심으로 당뇨병 전문가들이 모여 연구 집단을 결성했다. 엘리엇 조슬린은 '당뇨병 증상이 미미한 수준인 초기 단계'에 있는 사람들에게 치료를 제안함으로써 차후에 (신장 질환이나 실명 위기에 있을 때 발생하는) 미세혈관 합병증이나 (경색증이나 절단 수술, 심장 발작이 있을 때 생길 수 있는) 대혈관 합병증을 막을 수 있다고 생각했다. 실제로 당뇨병에 걸리면 차후에 이러한 합병증이 일어나기도 한다. 업존의 재정 지원으로 설립된 조슬린 클리닉은 오리나제와 관련된 임상실험의 주요 메카로 자리 잡았다. 1957년에 오리나제를 대대적으로 선전할 때 업존의 마케팅 책임자들은 이 약품을 성공적으로 홍보하려면 당뇨병에 대한 새로운 인식을 촉구해야 한다는 걸 알았다. 그래서 '미래'에 일어날 수 있는 질병을 '지금' 이 순간, 미연에 방지하는 측면을 강조했다.

이 전략은 실제로 큰 성공을 거두었다. 조슬린 클리닉 연구원들이 실시한 임상실험 결과, 초기당뇨병 환자들의 혈당이 정상 수치보다 높게 나왔다. 그러니 평균치로 낮출 필요가 있다는 주장이 쉽사리 설득력을 얻어 1960년대에 수백만 명이 당뇨병 치료를 받았다. 그전까지는 관련 증상이 없어 자신이 당뇨병에 걸린 줄도 몰랐던 사람들이다. 하지만 혈당이 높다는 이유로 초기당뇨병을 진단받았고 장기간 오리나제를 처방받았다. 치료기간이 딱히 제한된 것도 아니었다. 시장에 새로 출시된 다른 약품과 함께 복용하게 되었고 결국 오리나제는 그 시대의 대표적인 당뇨병 치료제의 자리에 올랐다. 도서에 비유하면 베스트셀러였던 것이다.

1960년대 초반 정기간행물 《의약품 및 화장품 산업Drug and Cosmetic Industry》에 오리나제의 마케팅 전략을 예찬하는 글이 실렸다. 과거에는 당뇨병으로 진단받지 않았던 사람에게 의료적 치료 행위를 제안하면서 '스스로 시장을 개척했다'며 칭찬했다. 이 약품을 제조한 업존의 업적으로만 그 공을 돌리기에는 주변 상황도 무시할 수 없다. 오리나제를 둘러싼 에피소드를 잘 이해하려면, 우선 이 약품이 상품화되기 이전에는 '당뇨병 진단을 받지 않았을 사람을 대상으로 한' 당뇨병 치료제라는 점을 기억해야 한다. 그렇게 '초기당뇨병' 개념이 탄생하게 되면서 당뇨병의 정의가 새롭게 바뀌는 계기가 되었다. 이 '초기당뇨병'까지도 당뇨병의 한 종류로 보게 된 셈이다. 그 결과 당뇨병은 수치에 의해 파악되는 질병, 생체지표(분자생물학적 지표를 이르는 말-옮긴이)에 따른 질병이 되었다. 뚜렷한 증후가 나타나지 않더라도 충분히 질병으로 인정받게 된 것이다.

그러나 혈당을 재고 그 수치를 기준으로 당뇨병 유무를 결정하는 새로운 방식에 따라, 임상적으로 증명된 당뇨 증상이 전혀 나타나지 않는 사람을 당뇨병 환자로 규정할 수 있는지는 의문이다. 사실 신장 질환이나 실명, 뇌졸중, 사지 절단, 심장 발작 같은 여러 증상이 같이 나타나는 경우도 있으므로, 환자의 일상생활에 큰 영향을 미치는 증후를 통해 질병을 진단할 수 있다. 그렇다면 구체적인 당뇨 증상이 없는데도 오리나제를 장기간 복용하라고 강요할 수 있는 것인가? 이와 관련된 논쟁을 잠재우기 위해 정부가 재정 지원하는 당뇨병연구그룹대학UDGP이 야심찬 임상실험을 진행하기도 했다. 이 실험의 목적은 혈당 제어와 관련된 전략적인 여러 방법을 테스트하는 것이었으며 '초기당뇨병' 환자에게 나타나는 혈당 제어 기능 저하와 관련된 연구도 함께 진행했다. 조슬린 클리닉 소속 연구원들처럼 당뇨병의 새로운 전략을 찬성하는 지지자들은 임상실험을 통해 오리나제의 가치가 객관적으로 설득력을 얻으리라 확신했다. 하지만 반대파들은 임상실험을 통해 약품의 이점이 증명되지 않을 것을 확신했다. 결과는 두 파 모두의 예상을 빗나갔다. 1969년에 실행한 초기 임상실험 결과, 오리나제를 복용한 환자들은 약을 복용하지 않았지만 플라시보 효과를 본 그룹보다 심장 발작 리스크를 비롯해 심혈관 질환의 리스크가 더 높게 나왔다.

아반디아가 시장에서 내리막길을 걷기 40년 전, 오리나제는 아반디아처럼 생체지표에 따른 혁신적 신약으로 평가받았다. 미래에 발생할지 모를 병을 막아주는 조건으로 상품화되면서, 심혈관 질환 리스크가 높은 사람에게는 문제 발생 전에 병을 예방해주는 기적의 알약으로 인식되었다. 그러나 1970년 봄, 언론을 통해 오리나제의 부작용과 관련된 스캔들이 불거지면서 21세기 초에 일어난 아반디아 스캔들 못지않은 후폭풍이 일었다. 그 여파로 법 제정자뿐만 아니라 의사와 환자까지 대혼란을 겪었다. 오리나제를 처방받은 수많은 환자들은 해당 질병과 관련된 증상이 없었지만 약을 복용했다. 수치로 진단된 질병의 리스크와 복용 후 이점을 고려했기 때문이다. 마찬가지로 아반디아도 같은 수순을 밟아 진행되었다. 환자와 의사들은 당뇨병연구그룹대학의 연구 결과를 참고로, 약품이 가져올 이점과 또 복용 전의 리스크를 고려했다. 이때 업존과 조슬린 클리닉의 검토 결과도 고려 대상에 포함되었다. 여러 결과물을 종합해보니 임상실험에 사용된 개념이 불충분하다는 것이 드러났고, 오리나제의 사용설명서에 넣으면 안 된다는 결론에 이르렀다. 오리나제를 둘러싼 논쟁은 10년 이상 이어지면서 의회에서도 여러 차례 이 약을 둘러싼 분쟁이 거론되었다. 또한 식품의약국도 여러 차례 공식적인 감사를 한 바 있으며, 미국 최고법원까지 가는 소송도 있었다. 특허 유효기간이 만료되는 시기에 이르자 마침내 오리나제의 리스크에 대한 주의사항이 약품 사용설명서에 기재되는 것으로 상황은 마무리되었다.

오리나제와 레줄린은 서로 닮은 점이 있다. 1960~1970년대의 오리나제와 1990년대 레줄린을 둘러싼 스캔들은 어쩌면 하나의 연장선상에 놓인 듯한 느낌마저 든다. 여기에 2000년대의 아반디아까지, 거의 반세기 동안 일어난 변화에 주목해야 한다. 지난 50년간 제약산업의 영향력은 의학 정보를 지배하는 세계 경제를 그 손아귀에 넣는 데 성공했다. 그뿐 아니라 지적 경제마저 제약산업의 지배력 안에 들어갔다. 오늘날의 지적 경제는 더 이상 우리를 자본에서 보호해주는 역할을 하지 않고, 오히려 유동자산과 재물을 다루는 물질 경제와도 차별화되지 않는 양상을 띤다. 동시에 의학 기술과 약품 소비를 좌지우지하는 의학 정보마저 점점 더 임상실험 절차를 거치지 않는 경향을 보인다. 그 대신 생체지표, 미래의 신종 질병에 대한 리스크 요소를 고려한다.

정상과 비정상의 경계

환자가 주관적으로 어떤 증상과 징후를 호소할 때 질병으로 진단하기 시작한 지는 그리 오래되지 않았다. 가슴 통증을 호소하는 환자들은 수세기 동안 있어 왔지만 폐 주변 흉곽이 아프다고 바로 구협염을 진단하지는 않았다. 그러나 지금은 생체지표로 환자를 진단한다. 심전도를 측정해 표준치보다 높게 나오면 급성심근경색증을 진단한다. 20세기를 거치는 동안 여러 지표로 해당 질병의 유무를 결정하고 그에 맞는 치료를 병행하고 있다. 21세기에 들어와서는 트로포닌 T수치와 트로포닌 I 수치를 측정해서 환자가 관상동맥성 심장 질환에 걸렸는지 확인한다. 그 결과 많은 사람들에게서 심장계 질환이 발견되었고 조기 치료를 실행하게 되었다. 급성심근경색의 경우, 그전까지는 증상과 징후를 기초로 한 진단법으로 식별되던 질병이 아니었다.

트로포닌 같은 생체지표는 임상적으로 대상 범위를 넓히는 데 기여했으며 의료 행위의 개입 가능성을 전보다 높이는 역할을 했다. 하지만 흉곽의 고통을 호소하는 사람에게 트로포닌 수치를 알아보는 검사를 해보면 그 외 다른 문제들이 연속적으로 가시화된다. 그렇다면 우리는 어떤 생체지표를 질병 진단의 잣대로 사용해야 할까? 트로포닌 T 아니면 트로포닌 I? 어떤 잣대가 정말 질병의 유무를 파악해줄 수 있을까? 정량화된 수치로 정상인과 환자를 구분하는 기준은, 검사 내용을 정하는 기획자와 의료 행위를 권장하는 사람, 보건당국의 결정에 좌우된다 해도 과언이 아니다. 그래서 심각한 관상동맥성 심장 질환에 걸리지 않았을지라도 검사 결과 많은 사람들의 혈액에선 낮지만 분명 트로포닌이 검출된다. 사실 신장 질환을 앓는 사람은 신장의 기능장애로 혈액에서 트로포닌이 빠져나가는 것을 막지 못한다. 그래서 트로포닌 검사에서 양성 반응이 나올 경우, 단순히 신장 질환으로 트로포닌이 혈액에서 검출된 사람과 정말 위급한 상황에 처한 환자들을 구별 짓기 애매한 상황이 속출한다. 더군다나 트로포닌의 평균 수치를 갈수록 낮추는 바람에, 병이 없는 무고한 사람에게까지 심장에 카테터를 삽입하는 수술을 시도할 확률은 점점 더 높아지는 추세다.

당뇨병과 관상동맥 질환, 그리고 현대 의학이 질병으로 정의한 수많은 병들은 초기에는 기본 증상으로 인식이 가능했다. 그러다 시간이 흐르면서 차츰 임상적인 증후로 바뀌고, 나중에는 정량화된 수치에 따라 정확한 질병으로 진단받게 되었다. 그러다 보니 어떤 증상이 있는 것으로 진단된 부위가 환자가 고통을 호소하는 부위와 일치하지 않는 경우도 발생했다. 또 의사가 육안으로 파악한 증상이 생체지표에 따른 진단과 차이 나는 경우도 있었다. 결과적으로 예전보다 사람들은 의료 행위의 대상 즉, 환자가 될 가능성이 높아졌다. 과거에는 의사가 직업의식에 따라 환자와 비환자를 매우 엄격히 구분했지만 지금은 상황이 달라졌다. 수치를 기준으로 한 진단법은 정상인과 환자의 경계선을 애매모호하게 만들었다. 제약회사뿐만 아니라 생명공학 분야를 비롯해 의료기기 제조업체들이 질병 관련 임상실험을 지원하게 되면서, 치료 수준을 직접 결정하려 들고 또 그 수준을 자꾸만 낮추려 애쓴다.

마케터들이 시판 후 매출을 기대하며 임상실험에 주목하는 이유는 바로 기준 설정이 그만큼 중요하다는 방증이다. 화이자는 티앤티 TNT(Treating to New Targets) 연구에 재정 지원을 아끼지 않았고 그 결과 리피토르/타호르(아토르바스타틴 계열)가 심장 질환 치료제로 독보적 위치에 오를 수 있는 발판을 마련했다. 콜레스테롤 수치가 정상 수치보다 살짝 높은 사람까지 적용 대상으로 삼게 된 것도 다 그 기준이 낮아진 덕분이다. 게다가 당뇨병과 관련된 다양한 연구와 실험 결과, 당뇨병 진단의 결정 기준이 마련되었다(보통 공복 상태에서 측정한 혈당 수치나 헤모글로빈 A1C[당화혈색소]를 기준으로 측정하기도 한다). 그러나 정상과 '당뇨병 전단계'를 구별하는 기준을 보면, 전보다 평균 수치가 낮아진 것을 확인할 수 있다. '초기당뇨병'으로 진단받은 환자는 어쨌거나 당뇨병 환자보다는 건강상의 위험도가 적고 그래서 치료법도 더 순하다. 하지만 '초기당뇨병' 환자의 수는 당뇨병 환자보다 매우 빠르게 증가하고 있다. 그러다 보니 점점 더 많은 사람들이 당뇨병 치료제를 복용하게 되었다.

물론 '초기당뇨병'으로 진단받아 미리 치료를 받을 때의 이점이 전혀 없는 것은 아니다. 10년 전 같으면 과잉진단으로 인정해 금전적 비용과 약품 비용의 리스크를 따졌겠지만 이제는 상황이 달라졌다. 이제는 둘 중 어느 쪽이 더 나은지 판단하기 어려울뿐더러 임상실험의 진짜 역할이 무엇인지 정의하기도 점점 어려워지고 있다. 의약품시장을 확대하기 위해서인지, 치료의 유용성을 객관적으로 증명하기 위해서인지 헷갈린다. 오늘날 대부분의 임상실험은 사적 이해관계와 얽혀 있다고 해도 과언이 아니다. 의학 정보의 경제성과 의학산업의 경제성, 이 둘 사이의 경계선이 예전보다 더 불확실해졌다. 과거에는 이 점을 결코 인정하려 하지 않았지만 지금은 더 이상 부인할 수 없는 일이 되어버렸다.

의학 정보의 경제성
—

1959년 화이자의 회장 존 맥킨은 회사 간부들에게 이렇게 말했다.

> 의약품 분야는 시장에 국한되지 않고 이면에 자리 잡은 정보까지 은밀히
> 관리하고 있다는 것을 알아야 한다. (……) 이 분야의 세계적 성장과 함께
> 의학 정보가 지구촌 구석구석까지 확산될 수 있도록 파이프라인(구체적으
> 로 가시화되지는 않았지만 연구 단계에 있는 상품 프로젝트-옮긴이)을 확
> 실히 구축해야 한다.

동시대 사람들과 마찬가지로 존 맥킨 역시 제약산업이 약품만 팔아
서는 끝까지 생존할 수 없으리라고 짐작했다. 그래서 1906년에 '식품
위생과 약품에 관한 법률'이 통과된 후로, 수익 구조는 의약품 자체만
이 아니라 여러 부대조건들, 의학 정보에 의해서도 결정될 것이라는 예
측이 명백한 사실로 드러났다.

제약산업이 생산하는 의약품의 가치는 원재료의 희귀성이나 약품의
제조 및 유통과 관련된 기술적 정교함과는 상관이 없었다. 의약품의 가
치는 결국 처방을 내리는 관례적 습관과 관련된 정보에 좌우된다. 의사
들이 어떤 약을 처방하고 환자가 그것을 살 수 있게 하려면 보다 효율
적이고 안전한 전략이 필요하다. 이때 법적 테두리를 벗어나지 않고 규
제 범위를 준수해야 함은 당연하다. 지적재산권을 보호하고 자체 생산
비용과 전혀 무관한 비용을 의약품 가격에 책정하는 일은 없어야 하기
때문이다. 의학 정보의 경제성을 관리한다는 말을 더 구체적으로 설명
하자면, 의학 정보의 개념 정립과 확대해석, 그 정보를 소비자에게 제공

하는 것, 이 삼박자가 골고루 갖춰져야 함을 의미한다. 이러한 경제성은 오늘날 모든 제약회사가 성공을 위해 달성해야 하는 필수불가결한 조건이 되었다.

의학 정보의 개념 정립에 매진했던 제약회사들은 연간 700억 달러의 비용을 감당하면서까지 시장에 신약을 소개하기 위한 연구개발에 주력했다. 결과물이 예방 의학에 중요한 의미를 부여할 수 있도록 목표 달성을 위한 엄격한 임상실험도 이루어졌으며, 그 결과 시장 가치 면에서 임상실험은 중요한 부분을 차지한다. 제약기업의 비용 지출이 막대해지고 정부의 임상실험 지원 예산은 상대적으로 줄어듦에 따라 국민 건강을 책임지는 정부의 과제는 역동적인 제약시장과 갈등하기 시작했다. 결과적으로 현재와 미래의 의약품 수요를 충당할 수 있는 공급업체로서의 정부 역할은 점점 소외되어간다.

의학 정보의 배포에 있어 결국 제약회사들은 결정적 영향력을 행사하게 되었다. 연간 900억 달러를 지출하면서 기업들은 의사와 약사, 보험회사 관계자와 환자들에게 약품을 선전한다. 게다가 광고업계, 약품 판매원, 다른 투자회사들이 의약품 정보를 확산시키는 데 보다 결정적이고 효과적인 보조 역할을 했다. 그와 관련된 수많은 예들이 이 책에 소개되고 있는데, 그중에는 시의적절한 광고를 만들어주는 미디어 매체, 다수의 독자층을 확보하고 있는 잡지 광고, 명문대 산하 연구소에서 보고서를 작성하고 관리하는 '대필자'의 공도 컸다. 또 의과대학의 강의 커리큘럼에 신종 의약품과 여러 질병을 포함시키고 이따금 유리하지 않은 결과를 일부러 감추거나 삭제하는 행위도 서슴지 않았다.

의약품은 다른 제품의 소비와 성격이 다르다. 의약품이란 적어도 소비자를 세 가지 층위로 나누어 상대하기 때문이다. 첫 번째 의학 정보의 소비자층은 제품을 통제하고 관리하는 역할을 하는 국가다. 이 약의 상업화를 허용할지 아니면 금지할지, 구체적인 사항을 국가가 결정하기 때문이다. 두 번째 소비자층은 약을 처방해야 하는 의사들 즉, '중재적 소비자' 또는 '전문화된 중재자'라고 일컫는 직업군이다. 이들은 특정 질병을 앓고 있는 환자에게 특정 약품을 선택해 처방해주는 일을 한다. 마지막 세 번째 소비자층은 다름 아닌 환자들로, 이들은 처방받은 약을 구입할지, 복용할지의 여부를 결정한다.

이런 상황이니 제약산업이 의학 정보를 관리한다 해도 그리 이상할 일은 아니다. 오늘날 초국가적 형태를 띠는 기업들이 의학 정보의 '국제적인 조화'를 추구하며 다양한 국가의 통제에 맞서 균일하게 통일하려 하는 모습을 자주 볼 수 있다. 그 과정을 세 단계로 나눌 수 있다.

1) 시장 판매를 승인받은 후 기업은 임상실험을 거친 약품의 사용 범위를 더 확대하려고 애쓴다.

2) 마케팅 자문관처럼 제품 관리에 적격인 적임자를 등용해 제품이 빠른 속도로 인정받을 수 있도록 안정적 마케팅을 펼친다.

3) 마지막으로 제약회사가 약품을 통제하는 기관들을 재정적으로 후원함으로써 자사의 영향력을 발휘한다.

약품이 시중에 출시되기까지 필요한 의학 정보와 관련해 정부가 할 수 있는 일은 새로운 시장이 형성되도록 허용해주는 것이다. 대표 사례가 레줄린과 아반디아의 출시였다. 당뇨병 치료제로서 탁월한 효과가 있는 신약으로 세상에 등장한 것도 제약회사가 그 뒤에서 물심양면으로 애썼기 때문이다. 그러나 조정기구도 상황에 따라서는 시장 유통을 제어할 수 있다. FDA가 심혈관 질환의 리스크를 인정함에 따라 아반디아는 결국 4년 만에 판매 금지되었다. 제약회사들도 전문가의 의견을 수렴해 제품의 판매 여부를 결정한다. 신약이 훌륭한 혁신을 보장하기도 하지만 아닐 때도 있기 때문이다(아반디아도 기존의 약품과 비교할 때 별 차이가 없긴 했다). 또한 신약에 함유된 화학물질에서 리스크가 발견된다면 회사도 이 점을 무시할 수만은 없다(GSK는 아반디아에서 심혈관 질환의 리스크가 발견되었지만 바로 판매를 중단하지는 않았다. 약품 회수는 판매가 시작되고 4년이 지난 후에 이루어졌다).

제약회사의 연구소는 의사들이 자사 제품을 처방하게끔 유도하려고 바람직한 임상실험 결과와 객관적인 의학 정보를 제공함으로써 자사 제품을 홍보한다. 미국 국립신장재단이나 의사, 환자협회, 보건당국 책임자들이 참여한 학술기구에서 만장일치로 동의한 정보들을 접한 의사들은 처방전을 써줄 때 아무래도 그 정보에 영향을 받는다. 그래서 전세계 의사들의 처방전에는 해당 정보가 정형화된 잣대로써 중요한 역할을 한다.

마지막으로 제약회사는 인터넷 사이트를 운영하면서 환자들에게 의학 정보를 제공한다. 또 소비자들이 건강에 신경을 쓰도록 직접 광고를 통해 호소한다.

최근 '근거중심의학'이 각광받으면서 가장 우려되는 점은 바로 비싼 비용을 들여 무작위로 추출해 얻은 임상실험 결과를 객관적 증거물로 강조한다는 점이다. 게다가 실험자들은 스스로를 마치 공정한 심사를 거쳐 선출된, 특권을 지닌 전문가처럼 보이려 한다. 그래서 다수의 구독자들이 열람하는 학회지에 임상실험 결과를 독점적으로 배포하고 저명한 토론 주제로 내세우며 마치 기정사실인 양 정보를 일반화시킨다. 그러나 의학 정보란 자연발생적으로 생겨난 것이 아니며, 또한 수동적인 방식으로 확산된 것은 더더욱 아니다. 분명 허점이 있음에도 정밀검사 없이 진행된 결과들이 의학 정보로써 고스란히 사람들에게 제공되었다. 제약산업 관계자들은 의학 정보가 유용하게 쓰이는 곳을 치밀하게 계산해 그곳을 중점적으로 정보를 확산시켰다. 따라서 우리는 의학 정보를 자세히 검토해야 한다. 강조되는 주제들이 반드시 의학의 진보와 국민 건강을 위한 것들은 아니기 때문이다.

스캔들, 그리고 일상이 되어버린 관례
—

글락소스미스클라인이 벌금을 냈다는 기사가 보도되었을 때 신기하게도 대중은 크게 동요하지 않았다. 솔직히 지난 10여 년간 비일비재했던 일들이라서 대부분의 사람들이 대수롭지 않게 여겼으리라. 하지만 여기서 나는 스캔들의 질이 아닌 양의 문제를 지적하려 한다. 여기저기서 불미스러운 소식이 들려도 국민은 이제 심드렁하다. 하지만 그래선 안 된다. 이번 글락소스미스클라인 사건도 그렇고 제약산업과 관련된 여러 스캔들에 무관심할수록 그런 일은 계속해서 반복될 수밖에 없음을 깨달아야 한다. 게다가 제약산업의 비합법적인 사건만 다룰 경우 간과하기 쉬운 또 다른 면이 있어서, 나는 그 점도 짚고 넘어가려 한다. 다시 말해 그보다 더 포괄적인 범주 안에서 합법적이되 근본적으로 문제가 많은 관행들이 버젓이 진행되고 있기 때문이다. 우선 의과대학의 '지적 경제'와 반세기 전부터 확산된 의약품의 '물질적 경제' 사이의 밀착 관계를 지적해야겠다. 중재 기관의 통제가 없는 상황에서 이 둘은 너무나 끈끈한 유대 관계를 맺고 있다. 임상 연구와 의과대학의 자율성을 위한 공적 자금이 여의치 않은 상황에서 대학과 산업의 관계는 더욱 공고히 다져지고 그 영향력은 계속 확산되고 있다.

그러나 제약회사의 마케팅 전략이 의약품과 의학 정보의 긴밀한 관계를 좌우하는 것은 아니다. 실제로 레줄린의 경우, 예기치 않은 부작용들이 속출해 출시된 지 3년 만에 판매가 중단되고 만다. 하지만 이 약을 홍보하기 위해 적용된 메커니즘까지 함께 멈춘 건 아니었다. 여기서 메커니즘이라 하면, 인슐린의 내성을 개선한 치료제가 바로 레줄린이 되기까지의 과정을 말한다. 즉, 인슐린의 내성을 강조하며 당뇨병 치료의 발전과 조기 치료의 필요성을 홍보하며 강조했다. 비록 레줄린이란 상품은 실패로 돌아갔지만 그 약품에 내재된 의학 정보는 계속 확산되며 당뇨병 환자의 상태를 개선시키는 데 이용되고 있는 것이다. 이러한 정보의 확산은 결과적으로 아반디아 복용의 증가를 초래해, 수백만 명의 미국인들은 아침에 눈을 뜨자마자 이 약을 복용한다. 약품이 파생시키는 부수적 리스크가 증가하고 있는데도 말이다.

어떤 약품과 관련된 의학 정보를 관리하는 일, 의사가 진단을 내리는 과정, 환자에게 건강 문제를 조언하는 과정에 개입되는 일, 이들은 오늘날 제약산업이 가장 신경 쓰는 부분이다. 의학 정보가 의약품 홍보와 떼려야 뗄 수 없는 관계를 맺고 있다 해서, 그 마케팅 전략을 순수하고 명료한 것이 아니라고 단언하기엔 이론의 여지가 있다. 하지만 그 정보의 내용이 순수하다고만도 할 수 없다. 제약산업의 위태로운 접근법을 제대로 파악하려면, 대대적인 스캔들 이면의 문제까지도 찾아낼 수 있어야 한다. 그리고 우리가 접하는 의학 정보가 만들어지고 퍼지고 소비되는 각각의 단계에서 제약산업이 어떤 접점을 공유하고 있는지도 함께 파헤칠 수 있어야 한다.

• Chapter 17 •

데이터의 편차 비교하기:
콜레스테롤과 심장병의 관계

존 에이브람슨 John Abramson

존 에이브람슨은 오랫동안 보스턴에서 일반 외과의사로 일하면서 하버드 의과대학의 교수로 강의했다. 그는 제약산업이 의학 연구와 국민 건강에 해를 끼친 것을 공개적으로 혹평한 미국인 중 한 사람이다. 청년 시절 통계학과 유행병을 연구한 그는 현대 의학을 기초로 제약회사들이 무작위추출에 따른 임상실험의 결과를 제시할 때마다 철저히 검토했으며, 그 속에 감춰진 '이점과 리스크의 균형'의 실태를 낱낱이 계산했다. 존 에이브람슨이 쓴 《약물남용 Overdo$ed America》[1](2004년)은 콜레스테롤 수치를 낮추는 치료제에 의혹을 제기한 책으로 유명하다. 심장 질환을 예방한다는 치료제가 오히려 심혈관계에 문제를 일으킬 수 있다고 그는 주장했다. 그래서 그 약에 함유된 셀레브렉스 Celebrex와 비옥스, COX-2 소염제 성분을 우려했다(이 책이 출간된 지 9일 만에 약품시장에서 돌연히 머크가 판매 중단되었다). 소비자를 지키는 수호자가 된 그는 제약회사들이 자사 제품 홍보를 위해 제공하는 의학 정보에 담긴 '증거'들이 과연 믿을 만한지 분석하는 일을 지금도 게을리 하지 않고 있다(실제로 제약회사를 상대로 한 소송에 직접 참여해 기소를 뒷받침할 증거를 제시하고 있다). 2001년부터 시작된 심장 질환 예방 치료, 그리고 콜레스테롤 수치를 기준으로 치료를 권하는 행위에 대한 변천사를 존에게서 들어본다.

2000년 미국인들은 콜레스테롤 수치를 낮추는 데 효과적인 스타틴 계열의 약물을 복용했다. 동일한 콜레스테롤 수치를 보인 유럽인의 2배가 넘는 수다(스타틴 계열 약물을 복용한 미국인은 프랑스인보다 30퍼센트나 더 많았다).[2] 콜레스테롤 수치를 낮추려고 스타틴 계열 약물을 복용한 사람의 국적을 비교한 결과, 절반 이상이 미국인이었다. 이 약물을 복용한 전 세계의 2,500만 명 가운데 1,300만 명이 미국인인 것이다.[3] 또한 경제협력개발기구OECD 회원국 가운데 관상동맥우회로이식술을 가장 많이 한 국가도, 막힌 혈관을 뚫어주는 혈관성형술을 가장 많이 실시한 국가도 미국이다(미국인 중 관상동맥우회로이식술을 받은 환자는 프랑스인보다 5배나 많으며 혈관성형술을 받은 환자는 2.5배 더 많다).[4]

그렇다면 관상동맥 질환의 예방과 치료는 미국이 최고인가? 이 질문을 미국의 의료산업 관계자와 의사들에게 건넨다면 당연히 그렇다고 대답할 것이다. 하지만 국민 건강만을 고려했을 때는 부정적인 답이 예상된다. 스타틴 계열 약물 복용자가 많고 막힌 관상동맥을 열어주는 수술 빈도수가 가장 높다고 해도, 미국은 현재 산업화된 국가 중 관상동맥 질환으로 인한 사망자로는 세계 20위를 차지한다.[5] 이 순위를 보고 혹자는 여러 치료로도 잘 낫지 않는 질병이 아닌가 생각하겠지만 사실은 그렇지 않다. OECD 선진국들을 대상으로 조사한 결과, 관상동맥 질환의 발병률만 놓고 봐도 미국은 전체 순위 중 18위다. 심지어 이 질환으로 인한 프랑스인의 사망률은 미국의 3분의 1밖에 되지 않았다. 게다가 프랑스에서는 이 질환의 발병률이 미국보다 3배나 빠른 속도로 줄어들고 있다![6]

최초의 구멍 법칙: 구멍에 빠졌을 때 가장 먼저 할 일은 구멍 파기를 멈추는 것
—

2001년 5월 15일, 미국은 높은 콜레스테롤 수치를 낮추는 데 효과적인 치료법을 국민에게 권장하며 심장 질환의 리스크를 줄일 수 있다고 강조했다. 이 홍보는 미국 의학사에 길이 남을 만큼 대대적인 규모로 거행되었다. 하지만 결과적으로는 국민 건강에 중점을 둔 게 아니라 스타틴 계열 약물의 복용자 수를 늘리는 것에 초점을 맞춘 것이 돼버렸다. 홍보 결과, 이 약을 콜레스테롤 수치를 낮추는 치료제로 쓴 사람이 1,300만 명에서 3,600만 명으로 증가했다. 연간 매출 역시 200억에서 300억으로 뛰어올랐다. 또한 2,300만 명의 미국인들이 추가적으로 약 처방을 제안받았다. 심장에 문제가 생길 리스크가 있다는 이유였는데, 아직 고통을 호소하지는 않았지만 초기에 '1차 예방'이란 이름으로 권한 것이었다.

2001년 스타틴 계열 약물로 콜레스테롤 수치를 낮추는 치료가 실행되었는데, 그 대상자는 향후 10년 안에 심장 질환에 걸릴 가능성이 10퍼센트인 사람들이었다. 즉, 콜레스테롤 수치가 1데시리터당 130밀리그램(또는 1리터당 3.4밀리몰)이 넘으면 적신호가 울렸다. 성별에 상관없이 모든 이에게 적용되었으며 65세 미만이든 이상이든 동일한 기준을 적용했다. 콜레스테롤 수치로 환자를 진단해 치료법을 제안하는 이런 방침은 마치 '국가에서 정한 법'처럼 당연한 것으로 받아들일 수밖에 없었다. 그래서 사람들이 그 점을 등한시하면 객관적인 기준인 양 강조하며 설득에 나섰다. 미국 성인의 약 20퍼센트가 스타틴 계열 약물을 일상적으로 복용하고 있는 현상에 대해 이러한 수치가 과연 그 정당성을 입증할 수 있을까?

과학이 제공하는 데이터
—

심장 질환 리스크가 높은 65세 미만의 성인을 대상으로 '1차 예방'을 시도할 경우, 임상실험 결과에 따르면 스타틴 계열 약물은 심장 발작의 리스크를 상당히, 약 25~30퍼센트까지 줄일 수 있다고 강조했다(이 수치는 흔히 말하는 '상대적 리스크의 감소'일 뿐이다). 그러나 리스크가 있는 모든 사람이 스타틴 계열의 약물을 복용한다 해도 환자 한 사람 한 사람의 실제적인 이득(우리는 이것을 '절대적 리스크의 감소'로 부른다)은 위의 결과와 사뭇 다르다. 즉, 모든 환자들의 리스크가 25~30퍼센트로 감소한다는 뜻이 아니다. 실제로 '절대적 리스크'를 이 정도로 줄이려면 환자 중 50명이 해당 약물을 5년 동안 장기 복용하고, 그래서 심장 발작과 함께 심장 질환으로 인한 사망을 피할 수 있어야 한다.[7]

보다 현실적인 관점에서 볼 때, 의학 정보에 기재된 수치들은 객관적이거나 절대적인 것이 아니다. 색깔에 비유하자면 흰색이면 흰색, 검정색이면 검정색, 이런 식으로 한 가지 색을 명확히 나타내는 것이 아니라 50가지 톤의 여러 뉘앙스가 합쳐진 회색과 비슷하다. 의사들은 환자 개개인의 사례를 검토해 리스크를 지닌 당사자가 과연 5년간 약물을 복용하길 원하는지 물어야 한다. 환자 50명 중 1명꼴로 심장 발작을 피할 수 있고, 50명 중 49명은 부작용의 리스크를 겪으며 건강이 호전 되지 않을 수도 있다는 '절대적 리스크의 감소'에 대해서도 인지시켜야 한다. 그렇게 함으로써 환자와 의사 사이의 대화를 활성화시켜야 한다. 객관적으로 집계했다는 데이터를 환자가 알아듣기 쉽게 해석해준 다 음, 주어진 상황과 판단에 따라 해당 의학 정보를 수용하게끔 해야 한 다. 환자가 시의적절한 결정을 내리고 스타틴 계열의 약물 복용 여부를 직접 선택할 기회를 줄 수 있어야 한다. 그러나 현재 의사들의 관행을 보면 그렇지가 않다. 리스크가 보이는 모든 환자에게 약물 복용을 권장 하고 있기 때문이다. LDL 콜레스테롤(저밀도 지단백 콜레스테롤을 말하며, 혈관에 쌓여 동맥경화를 일으키기 때문에 '나쁜 콜레스테롤'이라고 함–옮긴이)을 줄이는 것이 마치 의사의 의무인 양 환자에게 콜레스테롤 수치를 줄이 는 치료제를 처방한다. 환자 개인의 의견이나 그들이 중요하게 여기는 가치는 안중에도 없이 말이다.

반면에 심장 질환 관련 병력이 전무한 여성의 경우, 남성보다는 진단 남용이 상대적으로 덜했다. 그리고 2001년 통계를 살펴보면, 일곱 차 례의 임상실험 결과 스타틴 계열 약물을 복용한 환자 중 남성보다 여성 의 리스크가 확실히 더 줄어든 것으로 나왔다. 실제로 이 결과에 해당 하는 여성 환자들은 단순한 권장사항으로 약물을 복용한 것이 아니라 이미 심각한 심장 질환 병력의 여성들로 7가지 실험 중 6가지에 해당 되었다. 즉 '제2차 예방'을 받은 사람들인 것이다. 그중 한 가지 예외는 〈에어포스/텍사스의 관상동맥경화증 예방 연구Air Force/Texas Coronary Atherosclerosis Prevention Study〉였다. 총 20명의 여성 환자를 대상으로 임상 실험한 결과로, 심장 질환 병력이 있었지만 치료 후 리스크 감소가 너무 저조해 통계 수치로 발표하지 않은 사례다.

이 연구보고서를 읽다 보면 이런 의문을 품게 된다. 국제적으로 인지도가 있고 국내에서도 유명한 전문가들이 참여한 실험인데 왜 이런 실수를 했는지 말이다. 하지만 이것은 결코 실수가 아니다. 나는《미국의학협회저널JAMA(Journal of the American Medical Association)》[8]에 실린 보고서의 요약본을 읽다가 11쪽에서 이상한 점을 발견했다. 보고서(총 284쪽)의 본문 211쪽에서 확인한 내용이 요약본 11쪽에서는 빠져 있었던 것이다. '여성 환자의 콜레스테롤 수치 관리와 관련된 특이 사례'라는 소제목의 내용이 없어진 것이다.

> LDL 콜레스테롤 수치 감소와 관련된 임상실험이 이 리스크 범주에서는
> 일반적으로 빠져 있다…….[9]

'일반적으로 빠져 있다'는 표현은 곧 그와 관련된 데이터의 부재를 뜻한다. 아이러니하게도 이 보고서 앞부분을 보면 전문가들이 객관적 데이터를 왜곡해 표현한 것을 알 수 있다. 그렇다면 근거중심의학에 기초한 의사들의 조언을 어떻게 정확히 증명할 수 있을까? 심장 질환을 앓고 있지 않아도 수백만 명의 미국인들이 스타틴 계열 약물을 복용하도록 하려고 이들은 자신의 진단을 정당화할 수 있는 데이터를 취한 것이다.

> (여성을 대상으로 한 1차 예방) 치료를 정당화하기 위해 동일한 리스크를
> 가진 남성에게서 나타난 이점을 여성 환자 사례에 적용시켜 예측했다.

바꿔 말하면, (현대 의학의 특권이라 할 수 있는) 무작위추출로 이뤄진 임상실험은 심장 질환을 앓지 않은 여성의 콜레스테롤 수치를 스타틴 계열의 약물 치료로 정당화시킬 수 없다. 2001년에 실시된 연구에서 전문가들은 의사에게 정보를 제공하면서, 정당화될 수 없는 편협한 정보를 마치 공신력을 갖춘 객관적인 정보처럼 보이려고 애썼다.

또한 2001년 전문가들이 참여한 연구를 보면, 65세 이상의 노인을 대상으로 한 심장 질환 발병을 막기 위한 '1차 예방'에서도 여성 환자들만큼이나 약물 치료가 리스크 감소에 효과적이었음을 강조했다.

> (스타틴 계열 약물을 복용함으로써) LDL 콜레스테롤 수치를 현저히 낮출 수 있었다. (심장 질환을 앓고 있지 않은 65세 이상의 환자들에게서) 관상동맥 질환 발병 리스크를 떨어트리는 데 기여했다.

이 주장을 뒷받침하기 위해 9가지 연구가 이뤄졌는데, 그중 하나가 앞서 언급한 '에어포스/텍사스의 관상동맥경화증 예방 연구'였다. 이 연구는 노인들에게 관상동맥 질환의 1차 예방이 필요하다는 데 힘을 실어주기에 적합했다. 하지만 내용을 자세히 살펴보면 임상실험에 참가한 65세 이상의 환자들은 전체의 5분의 1밖에 되지 않는다. 스타틴 계열 약물 복용자들의 심장 질환 리스크 감소는 통계적으로는 의미를 갖는다. 그렇다면 다른 연구는 어떤가? 다른 6가지 연구에서는 심장 질환 병력의 환자들을 실험 대상에 넣지 않았고, 또 대상 환자들 중에 64세 이상의 노인은 없었다. 심지어 마지막으로 실시된 연구에서는 환자들의 평균 나이가 51세였다(이 연구는 스타틴 계열 이전에 사용되던 약품을 테스트하는 임상실험이었다). 물론 콜레스테롤 수치를 낮추면 65세 이상 노인에게 발생할 수 있는 심장 질환의 리스크를 줄일 수 있다는 주장은 9가지 연구가 한목소리로 주장하는 내용이긴 하다. 그러나 이 의미심장한 데이터만으로 사람들에게 약을 권하기에는 무리가 있다.

콜레스테롤 치료제 제조업체와 금전적으로 엮이지 않은 전문가들이 보고서를 작성하는 날이 오기를 기다릴 수밖에 없다. 그러나 의약품 소송이 발생했을 때 자금 지원을 받지 않고 개발된 의약품은 거의 없었다.

14명의 전문가 중 5명은 스타틴 제조업체로부터 금전적 지원을 받고 있었다. 그중에는 연구소 대표들도 있다. 대표를 포함한 이 5명의 전문가들은 스타틴 계열 제조업체 3곳과 관계가 있었고, 모두 스타틴 계열 약물 매출이 높은 상위권 제조업체들이었다. 콜레스테롤과 포화지방산이 동물성 음식, 예를 들어 고지방 유제품과 달걀노른자, 붉은색 육류에 많이 들어 있다는 것은 우리 모두 잘 알지만, 2001년에 콜레스테롤 수치를 낮추는 문제와 관련해《미국의학협회저널》에 실린 글 어디에도 '가금류 알', '쇠고기', '유제품' 섭취를 줄이면 콜레스테롤 수치를 낮추는 데 기여할 것이란 말은 없다. 많은 의사들이 읽는 회보에 이런 중요 정보가 생략된 데에는 그만한 이유가 있을 것으로 추정된다. 총체적 이득을 위해 의학협회가 공모한 것이다. 무슨 말인가 하면, 회보의 저자와 연구진이 (그 당시 또는 과거의 한때) 미국 육류협회와 뒷거래했을 가능성이 있다는 뜻이다. 그뿐만 아니라 미국 계란협회와 미국 목축업자들의 모임, 유제품 홍보 및 연구를 위한 미국국립센터와도 모종의 금전적 관계를 맺고 있던 것은 아닌지 추측해본다.[10]

무작위추출 실험으로 획득한 새로운 발견 (안타깝지만 실패한 실험)

가장 이상적인 해결책은 전적으로 건강 유지에만 초점을 맞춘 새 치료법을 제안하는 증거로서의 진단 기준을 제시하는 것이다. 그렇게 되면 의사들은 지금까지 환자를 진단할 때 사용한 기준을 보장해준 데이터를 서로 비교하며 재검토할 것이다. 물론 현실적으로 이 해결책이 실행될지는 의문이지만 말이다. 새로운 임상실험을 하려면 막대한 비용이 필요하며 수년간 장기 프로젝트로 진행되어야 하기 때문이다. 게다가 현재 유명한 전문가들이 제안한 최적화된 치료법을 무시하고 그보다 더 검증 안 된 새로운 방법으로 무작위추출 테스트를 시도하는 건 상도덕에 어긋난다는 인상을 줄 수도 있다.

또한 2001년에 발표된 연구와 유사한 연구 결과가 1년 반이 지난 후 《미국의학협회저널》에 또 한 번 실린 적이 있다. 우연의 일치라고 하기엔 세부 내용에 묘한 공통점이 있었다.[11] 혈압과 고지혈을 저하시켜 심장 질환을 예방하는 취지의 연구였는데, 약자로 'ALLHAT-LLT'라고 불렀다. 풀어서 설명하면 '심근경색 예방을 위한 항고혈압제 및 콜레스테롤 저하제 복용 실험'이었다. 1990년대 초반에 실시된 이 연구는 비록 초기 목적은 그것이 아니었지만, 스타틴 계열의 약물 복용을 확산시키는 데 결정적 영향을 미쳤다.

1994년부터 'ALLHAT-LLT'는 심장 질환으로 고생하는 1만 명 이상의 환자들을 표본 집단으로 구성했다. 성비도 비슷하게 맞춰 55세 이상의 남녀 환자들을 대상으로 스타틴 계열 약물을 복용하게 한 결과, 남성은 90퍼센트, 여성은 75퍼센트까지 심장 질환 리스크를 떨어트리는 데 일조했다. 2001년부터 의사들은 본격적으로 스타틴 계열 약물을 신종 치료제로 권하기 시작했고, 이 약물을 우연히 복용한 환자들은 콜레스테롤 수치가 떨어지는 것을 확인했다. 그리고 의사가 권하는 치료법을 받아들이면서 스타틴 계열 약물을 일반적인 치료제로 받아들였다(그 당시 사용되던 약품이 프라바콜Pravachol®이었다. 프랑스에서는 엘리소르Elisor®란 이름으로 상품화된 약물이다). 그로부터 4년 후, 프라바콜 복용자의 80퍼센트만이 계속해서 스타틴 계열의 약물을 복용했다(20퍼센트는 부작용을 호소하거나 정확한 사유는 모르지만 복용을 중단했다). 또 스타틴 계열 약물을 복용하지 않은 사람들의 17퍼센트가 의사의 권유로 콜레스테롤 수치를 낮추는 치료제를 먹기 시작했다. 한마디로 ALLHAT-LLT는 다수의 미국인들이 스타틴 계열 약물을 복용하도록 유도함에 따라 심장 질환의 빈도수를 낮추는 데 결정적인 기여를 했다.

하지만 스타틴 약물의 복용자가 4배나 늘어났어도 심장 질환에 걸린 환자와 그로 인한 사망자 수는 줄어들지 않았다. 1990년대 중반 상황과 비교하면 스타틴 약물 복용자 수만 늘었을 뿐이지 심장 질환 환자 수는 변함없었던 것이다. 성별에 따른 환자 수 차이도 거의 없었을 뿐 아니라 55~65세의 노인 환자 수, 당뇨병과 심장 질환 병력의 유무, LDL 콜레스테롤이 1데시리터당 130밀리그램을 넘는지의 여부 등이 심장 질환과 관련된 통계 수치의 변수로 작용하지는 못했다. 다만 스타틴 약물 복용자 중 아프리카 출신 미국인들에게만 변화가 있었는데, 통계상 아프리카 출신 미국인 중 심장 질환자 수가 전보다 준 것으로 나타났다. 하지만 심장 질환으로 인한 전체 사망자 수는 줄어들지 않았다.

만약 의학이 정말로 진보했다면, 그래서 대대적인 임상실험의 보다 객관적 데이터를 통합했다면, ALLHAT-LLT가 제시한 치료 방식이 적합하지 않다는 것을 확인할 수 있었을 것이다. 그러면 굳이 스타틴 약물 복용자가 1,300만 명에서 3,600만 명으로 늘어나지도 않았을 것이다. 내가 알기론 일간지 중 유일하게 《월스트리트저널》만이 이 점을 고심한 걸로 알고 있다.[12] 그 외 나머지 언론은 일절 함구했다. 의학 잡지는 ALLHAT-LLT의 결과를 포괄적으로 다루지 않았는데, 스타틴 계열 약물을 주기적으로 복용한 자와 비복용자였다가 복용하기 시작한 환자들(17퍼센트) 사이의 콜레스테롤 수치에 분명한 차이가 없었기 때문이다. 프라바콜 복용자와 그렇지 않은 환자들 간에 차이가 없다는 것은 스타틴 계열 약물의 효능을 강조하는 데 장애가 되었다. 사실 ALLHAT-LLT가 강조하고 싶은 내용이 바로 그 약물의 효능 아니었던가! 1990년대 중반 의사들은 당시 유행하던 치료법에 따라 심장 질환 환자에게 스타틴 계열 약물을 처방했고 환자들은 그 약을 복용하면서 얼마간 효과를 보긴 했다. 그러나 스타틴 복용자 수가 4배로 증가한 뒤로도 심장 질환 환자와 사망자 수는 크게 감소하지 않았다. 2001년 콜레스테롤 문제와 관련한 연구보고서에서는 분명 이 약물을 최상의 치료제로 강조했지만 실상은 그게 아니었다.

《미국의학협회저널》에 ALLHAT-LLT의 연구 결과에 따른 부록을 편집했던 심장 전문의는 이렇게 결론을 내렸다.

연구 결과 의사들은 스타틴 계열 약물의 비효능성을 주장하고 싶은 유혹을 충분히 느꼈을 것이다. 하지만 사람들에게 약물의 효과가 너무 알려진 것이 문제였다.[13]

'근거중심의학'을 그렇게 강조하더니만! 결국 오류를 범하고 말았다. 스타틴 계열 약물의 효과가 미비하다는 것을 의사들도 의심했지만 현실적으로 복용자 수는 4배나 늘어났다. 추가적 효능이 입증된 것도 아닌데 말이다. 2001년 콜레스테롤 수치와 관련된 진단 보고서의 집필자 14명 중 1명의 간략한 프로필을 확인해보면 그가 얽혀 있는 이해관계가 극명히 드러난다.

그는 머크, 머크/쉐링푸라우, 코스Kos, 화이자, 브리스톨마이어스스큅/사노피와 함께 일하는 학회 전문가로 활동한 경력이 있다. 또 머크, 화이자 헬스 솔루션Pfizer Health Solution, 아스트라제네카, 코스, 존슨앤드존슨-머크, 브리스톨마이어스스큅/사노피의 자문위원회 멤버였던 적도 있다. 또 머크-메드코로부터 연구비를 지원받은 적이 있다.

최악을 향하여:
콜레스테롤 수치 저하를 위한 본격 활동 개시
―

2004년 7월 12일, 미국 국립심폐혈액연구소NHLBI 산하의 콜레스테롤 교육 프로그램NCEP은 '콜레스테롤 수치 관리'[14]를 대상으로 권장사항을 발표했다. 그 내용은 2001년 내용의 연장선상에서 실행된 5가지 연구 결과를 포함하고 있었다.

NCEP가 발표한 보고서 내용을 살펴보면, 스타틴 약물 치료가 필요한 환자 기준이 전보다 더 낮아졌다. 1차 예방을 위해 LDL 콜레스테롤 수치가 1데시리터당 130밀리그램이거나 그 이상인 사람에게 이 약물을 복용시킬 경우, 향후 10년 동안 관상동맥 질환을 10~20퍼센트까지 줄일 수 있다고 강조했다. 그러면서 (여성을 포함해) 남녀 모든 환자의 질병 리스크를 줄일 수 있는 '치료적 옵션'을 강조했다. 스타틴 약물을 복용하면 LDL 콜레스테롤 수치를 1데시리터당 100~129밀리그램으로 떨어드릴 수 있다는 것이다. 이러한 기준을 의학계기 받아들일 경우, 앞으로 미국인 수백만 명이 추가적으로 스타틴 약물을 복용해야 할 판이다.

2001년 발표된 새로운 연구 가운데 '북유럽에서 진행된 고혈압 연구ASCOT'[15]만이 유일하게 여성 환자의 스타틴 복용의 이점을 설명했다. 심장 질환을 앓은 적이 없는 여성이 이 약물을 복용할 경우, 여러 종류의 질병 리스크를 줄여준다는 결과다. 과거에 아토르바스타틴atorvastatine으로 치료받았던 여성 중 심장 질환 발병률이 10퍼센트인 여성들도 해당되었다. 이 결과 역시 제한된 환자 수로 추출한 결과이므로 통계 수치로 환산하기에는 역부족이다. 그럼에도 불구하고 무작위추출에 따른 임상실험이 제시한 데이터는 크게 공신력을 얻기가 힘들다. 심장 질환 병력이 없는 여성에게 스타틴 약물을 복용하게 하는 것은 의무가 아니라 '옵션'이다. LDL 콜레스테롤 수치가 1데시리터당 100밀리그램인 여성에게는 더더욱 그렇다(2001년에는 그 기준이 130밀리그램이었던 것과 비교해보라).

의학저널《서큘레이션Circurlation》에 업데이트된 내용은 9명의 저자와 약품 제조업체들 간에 금전 관계란 없음을 선언하고 있다. 하지만 실제로 제약회사들에게서 금전 지원을 받은 연구자는 전체 9명 중 8명이나 되었으며 연구팀은 제약회사에게 유리한 권장사항들을 아무 거리낌 없이 실었다.[16]

2004년에는 특별히 여성을 대상으로 심혈관계 질환 예방 캠페인이 적극 진행되면서 연구 모임에 미국심장협회, 국립심폐혈액연구소 등 여러 단체들이 동참했다.[17] '근거중심의학'을 토대로 했다지만 2001년에 NCEP가 발표한 진보적인 의학 견해 역시 이와 다르지 않았다. LDL 콜레스테롤 수치가 1데시리터당 130밀리그램이거나 그 이상인 여성 환자들이 1차 예방의 차원에서 스타틴 약물을 복용할 경우, 향후 10년간 심장 질환에 걸릴 리스크를 10~20퍼센트까지 줄일 수 있다는 내용이다. 이러한 주장은 2007년에도 변함이 없었다. 과학적 근거가 전혀 이뤄지지 않은 상태에서 역시나 동일한 의학적 소견이 발표되었다.[18]

권력이 과학을 지배하다

의학계의 이러한 주장에 물론 회의적인 이들도 있다. 미국 의학계의 이런 편파적 주장에 반기를 들며, '의학협회의 주장에 수긍하지 않겠다!', '콜레스테롤 수치 이제 못 믿겠다!'라고 외치는 사람들도 있다. 또 '미국제약협회는 잘못하고 있다!'고도 외쳤다. 또 짐 라이트[19]는 2007년에 영국 의학전문지 《랜싯》에 〈지방질을 줄이는 치료법, 과연 근거중심의학을 토대로 한 게 맞나?〉라는 제목으로 견해를 피력했다.

> 무작위추출을 통한 7가지 및 9가지 임상실험 결과, 여성과 65세 이상 노인을 대상으로 스타틴 계열 약물 치료를 시도하면 질병 리스크를 줄일 수 있다는 결론이 도출되었다. 하지만 그 어떤 연구에도 이를 객관적으로 증명해주는 데이터는 제시되지 않았다.[20]

1차 예방에 대한 임상실험 결과, 스타틴 약물이 사망 리스크 혹은 심각한 질환에 걸릴 리스크를 줄여주는 것이 객관적으로 입증되지 못했음을 상기할 필요가 있다. 게다가 1차 예방에 대한 임상실험에 1만 990명의 여성이 표본 대상으로 참여한 바 있지만 스타틴 약물의 복용 결과 관상동맥 질환 발병률이 줄었다는 결과를 얻어내지는 못했다.

순진하게도 나는 세계적으로 유명한 의학 잡지에 실린 글이라면 믿을 만한 내용일 것이라고 여겼다. 다른 사람들도 그렇게 생각했는지 스타틴 약물은 계속해서 팔려나갔다. 나중에서야 나는 내가 착각했음을 깨달았다. 마찬가지로 전 세계 의학계도 나처럼 주의를 기울이지 않았던 것이다.

2011년: 객관적 데이터를 위한 일시적인 보류

결국 2011년에 대대적인 변화가 일어났다. 향후 10년간 심장 질환에 걸릴 확률이 20퍼센트 미만인 여성에게 콜레스테롤 수치 감소를 위해 처방한 스타틴 계열 약물을 더 이상 권장하지 않기로 한 것이다[21](그렇다면 그전까지는 리스크가 20퍼센트밖에 안 되는 여성들에게 1차 예방이란 명분으로 약물을 복용하게 했던 셈이다).

같은 해 코크런심장연구회Cochrane Heart Group는 2007년에 심혈관계 질환 1차 예방을 위해 스타틴 약물을 처방했던 것과 관련해 환자들의 추후 건강 상태를 종합평가했다.[22] 그 결과, 다음과 같은 결론을 내렸다.

스타틴 계열 약물을 처방해 1차 예방을 한 환자들을 조사한 결과, 비용 대비 효과 면에서 건강 상태는 매우 제한된 개선을 보인 것으로 확인되었다. 따라서 심혈관계 질환 리스크가 낮은 환자를 상대할 때, 1차 예방으로 스타틴 계열 약물의 복용을 자제할 필요가 제기된다.[23]

현존하는 데이터상 심장 질환 리스크가 연간 2퍼센트 미만인 환자에게 스타틴 계열의 약물 처방은 정당하지 않다는 말이다(다시 말해 10년 후에는 그 리스크가 20퍼센트 미만일 것으로 추정한 것이다). 코크런심장연구회의 종합평가와 여성 환자를 대상으로 연구한 미국 의학계 모두, 스타틴 계열 약물 치료의 정당성을 입증하지 못했다. 결국 의사들은 10년 후 관상동맥 질환 리스크가 20퍼센트 미만일 것으로 예상되는 환자에게는 스타틴 약물을 더 이상 권장하지 않기로 결정했다.

2012~2013년: 병의 재발

2011년 코크런심장연구회의 종합평가 결과가 현실에 반영되면서 2012년부터 본격적으로 스타틴 계열 약물 권장은 수그러들었다. 그런데 27가지 무작위추출 임상실험을 통해 스타틴 계열 약물의 치료 효과를 메타분석 방식으로 연구한 결과가 《랜싯》에 발표되었다.[24] 이에 따르면 심혈관계 질환 리스크가 낮은 환자들(10년 후 리스크가 20퍼센트 미만인 경우)이 스타틴을 복용하면 상당한 리스크를 감당하게 될 것이었다. 저자들은 스타틴 계열 약물을 복용할 경우, 11가지 주요 혈관계 질환(예: 심장 발작, 혈관재형성이 필요한 경우)을 예방할 수 있다고 설명했다.

5년 동안 약물 치료를 받은 1,000명을 대상으로 임상실험을 실시한 결과였다. 《랜싯》에 따르면 스타틴 약물을 통해 효과를 볼 확률은 근육기원성 통증이나 당뇨병 등의 리스크 확률보다 20배나 더 높았다. 그러나 이러한 분석은 두 가지 중대한 문제점을 보이는데, 스타틴 약물 치료의 이점은 다소 과장된 부분이 있는 데 반해 치료 후의 리스크는 지나치게 축소시킨 측면이 있다.

또한 임상실험 결과는 심혈관계 질환으로 제한돼 있어, 이러한 접근은 매우 편향된 측면만 강조한다. (따라서 결과로 도출된 사실은 맹목적인 경향을 띨 수밖에 없다. 스타틴 약물 치료를 받은 환자들의 LDL 콜레스테롤과 전반적인 콜레스테롤 수치는 플라시보 환자들보다 더 낮았기 때문에 사실, 결과가 무조건적일 수는 없다.) 특히 심혈관계 질환 리스크를 줄이는 데 이바지한다는 결론은 환자의 건강 상태가 그 부분뿐만 아니라 전반적으로 호전되었을 때 의미를 갖는다. 게다가 메타분석으로 도출된 데이터는 스타틴 복용 치료가 심혈관계 질환 발병률이 상대적으로 낮은 환자(10년 후의 발병률이 20퍼센트 미만인 경우)의 사망 리스크를 감소해주지 못한다는 결론까지 내놓았다. 이런 상황에서 스타틴 약물 치료는 결국 그 명분을 상실했다. 심하면 사망, 장기입원, 암, 질병후유장애 같은 드라마틱한 사건들을 미연에 방지해준다는 결정적 단서가 부족하기 때문이다. 의학 전문가가 스타틴이 심혈관계 질환 발병률을 낮추는 데 기여한 효능을 강조하긴 했지만, 사망 리스크라든가 중병을 막지는 못한다는 것을 이제는 인정할 수밖에 없다. (확률적으로 91명의 환자가 5년 동안 스타틴 약물 치료를 받았을 때, 단 1건의 심혈관계 질환 발병률을 막을 수 있다고 한다.) 그렇다면 콜레스테롤 수치를 낮추기 위해 스타틴을 복용할 필요가 있을까? 심혈관계 질환 리스크를 조금 줄인다 해도 다른 중병 리스크에 대해서는 아무 소용이 없지 않은가? 아무리 심혈관계 질환 리스크를 감소시킨다 해도 정작 생명과 직결된 심각한 병을 막아주지 못한다면 비용-효과 면에서 큰 의미가 없지 않느냐는 얘기다.

게다가 스타틴 치료는 메타분석을 내놓은 연구자들의 주장처럼 위험한 측면이 있다. 문제는 메타분석 연구자들이 임상실험을 통해 알게 된 부작용과 관련된 데이터에서 여실히 드러난다. 여기서 한 실험만 빼고 모든 임상실험이 제약회사의 재정 지원을 받아 이루어졌다는 점에 주목해야 한다. 스폰서 입장에서는 부작용 리스크를 연구 결과에 상세히 기록하기를 원하지 않았을 것이다. 또 제약회사는 자사 약품이 부작용으로 악명이 높아지기를 원하지 않았을 것이다. 미국에서 (임상실험 결과에 나타난 부작용을 토대로 한) 건강 관련 통계에 따르면, 스타틴 치료를 받은 환자 1,000명 중 53명에게서 근육기원성 통증이 나타났다고 한다. 이 수치는 메타분석에서 다룬 임상실험 결과보다 100배나 높은 발병률이다.[25] 게다가 주피터JUPITER란 이름으로 실시된 임상실험에서는 스타틴 복용 환자들의 당뇨병 발병률이 플라시보 환자들보다 더 높게 나오기까지 했다. 5년간 스타틴을 복용한 1,000명의 환자 중 16명이 당뇨병에 걸렸다. 여성의 경우에는 당뇨병 발병률이 남성보다 높아서 같은 기간인 5년 동안 스타틴을 복용한 1,000명의 여성 가운데 28명이 당뇨병에 걸렸다.[26]

총 27가지 임상실험을 종합한 메타분석은 심혈관계 질환 발병률이 낮은 환자들에게 스타틴 치료를 했을 때, 사망률이나 중증 발생 리스크를 낮추지는 못했다고 발표했다. 더불어 심혈관계 질환을 막을 확률보다 당뇨병과 근육기원성 통증이 생길 확률이 더 높다고 결론지었다(더불어 인지 능력의 문제, 성기능 문제, 만성 피로, 신경성 질환 등의 부작용은 일절 언급조차 하지 않았다).

콜레스테롤치료 연구원CTT들이 실시한 메타분석 결과는 《랜싯》에도 실렸다. 편집장은 〈스타틴은 50대부터 모두에게 필요한 약이 될 것인가?〉란 제목의 글을 잡지에 실었다. 이 글에서 편집장은 메타분석이 '스타틴의 부작용과 관련된 모든 불확실한 면을 해소하는 역할을 했다'라고 확언했다.[27] 반면에 사망률과 중증 발생 리스크의 감소와 관련된 역할 부족에 대해서는 말을 아꼈다. 또한 그는 콜레스테롤치료 연구원의 분석이야말로 '일반 외과 의사들을 안심시키는 데 일조했으며 더 많은 양을 복용하면 더 큰 효능을 보일 수 있다는 내용과 함께 스타틴 처방을 적극 권장하는 역할을 했다'라고 강조했다. 그러면서 스타틴 복용량을 늘림에 따라 사람들에게 알려진 원치 않는 부작용을 줄일 수 있다는 점도 덧붙였다.

스타틴 치료의 효능을 과대포장하고 부정적 측면을 최대한 감추려 했던 2012년의 메타분석에 이어 코크런심장연구회의 종합평가는 스타틴 처방을 적극 권장하는 내용을 담았다.

> 우리가 과거에 내렸던 결론 즉, 심혈관계 질환 발병률이 낮은 사람에게 스타틴을 처방할 때 좀 더 신중해야 한다는 주장은 이제 CTT가 획득한 긍정적 효능의 후광에 가려 그 빛을 잃었다.[28]

여기서 끝이 아니다.

환자들의 개별 데이터를 기초로 CTT가 최근 메타분석한 결과에 따르면, 스타틴 복용의 이점이 심혈관계 질환 발병률이 저조한 (즉, 1년에 1퍼센트도 안 되는) 사람들에게 나타나는 증상과 거의 비슷하다.

CTT의 메타분석이 도출한 결론을 바탕으로 코크런심장연구회는 '대다수의 50세 이상에게 스타틴을 처방할' 가능성을 조심스럽게 검토했다. 그러나 이런 결정은 매우 극단적인 처방으로 간주될 수 있다. 1년에 심혈관계 질환 발병률이 2퍼센트에도 못 미치는 사람들에게 처방할 경우, 건강상 이점보다는 그 약으로 인해 발생할 수 있는 심각한 부작용을 걱정하지 않을 수 없다.

의사와 환자, 각각 어떤 결정을 해야 할까?

어째서 의사들은 사실을 왜곡하는 내용에 반기를 들지 않는 것일까? 의학과 의료적 치료 행위는 외부의 제삼자가 감히 침입할 수 없는 영역인데도, 상업적 이윤을 좇는 자들의 개입을 왜 나 몰라라 하는 것일까? 무엇보다 의사들이 그런 일에 일일이 신경 쓰기에는 그들 스스로 해야 할 일이 너무나 많다. 의료협회가 결정한 권고사항이 객관적으로 정당화될 수 있는지 관리하고 통제할 시간적 여유가 없다는 것이 첫째 이유다(설령 의사들에게 임상실험의 초기 데이터를 공개한다 해도 본질적인 문제점은 거기서 그치지 않는다). 또한 제약회사들은 의료 행위와 관련된 기준에 결정적인 영향력을 행사하고 있다. 게다가 의사들이 관심을 갖는 최신 의학의 새로운 발전 양상도 빠짐없이 잘 이해하고 있다(특히 의사들이 스타틴 계열 약물의 효능과 관련된 '새 소식'을 접하는 과정에 제약회사들은 빠지지 않고 개입한다).

두 번째 이유로는 제약회사와 의학 전문가 간의 금전적 이해관계를 들 수 있다. '거의 일반화된 비즈니스'로 말할 수 있을 정도로, 의료 행위와 관련된 기준과 제도를 정하는 전문가들과 제약회사와의 관계는 미국 의료계에서는 관례가 되다시피 했다. 실제로 미국에서 의학 학술지에 글을 쓰는 전문 연구가 중 59퍼센트가 약품 제조업체의 지원을 받아 연구한다.[29] 스콧 그룬디 박사는 2001년과 2004년에 각각 콜레스테롤에 관한 논문을 발표했다. 당시 학회 패널의 의장을 맡았던 박사는 2004년 콜레스테롤 수치 감소와 관련된 연구를 하는 동안 총 10곳의 제약회사들로 부터 재정 지원을 받은 적이 있다고 고백했다.[30] 그는 《월스트리트 저널》에서 이렇게 썼다. '여러분은 두 전문가 중 하나를 선택할 수 있다. 제약산업에 영향을 받는 전문가든가, 아니면 순수성을 고집하며 세상과 타협하지 않는 공정한 심사위원. 하지만 후자의 경우에는 전문성이 부족하다는 단점이 있다.'[31] 그룬디 박사의 말이 전적으로 옳다고 말할 수는 없다. 제약회사와 직접적인 이해관계를 갖지 않으면서 활동하는 의사와 전문 연구가도 많으며 이들 역시 학회 패널에 참여할 수 있는 학식을 갖추었다. 그룬디 박사가 전문성 부족을 지적한 것은 능력이 없다는 말이 아니라 그들이 도출한 결론을 '여과되지 않은' 결과물 즉, 약품 제조업체가 원하지 않는 결론 그대로 내보낼 경우 문제가 발생할 수 있음을 넌지시 언급한 것일 뿐이다.

심장 질환 예방과 관련해 좀 더 균형 잡힌 의학적 접근법이 나오지 않는 이유를 월터 윌렛 박사에게 물어보았다. 하버드대 보건대학원에서 전염병학과 영양학 교수로 재직중인 그는 이렇게 대답했다.

제약회사는 엄청난 힘을 가진 조직체다. 자사 약품의 이점을 홍보하기 위해서라면 물불을 안 가린다. 또 사람들이 회사의 말을 듣지 않을 수 없도록 위계질서 면에서도 막강한 힘을 갖고 있다. 솔직히 다른 산업 분야는 제약산업처럼 사람들에게 담배를 끊어야 한다, 식단을 건강에 이롭게 잘 짜야 한다고 애써 강조하지 않는다.[32]

콜레스테롤 수치를 떨어트리기 위해 제약회사가 강조하는 권장사항을 요약하면 이렇다. 먼저, 유능하고 세심한 의사들은 환자에게 최상의 의료 서비스를 제공하려고 애쓴다. 하지만 제약회사의 손아귀에 들어간 이상 오류를 범하게 되고 그 실수를 환자에게까지 전가시킨다. 돈도 많이 안 들고 쉽게 실천할 수 있는 효과적인 건강법(예를 들어 매일 적어도 20분 동안 운동하기, 지중해식의 건강에 좋은 식단으로 식사하기)이 이제는 의학적 치료로 대체되고 있다. 의약품으로 건강을 유지할 수 있다는 주장은 과학적으로 증명되지 않았으며 이따금 불행한 결과를 초래하기도 한다(당뇨병, 근육기원성 통증, 인지능력장애, 신경계 질병, 성기능장애 등 여러 부작용이 있다).

콜레스테롤 수치를 저하시키는 약품에 막대한 비용을 쓴 당사자들은 당연히 사람들이 그 약을 복용하는 쪽으로 생활 방식을 바꾸길 원한다. 그러면서 홍보하기를, 삶의 질을 개선하고 건강을 유지하고 더 나아가 장수할 수 있는 비결이라고 말한다. 그러나 이러한 과정이 계속된다면 다음과 같은 문제를 피할 수 없을 것이다.

의료 행위와 의학 연구는 국민의 건강 개선 이전에, 제약회사와 제약산업의 실속을 위해 존재하는 것은 아닐까? 2001년부터 의료계는 콜레스테롤 수치를 저하시킨다는 의약품을 적극 권장하는 식의 입장을 표명했다. 이러한 변화는 제약회사의 수익을 높이는 결과로 이어졌고,

결국 이를 계기로 우리는 제약산업이 얼마나 편향된 구조를 띠고 있는 지 다시 한 번 적나라하게 확인할 수 있었다.

잘못된 경보를 울리다:
세계적 유행 독감, H1N1의 전말

볼프강 보다르크 Wolfgang Wodarg

자국 또는 세계보건당국의 전문가들이 시기적절하게 콜레스테롤이나 고혈압의 정상 수치를 결정하기란 매우 어렵다. 위생에 적신호가 울리는 기준을 정하는 것도 마찬가지다. 2009년 6월 11일, WHO 사무총장 마거릿 챈은 전 세계 미디어 매체 앞에서 엄숙하게 공표한 바 있다.

"저는 세계적인 독감 전문가와 세균학자, 보건당국 책임자들의 의견을 들어보고 결론을 내렸습니다. (……) 그리고 긴급위원회 위원들에게도 자문을 구해 활동 방안을 결정했습니다. 현존하는 데이터와 전문가들이 수집한 정보를 분석한 결과, 독감이 대유행하게 될 것으로 진단했습니다. (……) 지구촌은 2009년 새로운 독감의 위기를 맞이한 것입니다."

그 후 어떤 일이 일어났는지는 여러분도 잘 알 것이다. 그로부터 1년 뒤, WHO의 진단으로 20억 건 이상의 (돼지독감으로 불리는) H1N1 신종플루 사례가 발생했다. 그러나 신종플루의 전체 발생 건수는 연간 발생하는 일반적인 독감 사례의 절반 수치를 보였다. 그럼에도 불구하고 전 세계 정부들은 국민에게 독감 백신과 항바이러스 약품을 쓰도록 했다. 마거릿 챈이 직접 조직한 긴급위원회와 관련된 내막도 여전히 베일에 감춰진 부분들이 있있다. 기자와 일부 의회 의원들, 비정부기구 등이 그 점에 의문을 품었지만 속 시원한 얘기를 듣지 못했다. 그러나 예리한 이들은 긴급위원회 위원들과 위원회 결성 5년 전 '독감이 유행하던 시절, 백신과 항바이러스성 약품 사용과 관련된 WHO의 관리'를 맡았던 사람들이 동일인물이라는 사실을 발견했다. 사실, 과거에 독감을 관리하던 멤버들은 로슈와 글락소스미스클라인으로부터 재정 지원을 받은 적이 있다. 이 두 제약회사 모두 백신과 항바이러스성 약품을 제조하는 곳이다.

볼프강 보다르크는 제약회사들이 전 세계 수많은 사람들을 상대로 사기 행각을 벌인 것과 다름없다고 묘사했다. 굳이 사용할 필요가 없는 약품을 팔았기 때문이다. 볼프강 보다르크는 전염병을 전문적으로 연구하는 의사이자 독일 사회민주당 소속 정치인이다. 독일 국회의원으로 선출된 후에는 유럽의회에서도 활동한 인물이다. H1N1 신종플루에 대해 의혹을 제기한 선두주자 중 한 사람인 그는 WHO가 발표한 독감 대유행 선포와 관련해 제약회사들이 어떤 영향을 미쳤는지를 평가하는 보고서를 유럽의회에 처음 제출했다. 그는 보고서를 통해 위생과 관련된 비상대책회의에 제약회사의 이해관계가 얼마나 밀접히 개입하고 있는지 낱낱이 파헤쳤다.

세계적 유행병, 불로소득을 이끄는 아이디어

제약회사들은 독감 예방을 위해 특허받은 백신과 각종 의약품을 더 많이 판매하기 위해 보건당국이 발표한 기준을 내세우며 전문가와 공신력을 가진 관할당국의 입장을 내세웠다. 전 세계 모든 정부들은 독감 대유행을 예상하며 적극적인 예방 캠페인을 펼치는 분위기였다. 그 결과 비효율적인 백신을 무고한 사람들에게 맞히고, 건강이 양호한 사람들을 상대로 충분히 테스트하지 않은 백신을 접종해 원인 모를 부작용의 위험을 감당하게 하는 제약회사의 전략이 거리낌 없이 실현되었다.

'조류독감'(2005~2006년)이 유행할 때도 그랬지만 이번 '돼지독감'의 유행으로 전 세계에 백신 열풍이 불기도 했다. 백신을 접종한 환자도 피해를 볼 수 있지만 그보다 더 심각한 것은 정부가 공공의 건강을 지킨다는 명분으로 막대한 비용을 지출했다는 것이다. 더 나아가 세계인의 건강을 책임지는 WHO를 향한 믿음도 예전보다 빛을 잃었다. 세계적 유행병을 정의하는 과정에서 WHO는 의약품을 제조하는 제약회사들의 입김에 흔들려서는 안 되었다.

결국 유럽이사회 회원국 정부들은 '돼지독감'을 둘러싼 과장된 유행병과 관련해 각국뿐만 아니라 유럽 대륙 전체의 대대적인 검토를 촉구했다.

나는 2009년 12월에 스트라스부르에서 개최된 유럽이사회 회의에 참석했는데, 바로 그 자리에서 9개국 대표 13명이 한목소리로 검토를 촉구하는 동의안을 제출했다. 문서의 제목은 〈가짜 전염병-건강을 위협하다〉[1]로, WHO가 제네바에서 처음 세계적 전염병을 선언한 과정을 파헤쳤다. 2009년 여름, 일반 독감으로 진단했다가 왜 2010년에는 WHO와 유럽을 비롯해 전 세계 전문가들이 치명적인 독감으로 정의하게 된 것인지 그 배후 과정을 밝혀내기로 결심했던 것이다.

가짜 적신호 울리기

유럽이사회에 동의안을 제출한 의원들 덕분에 대중은 수년 전부터 관행처럼 이어져온 문제에 관심을 갖기 시작했다. 사건의 발단은 2009년 6월 11일, WHO 사무총장 마거릿 챈이 '세계적 전염병'을 공표한 순간부터 시작되었다.

또한 유럽이사회의 보고 책임자이자 나의 동료였던 폴 플린[2]에게 여러 기자와 연구원들이 의혹을 제기한 것도 한몫했다. 그 당시《영국의학저널British Medical Journal》기자인 데보라 코헨과 필립 카터를 비롯해 코크런심장연구회 소속 연구원인 톰 제퍼슨과 피터 도시(존스 홉킨스 대학 소속)가 중심인물이었다.

그러는 사이 H1N1 신종플루를 연구한 수많은 논문이 발표되었다. 그리고 WHO의 평가 보고서가 공개되었고, 미처 사용되지 못하고 유효기간이 지난 방대한 양의 백신과 독감 치료제가 가난한 개발도상국에 팔려나가거나 폐기되었다. 이런 식으로 약품을 낭비하게 된 사연을 지금부터 자세히 살펴본다. WHO가 어떤 명분으로 이 같은 일탈을 감행했고, 그 배후에는 어떤 주동자와 조직이 존재하는지를.

보건당국, WHO, 경제적 주체자로서의 제약산업, 학식 있는 연구원들로 구성된 의학협회, 의료기관과 전문가들, 미디어 매체 모두에게 책임을 물어야 한다. 중요한 것은 이들 모두 건강 문제를 다루는 데 경제적 요소를 고려한 나머지 정작 국민 건강과 의학의 독립성, 미디어 매체의 자유를 소홀히 여겼다는 점이다. 따라서 가짜 독감 유행으로 인한 파문은 각 분야에 모두 책임을 물어야 한다.

독감, 관례적인 절차

1994년 독일 국회의원으로 선출되기 이전에 나는 독일 북부 지역에서 국민의료 서비스를 책임지는 행정관으로 일했다. 그때 각종 전염병 예방과 퇴치운동을 하면서 백신에 대한 찬반양론의 입장을 각각 들어보고 객관적 평가를 내리려 노력했다. 그 결과를 국민과 의료기관에 객관적인 수치로 공개하는 일이 업무 중 하나였다.

1986년이나 1990년처럼 '유행성 독감'[3]이 대유행하던 시기에 사람들은 열과 고통, 특히 호흡 곤란을 호소했다. 호흡기 질병 전문의 출신인 나는 유치원이나 학교의 전염병 확산 여부를 조사하면서 백신 예방접종이 필요한 사람들이 있는지 점검했다. 또 시청은 신년을 맞이하여 전염병 예방 캠페인이 잘 실행되고 있는지를 점검했다.

당시만 해도 환절기마다 찾아오는 독감과 관련해 국내는 물론 국외도 전염병 시스템이 완벽히 구축된 시절이 아니었다. 그래서 나는 일일이 전염병 확산 리스크를 평가하고 조사했다. 함께 일했던 여자 동료 중 한 명은 월요일만 되면 병원의 일반의와 소아과 의사, 병동, 의료 기업, 학교, 유치원, 행정기관에 전화를 걸어 독감 환자의 수와 증상을 파악했다. 고열을 동반한 호흡기 문제 등 일반적 증상을 호소하는지도 조사했다. 더불어 우리는 독감에 걸리는 빈도수를 알아보는 발생 주기를 조사했고, 일정한 간격을 두고 달라진 수치를 파악하는 일에 주력했다. 이처럼 일정한 주기로 조사하면, 약 15만 명인 도시 주민을 표본 집단으로 한 독감의 확산 속도를 상대적으로 하루 반나절이면 파악할 수 있어 편리했다.

신종플루에만 초점을 맞추다

물론 여러 종류의 바이러스에서 기인한 서로 다른 전염병을 평가한 연구도 있다. 우리가 흔히 '독감'이라고 부르는 것은 정식 의학 명칭인 '독감'과 분명 차이가 있다. 톰 제퍼슨[4]에 따르면, 우리가 '독감'으로 분류한 질병 중 겨우 10퍼센트만이 실제로 진짜 인플루엔자 바이러스 A형, B형, 또는 C형에 감염된 것이라고 한다.

인플루엔자 바이러스 감염을 막기 위해 호프만-라로슈(로슈)가 개발한 타미플루Tamiflu®나 글락소스미스클라인의 릴렌자Relenza®, 그리고 '독감' 예방을 위한 각종 백신은 설령 효과 면에서 좋은 결과를 얻었다 해도 추운 계절에 자주 발생하는 독감을 완벽히 막는 데는 한계가 있다. 게다가 리노바이러스, 코로나바이러스, 호흡기 세포융합 바이러스 RSV 등, 바이러스마다 구체적인 증상에도 차이가 있다. 그럼에도 의사들은 바이러스 감염을 막는 예방접종에 주력하기보다는 감염된 후 보이는 증상에서 비롯된 증후기반치료를 유일한 해결책으로 여기는 경향이 강하다.

바이러스 돌연변이에 포위된 세상

독감을 일으키는 세 바이러스 유형을 더 자세히 살펴보기로 하자. 일반적으로 바이러스는 매번 새로운 모습으로 바꾸어 번식한다. 그렇게 숙주의 몸에 기생하기 위한 생존 전략을 펼친다. 이때 인간의 면역 체계에 감지된 독감 바이러스들은 번식하지 못하고 강제 퇴치를 당한다. 다원이 강조한 자연선택적 진화론에 따라 이 미생물은 빠른 속도로 수를 번식시키기 위해 '변장술'을 시도하므로 거의 해마다 '새로운' 바이러스의 형태로 인체에 재진입한다. 인플루엔자 백신과 관련해 우리는 여러 바이러스를 대비해 예방 접종을 한다. 가장 많이 알려진 세 가지 항원에 대비하면서 인간의 면역 체계는 미리 외부에서 들어올 바이러스와 싸울 태세를 갖추는 것이다.

독감 바이러스는 개체수를 늘리기 위해 전 세계로 전염되는 특징을 보인다. 그래서 늘 신종 바이러스가 '돌연변이체'의 형태로 변모해 세상에 유감없이 존재감을 드러낸다. 호주에서 겨울철에 발견된 바이러스 유형이 6개월이 지나면 북반구에 위치한 다른 나라에서 발견될 정도로 바이러스의 번식 능력은 매우 뛰어나다. 그와 마찬가지로 북반구에서 처음 발견된 바이러스가 반년 후에는 남반구에서 발견될 수도 있다.

2009년 4월 말 WHO는 바이러스 퇴치를 위한 4단계 계획안을 발표했다. 전 세계에 대대적인 유행병을 일으키는 바이러스 감염을 둘러싼 주요 요소를 중심으로 단계별 전략을 세운 것이다.[5] WHO가 주장하는 대로라면, 우리는 이제 상시적으로 전염병에 노출되는 삶을 살 것이다. 나는 스트라스부르의 청문회에서 만난 WHO 사무처장 후쿠다 게이지에게 이러한 전망에 대해 어떻게 생각하는지 물었다. 그는 WHO의 예상이 완벽한 현실을 반영할 수도 있겠지만 좀 더 면밀한 검토가 필요할 것이라며 유보적인 대답을 내놓았다.

로비에 넘어간 WHO

전염병을 감시하고 통제해야 하는 국제적 전문기구인 WHO는 지금까지 전 세계에 확산되는 전염병을 물리치기 위해 각고의 노력을 한 전력이 있다. 또한 지금껏 세계인의 건강을 책임지는 최고의 영웅 대접을 받아왔다. WHO 사무총장을 역임했던 그로 할렘 브룬틀란은 담배규제를 위한 국제협약을 달성하기 위해 최선을 다했으며, 인류의 건강을 위협하는 담배를 최고의 적으로 여겼다. 그래서 각종 연구기관과 미디어 매체, 정치 집단의 술책에 빠지지 않고 소신을 지키려고 애썼다. 그랬던 WHO가 제약회사의 로비에 무기력하게 무너지고 만 것이다. 국제금연기구만큼이나 인류 건강에 이로운 활동을 해왔던 WHO의 위상은 결코 예전 같지 않다.

1970년대 말, WHO는 개발도상국 산모들에게 모유 대신 분유를 먹이도록 하는 캠페인까지 벌였고 가난한 나라의 국민들이 상대적으로 쉽게 구입할 수 있는 필수 의약품 목록을 직접 작성해 제3세계 국민을 상대로 의약품 판매를 촉진시켰다. WHO의 활동과 관련해 미국 현지의 로비스트들은 자신들의 이해관계를 충족시켜주지 못하는 기구의 활동에 불만을 품었다. 결국 인류의 건강보다 경제적 이윤 추구에 몰두했던 미국 제약사들은 WHO의 연구비 지원을 중단하면서까지 노골적으로 불만을 드러냈다.[6]

경제란 되돌릴 수 없는 불변의 규칙이 적용되는 분야다. 최대한 많은 제품 또는 서비스를 판매해야 하는 경쟁의 장이다. 그래야 주어진 시간 동안 가장 많은 이윤을 창출할 수 있기 때문이다. 제약산업도 마찬가지로 이 경쟁 원리에 의해 돌아간다. 아픈 환자를 치료하기 위해 약품과 백신을 생산하는 것이 아니라 그 제품을 통해 최대한 많은 이익을 보려는 것이다. 대부분의 제약회사들은 주식을 보유하고 있어서 투자자들은 회사에 주가 상승을 강요한다. 투자 금액보다 더 많은 이익을 보려고 안달한다. 그러한 상황에서 제약회사들은 소위 말하는 가난한 나라 국민의 건강을 염려할 여유가 없는 것이다. 어떻게 해서든 자사 제품을 팔아 돈을 버는 것이 급선무이기 때문이다.

반면에 WHO는 경연난을 호소해 여러 국제기구들로부터 골칫덩어리 취급을 받았다. UN 사무총장 코피 아난과 WHO 사무총장 그로 할렘 브룬틀란은 '글로벌 콤팩트(UN과 세계 기업들의 협력을 통해 국제환경을 개선하고자 발의한 유엔 산하 전문기구−옮긴이)'의 취지에 맞게 전 세계 의료환경 개선을 위한 '민관공동사업'을 추진했다. 2001년 다보스 경제포럼에서 그로 할렘 브룬틀란은 파트너십을 맺은 여러 제약회사의 임원들을 초대해 국가의 정부사업을 위해 사기업이 적극 동참할 수 있는 교류의 장을 마련했다고 자축하면서 또한 WHO의 주도적 역할을 강조했다.[7]

그러나 초국가적 자원 및 활동센터TRAC로 불리던 코프워치Corp Watch(www.corpswatch.com)는 2002년 9월에 초국가적 기업이 미치는 부정적인 영향을 폭로한 보고서를 발표했다. 〈우울함에 사로잡히다〉[8]라는 제목의 보고서를 통해 코프워치는 거대 기업인 바이엘, 리오 틴토Rio Tinto, 셸Shell, 아벤티스, 노바티스 등 유엔 산하기구에 재정 지원하는 기업들의 실상을 폭로했다.

WHO는 2002년 '민관공동산업'과 관련된 의료 부문에 대한 자체 연구를 진행해 〈의료 부문의 민관공동산업: 세계보건기구를 위한 전략〉[9] 이란 제목의 보고서를 발표했다. 공동 저자인 켄트 부스와 아말리아 왁

스만은 공공 의료 문제를 사기업과 협력하는 것에 대한 편견, 그리고 WHO의 신용도에 대한 의심을 불식시키려고 노력했다. 그래서 이해관계의 충돌, 기업이 미치는 영향력을 솔직히 기술하는 한편, WHO는 당시 세계 경제 시장을 쥐락펴락하는 거대 제약기업과 파트너십을 유지하는 과정에서 신중함과 투명성을 잃지 않았음을 힘주어 강조했다.

질병을 재정의하는 빅 파마

거대 제약산업 즉, 빅 파마가 WHO를 자기 입맛에 맞게 요리할 기회를 놓칠 리 없었다. 의약품 관련 로비는 그때부터 본격적으로 가속화되었다. 제네바에서 열린 WHO 총회에서도 빅 파마는 새로운 약품시장의 서막을 열기 위해 WHO를 효율적으로 활용했다. 그래서 개발도상국을 비롯한 신흥국들이 특허 독점과 관련해 문제를 제기하지 못하도록 자사에 유리한 협약이 체결되도록 애썼다. 게다가 WHO 내 규율 제정을 맡은 전문가들을 측근으로 만들어 영향력을 행사하려 했다. 그래서 신종 질병과 건강 문제를 정의할 때, 약품 치료의 필요성 유무를 결정할 때도 직접적인 개입을 서슴지 않았다. 그렇게 의약품을 대상으로 한 로비 결과, 동맥 혈압의 정상 수치를 낮추는 데 성공했고 동맥경화증을 진단받은 환자 수를 늘려 치료를 받게 만드는 쾌거를 이루었다.(더 자세한 내용은 390쪽 참조) [10]

이처럼 WHO가 발표하는 협약 내용을 결정짓는 전문가를 매수한 덕분에 제약회사들은 그들에게 유리한 제약시장을 구축할 수 있었다. 인플루엔자의 경우도 마찬가지다. WHO는 '민관공동사업'을 추진한 초반 몇 년간 정부의 공공 의료와 경제 사이의 근본적인 이해관계의 상충을 중립적인 입장에서 조율하려 노력했다. 그래서 행정적인 대응책을 마련하면서 양립하기 힘든 두 영역의 조화를 추구했다. 하지만 최근 마거릿 챈 박사가 WHO 사무총장이 되면서 중립적인 조율은 옛말이 되어버렸다. 2010년《영국의학저널》이 발표한 보고서를 보면 더욱 확실히 그 실태를 알 수 있다.[11]

국민에게 경고하기[12], 질병의 공포를 퍼트리기

중병에 걸린 환자들은 오로지 마지막 한 가닥 희망의 끈에 매달리는 사람들이다. 불안과 고통으로 하루하루를 보내는 이들은 지푸라기라도 잡는 심정으로 제약회사가 권하는 의약품을 사기 마련이다. 약값이 아무리 비싸도 건강을 회복할 수 있다면, 또 참을 수 없는 고통을 잠재워줄 수만 있다면 뭐든 할 수밖에 없다. 특히 암 환자들은 언제 죽을지 모른다는 불안에 사로잡힌 채 만성적인 고통에 시달린다. 그런 환자들은 제약산업의 특권화된 전략의 가장 좋은 사냥감이 아닐 수 없다.

그러다 환자들이 더 이상 고통을 호소하지 않을 때, 제약회사들은 또 다른 전략을 세워야 한다. 그래서 충격적인 이미지를 보여주며 질병의 심각성을 예고하는 센세이셔널리즘을 선보인다. 조류독감 사례에서 알 수 있듯, 제약산업의 전략은 정부의 의료정책에도 변화를 유도해 조류독감 공포에 사로잡힌 국민에게 약품과 백신 처방을 권장하게 만든다.

미디어 매체 또한 제약산업이 원하는 마케팅의 중요한 조력자다. 그리고 권력을 유지하고 싶은 정치가들은 이 의료정책을 하나의 도구로 사용한다. 유권자 상당수가 무엇을 기대하는지에 매우 민감할 수밖에 없는 이들은 공포를 이용한 마케팅 전략을 무기 삼아 표를 얻는 기회로 삼는다. 그래서 권력을 쥔 정치가는 마치 국민을 구제하기라도 한 듯 정치적 아우라를 각인시킨다. 그 결과, 제약시장은 안정화되고 주가는 오른다. 군사적 충돌이 있는 지역에서 안보 및 무기산업의 주가가 오르 듯, 질병의 공포가 있는 곳에서는 제약산업의 주가가 오르는 것이다. 전염병의 위험에 노출된 상황에서 그 어떤 산업보다 '위급한 상황의 최적화된 지원'은 제약산업이 맡을 수밖에 없다.

미디어 재벌 루퍼트 머독의 아들 제임스 머독이 2009년 5월 글락소스미스클라인의 이사직에 오른 것은 단순한 우연의 일치는 아닐 것이다. 이 제약회사는 릴렌자란 이름의 독감 전문 백신을 출시한 바 있다.[13] 우리는 여기서 사람들이 질병에 공포를 느낀 결과 의약품 수요가 증가했다는 사실만 확인하고 넘어가선 안 된다. 그 이면에선 미디어 매체가 시청자들에게 자꾸만 공포를 느끼게 하는 정보를 제공했기에 가능한 일이었다.

수의사들이 독감 파문에 중대한 영향을 미치는 이유

제약회사와 금전적 관계에 있는 의학 전문가들은 공포를 이용한 캠페인을 시작하기에 가장 적절한 병원균을 찾는 데 혈안이 되었다. 이때 수의사들마저 인간의 질병에 깊이 관여하는데, 그럴 수밖에 없는 것이 바이러스 병원균의 시초는 보통 가축에서 시작되기 때문이다. 스페인 독감 이후 잠잠했던 세계적 독감이 재유행하기까지는 수의사들의 진단이 한몫했다.

  제1차 세계대전 직후 몇 년간 허약한 사람들은 위생적으로 열악한 환경에 그대로 노출된 채 살 수밖에 없었다. 그러다 보니 독감 바이러스가 기하급수적으로 확산되면서 많은 사람에게 피해를 입혔다. 게다가 독감으로 인한 여러 합병증까지 가세하면서 상황이 악화되었다. 추가적으로 박테리아에 전염되거나 결핵을 호소한 사람들이 많았지만 제2차 세계대전이 끝난 후에야 비로소 항생제가 일반화되면서 사람들은 치료제를 쓸 수 있었다.

  정부의 축산업 규제가 미약하거나 부정부패로 물든 국가는 위생 상황이 더욱 심각했다. 그러다 보니 병원균과 바이러스의 온상이 되는 것이다. 한 예로 H5N1 조류독감이 유행하게 된 것도 열악한 위생 환경에서 자란 동물의 면역 체계가 너무 쉽게 바이러스를 받아들이면서 발생한 것이다. 도살되기 전까지 몇 년밖에 못 사는데 어떻게 바이러스에 대항할 면역력을 키울 수 있겠는가? 실제로 축산농장에서 사육되는 돼지들은 평균 9개월 정도 살다 도살장에 끌려간다. 제약회사와 수의사는 가축에게 감염된 바이러스를 집중 연구함으로써 신종 바이러스 백신을 개발해 상품화했다. 대중의 눈을 피해 위생을 소홀히 한 일부 몰지각한 축산업자들을 지탄하며 제약회사와 수의사들은 자신에게 유리한 사업을 거리낌 없이 펼치고 있는 것이다.

  수의사들은 수많은 가축이 살고 있는 목장과 우리를 제집처럼 드나들면서 동물에게 백신을 접종시킬 것을 강요했고 항생제를 팔았다. 항생제에 내성이 쌓이고 위험한 병원균이 계속 만연한 것은 바이러스 잠복기 상태의 가축을 도살해 식재료로 사용하는 식품 제조업계의 책임도 크다. 특히 가금류의 경우, 여러 바이러스에 대비해 많은 백신 예방

접종을 하는데, 어쩌면 인간의 예방접종 횟수보다 더 많다고 볼 수 있다.[14] 하지만 백신도 일종의 균이어서 비록 활동성은 현저히 떨어지더라도 가축의 몸에 들어가면 다른 질병의 원인이 될 수도 있다.

이러한 상황에서 가금류를 키우는 사육장의 위생 상태가 나쁘거나 가금류의 면역체계가 매우 약할 경우, 우리는 충분히 인수공통전염병에 걸릴 수 있다. 여기서 말하는 인수공통전염병은 동물과 인간 쌍방간의 전염이 아닌, 동물의 몸에 있던 병원체가 일방적으로 인간의 몸에 옮겨지는 경우를 이른다.

WHO에서 고용한 수의사들이 주장한 대로 아시아 지역에서 발생했던 H5N1의 서브 타입인 인플루엔자 A 바이러스는 인류의 건강에 적신호를 알리는 매우 위험한 바이러스의 시초로 자리매김했다. 사람들을 공포로 몰아넣은 대가로 큰 수익을 창출한 대표적인 바이러스 중 하나가 바로 조류독감이다.

네덜란드 로테르담의 에라스무스 대학 소속 메디컬센터에서 바이러스 학자로 활동하는 수의사 출신의 알베르트 오스터후스는 인플루엔자 관련 유럽 과학자 워킹그룹ESWI의 책임자다. 제약회사들의 재정 지원을 받아 연구하는 이 전문가 협회에서 알베르트는 스스로를 '인플루엔자 전문 박사Dr. Flu'로 자청했다. 그가 속한 연구소는 위험하지만 잘 알려지지 않은 특이한 바이러스들을 수집해 철저한 보안 상태에서 연구하는 곳으로 유명하다. 그런 의미에서 우리는 그를 비롯한 연구원들이 국제사회의 건강을 위협하는 심각한 바이러스의 실체를 파헤치기 위해 얼마나 애쓰는지 이해할 필요가 있다. 그런데 왜 그래야 하는 걸까? 그 질문에 필립 앨커비스Philip Alcabes는 베스트셀러 《공포Dread》[15]에서 이렇게 대답한다.

우리는 인플루엔자로 발생하는 전염병에 맞서 싸울 준비를 해야 한다. 독감을 감시하는 사람들은 꾸준히 바이러스를 연구하고 있으며, 그 연구를 지속하기 위한 명분을 계속해서 만들어낸다. 그래서 의료 전문기관이 전염병의 위기를 직시할 수 있도록 설득하며 우리 모두가 전염병에 대항해 싸우도록 유도한다.

전염병 파수꾼의 변절

2005년 조류독감이 유행했을 때 WHO에서 전염병의 파수꾼 역할을 했던 사람은 동독 출신의 수의사 클라우스 슈퇴어였다. 2001년부터 2006년까지 독감 퇴치를 위한 글로벌 정책팀의 책임자였던 그는 이후 WHO의 독감 예방 치료제 개발 기구의 제1기 상급고문을 역임했다. 그랬던 그가 2007년, WHO를 떠나 노바티스의 백신 사업부 부사장으로 스카우트된다.

클라우스 슈퇴어를 비롯해 WHO에서 활동했던 독감 전문가들은 그보다 2년 전, 일명 '사스SRAS'라고 불리는 '중증 급성 호흡기 증후군'이 유행했을 때 WHO 전문가로서 씻을 수 없는 실수를 저질렀다. 2002~2003년에 호흡기에 문제를 일으키는 심각한 전염병이 확산되었고, 중국 관동 지방에서 처음 독감 환자가 발생했다. 2003년 3월에는 동일한 증상을 보이는 환자가 다른 지역에서도 나타났다. 전염병은 하노이, 홍콩, 싱가포르 등 다른 나라까지 확산되었다. WHO는 해당 바이러스를 '사스'로 명명했으며, 또한 확인된 전체 바이러스 중 1,000분의 1건도 안 되는 수가 코로나바이러스에 해당한다고 설명했다.

그 당시 WHO의 발표는 사스 전염병의 구체적 상황보고보다 그 질병의 급증을 어떻게 해석하느냐에 더 치중했던 것 같다. 심지어 손을 자주 씻고 전염병에 걸린 환자와 격리되어야 한다는 식의 기본적인 위생 수칙을 강조하며, 위협적인 사스 전염병을 국한된 지역에서만 일어나는 문제로 상황을 종결하려 했다.

그런 결정을 내리게 된 내막을 살펴보자. 아니나 다를까 WHO의 전문가들은 인플루엔자 바이러스에 효과적인 뉴라미니다제neuraminidase 억제제 타미플루와 릴렌자를 판매해 수익을 보장받았다. 이 두 약품은 조류독감 치료를 위해 제약회사들이 개발한 치료제였다. 미국 부시 행정부는 자국민이 조류독감에 걸리지 않도록 타미플루 처방을 권장했고 약 15억 달러 상당의 약품이 미국에서 판매되었다. 이 약품의 판매로 수익을 얻는 인물이 부시 행정부에 있었으니 다름 아닌 국무부 장관 도널드 럼스펠드다. 행정부의 자문관 역할을 하면서 개인적으로는 거대 바이오기업인 길리드 사이언스Gilead science의 대주주였던 것이다. 이 기업으로 말할 것 같으면 오셀타미비르Oseltamivir의 특허권을 소유하고 있고, 로슈가 타미플루란 이름으로 시판 중인 약품의 라이센스 출자자다. 프랑스 제약기업 사노피-아벤티스 역시 이 바이러스 치료제 시장을 통해 수익을 얻고 있었다. 2006년 3월 6일, 사노피는 타미플루 약품에 들어가는 원재료의 일부를 대신 제조해주기로 했다는 소식을 알렸다.[16]

수의사 출신으로 WHO의 전염병 파수꾼이던 클라우스 슈퇴어는 전세계로 전파될 방송 카메라 앞에서 매우 의미심장한 발언을 했다. 조류독감이 지구촌 전체로 확산될 우려가 있다고 경고하면서, 발트 해에서 지중해까지 이동하는 야생 철새 중 H5N1 플루에 감염돼 죽은 사례를 조사 중이며 안타깝지만 이미 바이러스에 감염된 조류들을 발견했다고 강조했다. 그런데 이상하지 않은가! 독감에 걸려 아픈 새가 어떻게 그 머나먼 길을 비행할 수 있겠는가! 전염병 확산의 주범을 조류로 보기에는 뭔가 석연치 않은 구석이 있다. 하지만 이런 조류학자들의 의구심은 실상 언론에 큰 힘을 발휘하지 못했고, 결국 수많은 조류독감의 희생양들이 해마다 살처분돼 생매장되는 최후를 맞았다. 사회 분위기상 새가 죽음에 이른 경위에 의혹을 제기하며 사건을 면밀히 조사하겠다고 선뜻 나서는 사람도 없었다. 그 사이 우리는 조류독감의 공포가 만연된 사회에 살게 되었다. 하지만 그 공포는 수의사들과 약을 파는 장사꾼들이 퍼트린 것이다. H5N1 바이러스가 발견된 가금류를 사육하는 축산업계도 책임이 없다고는 할 수 없다. 축산업자가 먹이는 사료 속에 바이러스 유발 물질이 들어 있을 수도 있기 때문이다.

전염병을 막기 위한 최후의 준비

1981년부터 천연두(마마) 바이러스가 멸종되면서 국제보건규칙IHR은 1969년 기존의 6개 전염병 중 3개만 정식 전염병으로 인정했다. 바로 페스트와 콜레라와 황열yellow fever이다. 1999~2009년 동안 WHO는 건강 부문과 관련된 민관공동사업을 적극적으로 펼친 바, 전염병 퇴치를 위해 광범위한 영역에 프로젝트를 실행하면서 전 세계의 의료산업에 영향력을 미쳤다.

1999년 4월부터 독감 퇴치를 위한 새로운 캠페인이 본격화되었다. 〈독감 전염병을 막기 위한 계획: 세계보건기구의 역할 및 국가적·지역적 규모의 단계별 추진〉이란 논문도 발표되었다. 유럽과학자워킹그룹ESWI과 손잡은 전문가들이 제약회사의 후원으로 제작한 논문이었다. 독감 치료제로 큰 수익을 올리는 제약회사들[17]의 재정 지원으로 운영되는 ESWI에 가입해 연구비를 지원받은 학자 중에는 유명한 사람도 꽤 있었다. 런던 임페리얼 칼리지의 생물수학자 닐 퍼거슨을 비롯해 미국 전염병학회 의장을 역임한 아놀드 S. 몬토, 로테르담 에라스무스 대학의 수의사이자 바이러스 학자인 알베르트 오스터후스, 노팅엄 대학의 위생학 교수 조나단 반-탐 등이 있다. 조나단 반-탐은 로슈와 스미스클라인 비첨에서 오랫동안 공동 연구원으로 일한 경험이 있다. 이어서 월터 하스는 로베르트-코흐 연구소Institut Robert-Koche에서 조력자이자 전염병 전문 연구원으로 재직했다.

이들은 과거에도 그랬고 현재도 전염병 퇴치를 위해 노력하는 WHO의 활동 계획안에 관여하고 있다. 위에 열거한 전문가 외에도 제약회사와 재정적으로 긴밀한 관계를 유지하는 전염병 전문가는 훨씬 더 많아서, 목록으로 작성해 나열하자면 한참 걸릴 정도다. 유럽평의회가 발표한 문서뿐 아니라 《영국의학저널》에 실린 기사, WHO의 최종 평가 보고서(2011년 4월에 발표된 파인버그 보고서)를 검토해보면 이 주제와 관련된 방대한 양의 정보를 얻을 수 있다.

1999년부터 현재까지 전문가들로 구성된 학회 모임이 수차례 있었고 수많은 보고서가 발표되었다. 참가자들은 모임이 있기 전 자기 견해를 글로 작성했는데, 문서상 서로의 이해관계가 충돌했다. 이러한 문서들은 WHO 운영진이 관리했으며 연구를 실시하는 동안 WHO가 발표하는 공식 보고서의 주요 자료로 사용되었다. 그러다 보니 짜깁기식 보고서가 완성되기 십상이었다.

2005년 WHO는 2007년 법적 효력을 발생하게 될 두 번째 국제보건

규칙을 최종 발표했다. 그러면서 전염병과 관련해 WHO가 발표한 규칙을 모든 회원국이 실행하도록 강요했는데, 그중에서도 조류독감과 관련된 사항이 특히 강조되었다.

WHO 회원국은 국가 차원에서 전염병 퇴치 활동을 대대적으로 벌여야 했다. 2005~2006년에는 대부분의 국가들이 조류독감 예방 캠페인을 적극 실시하며 WHO의 취지를 수용했고 자국민이 독감으로 인한 피해를 보지 않도록 주의를 기울였다.

독감 퇴치와 관련된 로비 활동은 매우 활발했고, 결과적으로 '사스'와 조류독감[18]의 위협을 전 세계에 확산시키는 데 기여했다. 〈판데믹(세계적 전염병) 대비〉란 제목의 보고서까지 발표되면서 전 세계 제약산업은 독감 예방 백신 개발에 혈안이 되었다. 결국, 누가 누구에게 어떤 가격으로 약품을 제공하는지는 중요하지 않았다. 어떤 약이든 빨리 만들어 개발도상국에 '복지를 명분 삼아 판매하는 것'이 관건이었다.

H5N1 플루의 위협이 전파를 타고 전 세계인에게 알려졌다. 그러나 이 독감이 인간에게 치명적 위험을 유발한다는 구체적인 증거는 그 당시 발견되지 않은 상태였다. 마치 전염병을 무기처럼 휘두르며 앞세웠던 덕분에 현실적으로 정부의 위생당국과 의료 전문가들은 거대 제약시장의 독감 치료제 개발을 막을 수 없었다. 제약산업이 지지하는 막대한 규모의 사업에 반대할 수 있는 정부는 없었다. 제약기업과 의견을 달리하는 바이러스 학자, 생물수학자를 비롯한 관련 전문가들의 주장은 철저히 무시되었다.

그때부터 전염병과 연관된 시장은 한 가지 공식을 따른다. 차기 전염병의 도래는 기정사실이며, 우리는 그 전염병이 어떻게, 언제, 어디서 발생했는지 말할 수 있는 발언권을 갖고 있지 않다는 것이다.

국가를 대상으로 한 거래

대중의 스포트라이트를 받는 사람들 즉, 정치가들 역시 언론을 통해 바이러스를 자주 이야기한다. 그래서 바이러스의 리스크를 강조하고 백신의 효과와 저항력을 설명하고, 또 치료제로서의 효능과 백신의 확산을 재차 강조한다.

단순히 정치가들뿐만 아니라 국가의 수뇌부도 마찬가지다. 독일 총리 앙겔라 메르켈은 백신 개발 대표 제조업체인 노바티스와 글락소스미스클라인에 1,000만 유로를 기부했다. 전염병 퇴치를 위한 백신 개발비를 지원한 것이다. 전 프랑스 대통령 니콜라 사르코지는 2009년 3월 멕시코시티를 방문해 멕시코 대통령 펠리페 칼데론과 독감 예방을 위한 새로운 백신 개발 사업을 추진하기로 합의했다. 거의 1억 유로의 지원이 필요한 대형 사업이었다.

WHO 전문가들의 말을 경청한 세계는 전염병 유행을 경고하는 메시지에 긴급회의를 소집하며 대처했다.[19] 유럽평의회의 조사 결과, 전 세계 제약기업들은 약 40억 달러를 독감 치료제 제조 및 유통에 사용한 것으로 밝혀졌다. 그와 동시에 독감을 미연에 방지하기 위한 백신 개발에도 총력을 기울였다.

2009년 7일, 독일 의회에서 열린 마지막 회의에 참석한 보건부 장관 울라 슈미트에게 나는 제약회사의 장사꾼 전략에 속아서는 안 된다고 당부했다. 그러면서 5,000만 개의 백신 보유량이 실제로 존재하는지 확인해줄 수 있는지도 물었다. 그러나 그녀는 공식석상에서의 내 요구에 직접적인 답변을 피했다. 그러곤 언론매체를 통해 독일이 보유한 백신의 양이 충분하니 백신 부족을 염려할 필요는 없다면서 국민을 안심시켰다.

2009년 여름, 국제적인 의학 학술지를 통해 나는 '공포를 이용한 시장'에 대항하는 글을 발표했다. 또한 백신 남용도 경고했다. 유럽 의약청이 실제 독감의 리스크를 조사하고 안보 수준에 정확한 진단을 내렸다면 기존 백신보다 독감 백신의 사용자가 갑자기 늘어날 이유는 없었을 것이다.

그럼에도 전 세계 각국 정부는 이미 제약기업과 백신 판매를 두고 협상을 벌이고 있었다. 2007~2009년에 각 정부들은 미래에 발생할지 모르는 독감 유행에 대비해 백신 제조업체들과 가격 및 배급량을 두고 기밀문서를 작성하는 것처럼 계약을 맺었다. 어떤 계약은 2009년 말에 가서야 그 실체가 알려질 정도로 암암리에 작성되었다.

대표적인 예가 바로 프랑스 정부와 독일 정부가 체결한 계약이다. 나중에 알려진 사실이지만 두 정부는 제약기업에게 너무 유리한 조건으로 계약을 맺어 대중의 지탄을 받았다. 일단 기업의 의무 조건과 관련해 면제사항이 많았고 보조제 역할의 치료제 가격을 너무 높게 책정했다. 또 WHO가 전염병 확산의 최고 단계인 6단계(판데믹 단계)를 선언할 경우, 정부와 기업 간의 상호계약이 자동 갱신돼 법적 효력이 발생한다는 조항까지 인정했다.

제약기업들이 철저히 준비한 마케팅 전략의 본격 활동은 WHO 활동에 부차적인 영향을 미쳤다. 더 나아가 사무국장과 자문 역할을 하는 긴급대책위원회 역시 제약기업들의 작업과 모종의 거래가 있을 수밖에 없다.

사기업의 빈틈없는 시나리오

이제 준비도 완벽하게 끝났고 전 세계에 사업을 확산시킬 일만 남았으니 남은 건 전염병만 유행하면 되었다. 얼마 안 되어 매스컴을 통해 전염병 소식이 전해졌다. 2007년에 설립된 질병역학조사기관 베라텍트 Veratect™는 전염병 리스크를 조사하는 전문기관이 해야 할 본연의 역할을 충실히 이행할 수 있었다.[20] 여기서 궁금한 점은 누가 이 기관에 재정 지원을 하며 투자했느냐다.

베라텍트가 발표한 내용에 따르면, 이 연구기관은 2009년 3월 30일부터 정체 모를 전염병의 존재를 듣고 조사를 시작했다고 밝혔다. 멕시코시티에서 캐나다 출신의 변호사가 폐렴에 걸렸고 오타와로 돌아와 치료를 받았다. 외국에 다녀와 폐렴에 걸린 사례가 너무 많다 보니 베라텍트는 전염병을 의심하게 됐고, 그래서 이 미스터리한 폐렴 증상과 유사한 질병이 전염병으로 확산될 가능성이 있는지를 조사했다.

뿐만 아니라 미국 출신의 전염병 전문가들은 멕시코 베라크루스 지역의 고원지대에 있는 돼지 농장 주변을 조사한 결과, 해당 위생기관의 특별한 통계 결과를 접할 수 있었다. 그 주변에 중증 호흡기 질병과 장염 환자 수가 전보다 15퍼센트나 증가했다는 것이다. 이 내용은 지역 신문인《이마젠 델 골포Imagen del Golfo》에 실렸다.

베라텍트의 특별 조사팀은 멕시코 관할당국에 연락해 사전 조사 허가를 받았고, 마치 비밀요원이라도 된 듯 멕시코시티 주변에 떠도는 루머에 귀를 기울이며 전염병의 진상 규명에 나섰다.

곧 베라텍트가 산출한 결과는 사람들에게 점점 퍼지기 시작하더니 거의 3주 만에 인터넷과 미디어 매체를 통해 사방으로 확산되었다. 그 소식이 미국 질병관리본부CDC와 WHO에게까지 퍼지면서 두 기관도 수사에 합세한다.

2009년 4월 23일, 베라텍트는 다음과 같은 내용의 공식 결과를 발표했다.

베라텍트의 정보를 믿는 고객들, 캐나다를 포함한 수많은 국가의 고객들은 어째서 미국이 위생당국을 통해 이 질병의 존재를 미리 알리지 않았는지 궁금해했다.

또한 4월 24일에 발표된 보고서에는 이런 내용이 덧붙여졌다.

베라텍트는 계속해서 멕시코시티의 전염병 현황을 다루는 보고서를 발표할 예정이다. 그래서 전염병 확산에 대한 추후 상황을 다룰 것이다. WHO는 베라텍트 시스템에 접근할 수 있는 권한을 요구한 상태다. 베라텍트는 돼지독감 H1N1 플루에 양성반응을 보인 멕시코시티의 환자들과 관련된 정보를 보유하고 있다. 전 세계 언론매체는 지금 멕시코시티에서 일어난 전염병의 실태를 알게 되었다. 미국 질병관리본부를 비롯한 WHO는 현재 상황에 대한 기자회견을 곧 가질 예정이다.

잘 계산된 달력

센세이셔널리즘에 목말라 있던 언론은 전염병 확산에 민감한 사람들이 '돼지독감'에 대해 하는 말들을 여과 없이 퍼트렸다. 2009년 5월 20일,

신종플루 백신 팬데믹스Pandemrix®를 제조하는 글락소스미스클라인은 전염병과의 전쟁을 선포하며 제임스 머독 같은 미디어 전문가를 회사 운영을 담당하는 이사로 정식 스카우트하기도 했다.[21] (2007년부터 글락소스미스클라인의 경영진으로 일했던) 전염병학자이자 런던 임페리얼 칼리지 출신의 로이 앤더슨 경은 같은 해 5월 1일, BBC와의 인터뷰에서 의미심장한 말을 했다.[22]

"돼지독감의 유행은 이미 시작되었습니다."

당시에 나는 돼지독감에 대한 조사를 막 시작한 참이어서 그 발언에 상당히 놀랐다. 로이 앤더슨 경이 독감을 경고하는 동안 그와 대학 동문이자 생물수학자인 닐 M. 퍼거슨은 박스터Baxtor 백신을 제조하는 글락소스미스클라인과 로슈와 합작 연구를 진행 중이었다. 그 역시 이미 독감의 열풍을 예상했던 것 같다. 닐 M. 퍼거슨은 전염병의 유행으로 제약산업이 큰 이득을 얻을 것을 내다보았다. 한 술 더 떠 WHO 사무총장 마거릿 챈 역시 전염병 퇴치에 박차를 가했다.

5월 11일에 발표된 WHO 산하 '급속 전염병 평가 연합RPAC'이 발표한 보고서를 보면, 몇 년 전부터 멕시코의 관광객들에게서 처음 발견된 바이러스가 여러 지역으로 확산된 것으로 추정했다. 그래서 관광객과 접촉한 사람들에게 바이러스가 옮겨지면서 이 독감을 전염병으로 인식했다는 것인데, WHO가 발표한 내용은 전염병학 이론을 참고했다기보다는 어떻게 해서든지 그 질병을 전염병으로 정의하기 위해 시나리오를 완성했다는 인상을 지울 수 없다.[23]

여기서 독감 전염병 시나리오가 기본 정보로 삼은 감염 환자수가 몇 명인지 의심스러웠다. 확률적 수치로 다시 정리하면 15만 명이 사는 지역에 1만 5,000명 이상이 동일한 증상을 보일 때 우리는 그 질병을 전염병으로 규정할 수 있다. 멕시코에 거주하는 인구는 약 1억 1,100만 명이다(멕시코시티 광역 도시권만 따지면 2,000만 명이 좀 넘는다). 그중에서 1,000명도 안 되는 감염 환자수가 나온 상태다. 생각이 있는 전염병학자라면 어떻게 이 수치를 전염병으로 규정하겠는가? 그 미미한 수치를 기준으로 세계적 전염병의 도래를 예상한다는 게 말이 되는가? 정말 터무니없는 이야기다.

전염병에 대해 WHO가 보여주는 두 얼굴
—

AP 통신의 기자 프랑크 조던의 기사는 인상적이다. 기자는 과도하게 부풀린 독감의 심각성 때문에 계절별로 발생하는 독감이 마치 치명적인 전염병인 양 둔갑했다고 밝혔다. 멕시코에서 독감으로 사망한 사람이 나타나면서 제네바 WHO에 소속된 연구진은 극비리에 모여 '전염병'으로 규정하는 질병의 정의를 수정하기도 했다. 그 시기에 빅 파마의 전문가들은 이미 동맥경화를 비롯한 몇몇 질병의 진단과 관련된 수치를 낮추는 데 성공했다. 이번에 멕시코에서 발생한 독감 역시 확대 해석되고 말았다. WHO는 전염병 규정 기준을 격하시켰다. 질병의 심각성과 치사 수준을 기존의 평가 기준보다 낮추었기 때문이다.

이에 프랑크 조던은 2009년 5월 19일에 열린 WHO가 주최한 기자회견에 직접 참석해 논쟁이 된 내용을 간추려 '전염병 기준을 수정할 수밖에 없었던 세계보건기구'란 제목의 기사를 썼다. 그 기자회견에는 사무총장 마거릿 챈이 대표로 참석했으며 미국 질병관리본부에서 일했던 후쿠다 게이지도 자리했다.

10여 개국은 WHO에 전염병 기준을 바꾸라는 압력을 가했다. 몇몇 나라는 바이러스로 사망한 사람이 있다면 그 리스크에 초점을 맞춰야지 리스크가 전 세계에 확산될 가능성으로 전염병을 정의해서는 안 된다고 주장했다. 돼지독감의 유행을 선포하면서 세계인들은 패닉 상태에 빠졌고 그 여파로 경제적 피해도 잇달아 일어났다. 영국과 일본, 중국을 비롯한 국가들은 지난 월요일 WHO에 정밀 조사를 의뢰했다. 이후 전염병 유행이 기정사실인 것처럼 공식 발표되었다. 그 결과 막대한 비용이 지출되고, 잠재 가능성이 있는 리스크가 위협적인 요소로 다가왔다. 또한 사람들이 계절 인플루엔자 백신 대신 전염병 백신을 접종함에 따라 지금껏 별로 위험하지 않던 바이러스에 대해서도 비상주의보가 발동되는 결과를 낳았다.

기자 회견에서 후쿠다 게이지는 각 국가를 대표해 나온 사람들에게 보다 구체화된 실험으로 현 상황을 증명해야 한다고 대답했다. 하지만 실질적으로 전염병 진단 기준을 둘러싼 비판에도 불구하고 기준에 대한 새로운 정의는 달라질 기미가 없었다.

코크런심장연구회의 톰 제퍼슨은 WHO가 정의한 전염병 기준을 도통 이해할 수 없다고 고백할 정도다. 2009년 5월 4일까지 WHO 공식 사이트에 설명된 정의는 다음과 같다.

면역체계를 갖추지 않은 전 세계 지역의 **많은 사람들이** 신종 인플루엔자 바이러스에 감염돼 **독감으로 사망할 경우** 우리는 그 독감을 전염병으로 규정한다.

(톰 제퍼슨은 몇 가지 표현을 이처럼 굵은 글씨로 강조했다.) 세계 인구의 이동이 잦고 도시화와 인구 과잉화가 가속화되는 상황에서 신종 인플루엔자가 원인이 된 전염병의 확산은 전 세계 인구를 위협하기에 충분하다.

그리고 같은 페이지에 다음과 같은 글도 적혀 있다.

어떤 질병이 평소보다 갑자기 급증할 때 전염병을 의심할 수 있다. 전염병은 전 세계로 퍼지는 질병을 말한다. 그래서 조류독감은 면역체계를 갖추지 못한 인구에게 신종 인플루엔자 바이러스가 감염되면서 발생했다……
전염병도 종류에 따라 심각한 경우가 있고 보통인 경우가 있다. 심각하면 사망할 수도 있다. 또한 전염병의 심각성 수위는 이 질병이 확산되는 동안 유동적이다.

2010년 3월 30일, 유럽평의회 총회에서 톰 제퍼슨은 WHO가 기술한 다양한 버전의 전염병 정의 항목을 공개했다. 총 11가지나 되는데 각각 전염병을 정의한 내용에 차이가 있었다.

톰 제퍼슨의 보고서는 피터 도시가 쓴 보고서와 나란히 WHO의 공정성에 시의 적절한 의문을 제기했다. WHO가 제약산업의 파트너 역할에 지나치게 신경 쓰며 전염병을 정의한 것에 일침을 가한 결과, WHO는 마침내 전염병의 정의를 다시 수정하기에 이른다.

WHO의 자체평가

—

WHO 총회에 이어 2010년 11월 22일 베를린 파리서 광장(베를린 브란덴부르크 문 앞에 있는 광장 이름 - 옮긴이)에서 열린 모임에서 또 한 번 마거릿 챈을 만난 나는 다시 질문하지 않을 수 없었다. 유럽평의회 산하 연구기관에서 일하고 있다고 나를 소개한 다음, 왜 WHO는 의회 청문회에 단 한 번 참석했는지, 그리고 왜 추가 요청한 정보를 넘겨주지 않는지를 물었다. 예기치 못한 질문에 당황한 기색이 역력했지만 그녀는 역시 프로답게 나를 설득하기 시작했다. WHO는 앞으로 상충되는 여러 이해관계의 충돌을 피하기 위해 자체평가집단을 구성하고 불미스런 문제들을 해결해나갈 것이라고 설명했다. 그러면서 내가 궁금해하는 것들은 의심스러워 할 필요가 없다고 덧붙였다.

　나는 그녀가 무슨 말을 하는지 잘 알고 있었다. 그 부분과 관련해 나는 내가 운영자로 있는 웹사이트[24] 페이지에 혹독한 비판을 남긴 적이 있다. 나는 다시 이해가 안 된다는 표정으로 물었다. "기구의 자체평가를 위해 노팅엄 대학의 반-탐 교수를 초청한 것은 고양이에게 생선 가게를 맡긴 격입니다. WHO는 그동안의 모든 신뢰를 잃게 될 것입니다"라고 힘주어 말하자 그 점은 더 검토해보겠다는 대답으로 문제를 일단락 지었다.

　마거릿 챈이 검토해보겠다고 말한 것은 로슈와 스미스클라인 비첨의 오랜 조력자로 일한 반-탐 교수가 과연 WHO의 자체평가에 합당한 인물인지 살펴보겠다는 말로 들렸다.

　WHO의 자체평가집단은 전염병 전문 연구가인 하비 V. 파인버그가 의장을 맡았다. 그 역시 반-탐 교수의 영입을 공개 비판한 바 있다. 그 외에도 새로 초청돼 온 전문가 중 몇몇은 과거 제약회사와 관계가 있는 데다 여러 상충 관계의 중심인물로 세상에 알려진 사람들이다. 자체평가집단이 작성한 보고서[25]는 마침내 2011년 5월 5일, 마거릿 챈에 의해 WHO 총회에서 공개되었다. 2009~2010년에 H1N1 신종 플루와 관련된 WHO의 정책을 평가한 내용이었다.

> WHO는 구조적인 문제로 전염병이 고충을 겪을 때마다 가까스로 위기를 잘 모면했다. 이에 본 평가집단은 WHO의 활동 내역에서 어떠한 범법행위도 발견하지 못했다.

경제성보다 더 중요한 것은 건강

WHO는 사기업의 지원을 계속 받고 있다. 유럽 의회 45개 회원국[26]은 WHO를 상대로 신뢰할 수 있는 기준과 제도를 정립하도록 요구했지만 실질적으로 이렇다 할 결과는 아직까지 없다. 오히려 기존의 관습을 계속 이어가고 있는 실정이다. WHO는 각국 정부 대표자와 스폰서들로 구성되어 있다. 기구의 설립 취지를 실행에 잘 옮겼다면 지금쯤 전 세계인은 건강한 삶을 영위했을 것이다. 그러나 현실적으로는 WHO와 제약기업들의 수익 구조만 탄탄해졌을 뿐이다. 전 세계 인류의 건강 부흥보다 경제성에 더 신경을 쓴 결과였다.

각 정부기관은 WHO를 비롯해 유엔을 상대로 내부 문서를 넘겨달라고 요구할 권한을 갖고 있지 않은 반면, 제약산업은 WHO 정책에 결정적 영향을 미치는 대표적 집단이다. 마치 자유롭게 드나들 수 있는 통행허가증을 부여받은 것 같다. 반면에 국민이 민주주의적 방식으로 선출한 대변자들은 기구의 굳게 닫힌 문 앞에서 여전히 대기 중이다.

우리는 무엇보다 가장 소중한 자산인 건강을 빅 파마와 경제성에 빼앗겼다. 거대 제약기업들은 우리가 지출한 돈으로 점점 부를 축적하고 있다. 이런 상황에서 우리가 바뀌지 않으면 그들은 계속해서 이윤 추구에 열을 올릴 것이다.

앞으로 또 '공포를 이용해 민중을 선동하는 캠페인'이 벌어질 때, 이제 정통한 '전문가'들[27]이 준비한 내용의 숨은 의미를 간파할 수 있어야 한다. 전염병의 파수꾼 즉, 그 분야 전문가들이 하는 말을 곧이곧대로 믿는 것도 이젠 옛말이 되어야 한다. 우리 자신의 건강을 지키기 위해 경계를 늦추지 말아야 할 것이다.

Big
pharma

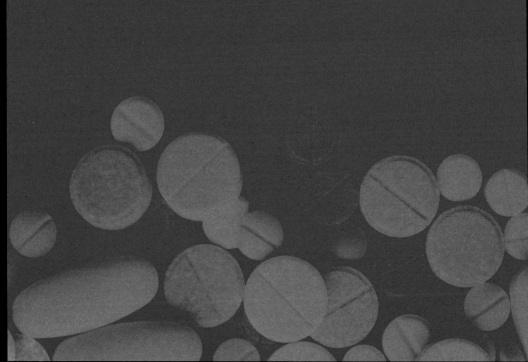

제3부

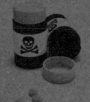

제약 마케팅의
담보가 되어버린 과학

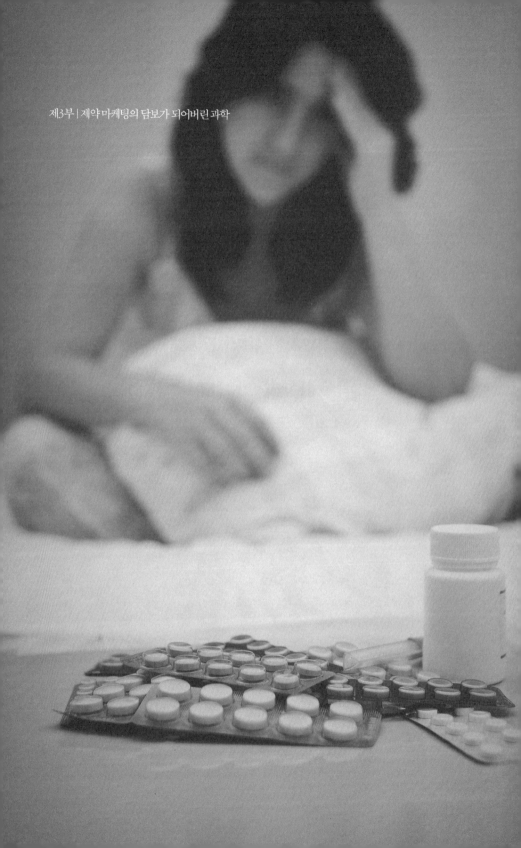

어떤 증거에 기초한 의학인가

> 미국의 한 거대 제약기업 연구소는 (프랑스 출신)
> 심장전문의 2,500여 명을 중국으로 초청했다.
> 배우자를 동반한 원정여행 경비를 거듭 부담하면서
> 중국의 만리장성을 방문하게 했다.
> 과연 여행의 목적은 단순히 중국 관광에만 있었을까?
> – 제롬 카후작[1]

'어떻게 이런 일이 있을 수 있지?' 의료 스캔들이 터질 때마다 대중은
믿을 수 없다는 반응을 보인다. 그럴 때마다 제약산업은 휘청거리고, 터
무니없는 치료법의 실체를 알게 된 대중은 아연실색한다. 그렇다면 각
국가의 위생당국은 무얼 한 것일까? 왜 의약품의 안전을 점검하고 리
스크를 통제하지 않은 걸까? FDA, WHO, 유럽 의약청, 프랑스 국립의
약품건강제품안전청ANSM(예전의 프랑스 식약청AFSSAPS) 모두 국민 건강
에 신경 써야 하는 곳이 아닌가? 상업적인 돈벌이로부터 우리를 보호
해야 하는 것 아니냔 말이다. 그곳에서 일하는 소위 전문가란 사람들은
동물실험, 무작위추출에 의한 임상실험, 전염병 연구, 중독 연구 등 객
관적 증거를 토대로 완성된 치료법을 권장해야 하는 것 아닌가? 또 우
리에게 약품을 처방하는 의사들은 처방전을 내리기 전에 의학 세미나
와 학회에 참여하고 학술지를 검토하면서 최상의 정보를 제공받은 다

음 정직한 치료를 해야 하는 것 아닐까? 유럽의 사회보장제도를 비롯해 사기업 보험회사, 미국의 메디케어/메디케이드는 환자에게 환불하기 전에 해당 의약품 판매의 수익 리스크를 꼼꼼히 분석하지 않는 것일까? 또 환자들이 만든 협회들은 어떤가? 특정 약품에 심각한 부작용이 발생한다면 이 협회들이라도 나서서 문제 제기를 해야 하지 않을까? 빅 파마가 계속해서 별다른 효과가 없는 약, 때론 치명적일 수 있는 약을 공급하는 것을 차단할 해결책은 정말 없는 것일까?

앵글로색슨 족은 "돈줄을 잡아라"라고 말한다. 모든 의문의 끝은 돈 문제로 귀결되기 때문이다. 빅 파마의 자금은 오늘날 현대 의학계를 철저히 부패시키고 있다. 이들의 막강한 힘은 웬만한 공격에는 끄떡도 하지 않는다. 신문 1면을 도배한 기사대로 제약기업들의 단순한 이해관계의 충돌로 귀결되지 않는다. 사회의 구조적인 부패, 제약산업에 만연한 잘못된 인습에서 비롯된 것들이다. 미국의 경우, 제약기업들은 의사를 매수하기 위해 해마다 의사 한 사람당 최소 5만 달러는 기본으로 지출한다. 무슨 말인가 하면, 의학계를 좌우하는 전문가들[2]에게 기업이 원하는 메시지를 제대로 전달하는 로비활동에 그만한 액수를 들인다는 얘기다(이 점에서는 유럽도 미국 못지않다). 2004년 포레스트 연구소는 항우울제 렉사프로를 출시하면서 1억 1,500만 달러를 마케팅 홍보에 썼다. 그중 3,600만 달러는 의사들의 학회 정찬 모임에, 3,700만 달러는 '핵심 오피니언 리더들'[3]로 구성된 학회 명예직 회원들에게 사용되었다.

여기서 끝이 아니다. 앞에 열거한 예는 대대적인 홍보활동으로 외부에 공개된 내역만을 언급한 것이다. 빅 파마의 의료 마케팅은 눈에 보이지 않는 영역에서도 비밀리에 이어졌다. 연구개발에서부터 약품 소비자의 건강 개선에 이르기까지 마케팅의 경로는 다양하다. 다른 산업과 달리 제약산업의 마케팅 경로는 생산자에서 소비자-구매자로 직결되지 않는다. 항상 중간 판리자를 거쳐야 하는데, 제품을 관리하고 사용 여부를 승인하는 기관, 구매 후 환불을 관리하는 기관이 있어서다. 정부 기관, 위생당국, 의사들, 보험회사를 비롯한 사회보장제도 등이 대표적인 예다. 따라서 제약산업이 과학(생물화학, 약리학, 독물학, 유전체학, 임상실험과 관련된 방법론 등)에 초점을 맞추는 것은 지극히 정상적이다. 과학에 토대를 두었다고 해야 제품에 의혹을 제기하는 소비자를 안심시킬 수 있기 때문이다. 그런 의미에서 과학은 한마디로 제약시장에 들어가는 문을 여는 '열려라 참깨' 주문이었다. 제품 판매와 관련된 반박할 수 없는 객관적 논거를 제시해주기 때문이다. 그래서 궁금한 점이 있으면 의사에게 물어보라고 하지 않는가! 의사의 말은 과학적이라고 생각하기 때문이다. 또한 제약시장에서는 마케팅을 과학과 혼동한다. 우연한 기회에 일어난 사고 같은 것이 아니라 매우 비일비재한 익숙한 일이 되었다. 오늘날 현대의학의 부패는 바로 이 두 영역의 혼동에서 비롯되었다 해도 과언이 아닐 정도로 의학계 전반에 걸쳐 과학은 마케팅의 담보물인 것이 현실이다.

이해관계의 대충돌
—

마케팅이 추구하는 목표 중 하나는 생산자와 소비자 간의 제품 유통이 최대한 원활히 이루어지는 것이다. 제약산업의 자금은 과학 이론의 발전과 과학계의 권위자를 위해 쓰인다. 그래야 마케팅 활동 중에 발생할지 모를 장애물을 '파트너십'으로 둔갑시키고, '홍보 과정'의 일환으로 전환할 수 있다. 한마디로 '윈윈' 전략을 펼치는 셈이다. 제품의 유통과정 중 거쳐야 하는 중간 관리자에게 금전적 이득을 보장한다면 누가 불평하겠는가. 제약기업은 영악하게도 의학산업의 복잡한 구조에서 이해관계의 충돌[4]이 아닌 '통합'을 추구하는 마케팅 전략을 추구하고 있다.

1. 의료기관과 위생당국

정부는 제약산업의 일탈을 막고 철저히 관리하기 위해 각종 의료기관을 설립했다(탈리도마이드 의약품 스캔들 이후, FDA는 공권력 강화를 위해 규제 정책을 대폭 수정했다). 관련기관들은 오랫동안 정부의 자금 지원으로 운영되었는데, 그럴 수밖에 없는 것이 국민 건강을 보호하기 위해 설립된 기관이었기 때문이다. 1992년에 미국에서 전문의약품 허가신청자 비용부담법PDUFA이 통과된 이래로 제약기업들은 자사 의약품의 정식 승인 신청 시 평가비용의 50퍼센트를 지불해야 했다(보다 자세한 내용은 56쪽 참조). 신자유주의 경제 모델의 영향으로 제정된 이 법은 많은 정부들과 국제기구가 채택한 법이기도 하다. 그래서 WHO는 제약산업으로부터 전체 예산의 50퍼센트를 지원받고 있다. 또 유럽 의약청은 전체의 70퍼센트[5], 스웨덴 보건부 산하 의약청은 95퍼센트, 영국 의약품건강관리제품규제청MHRA은 제약기업들이 전체 예산을 부담한다.[6] 이렇듯 대부분의 위생당국이 실제로 관리 대상인 제약기업들에게서 재정적 지원을 받고 있다. 대기업과 그 대기업을 통제해야 할 감사기관의 관계가 금전적으로 얽혀 있다 보니 2000년대 초반에 터진 엔론/아서앤더슨Enron/Arthur Andersen 스캔들처럼 제약기업의 비리를 제대로 진상규명하기 어렵다.

결국 유럽 의약청은 거대 제약기업의 최고 경영자들의 영향력 아래 놓여 있다고 볼 수 있다. 의약청이 국민의 '건강'을 위해 활동한다기보다는 차라리 유럽위원회가 관리하는 '산업' 부흥을 위해 이바지한다고 하는 편이 맞을 것이다. 물론 유럽의 각 정부들이 힘을 합쳐 설립한 기관이 상업과 산업의 발전을 도모하는 것은 지극히 당연하다. 볼프강 보다르크가 강조한 것처럼 WHO도 그런 기관들과 다르지 않았다(자세한 내용은 454쪽 참조). 파트너십과 협력 관계를 맺는 이상, 정부 산하 기관과 국제기구들이 제약회사와 모종의 관계를 맺는 것을 막을 수 없다.

악순환의 고리가 끊이지 않고 이어지는 상황이 꼭 '회전문 효과'를 보는 듯하다. 제약기업의 관계자는 마치 자신이 관리자인 것처럼 행동하고 의약품 관리자는 제약기업의 내부인인 듯 행동한다. 예를 들어보자. 유럽 의약청의 행정 책임관 토마스 론그렌은 의약청에서 3년간 일한 후 제약회사의 자문관으로 이직했다. 또 제롬 카후작은 클로드 에뱅 보건부 장관 재임 당시 공무원으로 일하다 나중에는 정부를 떠나 회사에 취직했다. 또 프랑스 식약청을 비롯해 유럽 의약청에 소속돼 영향력 있는 전문가로 활동했던 장-미셸 알렉상드르 교수 역시 나중에 세르비에 제약기업의 연구소 자문관으로 일하게 된다. 2001년부터 2009년까지 그가 제약기업으로부터 받은 돈은 약 120만 달러나 된다고 한다. 장-뤽 아루소 교수는 전 프랑스 대통령 니콜라 사르코지 정부 시절 정부 산하 위생당국 소속이었지만 퇴임 후에는 제약회사 연구소로 들어가 개인 연구비로 총 20만 5,482유로를 지원받으며 근무했다. 그가 연구소에서 일하는 동안 사례비로 받은 돈은 1,200만 유로에 달한다. 노먼 사토리우스 박사는 WHO의 정신건강관리부 의장직을 역임한 후 세계정신의학회WPA의 의장직을 맡는다. 이 학회는 제약기업에게서 재정 지원을 받는 곳이었다. 바로 직전에 의장직을 맡았던 코스타 에 실바 박사는 이와 반대로 세계정신의학회에서 WHO로 이직했다. 프랑스에서 제약기업을 돕다가 보건부 장관직에 오른 인물로는 로즐린 바슐로와 노라 베라가 있다 그뿐만 아니라 미국 상원의원 출신인 제임스 그린우드는 나중에 제약산업 노조 대표로 일했다. 엘리 릴리의 행정 자문관이던 조지 H. W. 부시 역시 나중에 미국 대통령에 선출되었다. 이처럼 제약기업과 공직 간의 이동은 비일비재하다.

오늘날 각종 의료협회와 위생당국이 의약품의 위험성에 노출된 환자이자 국민을 더 이상 제대로 보호하지 않는 것이 극명하게 드러난 셈이다. 이들은 의약품의 생산과 유통을 촉진시키며 약품의 리스크를 최소한으로 줄이는 데 신경 쓴다. 그러다 심각한 부작용을 호소하며 스캔들이 일어나면 그제야 늑장 대응하며 반성한다. 하지만 그런 때마저 국민을 먼저 걱정하는 것이 아니라 교묘하게 해당 제약기업의 편을 들기도 한다. 위키리크스를 통해 국제약업단체연합회[IFPMA]가 WHO의 기밀문서를 제공받았다는 의혹이 제기된 적도 있었다. 지적재산권 침해가 아니냐며 문제가 확산되자 WHO는 그 의혹을 일축하며 기구의 기밀 내용이 협회로 흘러들어간 사실을 부인했다. 결국 공청회가 열렸고 WHO의 특별 자문을 맡았던 제르망 벨라스케즈가 정보 유출자로 의심을 받았다.[7]

이 외에도 의료협회와 제약기업 사이에 관례가 되어온 '침묵의 법칙'도 무시할 수 없다. 의료협회가 위기를 감지하고도 일부러 모른 척 제약기업의 제품을 눈감아주는 것이다. 심각한 부작용이 발견된 의약품을 즉시 시장에서 회수하는 것도, 의약품과 관련된 임상실험 결과를 공개해달라는 독립적 연구자들의 요청도 묵살한다. 한편 유럽 의약청이

《프레스크리》지를 통해 사노피의 아콤플리아와 관련된 보고서의 일부를 공개한 적이 있는데 그 내용을 보면 기가 막혀 말이 안 나온다. 총 68쪽으로 이루어진 이 보고서는 스웨덴의 한 의약협회가 작성한 것인데 전체 페이지 중 단 2장만 독해가 가능할 정도다. 보고서 내용은 대부분 검은색으로 지워져 있어서 행간의 의미를 파악하는 것이 불가능했다. 심지어 보고서를 작성한 날짜까지 가려져 있었다(《프레스크리》가 내게 전송해준 아래의 내용을 보면 상황이 이해될 것이다).

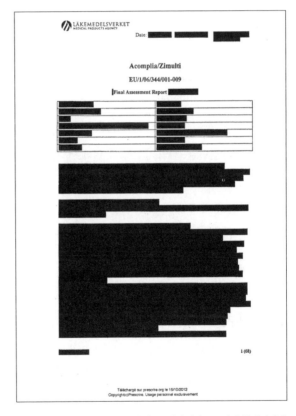

의학 잡지《프레스크리》에 실린 아콤플리아 평가 보고서의 첫 페이지다.
유럽 의약청은 실제 이 상태로 보고서를 보냈다고 한다.

제약기업들의 지적재산권과 이해관계 보호를 매우 중요하게 생각한 결과, 유럽 의약청은 이처럼 보고서의 일부 내용을 자체 검열로 삭제했다. 결국 이러한 행동은 환자의 알 권리와 이해관계에는 무관심한 것으로 이해할 수밖에.

2. 전문가들

각 정부 산하의 위생당국은 위원회에 소집된 전문가들의 의사결정을 기초로 정책을 세운다. 이 전문가들은 보통 전공 분야에서 우수한 실력을 인정받은 의사 또는 대학 소속 연구가들이다. 그러다 보니 제약산업 마케터들은 이들을 소위 말하는 '핵심 오피니언 리더들'이라고 칭한다. 대부분의 '핵심 오피니언 리더들'은 제약기업들로부터 재정적 지원을 받아 활동한다. 이때 기업들이 생산하는 의약품은 전문가의 정밀 평가가 필요한 제품이 대부분이다. 결론적으로 오늘날 모든 의약품 개발과 관련된 평가집단은 제약기업들이 뒤에서 지원한다고 보면 된다.

과거에는 대학 산하 바이오메디컬 연구소와 제약산업 간의 철저한 분리주의를 원칙으로 했다. 비록 둘 사이에 모종의 관계가 있긴 했지만 대대적인 합작은 없었다. 대학 연구소가 개발한 의약물은 정부의 의료협회를 위한 것이어서 연구가들은 개발 제품으로 개인적인 수익을 기대하지 않았다. 그러다 1974년 상황이 달라지기 시작했다. 하버드 의과대학연구소가 미국의 농업생명공학기업인 몬산토와 처음으로 계약을 체결한 것이다. 기업이 연구소 프로젝트에 재정적 비용을 책임지는 대신 연구소가 개발한 대상의 특허권을 기업에 위임하는 식으로 일이 진행되었다. 처음으로 의과대학이 산업체와 경제적 파트너십을 맺은 것이었다. '기술의 이전'이란 표현으로 설명할 수 있는 이러한 현상은 미국 레이건 대통령 집권 초기부터 변화의 과도기를 거치면서 점점 유행하기 시작했다. 그 결과, 바이-돌 법안Bayh-Dole Act이 채택돼 특허에 관한 법을 개정하기에 이르렀다. 주요 내용은 정부 지원을 받은 대학이 연구 결과로 특허권을 획득할 경우, 그 권한을 해당 대학과 연구원에게 부여하는 것이다. 그 후 이러한 시스템은 미국 전역에 빠른 속도로 확산되면서 이윤을 목적으로 하는 산학협력 문화의 바람이 불기 시작했다. 마치 기다렸다는 듯이 산업의 자금이 대학가로 몰려들었다. 다양한 분야의 산업체들이 연구 활동에 활발한 관심을 보이면서 그 대가로 큰 수익을 기대하게 된 것이다.

1980년부터 2002년까지 미국에서 실시된 바이오메디컬 연구와 관련된 내용을 정리한 보고서는 이렇게 설명한다.

> 미국의 연구원들 중 약 4분의 1이 산업체와 관계를 맺고 있다. 그리고 대학 기관 소속 연구원의 3분의 2는 연구비를 지원한 신규 벤처기업으로부터 지적재산권의 일부 권한을 부여받은 경험이 있다.[8]

반면에 영국에서는 2002년 《뉴사이언티스트New Scientist》 지에 다음과 같은 보고 내용이 실렸다.

> 의학 연구의 약 3분의 2가량이 제약기업의 재정 지원을 받아 이뤄지고 있다. '사유화된' 학문으로 볼 수 있을 정도로 오늘날 의학은 초국가적 기업 형태를 띤 제약산업의 손아귀에 들어간 상태다.[9]

이러한 경향은 그때만 해도 단지 서막에 불과했다. 이후 점점 가속화되어 지금은 의학 전문가들 중 제약기업의 도움 없이 연구를 진행하는 사람을 찾아보기 힘들다. 그렇다면 의학 전문가란 어떤 이들인가? 보통 제약회사에서 경력을 인정받은 전문가로서, 더 정확히 표현하자면 '핵심 오피니언 리더' 또는 '최첨단 정보'[10]를 보유한, 경영진이 보기에 회사가 홍보하려는 결정적 메시지를 잘 전달해줄 수 있는 인물을 말한다. 야망이 넘치는 젊은 연구자는 연구소에 득이 될 만한 연구를 진행하려고 할 것이다. 그래야 넉넉한 경비 지원을 받을 것이고 값비싼 임상실험 비용을 제약회사가 후원해주기 때문이다. 제약회사도 자사의 수익을 높여줄 '인기 제품'을 생산하기 위해 기발한 아이디어를 내려고 할 것이다. 그래서 회사가 원하는 연구를 하는 연구자를 후원하면서 해당 연구자가 괄목할 만한 전문가로 성장할 수 있도록 물심양면으로 도울 것이다. 학회에 초청하거나 저명한 학술지에 논문을 실을 수 있게 도와주면서 말이다. 마케터 해리 쿡은 〈의학의 실용가이드〉란 평가 자료에서 제약산업이 추구하는 목표를 이렇게 간추려 설명했다.

제약회사가 원하는 것은 이런 것이다. 대중에게 아직 잘 알려지지 않은 자사 제품을 히트작으로 만들기 위해 해당 제품의 영향력을 확산시키고 '핵심 오피니언 리더들'이 극찬하는 수준으로 끌어올리고 싶어 한다.[11]

대부분의 연구자는 연구 대상을 선택하는 과정에서 승진을 고려한다. 그 분야의 전문가로 활동하는 그들은 알고 보면 제약기업과 친분이 있는 이들이다. 영향력 있는 위치에 오른 '핵심 오피니언 리더들'은 제약기업이 제조하는 약품의 표준 모델과 수익 구도를 혹독하게 비판하는 경우가 드물다. 또 위생당국에 소속된 전문가들도 어떤 의약품이 지닌 잠재적 리스크에는 눈을 감는다. 놀랄 필요 없다. 분명 그 전문가는 해당 약품의 제조사와 긴밀한 관계를 맺고 있을 터이니.

2000년에 일간지 《US투데이》는 식품의약국 소속 전문가들이 제약기업에서 받은 수수료 명분의 금전적 이익을 조사한 결과를 대대적으로 발표했다. 1998년 1월 1일부터 2000년 6월 30일까지 18곳의 위원회가 블랙리스트 명단에 올랐다. 전체 사례 중 54퍼센트는 전문가들이 '특정 의약품과 관련해 직접적인 수수료를 챙겼거나 평가 대상에 오른 제품에 대해 제약기업 편을 든 대가로 개인적 이득을 본 것으로 드러났다.'[12] 한편 2002년에 《미국의학협회저널》에 발표된 그와 유사한 조사 결과에 따르면, 정부기관이 의뢰한 올바른 치료법을 정립하기 위한 연구에 참여한 전문가 중 59퍼센트가 '해당 제품을 제조하는 제약기업과 밀접한 관계'를 맺고 있는 것으로 드러났다. 이들은 해당 제품을 공정히 평가해야 하는 사람들이었는데 말이다.[13] 이러한 상황은 과거도 그렇고 지금도 여전히 우리 주변에서 벌어지고 있다. 프랑스 식약청도 상황은 마찬가지다. 작년에 필립 에뱅과 베르나르 드브레가 조사를 실시한 결과, 정부의 의약품 정식승인 허가 절차를 관리하는 식약청 소속 위원 30명 중 무려 26명이 사적인 의도가 개입된 계약을 체결한 것으로 밝혀졌다. 적게는 1건, 많게는 44건까지 제약기업에게 유리한 계약을 체결해준 것이다(이 수치는 전체 계약의 86.6퍼센트를 차지한다).[14] 유럽의약청의 경우에도 전문가들의 사적인 이해관계 개입이 어찌나 심각했는지, 2011년 5월 유럽 의회는 의약청의 2010년 예산안 검토를 거절하기도 했다.

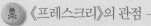

유럽 의회는 유럽 의약청에 소속된 전문가들이 사적인 의도로 공적 업무를 처리했는지를 조사하는 회계감사를 실시했다. 2년에 걸쳐 심사하는 동안 유럽옴부즈맨(유럽연합기구의 행정권 남용을 견제하는 행정감찰관-옮긴이)이 개입해 의약청이 공개하기를 거부하는 문서를 프랑스 개업의 연합인 포민뎁Formindep이라는 곳에 전달할 수 있었다. 그렇게 하지 않았다면…….

무비판적인 심사위원들 2008년 회계 감사 결과, 외부 전문가 36명과 유럽 의약청에 소속된 15명이 정식승인 허가 절차를 관리하는 주요 인물이라는 것이 밝혀졌다. 정부의 승인 허가를 요청하는 의약품은 그 해에 총 8건이 있었다. 전문가 36명 중 26명이 블랙리스트에 올랐다. 자료 부족, 유럽 의약청의 공식 양식 비준수, 서명 부재, 실제 연구 결과와 공개한 정보 사이의 내용 불일치 등 이유도 다양했다.

팀장 15명 중 1명은 2006년 한 해 동안 특정 제약기업을 위해 일한 적이 있다고 고백했다. 그는 그 회사가 제조한 약품 3종에 특혜를 주었고, 또 2명의 팀장은 5년 넘게 두 제약기업을 위해 일했으며 여러 약품을 대상으로 특혜를 준 경험이 있다고 실토했다. 또 한 팀장은 제약회사 주식을 보유하고 있으며, 해당 기업의 약품 3종에 특혜를 주었다고 밝혔다. 또 한 명은 남편이 일하는 제약회사의 약품에 특혜를 주었다고 고백했다.

회계감사 대상인 8건의 계약 가운데 5건은 유럽 의약청의 공식 양식을 지키지 않은 채 약품을 평가했고 정식승인을 인정해주었다. 이 외에도 정식승인 허가를 요청한 의약품 11종은 평가단 심사위원과 제약기업 사이의 이해관계가 서로 충돌하면서 승인이 유보되었다. 사실, 이런 상황은 유럽 의약청의 규율에 위배되는 것이다. 또 다른 의약품 3종도 역시 정식승인 절차가 연기되었는데 해당 전문가 6명이 답변을 유보한 상태였다.

2012년에도 여전히 불투명한 공정성과 신뢰 이와 같이 무책임한 관리는 유럽에서 이뤄지고 있는 의약품의 정식승인 절차가 얼마나 허술한지를 말해준다. 《프레스크리》에 실린 '신제품 출시' 관련 정보를 읽을 때마다 앞으로 우리는 이 제품이 정부로부터 판매 승인을 받았다는 것에 불신을 갖게 될 것이다.

유럽 의약청의 고위 책임자들은 그동안 뭘 했을까? 그 대답이 궁금하다면 유럽옴부즈맨의 제소가 벌어질 때까지 기다릴 필요 없이 바로 유럽 의회가 유럽 의약청을 대상으로 조사한 2001년 회계감사 결과를 살펴보면 될 것이다.

유럽 의약청의 공정성과 신뢰성은 위생 상태의 개선을 위해 필수불가결한 요소다. 유럽 의회는 그 점에 있어서 유럽 의약청을 믿지 못했고 결국 2010년 예산안 처리 승인을 거부했다. 여러 이해관계가 얽히고설킨 의약청 관리의 최악의 실태를 더 이상은 그냥 넘기지 않겠다는 선전포고였다. 15

3. 의사들

제약산업의 마케팅 과정에서 의사의 역할은 매우 중요하다. 환자에게 의약품을 처방해주는 사람이기 때문이다. 그런 점에서 의사들은 빅 파마의 주요 고객이다. 의학 잡지에 실린 사노피의 의미심장한 광고 문구를 보라. '우리는 여러분을 학업 수료 과정부터 은퇴할 때까지 지속적으로 돌봐줄 것입니다.'16 의대생들은 레지던트 생활을 할 때부터 복도에서 만난 제약기업 관계자들에게서 선물 공세를 받는다. 시험 합격 축하 음료와 샌드위치는 물론 의사 자격증 취득을 위해 결성된 스터디 모임에까지 찾아와 시험에 도움 되는 학습 자료와 그에 필요한 비용을 대신 지불하기도 한다. 일부 국가에서는 의대생들이 받는 수업의 일부 내용을 제약회사 연구소가 제공하는 경우도 있다 한다. 미국은 인턴이 제공받는 학습 자료의 절반가량이 제약기업의 재정적 후원으로 이뤄진다.17 이런 식으로 빅 파마는 미래에 의사가 될 인재들에게 미리부터 밑밥을 던진다.

의사들은 제약회사와 유대관계를 맺고 여러 혜택을 제공받는다. 예를 들어 자신의 지위를 이용해 제약회사 X에게 갑의 횡포를 부리는 의사도 있다. 또 Y라는 제약회사는 의사들이 워크숍을 갖고 저녁 식사하는 비용을 내신 내준다. 의사들이 스키장이나 이국적인 풍경을 즐길 수 있는 외국에서 세미나를 하고 싶다고 얘기하면 제약회사 연구소 Z가 그에 필요한 모든 경비를 대신 처리하는 식이다. 이런 식으로 제약회사가 의사들에게 바치는 '선물' 공세는 그야말로 어마어마하다. 다국적 기업 IMS 헬스가 제공하는 의약품 정보 덕분에 제약회사 연구소들은 전 세계 각국의 의사들이 어떤 약을 처방하는지 파악하기가 훨씬 수월하다. 그러다 보니 연구소들은 의사가 자사 제품을 환자들에게 더 많이 권장하도록 더 신경 쓸 수밖에 없다.[18] 다른 분야에서 이런 식으로 물밑 작업을 한다면 당연히 부패한 기업이라는 비난을 면치 못할 테지만, 대부분의 의사들은 아무 일 없는 척 이를 묵인한다. 어디까지나 관례일 뿐 자신은 약 처방에 있어 어떤 강요도 받지 않는다며 큰소리를 친다. 그러나 실제 사례를 조사해보면 그들의 말은 사실과 달랐다. 의사들이 받은 선물과 그들이 권장하는 처방전의 내용 사이에는 분명 연관 관계가 있다.

오늘날 제약회사는 의사들을 위해 '학회 및 디너파티'를 개최하는 데 상당한 비용을 지불하고 있다. 또 제약회사 관계자가 병원을 찾아가 의사들을 만날 때도 비용 처리는 제약회사의 몫이다. 이러한 세태는 선진국이라고 다르지 않다. 2006년 프랑스 검찰감사에 따르면 프랑스 내 제약회사들은 연간 30억 유로를 의료적 홍보 활동에 지출하며, 그 4분의 3이 방문 판매에 쓰인다고 보고되었다. 한 해 평균 2만 3,000회가량 방문 판매를 실시하는데 이 횟수를 의사 한 명에게 할애하는 영업시간으로 계산해보면, 한 번 찾아가 8~9분의 시간을 보낸다고 가정할 경우 그 횟수가 330회나 된다. 제약회사 관계자의 방문 후, 의사는 약 열흘

동안 의학 정보를 검토한다. 제약회사가 제공한 의학 정보는 솔직히 의학이라는 가면을 쓴 비즈니스 마케팅에 불과하다. 그 점을 누구보다 잘 알면서도 눈 가리고 아웅 하기 식으로 의사들은 제약회사 관계자의 방문을 꺼리기는커녕 반갑게 맞이한다. 다음의 공식 보고서를 읽어보면 더 잘 이해될 것이다.

> 제약회사들은 (……) 주로 방문 판매를 통해 의사에게 의약품 정보를 제공하는 중요한 역할을 담당한다. 의약품 리베이트는 정부가 이를 규제하기 위해 온갖 방법을 동원해도 완전히 뿌리 뽑기 힘들다.[19]

의사들은 비즈니스에 능한 제약회사들이 제공해주는 '무가치한 쓰레기 과학'에 의존해 환자들에게 약을 처방할 수밖에 없다. 그들이 아무리 부인해도 현실이 그러하다. 제약회사의 마케팅 전략은 과거에도 그랬고 지금도 여전히 인기 의약품을 결정하고 있다.

4. 의학과 관련된 평생교육

물론 제약회사가 유용한 의학 정보를 의사에게 제공해주는 경우도 생각해볼 수 있다. 단순히 비즈니스를 위한 상업적 의도가 아닌, 과학 지식이야말로 의사가 알아야 하는 것이기 때문이다. 실제로 의사의 평생교육 과정은 제약회사의 지원을 받아 이뤄지는 경우가 많다. 미국에서는 지속적의학교육심의위원회ACCME 또는 (가장 빈번한 경우로는) 의과대학이 선정한 교육기관에서 제약회사로부터 교육비의 약 60퍼센트를 지원받으며 공부를 계속 이어나가는 실정이다.

프랑스는 그와 관련한 교육비가 훨씬 더 높다. 검찰감사 결과, 의학과 관련된 평생교육의 4분의 3 이상이 제약기업들의 지원으로 이루어졌다. 제약산업은 그 교육 과정을 자사의 '베스트 상품'에 대해 교육하고 새로운 '오피니언 리더'를 배출시키는 기회의 장으로 삼았다. 의학 교육은 일종의 마케팅 전략 과정의 일환인 셈이다. 약 10년 전에 로우 퓨전 헬스케어Lowe Fusion Healthcare의 홍보팀장을 지낸 닐 켄들은 의미심장한 말을 했다. "홍보와 의학 교육, 이 둘의 차이가 점점 사라지고 있다."[20]

5. 의학 학술지

전 세계적으로 유명한 의학 잡지로는 《뉴잉글랜드 의학저널》, 《영국의학저널》, 《랜싯》, 《미국의학협회저널》 등이 있다. 의사들은 이러한 학술지를 읽으며 중요한 정보를 얻는다. 전문가들은 특정 의약품의 효능을 평가하고 해당 치료법을 권장하는 내용의 연구 논문을 이러한 학술지에 싣는다. 원칙적으로는 체계적 절차를 밟아 차별 없는 조건에서 내려진 결론을 학술지를 통해 발표한다. 개인적 이해관계가 개입될 시 저자는 그 사연을 공개해야 하며 그가 쓴 보고서는 명단을 비공개로 한 심사위원들의 자체 검토 및 평가를 받아야 한다. 하지만 모두가 각자의 이해관계를 따진다면 어떻게 될까? 평가자들이 알고 보니 제약회사와 관련된 '핵심 오피니언 리더들'이었다면? 또 학술지에 실린 연구 주제가 이미 제약회사의 요구와 연관된 것이라면? 연구의 토대인 임상실험 데이터의 출처가 알고 보니 제약회사 연구소라면, 그래서 (심지어 논문을 쓴 저자들까지도) 정보 소유권을 갖고 있지 않는 내용이라면?

연구보고서를 공동 집필한 저자들 이름을 일일이 밝히지 않은 경우는 더 심각하다. 그런 경우는 '핵심 오피니언 리더들'이 선정한 연구 팀원들이 익명으로 글을 쓰며 제약회사에 유리한 연구를 한 경우가 대부분일 것으로 추측된다(이 책의 앞부분에서 언급한 와이어스의 디자인라이트 연구 사례 역시 대표적인 사례다). 최근 이러한 주장을 뒷받침해줄 만한 조사가 두 차례 있었다. 우선, 의학 학술지에 연구 내용이 실린 적이 있는 저자들에게 직접 연락을 취해 보고서가 당사자 대신 '대필자' 이름으로 나간 적이 있는지를 물었다. 그러자 《뉴잉글랜드 의학저널》은 16.2 퍼센트, 《내과의학연보Annals of Internal Medicine》는 15.3퍼센트, 《미국의학협회저널》에서는 7.1퍼센트가 대필자의 이름으로 게재되었다고 응답했다. 그러나 얼마 뒤 두 번째로 실시한 조사에서는 수치가 다르게 나왔는데, 《뉴잉글랜드 의학저널》은 10.9퍼센트, 《랜싯》은 7.6퍼센트, 《미국의학협회저널》은 7.9퍼센트, 《플로스메디슨PLoS Medicine》은 7.6 퍼센트였다.[21] 정확한 수치를 집계하기 어려운 이유는 대답하기 난처한 질문이어서가 아닐까 싶다. 이 질문에 솔직히 대답한 사람도 있고 아닌 사람도 있었을 것이다. 이런 정황으로 보건대, 전문 학술지에 연구 내용이 저자 아닌 '대필자'의 이름으로 게재된 사례가 실제로는 훨씬 더 많았을 것으로 추정된다.

이를 증명해주기라도 하듯 또 다른 조사에서는 그 수치가 75퍼센트[22], 심각한 경우는 학술지에 게재된 연구의 90퍼센트[23]가 대필자의 이름으로 나간 적이 있다고 응답했다. 특히 까다로운 절차를 거쳐 엄선된 내용을 게재해야 할 의학 학술지는 오늘날 편견으로 무장된 과학, 돈에 영혼을 팔아버린 과학의 본거지로 전락해버렸다. 2004년, 《랜싯》의 편집장 리처드 호튼은 이러한 세태에 환멸감을 느끼며 이렇게 고백했다.

의학 학술지는 이제 제약산업에 유리한 정보로 채워지는 사실 왜곡의 공범자가 되어버렸다.[24]

6. 환자협회

빅 파마, 빅 파마의 '핵심 오피니언 리더들', 빅 파마와 동맹 관계인 자들에 대항해 싸울 최후의 보루로 환자협회를 떠올릴 수 있다. 역사적 으로 환자협회는 환자들의 권익을 보호하기 위해 설립되었다. 의학 전 문가이자 환자를 치료하는 의사들이 내세운 온건한 과학 이론과 사실 앞세우기에 저항하는 협회 입장에서 제약산업은 비난의 대상이었다. 제약산업은 환자협회를 무시하기 일쑤였는데 콕스 커뮤니케이션 파트 너스Cox Communication Partners 에이전시 대표인 테리 콕스는 제약회사의 속내를 솔직히 털어놓았다.

> 대부분의 대기업 제약회사는 환자협회와 '파트너십' 맺기를 극도로 꺼린 다. 그럴 수밖에 없는 것이 환자협회라 하면 제약회사의 이득에 적대감을 드러내며 정반대의 선택을 강조한다는 선입견을 갖고 있기 때문이다.[25]

하지만 1980년대부터 제약회사와 환자협회 간의 적대적 관계는 변 화의 물결을 탄다. 에이즈 위기를 맞아 둘의 관계가 대립이 아닌 협력 관계로 돌아선 것이다. 제약회사는 환자들에게 회사의 메시지를 제대 로 전달할 수 있어야 궁극적으로 수익을 증대시킬 수 있음을 깨달았다. 그래서 전략가 테리 콕스는 항상 그 점을 염두에 두었다고 한다.

> 제약산업 내의 비방자들과 맞서 싸우고 의료 정책 변화에 영향을 줄 만큼 힘을 키운 결과, 환자들은 정확한 질병 진단의 가능성을 높이고 치료비 환 불제의 문제도 유리한 쪽으로 개선시킬 수 있었다. (……) 제약기업과 친교 를 맺지 않은 기자는 제약기업의 실체를 주저 없이 낱낱이 파헤쳤고, 그래

서 이해관계에 집착하는 제약기업이 어떤 메시지와 정보를 소비자에게 전
달하려는지를 알렸다. (……) 제약기업이 하는 일이란 결국 회사에 유리한
쪽으로 마케팅이 의도한 전략을 현실화하는 것이었다.[26]

사실상 환자협회는 정부기관을 상대로 환자들의 요구를 관철시키려
애쓰고, 의료보험기관은 의약품 환불제도를 유리한 방향으로 유지하려
고 애쓴다. 그래야 위기가 닥쳤을 때도 환불제도가 의료 시장에서 차질
없이 사용될 수 있기 때문이다.

2007년 아콤플리아가 미국 시장에서 회수된 적이 있었는데, 그때 이
약을 생산하던 사노피는 프랑스 내의 약품 폐기를 최소화하기 위해 첫
번째 마케팅 전략, 바로 '최대한 많은 대중이 사용할 수 있도록 일반화
시킬 것'을 펼쳤다. 이어진 두 번째 마케팅 전략은 '당뇨병 환자협회를
공략해 약품의 명성을 높여라'였다.[27]

당뇨병 환자협회 회원들은 당뇨병으로 고생하는 사람들이 대부분이
다. 제약회사는 이런 협회들을 '파트너'로 간주하며 적극적으로 돕는
다. 일종의 '흡수합병' 같은 모종의 관계를 구축하려는 것인데 환자협
회에 각종 교육을 무상으로 지원하고, 장소 대여, 필요 물품 보급, 전문
가 파견 등 다양한 서비스를 제공하는 식으로 환자에게 자사 제품을 선
전하는 물꼬를 튼다. 실제로 제약회사 연구소를 통해 재정 지원을 받지
않는 환자협회는 거의 드물다. 제약회사가 환자협회를 상대로 로비하
는 것은 공공연한 관례가 되었다. 《마더 존스Mother Jones》가 발표한 기
사에 따르면 미국에서 정치적으로 막강한 힘을 지닌 정신질환자연맹의
경우, 1996년부터 1998년 동안 총 18곳의 제약회사로부터 1,172만 달
러의 지원을 받은 것으로 드러났다.[28] 엘리 릴리는 이 연맹의 고위간부

에게 전략적 고문을 의뢰한 대가로 287만 달러를 준 사실이 뒤늦게 밝혀지기도 했다. 정신질환자연맹이 강조하는 것은 한마디로 정신질환의 일반화였다. 그래서 정신적 문제를 치료하기 위해 적극적으로 치료받는 것을 권장했다. 이 연맹은 미국의 모든 연방 주를 상대로 '적극적인 공동체 치료 프로그램PACT'을 확산시키는 데 주력했다. 이 프로그램은 모든 정신질환을 앓고 있는 환자가 적합한 치료제를 선택할 수 있도록 도움을 제공하고, 필요하다면 약품을 집으로 배송해준다.

이 연맹의 유럽판이라고 할 국제정신질환지원네트워크연맹GAMIAN은 브리스톨마이어스스큅에 의해 설립되었다. 또 국제환자단체연합IAPO도 있어서 전 세계 모든 환자들이 가입할 수 있는 국제적 규모를 갖추었다. 이 협회로 말할 것 같으면 '의료 개선을 위한 제약 파트너십'을 위해 제약회사 30곳과 컨소시엄(협력단)을 체결하기도 했다.[29] 국제정신질환지원네트워크연맹과 국제환자단체연합은 지금도 제약회사로부터 재정 지원을 받아 운영되고 있다. 그리고 유럽에 존재하는 환자협회의 총집합이라 할 수 있는 유럽환자포럼EPF 역시 유럽 의약청과 유럽 위원회로부터 재정 지원을 받는다. 이 유럽환자포럼은 구체적인 지원비를 공개하지 않는 곳으로 유명한데[30] 2007년 포럼의 부주의로 연간 예산 내역이 인터넷에 게시되었다. '유럽환자포럼 예산의 상당 부분은 제약회사와 제약협회에서 지원한 것'이라는 내용이 해당 문서 19쪽에 적혀 있었다.[31] 제약회사가 포럼에 지원한 금액도 함께 공개되었는데, 27만 5,000유로에 달했다. 포럼에 참가한 인원 한 사람에게 5,353유로가 지급되어도 무방할 정도로 그 액수가 상당했다. 과거 유럽환자포럼은 유럽연합의 심의에 걸린 적이 있는데, 우리는 여기서 의문을 품을 수 있다. 왜 유럽연합은 여러 연맹과 협회 중에 유독 유럽환자포럼에만 의혹을 제기한 것일까. 이상한 점은 한둘이 아니다.

무작위추출 실험의 주체, 누구인가?

의학계의 부패가 일반적인 관행이 된 지는 오래되었다. 빅 파마는 오늘날 의학계를 손안에 쥐고 각종 수치와 이념까지도 결정한다. 이렇듯 부패가 예삿일이 된 가운데 많은 이들은 과학이라는 잣대를 명분으로 내세워 타락을 멈출 기미가 보이지 않는다. 여기에서 과학이란, 무작위추출의 통제된 임상실험이며 (보통 앵글로색슨의 근거중심의학이라고 표기되는) 현대 의학의 대부분을 형성하는 메타분석이다. 객관적 결과 없이는 어떤 의학도 그 효능을 정당화할 수 없다. 의약품 관리자 역시 치료 효과가 검증되지 않은 약품을 시장에 출시하도록 허가해선 안 된다.

제약산업은 이 점을 누구보다 잘 안다. 더불어 마케팅 회사도 세계적으로 유명한 의학 학술지에 실린 훌륭한 임상실험이 의약품 선전에 얼마나 효과적인지 안다. 그 결과, 과학이란 것이 이제는 제품을 최상으로 홍보할 수 있는 최적의 수단이 되었다. 과학적으로 증명되었다 하면 쉽게 반대할 수 없으며 있는 그대로 받아들여야 하는 것으로 여기기 때문이다. 코카콜라와 펩시콜라는 현재 전 세계 소비자를 대상으로, 자사 제품이 더 맛있다는 것을 설득하느라 갖은 수단을 동원해 마케팅 홍보에 박차를 가하고 있다. 빅 파마에 속하는 제약회사도 상황은 다르지 않다. 각 회사마다 무작위추출 임상실험을 통해 자사가 개발한 의약품 효능을 객관적으로 증명하기 위해 막대한 비용을 투자한다. 《뉴잉글랜드 의학저널》의 전 편집장인 마르시아 엔젤은 2001년에 8만 건이

조금 못 되는 임상실험이 미국에서 이루어졌다고 했다. 또 실험 참가 인원이 230만 명에 육박했다는 말도 덧붙였다.[32] 2013년 6월 말경 전 세계에서 이루어진 임상실험을 조사한 결과 14만 7,963건으로 집계되었다.[33]

아이러니하게도 임상실험의 본래 취지는 제약산업의 마케팅이 왜곡되는 것을 미연에 방지하기 위한 것이었다. 과거에 미국 의회는 그 점을 유독 강조했다. 1962년에는 제약회사들이 자사 의약품 효능을 증명하기 위해 임상실험을 거치는 것을 필수 조건으로 규정할 정도였다. 과거에 탈리도마이드 부작용으로 전국이 비상사태에 돌입한 경험이 있어, 다시는 그런 비극적인 사태가 일어나지 않도록 정부가 취한 조처였다.

1940~1950년 동안 개발된 신종 의약품은 반드시 임상실험을 거쳐야만 판매가 가능했다. 임상실험 대상이 된 예비 환자들은 두 그룹으로 나뉜다(이 과정 역시 무작위추출로 이뤄진다). 한 그룹에는 테스트를 거친 의약품을 복용하게 하고, 다른 그룹에게는 가짜약을 준다. 이때 실험 참여자들은 자신이 어느 쪽 약을 받았는지 모른다. 그래야 무작위추출에 의한 결과, 약품 효능이 플라시보 효과보다 더 높다는 결론을 객관적으로 입증할 수 있다고 여겼기 때문이다. 결과적으로 진짜 약을 복용한 환자들의 효능이 플라시보 쪽 환자들보다 훨씬 높게 나타날 경우, 실험 관계자들은 해당 약품의 의학적 효능을 인정할 수 있다.

이런 까다로운 검증 과정이 빅 파마의 손에 들어가 마케팅 전략의 일환으로 변질되는 상황을 일반인은 어떻게 이해할 수 있을까? 또한 실험 과학이 왜곡되어가고 의료 스캔들의 소용돌이에 속수무책으로 희생되는 과정을 어떻게 논리적으로 설명할 수 있을까? 의약품의 위험성에 적신호를 울리려는 사람들의 입을 막기 위한 제약기업의 횡포가 갈수록 거세지고 있는 상황에서 말이다.

빅 파마는 더욱 강하게 유혹의 손길을 뻗치며 수익 창출의 수단으로 과학을 남용하고 과학을 앞세워 장사를 한다. 임상실험 결과 역시 빅 파마의 부패 대상에서 빠지지 않는다. 제약회사는 원하는 결과를 얻을 때까지 데이터를 조작하거나 계속해서 수치를 부풀렸다. 의약품의 부작용이 생기면 그 정도를 최소한으로 줄여 발표하거나 아예 부작용 자체를 숨기는 사례도 여럿 있었다. 이렇게 정보를 조작하다 보니 사기 사건도 심심찮게 일어난다.

대표적인 예가 '사기꾼 의사'란 별명을 얻은 스콧 루벤의 의료 사건이다. 마취전문의 스콧은 셀레브렉스와 비옥스의 성분인 COX-2가 진통제로서 효과적이라는 임상실험을 21가지나 발표했다. 그러나 나중에 그 실험들은 전부 조작이었음이 밝혀졌다. 그는 수술 후 찾아오는 극심한 고통을 잠재우기 위해 앞의 두 약을 치료제로 권장했다. 《마취와 통증차단Anesthesia & Analgesia》에서 편집을 담당한 폴 화이트는 그의 논문을 몇 차례 검토했다면서 스콧 루벤의 연구에 등장한 셀레브렉스와 비옥스가 제약기업의 블록버스터급 마케팅 대상이었다고 실토했다. 실제로 두 약품에 심각한 부작용이 있었는데도 이를 숨겼기 때문이다.[34] 스콧 루벤은 셀레브렉스의 제조업체인 화이자가 주최한 학회의 연구진으로 활동하기도 했다. 뿐만 아니라 화이자로부터 다섯 차례나 연구 성과급을 받았다.

또 다른 일화를 소개하면, 로버트 피데스 박사와 동료는 영리 목적으로 설립된 서던캘리포니아 연구소에서 함께 일했다. 이 연구소는 임상실험수탁기관으로, 제약회사가 임상실험에 드는 비용을 절감하기 위해 아웃소싱한 기관 중 하나였다. 1996년에 이 연구소에서 일했던 전 직원의 고발로 로버트 피데스를 비롯한 연구소 직원들이 실시한 임상실험 170건이 모두 위조임이 세상에 알려졌다. 머크와 화이자 같은 거대 제약기업들이 의뢰한 임상실험 결과는 결국 회사에 유리한 수치로 위조된 것이었다. 해당 실험에 참여한 환자 중에는 존재하지 않는 가공의 인물도 있었고, 이미 사망한 사람도 있었다. 연구소는 증거 자료를 들키지 않으려 이미 소각한 상태였다. 한 예로 고혈압과 관련된 임상실험에서는 치료제와 관련된 데이터가 전부 조작된 것으로 밝혀졌다. 소변 샘플과 혈액 샘플은 특수 냉장실에 보관되었는데 정작 연구 결과에서 발표한 수치와 실체 샘플 수치에 차이가 있을 정도로 기록 내용은 정확하지 않았다.[35] 그럼에도 불구하고 로버트 피데스는 자기 입장을 변호하기 위해 과거 제약회사와 체결한 임상실험 계약이 회사에 유리하도록 체결되었음을 강조했다. 그래서 제약회사의 뜻대로 실험할 수밖에 없었다는 변명을 늘어놓았다. 내 생각에 이 부분만큼은 거짓말이 아닌 것 같다.

데이터가 조작된 임상실험 결과로 어떤 환자의 증상을 진단했다면 일회적인 에피소드로 끝나겠지만, 현실은 그렇지 않기에 문제는 심각하다. 의학 연구소가 발표한 임상실험 결과는 선별된 학술지에 실리고 제약산업의 관계자들에게 전달된다. 오늘날 임상실험을 지원하는 곳은 제약회사다. 전 세계에 실험 결과가 알려지면 제약회사들은 자사가 소유권을 가진 의약품을 효과적으로 홍보할 수 있다. 따라서 제약회사 소속 연구원들은 실험 결과 중 제약회사가 동의하지 않는 내용을 마음대로 공개할 수 없다. 연구원들이 서명한 계약 조건에 그와 관련된 내용이 있기 때문이다. 캐나다를 비롯해 미국에서 일어난 여러 의료 분쟁 사건만 보아도 제약회사와 임상실험 연구소 간의 계약 관계가 얼마나 부당한지 짐작할 수 있다.[36] 게다가 임상실험에 참여한 환자들은 참가 전에 동의서를 작성해야 한다. 이 동의서에는 환자는 개인적으로 실험 결과를 공개할 수 없다는 내용이 명시돼 있다. 실험 결과에 대한 소유권을 갖고 있지 않으니 해당 정보를 누출할 수 없다는 것이다. 따라서 제약회사는 임상실험이 기대와 다르게 나왔거나 예상치 못한 부작용이 발생했더라도 그 내용이 외부에 일절 공개되지 못하도록 실험 참가자들에게까지 묵비권을 요구했다. 그럼에도 위생당국은 정식승인을 인정받을 만한 확증이 뒷받침된 결과만을 강조한다. 실험결과를 제약회사에서 멋대로 조작하는데도 근본 문제 해결은 나 몰라라 하고 수박 겉핥기식의 형식 절차만을 강조하고 있다. 그래서 임상실험의 결과들이 겉모습은 그럴싸하지만 실제로는 지옥의 구렁텅이를 향해가고 있음을 간과하게 되는 것이다.

앞으로 얼마나 더 많은 실험이 세상에 공개되지 못한 채 은폐될까? 혹자가 예상한 대로 지금껏 밝혀진 건수보다 절반은 더 있지 않을까?[37] 아니면 일부의 의심처럼 그보다 훨씬 더 많을까?[38] 정확한 수치를 알기란 현실적으로 불가능하다. 제약회사들이 결코 자료를 공개하지 않으려 하기 때문이다. 가장 최근의 사례를 언급해보면 4년 전 존스 홉킨스 대학 소속 연구원인 피터 도시와 코크런심장연구회는 로슈가 개발한 타미플루의 임상실험을 시도했다. 이 약으로 말할 것 같으면, H1N1 신종플루가 전염병처럼 확산될 거라는 '거짓' 루머가 퍼질 때 해결책으로 등장한 유명한 약이다. 그러나 결과적으로는 헛수고가 되어버렸다.[39]

이처럼 정보의 은폐 시도는 근거중심의학의 기본 전제를 명백히 어기는 처사라 할 수 있다. 객관적으로 증명해야 할 근거가 베일에 싸인 채 확인불가 상태에 있기 때문이다. 그렇다면 우리는 제약회사의 이해관계에 치중해 선별적으로 발표되는 임상실험 결과를 믿어야 하는 걸까? 연구원들이 특정 의약품 또는 같은 계열의 약품군에 임상실험을 시도할 때마다, (특히 미국에서는) '정보 공개법'을 강조하며 비공개 데이터는 외부에 객관적인 지표로 사용될 수 없다는 점을 상기시켰다(이에 대해선 다음 장에서 항우울제와 관련해 어빙 커시가 쓴 글을 살펴본다).

내용의 선별적 공개는 확실히 지원 자금 액수와 관계가 있었다. 사기업의 전폭적인 지원을 받은 임상실험은 독립적인 재단이나 기구[40]로부터 연구비를 지원받았을 때마다 해당 제품에 유리한 방향으로 나올 가능성이 높다.[41] 미디어 매체에 자주 인용되는 내용도 그러한데, 두 경우를 비교해보면 전자가 후자보다 4배나 더 높게 나왔다고 한다. 이렇듯 임상실험을 하는 연구원과 제약회사의 관계는 소위 말하는 '근친상간' 과 같으며 그런 일은 지금도 비일비재하다. 제약회사의 연구비 지원액에 따라 해당 결과물의 효능 정도가 비례적으로 올라가는 것만 봐도 알수 있지 않은가.

이러한 결과는 치료법과 의약품에 대한 객관적 평가를 그르친다. 제약산업이 유도한 긍정적인 결과물은 독립 기관이나 재단이 지원한 임상실험의 부정적인 측면을 애써 가릴 위험도 높으니 말이다. 심리학자 리자 코스그로브는 최근 세로토닌을 조절하는 항우울제[42] 복용으로 유방암과 난소암 확률이 높아졌다는 61가지 임상실험 결과에 대한 메타분석을 폭로하며 우려의 목소리를 높였다. 그녀는 평균적으로 세로토닌 양을 조절하는 항우울제를 복용한 여성 환자의 암 발생 확률이 비복용자보다 11퍼센트나 높게 나왔다고 주장했다. 제약회사의 재정 지원을 받지 않고 이뤄진 연구 결과는 이 리스크가 훨씬 더 높았다. 반면에 제약산업이 연구비를 지원한 연구소의 경우에는 리스크가 아예 0퍼센트로 나왔다. 항우울제와 암 사이에는 어떤 연관 관계도 없다는 말이다. 독립 재단과 기관의 지원으로 이뤄진 연구에서는 리스크가 최대 46퍼센트나 되었는데 말이다. 여기서 우리는 실험 결과와 재정 지원 사이의 상관관계, 즉 제조업체의 수익에 도움 되는 의약품 연구에서는 위험 요소가 얼마든지 은폐될 수 있음을 명백히 확인할 수 있다. 본래 임상실험의 메타분석은 근거중심의학의 필수적인 수단으로 자리매김해왔다. 그러나 이런 식으로 제약기업이 개입해 한쪽에 치중된 편향적 결과만 유도한다면, 더 이상 신뢰할 수 없는 정보들만 난무하게 될 것이다.

 임상실험을 성공적으로 마치기 위한 거대 제약기업의 노하우

▶ 우선, 청소년 환자들을 실험 표본 집단으로 설정한다. 오직 한 가지 질병만 있는 환자를 대상으로 하되, 다른 질병에 대한 리스크가 없고 비교적 건강 상태가 양호한 환자를 선별한다. 그래야 해당 실험 후, 건강 상태가 호전될 확률이 높다.

▶ 임상실험 전 모든 환자에게 1주일 동안 플라시보 효과를 확인하라. 그래야 나중에 가짜약에 의한 플라시보 효과보다 약효가 더 좋다는 결과를 도출하고 싶을 때 유리하게 이용할 수 있다.

▶ 특정 약품을 플라시보가 아닌 다른 브랜드의 약품과 비교하고 싶다면, 효능이 없는 경쟁 제품을 선택하라. 그래야 상대적으로 권장 약품이 소량으로도 기대 이상의 효과를 내는 것처럼 보인다(아니면 경쟁 제품의 복용량을 늘려서 권장 약품보다 중독성 리스크가 훨씬 높도록 유도하는 전략을 쓸 수도 있다).

▶ 임상실험할 때 여러 목표를 제안하라. 그래야 설령 목표를 달성하지 못해도 다른 대안으로 실패한 목표의 공백을 채울 수 있다.

▶ 실험 결과 예상한 만큼의 효능을 얻지 못했을 때, 의도했던 기능 말고 다른 기능에도 변화를 가져올 수 있는지 확인하라. 예를 들어 암 치료제와 관련된 임상실험에서 암 환자의 사망률 감소에는 별 영향을 미치지 못했어도 복용 후 악성 종양의 크기를

조금이라도 줄이는 데 기여했다면 그 점을 부각시키는 것이다. 명심하라. 무슨 수를 써서라도 긍정적인 결과가 나오도록 유도한다.

▶ 임상실험 기간은 가능한 한 짧게 잡아라. 그래야 부작용이 나타날 확률을 상대적으로 감소시킬 수 있다.

▶임상실험 결과, 경쟁 제품보다 약효가 조금이라도 높게 나오면 실험 기간에 상관없이 실험을 종료하라. 승부를 결정지을 결과가 나온 이상, 실험 기간은 중요하지 않다.

▶ 만약 경쟁 제품보다 약효가 높지 않을 경우 실험 기간을 연장하라. 혹시 아는가, 승부를 뒤집을 만한 반전의 결과가 나올지는 아무도 모른다.

▶ 임상실험 후 전체 평가 결과, 약효를 일반화시킬 수 없다면 적용 대상을 대폭 줄여라. 효능의 범위를 줄이면 통계학적으로 유리한 수치를 기대할 수도 있다. 예를 들어 스페인 태생의 키 185센티미터 이상, 파란색 눈을 가진 그룹으로 한정짓는 것처럼 환자의 대상 폭을 한정시키고 그 안에서 효능을 파악하는 것이다.

▶ 병의 기원이 한 곳에 한정되지 않고 다양성을 보일 때, 전신을 대상으로 실험을 실시한다. 그런 다음 결과가 유리하게 나온 곳만 선별해서 그 부분만 연구 결과로 발표한다.

▶ 환자가 부작용을 견디지 못하고 실험 도중에 복용을 중단할 경우, 해당 결과는 기록에 반영하지 않는다.

▶실험 도중 환자가 돌연사했을 경우에는 실험을 중간에 포기한 경우로 계산에 넣어라.

▶ 일부가 정신질환(정좌불능, 자살 충동)을 보일 경우, 그 환자는 '정서 불안'을 보인 것으로 기록하고 분류해 관리한다.

▶실험 결과, 효능을 인정할 만한 기록이 나오지 않았다면 그 실험은 소리 소문 없이 사라진다. 그리고 다시 좋은 결과가 나올 때까지 실험을 계속한다. 약품 값에는 이렇게 임상실험에 든 비용이 책정된다(의약품이 비싼 이유는 연구 과정에 그만큼 지원비가 들기 때문임을 잊어선 안 된다).

과학과 산업의 결합

그렇다면 무작위추출에 의한 임상실험은 하나도 빠짐없이 모두 편견으로 가득한 기록이며 조작이라고 단정 지어야 할까? 사실 그렇게 단정할 수는 없다. 수치화된 객관적 '증거들'마저 일부 왜곡된 수치 때문에 동일한 대우를 받아야 하는 건 아니지 않을까? 모슈Moche 연구소의 고혈압 치료제 칼모스Calmos®를 전신형 환자들에게 복용시킨 결과, 향후 20년이면 고혈압 발생 리스크를 70퍼센트나 줄일 수 있을 것으로 관측되었다. 의심할 여지없는 객관적인 데이터가 이를 증명해준다면? 모슈 연구소에 이득이 되든 말든, 과학이 그렇다고 증명한다면 할 말 없지 않을까!

물론 여기서 근거중심의학을 사기 의학으로 축소화시켜 단정할 수는 없다. 근거중심의학을 신봉하는 코크런심장연구회 연구원들도 무작위추출 실험 뒤에 가려진 상업적 폐해를 숨기지 않고 밝힌 바 있다. 유명 의학 잡지에는 무작위추출 실험 결과가 실리곤 하는데, 독립 재단이 지원한 실험보다 제약기업의 지원 실험 과정이 더 설득력 있어 보인다.[43] 왜일까? 어쩌면 우리가 최고로 여기는 의학 결과가 곧 제약기업의 마케팅 전략인 것은 아닐까? 최고의 과학임에도 어째서 매번 습관처럼 발생하는 의료 스캔들을 막을 수 없는 걸까?

여기서 말하는 의학의 특징을 좀 더 자세히 알아볼 필요가 있다. 플라시보 효과와 비교하면서 약물 효능을 가늠하는 무작위추출 실험은 근대 과학의 산물이라 할 수 있는데 이러한 경험론을 강조한 방식은 훨씬 이전 세대로 거슬러 올라간다. 적어도 18세기말, 악마의 영혼이 들어간 마녀를 처형하던 시대까지 갈 수 있다. 과학이라는 허울 아래 무작위추출 실험은 약효를 증명하기 위한 하나의 방법론으로 도입되었다. 오늘날 현대인이 시도하는 임상실험 역시 무작위추출한 환자로 이뤄진 표본 집단의 결과물에 의존한다(게다가 비용도 상당히 비싸다).

항생제처럼 효능이 확실하고 빠르게 작용하는 약품은 수천 명의 환자를 임상실험 대상으로 삼을 필요가 없다. 분명 약효가 있을 것으로 예상 가능하기 때문이다. 반면에 효능과 리스크가 단기적/장기적 관점에서 불분명한 약은 지속적으로 효능을 점검하며 임상실험을 해야 한다. 사실상 대부분의 현대 의약품들은 후자에 속한다고 볼 수 있다. 우연한 결과가 아닌 객관적으로 정당화시킬 수 있는, 믿을 수 있는 효능을 확인할 때까지 최대한 많은 환자를 실험 대상자로 삼아야 한다. 일시적인 병의 차도, 플라시보 효과, 환자의 실험 전 건강 상태 같은 여러 변수들의 영향 아래 기록된 실험 결과는 객관성을 보장하기 어렵다.

무작위추출 실험은 한마디로 불확실한 상황을 점검하는 것이다. 경험과 관련된 조건은 객관적으로 확인하기 힘들다. 인간(또는 동물)은 균일할 수 없는 대상이어서 각 개인의 신체가 해당 약품에 어떻게 반응할지 미리 예상하는 것은 어불성설이다. 그런 의미에서 무작위추출 실험이 제공하는 결과는 오류의 결론이며, 확률에 따른 가능성을 제시한 데이터에 불과하다. 어떤 의약품이 실제 효과를 발휘한다 해도 무작위추출 실험으로는 효능의 정도를 확률적으로 수치화할 수밖에 없다. 다시 말해 실험에 참가한 환자들의 경험치 그 이상도 이하도 아닌 내용이라는 말이다. 우연의 가능성을 기대하는 것은 마치 주사위를 던져 나오는 숫자를 예상하는 것과 같다. 인체에 들어올 의약품을 이러한 우연성에 기댄 실험 방식을 통해 객관적으로 평가할 수는 없는 노릇이다. 운이 좋으면 그 약이 인체에 흡수돼 병이 나을 수도 있다. 그러나 정반대로 목숨을 잃을 수도 있다. 결과를 알기 위해 경험을 중시하는 이러한 실험 방식은 이처럼 돌이킬 수 없는 리스크를 수반한다.

또한 무작위추출 실험은 리스크뿐만 아니라 우발적인 결과의 가능성도 배제하지 못한다. 엄밀히 말해 이 실험은 불확실함의 정도를 수치화한 셈인데, 그럼에도 의학계는 이러한 '우연성'을 굴복시킬 수 있다고 순진하게 믿는 것 같다. 그래서 독약을 제조하는 것이나 다름없는 실험 방식을 고수하며[44] 요즘 사람들이 흔히 말하는 '분자의학'으로 전환시켰다. 통계학적 수치는 인간에게 미지 영역의 지식을 발견하게 해줄 적절한 수단이 아닌데도 현대 의학은 무작위추출 실험을 통해 신약의 효능을 테스트하고 있다. 'X라는 분자가 플라시보 효과보다 더 유리한 결과를 이끌었다! 그렇다면 우리는 Y라는 질병의 치료제를 찾은 것이다!'라고 외치고 있는 상황이다.

무작위추출 실험은 빅 파마에게 훌륭한 판매 전략 소스를 제공한다. 신약의 효능과 관련한 불확실성은 의약품시장에선 갑자기 다른 성격으로 바뀌어, 통계 수치라는 요술 방망이를 흔드는 순간 해당 약품은 객관적인 리스크 검사를 통과한 안전한 상품으로 둔갑한다. 과거에도 그랬고 지금도 마찬가지인데, 과학과 근거중심의학이란 명분을 내세우며 러시안 룰렛과도 같은 무작위추출 실험이 위험한 도박을 계속하고 있다. 임상실험을 의뢰하는 빅 파마는 자사의 위험한 제품에 '과학적으로 증명되었다는' 거짓 인증마크를 붙이고 싶어 안달이 나 있다. 이러한 상황에서 신종 의약품들의 리스크는 끝까지 축소되고 감춰지며, 그 결과 약물 복용에 따른 의료 사고들이 속출하고 있다. 심할 경우 부작용으로 인한 사망자들까지 생겨났다. 대표적인 예가 펜-펜, 레줄린, 비옥스, 메디에이터, 아반디아다.

근거중심의학은 지금도 그렇고 앞으로도 개별 맞춤 의학의 범주에 넣을 수 없다. 이 의학은 인구 집단 전체를 대상으로, 제약산업과 정부의 도움을 받아 해당 의약품의 리스크를 확률적으로 수치화시키기 위한 의학일 따름이다. 그런 점에서 굉장히 정치적인 성격이 짙다. 의약품과 치료법의 정당성 판단 잣대로 사용되는 근거중심의학은, 알고 보면 정치적 행위를 뒷받침해주는 이론이자 국민 건강을 통계학적 수치에 의존해 관리하려는 수단에 불과했던 것이다. 의사들, 연구원들, 의학 전문가들이 아무리 '과학적으로 증명된 결과'라고 강조하며 주장을 펼쳐도 그것이 근거중심의학에 의한 것이라면 결국 인구 전체를 대상으로 한 정치적 의도가 다분한 결과로밖에 해석할 수 없다.

무작위추출 실험을 비롯해 메타분석을 토대로 한 결과는 해당 의약품의 리스크가 '감당할 수 있는 정도의' 수치를 정량화시키는 데 초점을 맞춘다. 혈액 내 콜레스테롤 수치의 최적화된 양이 나올 때까지 실험한 후 통계 수치를 뽑내듯 과시하며 해당 의약품이 시장에 출시되는 것이다. 그러한 관례가 제약기업의 수익에, 더 나아가 정치적인 목적에 부합한다는 결론이다. 전체 인구를 대상으로 삼아 리스크를 가장 이성적으로 판단한다고 강조한다. 그리고 그 방식을 정당화시켜 해당 약품을 자랑스럽게 시중에 유통시킨다. 심장 관련 질병이란 적에 맞서 싸우기 위해서는 어쩔 수 없이 총알받이 병사들을 앞세워야 한다는 식이다.

이러한 논리를 강조하며 빅 파마는 오늘도 자사 제품을 소비자들에게 팔고 있다. 제약기업은 서로 같은 논리의 언어를 사용하므로 같은 방향을 바라본다. 과학과 산업 사이의 이해 충돌은 사라지고 어느덧 둘의 이해관계는 융합과 순응의 길을 걷고 있다. 정치적 융합, 경제적 융합, 과학적 융합, 이 세 마리의 토끼를 동시에 잡는 셈이다. 근거중심의학이 설령 의료 사고를 일으키는 요인으로 작용한다 해도 의학 전문가와 연구원들이 부패했기 때문이라고, 그것만 탓할 수는 없다. 또한 비난의 화살을 왜곡된 수치에만 돌릴 수도 없다. 실제 리스크를 애써 눈 감으며 부인하고 정량화된 수치를 내세워 제약산업과 정치적 이해관계에만 힘을 실어준 의학 실험에도 분명 잘못이 있다. 과거 벤자민 디즈레일리(1804~1881, 영국의 정치가이자 소설가-옮긴이)는 이렇게 말했다.

"이 세상에는 세 가지 거짓말이 존재한다. 선의의 거짓말, 몹쓸 지독한 거짓말, 그리고 통계학적 거짓말."

항우울제, 무너진 신화

어빙 커시 Irving Kirsch

18세기 이래로 유행한 근대 경험의학의 가장 큰 특징은 데이터를 획득할 수 있는 가능성이 높다는 것이다. 연구원이라면 누구나 경험으로 획득한 결과에 접근하기 용이했으므로 기존 결과를 그대로 쓰면서도 이를 비밀로 한 채 신종 의약품을 제조했다. 어떤 연구자가 원하는 결과가 나올 때까지 실험을 계속한다고 가정해보자. 망친 실험은 몰래 숨긴 채 말이다. 제약기업이 무작위추출 실험의 스폰서로 나서는 이유도 마찬가지다. 연구 결과에 대한 사용권을 획득해 상업적 성공 비결의 열쇠로 사용하기 위해서다.

이렇듯 허점 가득한 임상실험을 못하게 방해하는 대표적 인물이 바로 어빙 커시다. 그는 주어진 실험과 관련된 모든 데이터를 보고 싶어 했다. 그래서 제약기업이 숨기고 있는 방대한 양의 기밀문서까지 철저히 검토할 것을 주장했다. 그 안에는 제약기업이 공개적으로 발표한 긍정적 실험 결과에 위배되는 내용이 분명 있을 것이라고 생각해서다. 편향된 근거중심의학에 의존한, 상업의 메카와도 같은 제약산업의 실체를 파헤치려면 체계적인 대규모 검사가 필요하다. 그런 의미에서 어빙 커시는 항우울제의 제국은 무너졌다고 말했다. 현재 제약산업의 상황을 꼬집어 그는 '벌거벗은 임금님'으로 표현했다.

최면에 관한 임상실험과 플라시보 효과에 있어 세계적으로 유명한 전문가이며 플리머스 대학교와 헐 대학교University of Hull (영국)의 심리학 교수인 어빙 커시는 그 외에도 하버드 의과대학에서 플라시보를 주제로 한 연구 프로그램의 부책임자로 활동한 적이 있다. 특이한 경력의 인물로, 과거 미국의 베트남 참전 반대 운동에도 참여했고 시민의 평등권을 위해 적극 활동했다. 이것이 끝이 아니다. 톨레도 심포니의 바이올린 연주자이며 아레사 프랭클린 밴드의 일원이다. 1974년에 그래미상을 수상한 앨범 〈더 미싱 화이트 하우스 테입스The Missing White House Tapes〉의 프로듀싱도 담당했다. 그가 쓴 책《황제의 신약: 항우울제 신화의 폭발적인 증대The Emperor's New Drugs: Exploding the Antidepressant Myth》[1]에 담긴 내용을 일부 발췌했다.

2008년 2월 25일, 학술지《플로스PLoS(Public Library of Science)》에 내가 몇몇 동료[2]와 함께 참여한 항우울제 실험 결과가 발표되었다. 그날 아침 우리의 논문은 영국 전체를 발칵 뒤집는 화젯거리가 되었다. 그로부터 몇 달 후, 출판사 랜덤하우스는 학술지에 실린 논문 내용을 더 전개시켜 책으로도 내자고 제안해왔고 그렇게 해서 탄생한 작품이 바로《황제의 신약: 항우울제 신화의 폭발적인 증대》다. 이 책은 프랑스어, 이탈리아어, 일본어, 폴란드어, 터키어로 번역되었고, 2년 후엔 이 책에 실린 연구 결과가 미국 시사지《뉴스위크Newsweek》에 5페이지의 요약본으로 게재되었다. 이어 다시 2년 뒤에는 미국의 인기 TV 프로그램인 〈60분〉에 15분가량 방영되기도 했다. 그 일을 계기로 나는 어떤 이에게는 영웅 대접을 받았고 또 다른 이에게는 악마 취급을 받았다. 나와 동료들은 어쩌다 이런 극과 극의 평가를 받게 되었을까?

그 질문에 답하기 위해서는 우선 1998년으로 거슬러 올라가야 한다. 그 당시 박사논문을 준비 중이던 가이 사피어스타인과 함께 나는 항우울제에 대한 메타분석 논문을 미국심리학협회[3]가 운영하는 온라인 학술지에 발표한 적이 있었다. 메타분석이란, 동일한 주제와 관련된 다수의 연구 결과를 총집합하여 통계를 내는 종합 분석의 방법론이다. 초반에는 메타분석에 대한 찬반론이 거셌다. 그러다가 데이터를 종합하는 방식 중 가장 믿을 만하다는 인식이 확산됨에 따라 사람들은 점점 메타분석을 신뢰하기 시작했다. 그래서 동일한 주제에 서로 다른 결과, 때로는 이율배반적인 결론이 나올 경우, 메타분석으로 결과를 종합했다.

가이 사피어스타인과 나는 항우울제에 대한 임상실험을 분석했는데 목표 대상이 항우울제로만 국한된 것은 아니었다. 우리는 플라시보 효과에도 관심이 많았다. 약을 복용하면 효능이 있을 것이라고 믿는 것, 그런 마음 상태가 플라시보 효과를 유발하지는 않을까?

우리는 우울증을 플라시보 효과와 밀접한 관련이 있는 정신질환이라고 생각했다. 무엇보다 우울증 환자들이 가장 힘들어하는 점 중 하나가 바로 절망스러운 상황에 빠졌다는 것 그 자체다. 인생에서 최악의 불행이 무엇이냐고 물으면 그들은 아마도 열이면 열, 우울증을 꼽을 것이다. 영국 출신의 심리학자 존 티즈데일은 우울증에 걸렸다는 진단이 환자를 더 우울하게 만드는 것이라고 말했다. 그런 경우, 우울증을 낫게 하는 효과적 치료법을 믿게 하는 것만으로도 절망을 희망으로 바꿀 수 있다. 병이 나을 수 있다는 희망, 이러한 희망이 곧 플라시보 효과를 유도한다. 그래서 우리는 우울증과 관련한 플라시보 효과를 확실히 분석해

보기로 했다.

먼저 우울증 환자들을 선별한 다음 플라시보 효과를 실험했다. 한 집단에는 실제로 항우울제를 주고, 다른 집단에는 항우울제가 아닌 가짜약을 준 다음에 차후 결과를 비교해보았다. 이 실험은 항우울제의 효능을 확인하기 위함이 아니다. 심리치료사로도 일하는 나는 지금까지 나를 찾아온 심각한 우울증 환자들에게 항우울제를 처방했다. 그러면서도 약이 상태를 호전시킬 수는 있겠지만 과연 항구적인 치료법이 될까 의심스러웠다. 환자의 우울증이 호전된다면 의약품의 효능이 입증된 셈이긴 하나, 오랜 시간 플라시보 효과를 연구하다 보니 꼭 그렇지만도 않다는 생각이 강하게 들었다. 과거에는 미처 생각해보지 못한 문제였다.

집계된 데이터를 종합적으로 분석하면서 우리는 우울증에 상당한 플라시보 효과가 있다는 결론을 도출할 수 있었다. 우리를 깜짝 놀라게 한 결과부터 먼저 말하자면, 실제로 의약품의 효능은 우리가 상상한 수준에 훨씬 못 미쳤다. 우울증 환자의 개선 사례 중 75퍼센트는 모두 플라시보 효과에 따른 결과였다. 항우울제 성분이 전무한 가짜약을 복용한 환자들에게서 나온 결과였기 때문이다. 물론 우리가 발표한 메타분석 결과는 많은 사람들에게 논쟁을 불러일으켰다. 격하게 반론을 제기하며 비방한 사람들은 우리가 집계한 데이터를 거짓이라고 일축했다. 거기에 덧붙여 우리가 임상실험의 부분집합에 해당하는 일부만 분석한 것이라고 주장했다. 그들의 논리에 따르면, 항우울제는 수많은 임상실험을 거쳐 이미 그 효능을 공식적으로 인정받았기 때문에 그에 관해 왈가왈부할 수 없다는 입장이었다.

이러한 반응에 응수하기 위해 우리는 임상실험의 전반적인 연구 결과를 합산하기로 결심했다.[4] '정보 공개법'에 따라 우리는 FDA에 모든 제약기업들이 제출한 항우울제 관련 데이터를 열람할 수 있게 해달라고 요청했다. FDA가 세로토닌의 양을 조절하는 신종 항우울제 6종을 지금껏 정식승인 약품으로 허가했다는 것을 알고 있었기 때문이다. 식품의약국이 보유한 정보들은 많은 도움이 되었다.

특히 FDA가 연구를 지원하는 연구소는 임상실험에 관한 모든 자료를 요청할 권한이 있어, 우리는 운좋게 비공개 자료까지도 모두 열람할 수 있었다. 기업이 공개한 결과보다 숨긴 결과가 더 중요한 단서를 제공한다. 제약기업의 지원으로 이뤄진 임상실험은 전체 연구 결과의 절반만이 외부에 공개되었고, 비공개 결과는 해당 기업과 식품의약국만 알 수 있도록 철저히 관리되었다. 해당 의약품과 관련된 플라시보 효과가 상당하더라도 기업과 식품의약국은 그 부분을 우리에게 일절 말하지 않았다.

식품의약국으로부터 제공받은 자료를 조사한 결과, 우울증과 관련된 모든 임상실험은 해밀턴 우울증 평가 지수HRSD(Hamilton Rating Scale for Depression)를 기준으로 삼은 것을 확인할 수 있었다. 어쨌든 이 자료는 의약품 자체의 효능과 플라시보 효과의 확연한 차이를 파악하는 데 도움이 되었다.

식품의약국이 보유한 정보는 의약품의 시판 여부를 결정짓는 자료로 사용되므로, 그 어떤 정보보다 중요한 내용이라 할 수 있다. 이런 내용에 거짓이 담겨 있다면 해당 의약품은 결코 판매를 인정받아서는 안 되는 것이다.

이 정보에 포함된 임상실험 결과 중 43퍼센트만이 플라시보 효과의 통계학적 가치를 순순히 인정했고, 나머지 57퍼센트는 플라시보 효과가 없었거나 부정적이라는 쪽으로 기술되었다. 우리의 분석 결과는 플라시보 효과가 항우울제에 대한 환자들 반응의 82퍼센트를 차지할 정도로 매우 영향력 있는 요소라고 말하고 있다. 동료들과 함께 나는 FDA에 제출된 수많은 임상실험 결과들을 모아 수차례 메타분석을 실시했다(2008년에 맨 처음 시도했고, 그 후에도 주기적인 간격을 두고 계속했다). 전체 임상실험 사례의 82퍼센트가 플라시보 효과와 의약품의 효과가 거의 같은 것으로 확인되었다. 해밀턴 우울증 평가 지수를 기준으로 비교한 결과, 의약품의 효과와 플라시보 효과의 차이가 2점이 안 되는 것으로 나왔다. 해밀턴 우울증 평가 지수는 크게 17개의 항목으로 구성되는데, 우울증의 정도를 0점에서 53점으로 구분하며, 거의 우울증으로 보이는 증상이지만 수면 패턴에서 큰 차이가 있을 경우 6점의 차이가 생길 수 있다. 그런 의미에서 의약품 효과와 플라시보 효과의 차이가 약 1.8점이었다는 것은 둘 사이의 차이가 매우 미미하다는 말이다. 의학적으로 진단하는 데 별 차이가 없을 정도다. 독자들이 내 말을 믿지 않는다면 어쩔 수 없지만, 그만큼 차이가 없다는 점을 강조할 수밖에.

영국 국민의 건강 증진을 위해 영국 국립임상보건연구소는 적절한 치료법을 권장하고 있다. 이 연구소는 해밀턴 우울증 평가 지수에 따라 의약품 효과와 플라시보 효과 사이에 평균 3점가량의 차이가 있음을 인정했다.[5] 공신력 있는 연구소가 이런 결과를 발표함에 따라, 항우울제의 의학적 효과가 플라시보보다 월등하지 않다는 것을 인정하는 분위기가 점점 확산되었다. 사람들이 외부에 공개된 정보뿐만 아니라 제약기업이 감춘 미공개 정보도 얼마간 인정하는 기류가 형성된 것이다.

물론 통계학적 수치와 의학적인 결과의 차이는 엄연히 존재한다. 통계학적 수치라 함은 어떤 결과에 대한 신뢰도를 확인하는 지표 역할을 한다. 하지만 진정한 의미에서 완벽한 결과라는 것이 가능할까? 무작위로 집계된 통계적 수치가 결국 해당 결과의 모든 특징을 말한다고 할 순 없다. 반면에 의학적인 결과는 당사자인 환자의 건강에 직접 영향을 미친다는 점에서 그 결과의 파장이 통계적 수치보다 더 확실하다. 이런 가정을 해보자. 50만 명을 대상으로 연구한 결과, 한 번 웃을 때마다 평균 수명이 5분씩 연장된다는 통계 수치를 획득하는 데 성공했다. 그러나 이 수치는 통계학적으로는 의미가 있을지 몰라도 당사자인 50만 명의 실제 건강 상태에 따라 얼마든지 변수가 작용할 수 있다. 즉, 의학적인 결과 면에서는 그 수치가 별 의미가 없을 수도 있다는 말이다.

우리의 분석들은 그 후 여러 차례 반박을 당했다. 동일한 데이터를 기초로 한 임상실험 결과들이 서로 다르게 나온 것이다.[6] 심지어 식품의약국도 항우울제와 관련된 메타분석을 자체적으로 실시하며 그들이 정식승인해준 항우울제의 효능을 인정하는 움직임까지 보였다.[7] 아이러니하게도 데이터를 다루는 방식은 달랐지만 연구 결과는 동일한 수치를 산출했다. 해밀턴 우울증 평가 지수에 따른 의약품의 효과와 플라시보 효과의 차이가 영국 국립임상보건연구소에서 발표한 평균 수치보다 더 적었는데도 말이다. 식품의약국의 정신의학 담당 책임자인 토마스 P. 로그렌은 그 점을 인정하면서 TV 프로그램 〈60분〉에 출연해 이렇게 말했다.

단기간에 이루어진 임상실험 결과, 의약품 효능과 플라시보 사이의 차이는 매우 미미하다는 것을 우리 모두 인정할 수밖에 없을 겁니다.

단순히 단기적인 임상실험에서만 의약품과 플라시보 효과 간의 미세한 차이가 나온 것은 아니다. 영국 국립임상보건연구소가 발표한 임상실험 메타분석에 따르면, 장기간에 걸쳐 이루어진 임상실험의 결과도 단기 실험과 별 차이가 없는 것으로 나왔다. 결국, 의약품과 플라시보 효과 사이에는 거의 차이가 없다고 단정해야 한다. 그런데도 제약기업의 마케팅 담당자는 문제를 회피하려고 한다. 타조처럼 모래더미 속에 얼굴을 처박고 있으면 아무도 자기를 못 볼 거라고, 안일하게 생각하고 있는 것이다.

중증 우울증에 대한 항우울제의 효능
—

2002년에 우리가 발표한 메타분석에 반기를 든 사람들은, 정말 심각한 우울증 환자들을 실험 대상으로 삼지 않아 그런 결과가 나온 것이라고 지적한다. 우울증이 심한 환자들이라면 당연히 차이가 클 것이다. 결국 나와 동료들은 2008년에 FDA에서 제공받은 데이터를 다시 분석하기로 결심했다. 우리는 FDA의 데이터를 바탕으로 우울증의 정도에 따라 결과에 차이가 나는지를 검토했다. 우울증이 보통 이하의 수준인 환자들을 대상으로 한 임상실험은 단 1건이었으며 실험 결과 의약품과 플라시보 효과는 거의 차이가 없을 정도로 비슷했다(해밀턴 우울증 평가 지수는 0.07의 격차를 보였다). 그 외의 다른 임상실험은 우울증이 '중증'에 가까운 심각한 환자들로, 앞서 말한 격차보다 조금 높을 뿐이었다.

우울증이 정말 심각한 환자들은 해밀턴 우울증 평가 척도가 적어도 28점이나 되었고 의약품과 플라시보 효과 사이의 격차는 평균 4.36점을 기록했다. 심각한 우울증 환자 그룹의 정확한 수를 파악하기 위해 나는 브라운 대학 의과대학 교수인 마크 짐머만에게 관련 자료를 전송 해줄 수 있는지 문의했다. 당시 마크 짐머만과 동료 교수들은 단극성 중증 우울증과 관련된 해밀턴 우울증 평가 지수를 분석하고 있었기 때 문이다. 정신병원에서 우울증을 진단받은 환자를 대상으로 실시한 검 사[8] 결과, 해밀턴 우울증 평가 지수가 28점이거나 그 이상인 환자가 전 체 환자의 11퍼센트를 차지했다. 그 말은 곧 진단 관점으로 볼 때 나머 지 89퍼센트는 항우울제를 처방받아야 하는 중증 환자가 아니라는 의 미인 셈이다.

11퍼센트에 해당하는 환자들은 항우울제로 효과를 보았을 수 있다. 그러나 항우울제는 중증으로 판단되지 않는 사람들에게도 얼마든지 처 방된다. 내가 목격한 예를 몇 가지만 들어보면, 이웃에 사는 남자는 집 에서 키우던 개가 죽자 너무 슬퍼서 항우울제를 처방받았다고 했다. 또 미국인 친구는 요부 근육에서 경련이 일어났는데 의사가 항우울제를 처방해주었다. 이 외에도 불면증이 심각했던 사람도 병원에서 항우울 제를 처방받았다고 했다. 사실 불면증은 항우울제로 인해 자주 발생하 는 부작용 중 하나다. 미국에서 불면증으로 고생하는 이들의 약 20퍼센 트가 의사에게서 항우울제를 처방받아 복용한 적이 있다고 말했다.[9] 그 당시 불면증 치료제로 항우울제가 인기를 끌었는데 효과가 증명된 데 이터가 있어서라기보다는 의사들의 치료 경향과 주관적 견해에서 비롯 된 것이었다.[10]

치료에 대한 반응 예측

중증 우울증은 치료에 대한 반응을 예측하기가 가장 어려운 질병 중 하나다. 항우울제의 유형에 따라 환자가 어떤 반응을 보일지 미리 점치기가 그만큼 어렵다. 2011년 서로 다른 항우울제들을 비교한 메타분석의 요약본 일부를 살펴보면 다음과 같다.

> 234건의 연구를 분석한 결과, 만성 중증 우울증 치료제로 쓰인 항우울제 중 임상진단의 관점에서 다른 것과 크게 차별성을 둘 만큼 혁신적인 효능을 보인 약은 없었다. 또한 우울증 외에 부차적인 다른 정신질환을 앓고 있는 환자들에게도 마찬가지로 항우울제는 증세를 호전시키지 못했다. 연령대, 성별, 인종, 다른 종류의 질병을 동시에 앓고 있는 경우 등 여러 소집단으로 구분해 항우울제 반응을 비교해본 결과, 특별한 차이는 없었다. (……) 결과적으로 후세대에게 항우울제를 적극 권장할 만한 임상적 명분은 없는 것으로 판명 났다.[11]

의약품에 따라 임상 효과 면에서 거의 차이가 없다면 플라시보 효과에서도 마찬가지 결과가 나올 것으로 예상할 수 있다. 항우울제와 관련된 임상실험 초기에는 어떤 약품이든 플라시보 효과가 동반된다. 임상실험 첫 1~2주 동안에는 모든 환자에게서 플라시보 효과를 기대할 수 있었다. 그 후 다시 평가했을 때 가시적으로 호전된 환자는 실험 대상에서 제외되었다. 그 외 나머지 사람들은 플라시보 효과였을 뿐 구체적인 호전은 보이지 않았다. 무작위추출로 한 그룹은 실제 의약품을 복용하게 했고 다른 그룹은 가짜약을 주며 플라시보 효과를 확인하는 방식이었다. 임상실험 초기에 의약품 복용으로 효과를 본 전자 그룹은 정도는 미미하지만 상태가 호전되는 모습을 보였다. 의사들이 주장하는 내용도 그랬고 해당 환자들의 뇌 기능에도 변화의 조짐이 포착되었다.[12]

FDA의 눈감아주기

효능이 그렇게 미미한 수준에 그쳤는데도 어떻게 FDA는 항우울제의 사용을 정식승인한 것일까? 그 질문에 대답하기에 앞서, 먼저 식품의약국이 사용한 평가 기준을 살펴볼 필요가 있다. 식품의약국은 의약품과 플라시보 효과 사이의 확실한 차별화를 증명할 수 있는 두 가지 임상실험을 요구했다. 하지만 이러한 요구에도 허점이 있었는데, 차별화된 수치를 얻기까지 시도할 수 있는 임상실험 횟수를 제한하지 않은 것이다. 따라서 제약기업은 부정적인 결과는 포함시키지 않았고, 그래서 전반적인 임상실험의 실체를 알 도리가 없었다. 중요한 것은 식품의약국이 원하는 통계 수치를 결과로 얻어내기만 하면 되었다.

이처럼 FDA의 부실한 허점을 악용해 무사히 승인받는 데 성공한 항우울제가 바로 2011년에 정식승인을 받은 비브리드Viibryd®다. 7건의 임상실험이 이루어졌으나 모두 괄목할 만한 결과를 얻지는 못했다. 그 중 처음 5건에서는 의약품 효과와 플라시보 효과 사이에 거의 차이가 없었다. 해밀턴 우울증 평가 지수의 차이를 알아보니 0.5점도 채 안 됐고, 심지어 나머지 2건은 플라시보 효과가 의약품을 복용했을 때보다 더 좋았다. 그런데도 해당 제약기업은 2건의 임상실험을 더 시도했고 거기에서 평균 1.7점의 차이를 얻어낸다. 그전에 실시한 임상실험 7건의 해밀턴 우울증 평가 지수는 1.01점이었지만 그 결과는 반영하지 않은 것이다. 1.7점은 식품의약국이 마지못해 판매를 승인할 수 있는 최소 수치였다. 의사와 환자에게 공개된 문서 내용을 읽어보자.

> 비브리드의 효능은 무작위추출로 이루어진 두 가지 임상실험 결과 입증되었다. 8주 동안 실시한 실험 결과, 플라시보 효과보다 의약품의 효능이 더 높게 나온 것을 확인할 수 있었다.

2건의 긍정적 결과를 얻기 전, 정반대의 결과를 도출했던 5건의 임상실험 얘기는 한마디 언급도 없었다. 깜박하고 잊은 것이 아니라 의도적으로 뺀 것이다. 식품의약국은 수십 년 전부터 이와 같은 부당한 임상실험의 실체를 눈감아주고 있었다. 내가 알기로 식품의약국이 항우울제와 관련해 부정적인 임상실험 결과를 공개한 사례로는 한 건이 전부다. 시탈로프람citalopram(프랑스에서는 상표명이 세로프람Seropram®)으로 해당 의약품의 사용설명서에 식품의약국의 신경약리학 담당 책임자인 폴 레버가 쓴 글이 기재되었다. 1998년 5월 4일자에 그가 남긴 기록을 보면 다음과 같은 글이 있다.

> 해당 약품의 주의사항에 꼭 기재해야 할 내용이 있다. 항우울제 시탈로프람의 효과를 증명한 임상실험뿐만 아니라 긍정적 결과가 안 나온 임상실험도 빠트려서는 안 된다. (……) 물론 약품을 개발한 회사 대표는 굳이 그런 정보까지 기재할 필요가 없다는 입장을 보인다. 환자는 물론 약품을 처방하는 의사에게도 유용한 정보가 아니라는 이유에서다. 그러나 나는 환자와 의사뿐만 아니라 환급을 담당하는 의료공단 관리자들까지, 시탈로프람

이 모든 임상실험에서 긍정적 효과를 보인 건 아니라는 진실을 알아야 한다고 생각한다. 당연히 어떤 의약품이 모든 실험마다 효과를 보이지 않을 수도 있다. 그렇다고 불리한 사실을 대중과 의학 관계자들에게 공개하지 않는 것은 말이 안 된다. 모두 알 권리가 있으며, 긍정적 효능만 강조한 의약품 사용설명서는 소비자를 '우롱하는 가짜 설명서'인 만큼 일부러 부정적인 면을 숨기는 행위인 것이다.

폴 레버에게 박수를 쳐주고 싶다! 실제로 만난 적도 없고 아는 사이도 아니지만 당당히 자기 생각을 밝힌 그 용기가 부럽다. 내가 존경하는 영웅 중 한 사람으로 꼽고 싶을 정도다.

세로토닌의 신화

몇 년 동안 나는 항우울제 연구 결과에서 이상한 점을 발견했다. 각기 다른 종류의 항우울제인데 효능은 서로 너무 유사하다는 것이었다. 1998년 해당 연구 결과를 처음 메타분석하며 알게 된 것인데 의약품의 효능을 검토하던 중에 미처 간과한 부분을 발견하게 되었다. 물론 여러 종류의 항우울제를 종합적으로 평가하다 보니 상대적으로 효능이 덜한 약품의 실험까지 포함시켜 항우울제의 효능이 과소평가되었을 수도 있다.

분석 결과를 외부에 공개하기 전에 우리는 각 임상실험에 사용된 항우울제의 여러 유형에 관한 자료들을 재검토했다. 항우울제는 크게 세로토닌의 양을 조절하는 것과 삼환계 항우울제가 있다. 이 두 종류에 해당하지 않는 것은 '제3의 유형'으로 따로 분류했다. 덧붙여 네 번째 범주도 만들었는데, 일반적으로 항우울제로 생각하지 않는 약품, 바로 안정제와 갑상선 치료제다. 일부 의사들이 우울증으로 진단되는 환자에게 진정제와 갑상선 치료제를 처방해준 사례가 있어서다.

서로 다른 항우울제의 의약품 효능과 플라시보 효과 간의 차이를 각각 분석해보니 놀랍게도 항우울제의 종류와 상관없이 거의 수치가 비슷했다. 플라시보 효과가 약효보다 더 좋았던 경우는 전체의 75퍼센트를 차지했다. 항우울제마다 효능이 거의 비슷하다니, 충격이었다. 그 후로 나는 웬만한 결과에도 별로 놀라지 않게 되었는데, 그런 사례가 비일비재했기 때문이다.

'우울증 치료를 위한 연속 치료의 대안STAR*D(Sequenced Treatment Alternatives to Relieve Depression)'이란 제목의 임상실험은 3,500만 달러가 들어간 대규모 연구 작업으로 유명하다. 세로토닌의 양을 조절하는 항우울제를 복용해도 차도가 없는 환자에게 다른 종류의 항우울제를 투여하는 실험이었다. 일부 환자에게는 세로토닌 노르에피네프린 재흡수 억제제를 투여했다. 이 약은 뇌 속에 노르에피네프린과 세로토닌의 양을 증가시켜주는 기능을 한다. 반면, 다른 그룹의 환자에게는 노르에피네프린 도파민 재흡수 억제제NDRI를 투여했는데, 이 약은 세로토닌의 양에는 아무 영향을 미치지 않는 대신 노르에피네프린과 도파민을 증가시킨다. 또 제3의 환자 그룹에게는 세로토닌의 양을 조절하는 또 다른 종류의 약품을 투여했다. 결과적으로 4명 중 1명만이 임상진단의 관점에서 호전을 보였다. 어떤 신약을 투여하든 결과는 전체 환자 중 26~28퍼센트만이 효과를 보는 셈이다. 바꿔 말하면, 어떤 항우울제를 쓰든 결과는 매한가지란 의미이기도 하다.

지금까지 가장 많이 처방된 항우울제는 세로토닌의 양을 조절하는 항우울제다. 이 약은 신경전달물질인 세로토닌의 양에만 초점을 맞춰 우울증을 치료하는 방식이다. 그런가 하면 정반대로 세로토닌이 뇌 안에 흡수되는 것을 억제하는 게 아니라 증가시킴으로써 우울증을 치료하는 약도 탄생했다. 바로 티아넵틴tianeptine(상표명은 스타블론Stablon®)인데 프랑스 위생당국으로부터 정식승인을 받은 항우울제다. 소위 선택적 세로토닌 재흡수 촉진제SSRE로 불리는 티아넵틴은 뇌에 흡수되는 세로토닌을 줄이는 것이 아니라 늘리는 역발상을 이용한다. 만약 우울증의 원인이 세로토닌 부족이라면 이 약은 오히려 환자의 상태를 악화시킬 수 있다. 그러나 임상실험 결과, 티아넵틴은 세로토닌을 조절하는 다른 항우울제, 삼환계 항우울제보다 더 효과적인 것으로 발표되었다. 실험에 참가한 전체 우울증 환자의 63퍼센트가 티아넵틴으로 효과를 보았다(증상의 50퍼센트까지 감소되며 상태가 호전되었다). 세로토닌을 조절하는 일반 항우울제, 노르에피네프린 도파민 재흡수 억제제, 삼환계 항우울제보다도 효과가 좋았다. 결국 재흡수된 세로토닌 양이 증가하든 감소하든 항우울제로서의 기능을 하는 셈이었다.

약품에 포함된 화학물질의 종류가 엄연히 다른데 어떻게 그럴 수 있을까? 내 생각은 결국, 어떤 약을 쓰든 결정적인 효과는 플라시보에서 비롯된다는 것이다.

항우울제는 활성가약 active placebo

흔히 항우울제라면 모두 다 효과가 있는 것으로 생각한다. 의약품과 플라시보 효과 사이의 임상적 차이는 물론, 통계 수치 역시 별 차이가 없는데도 사람들은 항우울제를 더 신뢰한다. 여기서 의문이 생긴다. 플라시보보다 의약품의 효과가 조금 더 높다면 그 약품의 효능을 믿어도 되는 것일까?

하지만 항우울제가 야기하는 부작용을 가볍게 여겨서는 안 된다. 왜 그럴까? 당신이 항우울제와 관련된 임상실험에 참여하게 되었다고 상상해보자. 관계자는 무작위추출에 의한 실험을 설명하면서 플라시보 효과를 자세히 이야기해줄 것이다. 그러면서 부작용에 대해서도 언급할 것이다. 치료 효과는 몇 주가 지나야 느낄 수 있지만 부작용은 그렇지 않아서 몸에 맞지 않으면 바로 증상이 나타난다. 무작위추출이므로 당신이 플라시보 효과를 검증하는 집단에 속했는지 아니면 해당 약품을 진짜 처방받았는지 모르는 상황에서 당신에게 부작용이 생겼다면 당연히 후자 그룹에 속한다고 단정 짓게 되지 않을까? 후자 그룹 참여자의 89퍼센트는 자신이 후자에 속했음을 실험 중간에 예측할 수 있었다고 증언했다.[13]

다시 말해 결코 무작위추출에 의한 실험이 아니라는 것을 말해주는 예가 아닐 수 없다. 많은 환자들은 자신이 실험 대상 중 어느 그룹에 속했는지 부작용 반응을 통해 예측할 수 있다. 대체 어떤 반응이 있기에 그럴 수 있을까? 대답을 애써 찾을 필요 없이, 컬럼비아 대학의 브렛 러더퍼드와 동료들이 벌써 답을 주었다. 이들은 플라시보 효과를 알아보는 그룹을 포함시킨 실험과 아예 배제시킨 두 실험을 준비해 항우울제 효과를 알아보았다.[14] 실험 결과, 전자의 경우에는 항우울제를 투여받았음을 환자 스스로 금방 확신할 수 있었고, 부작용을 경험한 환자 역시 자신이 플라시보가 아닌 진짜 약을 복용했음을 알 수 있었다. 그런 의미에서 항우울제 의약품과 플라시보 효과는 분명 차이가 있다. 플라시보 효과를 인지한 그룹의 환자에게서는 해당 약품의 부작용을 확인하기 어렵기 때문이다.

어떤 선택이 필요한가?
—

물론 항우울제로 효과를 볼 수도 있지만, 플라시보 효과를 통해서도 상태가 호전되는 것 때문에 딜레마에 빠질 수밖에 없는 것이다. 항우울제의 치료 효과는 임상적 관점에서 완벽하다고 말할 수 없는데, 그럴 수밖에 없는 것이 가짜약인 플라시보에서도 비슷한 효과가 나왔기 때문이다. 이런 결과를 놓고 앞으로 우리는 어떻게 해야 할까?

첫 번째로 플라시보 효과를 기대하는 가짜약을 처방하는 방법을 생각해볼 수 있다. 하지만 의사들이 이 방식을 수용할 경우, 어쨌든 환자를 속이는 행위이기 때문에 도덕적으로 옳지 못하다는 비난의 우려가 있다. 그동안 중요하게 생각해온 의사와 환자 사이의 신뢰 관계가 무너질 수도 있다. 또 다른 방법으로는 항우울제를 다른 증상에 해당하는 플라시보로 사용하는 것인데, 하지만 이 방법은 논쟁의 여지가 다분하다.[15] 괜히 다른 병을 치료하는 데 썼다가 항우울제의 부작용이 그대로 나타날 수 있기 때문이다. 대표적인 부작용으로 성기능장애가 있고(세로토닌의 양을 조절하는 항우울제를 사용한 환자의 70퍼센트 이상이 이러한 부작용을 호소했다), 그 외에도 장기적인 체중 감소, 불면증, 구토와 설사도 있다. 게다가 항우울제 복용을 시작했다가 나중에 중단한 환자들의 20퍼센트에게서 금단증상이 발견되었다.

항우울제는 유아와 청소년이 복용할 경우 자살 충동을 유발할 위험이 있다. 성인의 경우에는 신체기관의 경색 증상이 나타날 수 있으며 심하면 사망에 이를 수도 있다. 임산부가 항우울제를 복용하면 유산할 위험이 높고, 설령 출산을 앞둔 산모일 경우 태아에게 자폐나 선천성 기형, 동맥 고혈압, 만성 폐렴, 행동장애와 같은 부작용이 일어날 리스크가 다른 산모보다 더 높다. 특히 임신 초반에는 미처 임신 사실을 모르는 경우가 많은데 이때 항우울제를 복용하면 이러한 리스크가 발현될 확률은 더 높아진다.

항우울제가 연령에 따라 이처럼 심각한 부작용을 미칠 수 있다니 충격이 아닐 수 없다. 게다가 항우울제 복용으로 치료 효과를 본 환자들은 약을 끊고 나서 나중에 우울증이 재발할 가능성이 다분했다. 항우울제 처방으로 치료된 환자는 플라시보 효과를 이용해 치료된 사람보다 나중에 우울증이 다시 재발할 가능성이 더 높은 것으로 나왔다.[16] 또한 항우울제 복용 중 뇌에 전달된 신경전달물질의 양에 따라 재발 확률은 비례적으로 높아졌다.

이러한 리스크를 감안하면 항우울제가 우울증을 치료하는 최상의 해결책이라고는 말할 수 없을 것이다. 물론 의약품에 의존하지 않는 방법으로 증상을 완화시키는 것이 가장 현명하다. 나는 동료들과 함께 우울증과 관계된 다양한 치료법을 종합해 메타분석을 시도했다. 치료법에는 항우울제 복용, 정신상담치료, 약과 상담치료의 병행, '대안' 치료(예를 들어 침술 혹은 물리치료)도 포함시켰다.[17] 결과적으로 다양한 관점으로 접근한 정신상담치료와 기타 여러 치료법은 효과 면에서 큰 차이가 발견되지 않았다. 모든 치료법이 전반적으로 효과를 보였으므로 우열을 가리기 힘들었다. 다만 어떤 방법을 선택하느냐에 따라 추가로 따라오는 리스크와 부작용이 다를 뿐이었다. 하지만 그중에서도 가장 심각한 부작용이 따르는 치료법은 단연코 항우울제 복용이다. 만약 우울증으로 고생하고 있다면 다른 방법부터 먼저 시도하는 것이 좋겠다. 그 후에도 전혀 진전이 없다면 최후의 수단으로 항우울제를 권하고 싶다.

최고의 시장

데이비드 힐리 David Healy

데이비드 힐리는 그 누구보다 항우울제의 위험성을 가장 먼저 감지한 사람이다. 영국 카디프 대학 정신의학과 교수이며 영국정신약리학협회 실무 책임자였던 그는 정신질환 치료에 있어 세계적인 전문가다. 또한 정신의학과 관련해 20여 권의 책을 낸 작가이기도 하다.[1] 임상실험 책임자로도 활동한 바 있으며 연구소 자문으로 일한 경력도 있다. 주로 제약기업의 거대 연구소에서 일했으나, 세로토닌을 조절하는 항우울제가 자살 충동 등의 심각한 부작용을 야기하는 것에 전문가적 소견을 인정하면서 이후 제약기업의 강적이 되어버렸다. 피해 환자를 위해 법정에 증인으로 서기도 했다.

연구자가 기업의 이해관계에 위협을 가하자 기업 연구소들은 데이비드 힐리가 소수에 국한된 사례를 과장한 극단적 증언을 했다며 그의 증언 사태를 무마시키기 위한 언론 플레이를 시도했다. 2001년 프로작을 생산한 엘리 릴리는 그전까지 해스팅스 센터Hastings Center에 연구비 명목으로 2만 5,000달러를 후원해오던 것을 중단했다. 생명윤리를 연구하는 이 센터가 힐리의 논문을 정기 간행물에 실었기 때문인데, 논문 주제는 바로 항우울제가 야기하는 자살 충동 리스크에 대한 연구였다. 같은 해에 데이비드 힐리는 자신의 관점을 관철시키기 위해 학회에 참여했다. 그로부터 며칠 뒤, 토론토 대학은 공문을 보내와 그를 대학 산학 연구소에 채용하기로 했던 약속을 파기했다. 그의 접근법이 대학은 물론 임상실험 연구소의 개발 프로젝트와 양립하지 않는다는 게 이유였는데, 알고 보니 토론토 대학은 엘리 릴리로부터 이미 150만 달러 기부금을 받은 상태였다. 하지만 이번 결정은 제약기업 엘리 릴리와는 전혀 상관이 없다며 관련 의혹을 끝까지 부인했다.

외부의 갖은 압박에도 불구하고 데이비드 힐리는 의견을 굽히지 않았다. 그는 항우울제를 놓고 제약기업 연구소와 팽팽한 대결을 펼치며, 제약기업에 대한 비판은 물론 의학 연구를 둘러싼 기업의 독점적 지배욕을 신랄히 평가했다. 그의 최신 저서 《파마게돈Pharmageddon》[2]에는 현대 의학의 암울한 모습에 대한 진단이 자세히 담겨 있다. 그는 현대 의학이 제약산업의 꼭두각시로 전락했으며 더 이상 환자들을 위한 것이 아니라고 주장한다. 특히 객관적인 임상실험과 근거중심의학은 빅 파마 세력을 견제하기엔 역부족일 뿐만 아니라 환자의 건강도 보장할 수 없다고 생각한다. 임상실험과 근거중심의학은 오히려 제약산업에 트로이의 목마 역할을 했다고 볼 수 있다. 의학계에 파고들어가 그 내부를 타락시키기까지 이 두 수단을 적절하게 이용했기 때문이다.

우리는 현재 매우 불편한 진실과 마주했다. 미국 의회는 최근 의료보험 문제로 부쩍 골머리를 앓고 있다. 사실, 미국 국내총생산의 20퍼센트가 의료 관련 비용인 만큼 국민의 경제 활동에 지대한 영향을 끼친다. 이 막대한 비용이 소요되는데도 국민 건강은 개선되기는커녕 점점 악화되는 것 같다는 인상을 지울 수 없다.

의회와 제약기업, 이 둘은 분명 공생 관계를 유지하고 있으며, 역설적이게도 둘 다 국민 건강을 위한다는 명분에는 이의의 여지가 없다. 신약 개발과 승인을 서두르는 이유도 결국 국민의 건강을 위해서라고 말한다. 의회는 현재 식품의약국이 안전성과 효능이 검증된 의약품을 효과적으로 승인할 수 있는 법적 제도를 강구하고 있다. 그러는 동안 제약산업은 계속해서 미국에 일자리를 창출하며 노동 인구를 늘리는 데기여하고 있다.[3] 기존의 것보다 더 효과적인 최상의 의약품이 국민 건강의 적신호를 잠재울 유일한 해결책인 양 어딜 가나 신약 개발에 치중한다.

반면, 미국제약협회의 소책자를 포함한 좌파 성향의 정기 간행물에선 이러한 상황을 우려하는 글을 쉽게 만날 수 있다. 오늘날 전 세계 인구의 15~20퍼센트가 크고 작은 정신질환을 겪고 있는 것으로 추정되며 치료가 필요하다고 말이다.[4] 좌파, 우파 할 것 없이 모든 정당이 이러한 의견에 동의하는 분위기다. 한마디로 우리는 지금 '보호받지 못하는 치료'를 강요받는 세상에 살고 있는 것이다.

치료의 패러독스

'건강을 보장할 수 없는' 치료를 계속할수록 우리의 건강은 나빠질 수밖에 없다. 제약시장에 출시된 의약품을 가장 많이 복용하는 국가는 국민의 평균 수명이 다른 국가보다 더 낮다고 한다. 즉 제약시장이 정상적으로 기능하지 않고 있음을 여실히 보여주는 결과인 셈이다.

이러한 제약시장의 실패에 대해 좌파 정치인들은 정부 규제를 더욱 강화해야 한다고 호소하지만 나는 그러한 규제는 오히려 악재로 작용할 수 있다고 말하고 싶다. 반면에 우파 정치인들은 규제 완화를 주장한다. 시장의 경제성에 누구보다 민감하게 반응하는 제약회사들 역시 가만히 지켜보고 있을 리 만무하다. 제약시장에 정부의 규제가 강화되든 완화되든 간에, 그들은 상황에 따라 얼마든지 실속을 챙겨가며 예민하게 반응할 것이다.

단일시장 형성의 유래

20세기 초반부터 이러한 상황이 극대화되었다. 환자의 유형과 수가 기하급수적으로 늘어났으며 제약회사는 약품을 팔아 최고 500퍼센트의 이윤을 챙겼다. 광고 산업도 국민의 건강보다는 시각적 이미지를 강조해 사람들의 관심을 끌고 사기성이 짙은 약품을 과대 포장하는 일에 동참했다. 여기서 정작 중요한 약품의 효능은 떨어졌다는 것에 주목할 필요가 있다. 그러다 보니 정부는 약효를 높이기 위해 제약산업을 규제하는 방법들을 강구해나갔다.

미국은 1906년에 처음으로 규제와 관련된 법안을 통과시켰다. 이어서 다른 나라도 미국의 전례를 밟아 약품 규제와 관련된 법률을 제정했다. 그 결과 정부의 새로운 규제가 약품의 가격 책정에 직접적인 영향을 미치자 제약회사들은 대책을 마련할 수밖에 없었고, 그렇게 정부의 의약품시장 개입을 예측하며 대비하는 능력을 키워나갔다. 1962년 정부가 적극 개입해 의약품 규제에 관한 법률을 발표했지만 이미 제약시장은 제약사의 독점적 영향 아래 들어간 상황이었다. 그렇게 될 것이라고는 아무도 미처 예상하지 못한 결과였다.

의약품 규제를 시작하게 된 우선적 동기는 환자를 안전하게 보호하기 위해서였다. 그러다 보니 익약품과 관련된 구체적 내용과 주의 사항에 초점을 맞추게 되었다. 20세기를 거치는 동안 사람들은 의약품의 효능을 구체화하는 일에 주력했다. 즉, 그 약이 환자에게 정말로 치료 기능을 하는지 점검하는 것으로, 따라서 효능이 떨어지는 의약품은 환자의 건강을 지켜주지 못한다고 볼 수 있었다.

무작위추출에 의한 임상실험이 세간에 알려지면서 본격화되어갔고 점점 더 많은 사람들이 의약품의 효능을 검증하기 위해 무작위추출 임상실험을 실시했다. 임상실험은 1962년에 제정된 식약품법을 준수하여 이루어졌으나 이러한 변화는 환자의 건강 상태를 개선시키기는커녕 오히려 악화시키는 아이러니한 현상을 가져왔다.

1962년 진통제 탈리도마이드를 둘러싼 의료 사고를 계기로 정부는 더욱 엄격한 규제에 나섰다. 약효를 인정하는 특허를 받은 신약은 의사의 처방 아래 판매되도록 규제를 더욱 강화한 것이다.

오늘날 정부는 다양한 규제 정책으로 의약품시장을 관리하며, 치료법과 의학적 문제들을 검토하는 방식에도 적절히 개입하고 있다. 그 결과, 훌륭한 원재료, 훌륭한 제품, 훌륭한 소비자를 탄생시키는 듯했다. 개인의 건강을 개선하고 공공 자산 즉, 정부 재정을 탄탄하게 만들어줄 것으로 기대했으나 막상 뚜껑을 열어본 결과는 최악이었다.

최고급 원재료들

정부는 제조업체에게 기본적으로 의약품마다 엄선한 원재료를 사용하도록 강요하지만, 최고급 원재료는 비싸고 구하기 힘들어서 이 원칙을 완벽하게 지키기는 어렵다. 게다가 원재료로 기본비용을 절감해야 제품을 팔았을 때 수익 면에서도 더 많은 이윤을 추구할 수 있다. 의약품 시장도 일정 부분에서는 이러한 상황을 용인할 수밖에 없다.

20세기 중반에 들어서면서 사람들은 물을 사먹기 시작했다. 물은 어디서든 공짜로 쉽게 접할 수 있는 자원이었으므로 그전까지만 해도 온천수가 아닌 이상 물을 사고파는 행위는 매우 희귀한 일이었다. 수돗물을 끓여 마셔오다 언제부턴가 물을 구입하게 된 것이다. 가뭄으로 물 부족 현상이 심각해지면 시중의 물 값은 자연히 오를 수밖에 없다. 이제 소비자들은 물을 당연히 돈을 주고 사먹는 생활 소비재로 인식한다.

1900년에는 처방전 없이 바로 구입 가능한 만병통치약이 유행처럼 확산되었다. 주요 성분이 거의 물로 이루어졌음에도 불구하고 사람들은 그 약을 기적의 약처럼 신봉했다. 가게에서 파는 물만큼이나 충격적인 열풍을 일으킨 만병통치약은 등록 상표명까지 갖추고 수익을 올렸다. 물을 상품화시킨 것처럼 어떤 재료를 마케팅 상품으로 변화시키는 과정이 의약품에까지 확산된 것이다. 이어 등록 상표명을 가진 온갖 종류의 의약품들이 시장을 활보하게 되었다.

여기서 만병통치약, 사먹는 물, 처방전이 있어야 구입할 수 있는 의약품 사이의 차이를 알아보자. 의약품은 좀 더 복잡한 형태로 이루어져 있으며 두 가지 유형의 재료를 만족시켜야 한다. 먼저 기본 화학물질들이 1차 재료라면 이 재료들이 적절히 합성돼 2차 재료인 의약품으로 전환되어야 한다. 이 과정에서 의약품의 기능을 최적화할 수 있는 조건 즉, 적정 복용량과 조건을 구체화하여 제시할 수 있어야 한다.

오늘날 화학물질들의 비용은 생수 한 병보다 단가가 더 비싸다. 또 상대적으로 화학물질의 제조과정은 더 복잡하다. 실제로 어떤 의약품을 제조하는 데 필요한 성분들을 완벽하게 조합하려면 그에 알맞은 원재료들이 필수적으로 수반되어야 한다. 제약회사는 필수적인 기본 재료를 찾기까지 꽤 시간을 들인다.

의약품 제조에 필요한 정보는 다른 제품 시장과는 차별된 가치를 갖는다. 이 가치가 표면상 이론에 그치지 않고 구체적인 현실로 발현될 경우 제품 수익의 정당성을 입증할 수 있지만, 거의 현실성이 없다면 화학물질로 구성된 제품의 사용은 부정적인 영향을 끼칠 가능성이 높다. 치료를 목적으로 개발된 의약품이 문제를 일으키면 그에 따른 피해는 다른 어떤 제품보다 크다. 그러다 보니 의약품 사용이 점점 더 용이해질수록 부차적으로 발생하는 문제들도 늘어날 수밖에 없다.

의약품 개발에 필요한 정보 중 하나가 무작위추출에 의한 임상실험 결과다. 처음 이 실험이 널리 알려졌을 때만 해도 사람들은 의약품의 쓸모 여부를 가늠할 매력적인 방법이라고 생각했다. 치료제의 효능과 관련된 근거 없는 소문을 검증할 수 있을 테고, 그래서 아무 약이나 시중에 출시되지 않도록 방지해주리라 기대했다. 뜨내기 약장수들이 파는 검증 안 된 만병통치약과 의학적 검증을 거친 의약품을 구별할 수 있을 것으로 생각한 것이다. 또한 제약회사의 구두쇠 투자자들이 환자의 주머니에서 돈을 흥청망청 빼내지 못하도록 차단해줄 것을 기대했다. 과학적 기준이란 그들에게 바늘구멍을 통과하는 것처럼 어려운 일이 될 테니까 말이다.

실제로 임상실험이 쓸데없는 의약품의 시장 유입을 제대로 차단했다면 환자들의 건강은 지금보다 더 잘 지켜졌을 것이다. 좋든 싫든, 결과적으로 현재 제공되는 의약품의 가짓수는 어마어마하게 많아졌다. 무작위추출에 의한 임상실험이 제대로만 실행되었어도 지금처럼 의약품 판매를 부추기는 간단한 절차로 전락하지는 않았을 것이다. 또 의약품에 숨겨진 부작용을 감추고 치료법의 세부 사항을 좌지우지하는 일도 없었을 것이다. 설상가상으로 근거중심의학까지 우세해짐에 따라 현대인은 점점 더 이상한 의학계를 목격하고 있다.

또 다른 진실

—

우선, 무작위추출에 의한 임상실험으로 해당 의약품의 효과를 증명하지 못해도 상관이 없다. 대부분의 임상실험이 실패했어도 일부 실험에서만 긍정적인 효과를 보이면, 그 결과를 확대해석해 얼마든지 시장에서 판매할 수 있다. 거기에 독립적인 연구단체들은 근거중심의학의 접근법으로 치료제 효능을 인정했기 때문에 실제 임상실험에서는 부정적인 결과가 나올 가능성이 우세했다. 일반적으로 외부에 공개된 긍정적인 결과로 치료법을 권장하게 되므로 비공개된 부정적인 결과를 사람들이 인식하기란 현실적으로 매우 어렵다.

피터 도시와 동료들은 최근에 타미플루의 효능과 관련된 데이터를 분석하기 시작했다. 그러나 그와 관련해 실시된 모든 임상실험 결과를 손에 넣을 수는 없었다.[5] 데이터가 많이 모이면 모일수록 타미플루의 효능은 저하되었다. 그런데도 초기에 발표된 효능을 인정한 데이터 덕분에 2007~2008년 동안 전 세계 많은 국가가 너나 할 것 없이 수십억 달러의 타미플루를 사들이기에 바빴다.

두 번째, 임상실험의 또 다른 이면은 이러하다. 수많은 실험 대상자가 참여하는 임상실험에서는 의약품에 대한 반응이 일관적이지 않을 수밖에 없다. 불특정다수를 상대로 하면 엉터리 약도 진짜 약처럼 설득력을 얻는 경향이 있다. 일단 수적으로 우세하므로 의사들도 실험 대상이 적은 것보다는 많을수록 결과를 신뢰한다. 심지어 세계적으로 유명한 의학 학술지들도 수천 명의 환자들을 참여시킨 다발성의 연구를 선호한다. 임상적 효과가 명백한 소논문보다는 효과는 미미해도 스케일이 큰 논문이 독자를 설득하기에 용이하다는 걸 알기 때문이다.

세 번째, 또 다른 이면을 파헤치자면 실험 결과를 획득하는 과정에서의 신뢰 문제를 빼트릴 수 없다. 실제로 임상실험을 거쳐 획득한 결과물은 당연히 유용한 것으로 인식하는 경향이 있다. 무작위추출에 의한 실험 결과를 무조건 신봉하는 것이 근본적인 문제다.

전체 결과를 모두 공개하는 임상실험은 드물다. 그중 핵심이 되는, 연구자들이 기대했던 결과만 공개되기 때문이다. 그래서 원치 않았던 결과는 술수를 써서 암호화하거나 문제를 만들지 않도록 다른 실험으로 옮겨버리거나 감추기 일쑤다.

네 번째, 임상실험은 제약회사들에 의해 실행된다. 처음부터 원하는 구체적 목표가 있기에 수단을 가리지 않고 이를 얻어내는 것이 중요했다. 이를 방해하는 모든 정보는 연구 과정에서 제거되는 것이 관례화되었다.

무작위추출에 의한 임상실험은 그저 참고자료로 쓰일 만한 방식이다. 근거중심의학을 신봉하는 사람들이 흔히 하는 말도 그렇다. 그럼에도 불구하고 앞에서 열거한 여러 이유들 때문에 이 실험 방식은 여전히 활발히 활용되고 있다. 어떤 제품의 효능성을 제대로 증명하기보다는 원하지 않는 부작용을 은폐하기 위한 수단으로 말이다.

이 실험이 비효과적인 의약품을 가려낼 목적으로 실행된다면 국민 건강을 위한 더할 나위 없는 방식으로 인정받겠지만 현실에서는 부작용을 감추는 역할을 맡고 있다. 한마디로 의약품의 안전을 보장하는 평가 방식을 정교하게 다듬어가는 데 방해꾼인 셈이다.

'참고용 실험 방식', '통계상의 적절함', '근거중심의학', 이런 것들은 이제 모두 없어져야 할 때가 왔다. 하지만 그럴싸한 수치와 말로 우리를 현혹하는 껍데기뿐인 실험 결과임을 제대로 인식하는 사람들이 많지 않은 게 문제다.

비금속을 금으로 둔갑시키는 방법
―

오류로 가득한 새로운 시스템이 또다시 탄생한다. 과거에 독약으로 여겨지던 약들이 의학이라는 기술을 만나 리스크와 치료 효능 사이에서 위태로운 외줄타기를 한다. 실험 결과 효능을 인정받으면 바로 처방이 가능한 의약품으로 상품화시키고, 백신을 개발하면 바로 대중에게 권장하는 일에만 집착한다. 과거에는 꼭 처방을 내려야 하는 경우와 굳이 내리지 않아도 되는 경우를 의사들이 잘 구별했다. 그러나 지금은 상황이 달라져서, 가능한 한 가장 오랫동안 최대한 많은 약을 처방하는 노하우를 가진 이들이 의사가 아닐까 하는 생각마저 든다.

이 모든 것이 무작위추출에 의한 임상실험의 결과다. 더욱 놀라운 사실은 제약회사들의 탐욕을 절제시키기 위해 고안된 새로운 제재가 오히려 그들에게 유리한 정보를 제공하는 경로로 이용되고 의약품 판매를 더욱 촉진시키는 촉매제 역할을 했다는 점이다. 이제 의약품의 효능은 무작위추출에 의한 임상실험으로 판가름하지 않으면 안 되는 세상에 살게 된 셈이다.

그 방법이 어찌나 정교한지, 제약회사 연구소 연구원들은 마치 비금속을 금으로 만드는 신비한 연금술사처럼 보일 정도다. 연구원들은 일단 건강이 양호한 지원자들을 대상으로 임상실험을 준비한다. 이런 방식으로 약품의 리스크를 알아보는 것이 몸이 아픈 환자들을 대상으로 한 임상실험보다 더 수월하다. 단, 그 결과를 쉽게 알 수 없다는 것은 한계점이다. 건강한 지원자를 대상으로 한 임상실험 결과는 쉽게 열람하기 어려울 뿐만 아니라 이 연구와 관련된 공개 자료들도 면밀히 따지면 진실을 은폐한 내용인 경우가 많다.

의사들이 진짜 인정하는 임상실험은 환자들을 대상으로 실행된 경우다. 환자들은 혹시 유해할지도 모르는 약물 복용을 자발적으로 승인한 사람들이다. 해당 의약품에 어떤 리스크가 있는지도 모른 채 일단 복용을 시작하고 시장에 판매해도 안전한지를 확인하기 위해 직접 실험용 인간이 된다. 대부분의 실험자들은 과학적인 실험으로 여기며 해당 실험 결과가 전문가들에게 중요한 정보를 제공해줄 것이라고 굳게 믿는다. 더 나아가 그 정보들은 나중에 의학의 발전에 기여할 것이라고 생각한다. 하지만 임상실험 결과는 토막토막 쪼개져 그 후 제약회사에게 유리한 방향으로 쓰이는 것이 실상이다.

이러한 정보가 총체적으로 합산돼 환자 치료에 영향을 미칠 때에도, 제약회사는 그중에서도 자신들이 원하는 실험을 택할 것이고 더불어 그중 회사의 목표와 부합하는 데이터를 차별적으로 선별할 것이다. 의학 분야 중 일부 영역은 실제로 이뤄진 임상실험의 3분의 1이 비공개 상태로 베일에 싸여 있으며, 공개된 결과 중 3분의 1은 긍정적인 결과들로 이루어져 있다. 비록 실험 통제권을 가진 관리자와 연구자들이 부정적인 결과를 발견했다 해도 전체 공개 자료에는 포함하지 않는 식이다.

그런 식으로 모든 실험의 데이터는 발표될 내용과 그렇지 않은 내용으로 이분화된다. 전자는 기업 마케팅의 중요한 도구로 사용된다. 비록 객관적 문서로 규정짓기에는 여러 모로 부족할지라도 대외적으로는 과학적인 자료로 변신한다. 하지만 특히 데이터에 대한 접근이 매우 제한돼 있다는 점에서도 과학적 자료라고 할 수 없다.

발표 예정인 마케팅 자료는 가치를 더 높이기 위해 익명의 저자가 아닌 대학의 유명한 학자의 이름을 빌린다. 대학은 이름을 빌려준 대가로 돈을 받는다. 그렇게 완성된 자료는 의학 학술지 편집부로 전송된다. 수준 높은 언론사는 기사의 정확성을 위해 정보의 출처를 꼼꼼히 따지는 반면, 학술지는 논문 내용의 사실 확인 과정을 생략한다. 학술지에 실릴 논문에 오류가 발견되더라도 그에 대한 확인 작업을 의무적으로 하진 않는다.

출간된 간행물의 내용은 의사에게 바람직한 치료 방법으로 소개된다. 최근 특허를 받은 의약품과 의학계가 선호하는 값비싼 신약들이 쏟아져 나오는 탓에 기존의 약품, 더 저렴하고 더 효과적인 약들은 옛것이 되어버린다. 제약회사들은 심지어 제약회사 연구소의 영향력에서 벗어나 독립적이고 엄격한 연구를 추구하는 대학들마저 수중에 넣었다. 그래서 대학 연구소가 자사 약품을 좋게 평가하도록 유도한다.

제약산업의 욕심을 채우기 위한 노력은 여기서 그치지 않는다. 임상실험 결과는 의사의 의료 활동에 중대한 영향을 미친다. 1962년 특정 약품이 시장에 출시되기 전에 효능 입증을 위해 환자들을 대상으로 임상실험이 이루어졌다. 긍정적인 결과가 나오면 해당 제약회사는 Y라는 의약품이 X라는 질병 치료에 효과적임을 입증받는 셈이었다. 그러나 그 약이 다른 질병 치료에 더 효과를 보일 가능성도 배제할 수 없다. 예를 들어 이미프라민이란 항우울제는 다른 어떤 증상보다도 공황장애에 효과적이다. 또 세로토닌의 양을 조절하는 항우울제는 우울증보다는 조루 치료에 더 유용하다.

어떤 제약회사가 자사 약품을 홍보하면서 임상실험 결과를 언급하지 않는다면, 그 제품은 정식승인을 받지 않은 약품일 것이다. 이러한 제품은 사실 의사로서는 걱정거리가 아닐 수 없다. 앞에서 언급한 이미프라민도 공황장애에 효과적인 것을 경험상으론 알지만 정식승인을 받지 않은 제품이고, 조루 치료에 좋다는 항우울제도 마찬가지다. 제약회사가 권장하는 의약품이라고 해서 모두 특허를 받은 것은 아니다. 이제는 의학이 제약회사의 손아귀에 들어가, 의사가 아닌 제약회사가 처방해야 할 의약품을 대신 권장하고 있다.

원하는 결과를 얻기 위해 제약회사가 많은 비용을 지출하는 것 같지만 실상은 전혀 그렇지 않다. 실험에 참가한 환자들에게 지불되는 비용은 턱없이 낮다. 1960년대에 많은 환자들이 임상실험에 참여함으로써 수천 년 전부터 인류를 위협해온 병들을 치료할 수 있지 않을까 하는 기대를 모았다. 하지만 그것도 잠시, 과도한 임상실험으로 인해 과거에는 없었던 새로운 병들이 생겨나기에 이른다. 신종 의약품의 부작용 폐해를 단절시키기 위해 우리는 앞으로 또 수십 년 동안 고생해야 한다.

한편, 환자에 이어 의사도 저비용으로 임상실험에 참여할 수 있었다. 정부는 의사들이 제약산업과 '협력 관계'를 맺길 기대했는데, 의사들이 실험에 적극 참여해 보다 간결하고 신속한 방식으로 진행되길 원했기 때문이다. 구체적으로 어떤 경제적 효과를 보는지 모르지만 정부는 제약회사를 도와 의사들을 고용한다. 그래서 의사들이 특정 제약회사의 임상실험에 참여할 수 있게 하고, 그 비용은 정부가 대신 처리한다. 정부가 의사에게 제공하는 실험 참가비는 그저 상징적인 사례비일 뿐 액수는 형편없다.

제약회사는 비용을 줄이겠다는 명분 아래 임상실험 장소를 제3세계로 이전시키고 있다. 예를 들어 인도처럼 저렴하게 실험할 수 있는 장소를 택하는 것이다. 인도에 마련된 연구소에서 나온 결과물은 서구 대학의 공신력 있는 연구자들이 도출해낸 결과 못지않게 사람들의 지지를 얻을 수 있었다.

이런 현실을 보면 의약품이 어떤 식으로 진화했는지 확실히 알 수 있다. 1962년까지도 탈리도마이드는 시장에 출시되기 전에 플라시보 효과와 비교하여 실제로 효과와 안전성을 인정받은 약이었다. 2012년에는 임산부까지 이 항우울제를 복용하게 되면서 여러 문제들이 끊임없이 생겨났다. 일단 이 약을 복용한 여성은 태아 기형을 비롯해 유산할 가능성이 그렇지 않은 여성보다 월등히 높았다. 또 무사히 출산하더라도 아이의 지적 능력이 평균보다 떨어졌다. 항우울제의 복용 빈도가 증가한 이유는 해당 약품이 효과적이라고 생각하는 사람들이 점점 많아졌기 때문이다. 광고회사 입장에서도 효과적인 의약품 사용을 거부하는 캠페인을 벌이는 것은 부당할 뿐만 아니라 위험한 발상이라는 인식이 팽배하던 시절이었다.

정치계도 상황은 다르지 않았다. 좌파뿐만 아니라 우파 정치인들도 의약품시장이 자유롭지 않다는 의견에 동의했다. 제약회사가 공개한 정보 외에 나머지 내용은 환자는 물론 의사들도 알 수 없는 경우가 대부분이다. 그러므로 의약품 포장재에 동봉된 사용설명서와 주의사항이 모든 것을 말해주는 것은 아니다. 심지어 일부 내용은 전혀 사실과 달라 객관적인 정보가 지켜야 할 수칙마저 지키지 않는 경우도 있다.

최상의 제품

1962년 임상실험에 사용되는 원재료의 질이 개선되는 변화의 움직임이 생겨났다. 제약회사에게 그만큼의 보상을 해주기로 했기 때문이다. 의약품 관련 특허권 또는 제조방식 관련 특허권을 제약회사에게 부여함으로써 제약회사에게 이득이 되는 보상 제도가 마련되었다.

제조과정과 관련된 특허 제도가 마련됨에 따라, 특정 기업이 의약품 제조에 새로운 방식을 개발할 경우 해당 기업은 의약품시장에 그 방식으로 생산한 의약품을 출시할 권한까지 함께 획득할 수 있었다. 이처럼 제조과정과 관련된 특허권은 1960년 이전부터 유럽에서 통용되던 권리였는데, 독일 제약산업이 세계적인 명성을 얻게 된 것도 바로 예전부터 이 방식을 적극 활용한 덕분이다. 제조과정 관련 특허권을 획득하면 그 제조과정으로 여러 제품을 만들 수 있었다. 종류가 다양하면 다양할수록 기업은 더 높은 수익을 얻었다.

1962년 미국 상원의원 키포버를 중심으로 한 정치가들은 제약산업 법규를 검토하는 과정에서 중요한 특징을 발견했다. 제조과정에 특허권을 주는 국가가 의약품 자체에만 특허권을 주는 국가보다 더 혁신적이었고 의약품 가격이 상대적으로 덜 비쌌다. 이렇게 특허권을 주는 대상에 따라 제약산업은 특징적 차이를 보였다.

하지만 미국은 그 후에도 의약품 자체에만 특허권을 주는 시스템을 고수했다. 혁신성과 비용을 따지는 분석 결과를 집계한 후에도 미국 의회는 1962년에 의약품 관련 특허 시스템을 유지하기로 결정했다. 그러자 이어서 다른 국가들도 미국과 같은 결정을 내렸다.

1960년대에는 의약품에 대한 특허권이 해당 국가에서만 유효했다. 그러다가 세계무역기구WTO가 정한 '무역 관련 지적재산권에 관한 협정TRIPS'이 체결됨에 따라 1990년대부터는 전 세계에 적용되었다. 어떤 의약품이 전 세계인에게 큰 사랑을 받을 경우, 그 약을 만든 제약회사는 연간 수억 달러의 매출을 올릴 수 있었다.

이러한 인기 의약품이 나타날 경우 두 가지 여파를 예상할 수 있다. 일단, 많은 약을 파는 만큼 많은 수익을 거두어들이는 것이 가능하다. 그러다 보니 환자들의 질병 치료에 효과적인 의약품으로 팔리기보다는 최대한 많은 수의 사람들을 환자로 만들려는 심리가 작용할 수밖에 없다. 이러한 보상심리 때문에 제약회사는 중증 환자를 만성 환자로 만들어버리려 한다.

또 다른 면에서 볼 때, 제약회사의 생존은 결국 의약품의 성공 여부에 달려 있으므로 약품에 리스크가 있어도 무조건 숨기려고 든다. 제약회사들은 이처럼 리스크가 있는 의약품을 아랑곳하지 않고 제조한다. 이런 상황에서 리스크를 숨기려 하지 않고 그것을 개선하기 위해 연구하며 더 나은 제품을 만들기 위해 애쓰는 제약회사말로 진정한 혁신적 기업이라 할 수 있다.

1962년에 제정된 법은 1906년과 1938년에 그랬던 것처럼 공식적으로는 국민의 안전을 도모하기 위한 것이었으나 내막을 들여다보면 정반대다. 1950년대보다 오히려 국민의 안전을 등한시하는 게 아닌가 걱정될 정도였다. 어떤 약이 효과적이면 국민의 안전을 위협하는 리스크도 없는 것으로 착각했다. 시장에 출시된 신약 탈리도마이드는 처음 10년간은 처방전이 필요한 의약품이었으므로 리스크가 바로 불거지지 않았다. 그러다 점점 위험성이 알려지면서 많은 사람들에게 위협의 대상이 되었다.

1962년 이후 의약품 특허 제도는 또 다른 국면을 맞이했다. 시장 경제 체제에서는 시장 가격보다 더 높은 가격으로 다른 나라에 해당 약품을 팔아 개인적 이윤을 추구하는 것이 가능했다. 이윤 추구가 우선이고 국가 차원에서의 혁신성은 그 다음에 고려할 사항이었다.

1962년 이전에는 특허청이 부적절한 가격을 책정하지 못하도록 엄격히 관리했다. 그러나 지난 20년 전부터 본격적으로 가격의 자유화가 가능해지면서 제약회사들은 이미 특허받은 약품을 변형시켜 이성체(분자식은 같아도 화학구조가 다른 화합물 – 옮긴이)와 대사물질을 만들어 특허권을 요청하고 있다. 그리고 새로 획득한 특허권을 활용하기 위해 기존 화합물에 염류를 첨가해 염류의약품을 만들었다. 이미 상업화된 의약품을 재탕하는 식이었다. 약품의 독창성은 이미 사라진 지 오래다.

마찬가지로 약품의 실용적인 측면도 많이 아쉽다. 기존 약품을 재탕해 신약을 만들다 보니 동일한 질병을 치료하는 서로 다른 이름의 의약품이 나오게 된다. 기존 의약품을 판매하다 리스크를 발견했다면 시장에서 회수한 다음, 새로 출시한 의약품을 팔면 되었다. 대부분의 제약회사들이 이런 식으로 대체물을 만들어 기존 제품에서 얻지 못한 수익을 대신 챙겼다.

지금까지의 상황을 보면 특허와 관련된 법은 결국 소비자의 구매에 영향을 끼친다. 소비자가 일반의약품보다 비싼 의약품을 살 경우, 현행법은 수정되지 않고 지속된다. 1962년 개정된 법안은 소비자에게 유사품 중 가장 비싼 약품을 사도록 부추기는 자극제 역할을 했다.

또한 이 법안 덕분에 제약회사는 원하는 의약품을 만들고 특허도 수월하게 취득할 수 있었다. 과거에는 전문 연구소에 약품 연구를 의뢰해 왔으나 이후부터 제약사가 자체적으로 약품 개발을 시작했다. 또한 회사의 브랜드 이미지를 향상시키는 마케팅 전략에 주력하면서 의약품을 그럴싸한 상품으로 포장하는 작업에 열중했다. 그래서 별것 아닌 약물을 마치 대단한 효능을 인정받은 기적의 치료제인 것처럼 선전했다.

최상의 소비자층

완벽한 시장을 구축하려면 그에 걸맞은 소비자가 필요하다. 1962년 법안은 1951년에 제정된 법을 일부 보완 수정하여 혁신성을 추구하려고 노력했다. 모든 신종 의약품은 의사의 처방전이 있어야 판매가 가능하게 됐다.

1914년 제정된 법안에 따르면, 처방전이 있어야만 내어줄 수 있는 의약품은 주로 마약 성분이 들어 있는 약물들이었다. 경찰법과도 관계 있는 이 법안은 1951년에 적용 대상이 모든 신종 의약품으로 확장되었다. 새로 개발된 의약품에 심각한 리스크가 있을지도 모르니 반드시 의사의 처방전 아래 판매를 허용한 것이다. 의사들은 이해관계와 상관없이 환자에게 신중하게 처방하도록 주의를 받았다. 제약회사로부터 충분한 정보를 제공받은 다음, 최대한 리스크를 줄이는 방향으로 치료제를 사용하도록 교육받았다.

1951년부터 1962년까지 신약은 무조건 처방전이 있어야만 살 수 있었다. 하지만 사람들은 점점 이러한 시스템에 의혹을 제기하기 시작했다. 국민을 마치 마약 중독자처럼 취급하며 의약품 사용을 제한할 필요가 있는지 말이다. 처방전 없이 살 수 있는 의약품에는 주의사항과 약품 설명이 매우 상세히 적혀 있었다. 그런 의미에서 모든 신약을 구입할 때 처방전이 있어야 한다는 발상은 매우 혁신적인 생각이었다. 당시만 해도 전문 직업군이 장악한 산업 분야 제품에 정부가 개입해 제한한 경우는 매우 드문 일이었다.

1962년 미국 의회는 의학계를 통제하지 않겠다고 하면서도 임상 치료에 정부의 개입을 서슴지 않았다. 거기서 그치지 않고 치료법에 문외한인 정부 소속 공무원들은 의사들이 환자와 어떤 상호작용을 해야 하는지에 관해 이런저런 참견을 했다.

정부 관리자들도 나름의 이유가 있었던 것이, 제약회사들이 소비자를 기만하는 행위를 두고 볼 수 없다고 판단했기 때문이다. 1906년부터 정부가 나서 제약회사를 통제해왔지만 통제에도 한계가 있었다. 제약회사의 소비자는 환자뿐만 아니라 의사들도 있다는 것을 간과했기 때문이다. 정부 관리자들은 제약회사가 기술하는 의약품 설명에는 크게 개입하지 않았다. 이 내용이 곧 의사를 설득하는 미끼로 작용할 줄은 미처 몰랐던 것일까. 결과적으로 의사들은 의약품 관련 설명을 마치 객관적인 과학 이론인 양 사용하기에 이르렀고 제약회사는 이를 의약품 판매에 효과적인 마케팅 자료로 썼다.

1962년의 개정안이 통과되기 전 미국 상원의원 키포버는 모든 의약품 판매에 처방전을 의무화할 경우 특이한 시장이 형성될 것이라고 주장했다. 물건 구매자가 반드시 그 물건을 사용하는 사람은 아닐 것이기 때문이다. 즉, 주문자와 실제 소비자는 다를 것이었다. 예로, 탈리도마이드가 독일 시장에까지 확산되면서 이 약의 리스크는 더 많은 사람들에게 알려졌는데, 결국 이 신약을 걱정하는 사람이 많아지자 의사의 처방전 없이는 살 수 없도록 했다. 탈리도마이드 사례처럼 처방전이 필요 없는 약은 리스크가 금방 알려지기 마련이다. 이제 의사들은 처방전이 의무인 약은 주의할 약이고 그렇지 않은 약은 리스크의 정도가 약하다고 생각한다.

　　새로 바뀐 법안은 제약회사들이 질병 치료를 위해 약을 만들도록 장려했다. 의약품의 안전을 더욱 보강하기 위해 리스크가 있는 치료제는 최대한 사용을 자제하고 환자의 안전을 더 우선적으로 생각하도록 했다. 한마디로 수익과 리스크의 균형을 꾀하는 것이다.

　　헌데 제약회사가 질병 치료제 외에도 다양한 제품을 생산할 줄은 몰랐을 것이다. 제약회사는 일상적으로 느끼는 사소한 불편까지도 의약품으로 해결하도록 우리에게 약을 들이밀었다. 더 나아가 미용 산업에까지 범위를 넓혀 질병은 아니지만 신체 또는 정신적 기능 개선을 도모하는 약품의 종류는 무궁무진하다. 그런 식으로 과거에는 큰 문제가 아니던 증상이 이제는 심각한 문제로 인식되었다. 수많은 신종 질환이 병으로 인식되기 시작한 것이다. 우울증, 골다공증, (고혈압으로 인한) 고지혈증을 위한 약들이 생겨났고, 과로로 인한 피로나 나이가 들어 뼈가 약해지는 증상들이 지금은 물리치료로 개선되는 질환이 되었다. 또 식습관 문제 역시 약품으로 해결할 수 있다고 강조하면서 신종 의약품을 건넨다. 그 약을 복용하면 심장에 어떤 리스크가 있는지는 관심 밖이다.

제약회사들은 정부 법안에 따라 전문적인 제품 출시를 위해 본격적으로 의학 용어들을 습득했다. 그러면서 질병에 전문 용어들을 사용하며 그럴싸한 주장을 하기 시작했다. 인간에게 일어나는 자연스러운 변화, 다양한 정신적·신체적 변화들까지도 마치 질환처럼 만들었다. 중증 질환은 만성 질환으로, 갑작스런 심경의 변화는 마치 결핵처럼 치료가 필요한 병으로 묘사한다. 화학물로 이루어진 약을 부정적으로 생각하던 환자들까지도 점점 의약품으로 눈을 돌리면서 제약회사의 말을 믿기 시작했다. 비정상적인 증상을 고치기 위한 제품으로 만듦으로써 약품 복용은 마치 당연히 해야 할 의무인 것처럼 사람들의 인식을 바꿔놓았다.

미국 상원의원 키포버는 의약품 구매와 관련된 리스크가 환자뿐만 아니라 제3자에게도 발생한다고 주장했다. 이러한 주장은 정부 개입을 반대하는 자유주의자들이 의학 치료에 대한 이념을 표명할 때 자주 언급하는 논거다. 시장경제 체제에서 주문자가 곧 직접적인 소비자일 경우, 제품으로 인한 이득과 손해가 분명히 드러나기에 효과적으로 운영된다고 여긴다. 그러므로 주문자와 소비자가 동일하지 않다면 해당 제품의 리스크를 소비자가 반드시 알아야 한다고 강조한다.

1962년에 제삼자는 곧 의사들이었다. 비행기 조종사가 승객의 편익을 위해 기체를 조종하는 것처럼 그들은 환자의 편익을 위해 일하는 사람들이었다. 1962년 이후부터 의학계의 전문가들은 법의 테두리를 벗어나기 시작했다. 의사의 처방전에 자유가 주어짐에 따라 예전과 다른 양상이 펼쳐졌다. 시장 원리에 영향을 받는 처방 시스템, 리스크에 대한 주의에는 아랑곳없이 더욱 새로운 것, 더욱 비싼 것을 처방해주는 의사들이 늘어난 것이다.

어쩌면 의사들은 자신의 행동과 말 하나하나가 환자에게 어떤 위험을 가져다줄지 잘 모르는 모양이다. 그들이 주문한 제품의 실질적인 구매자이자 소비자는 환자인데도 의사들은 자신뿐만 아니라 환자에게 중대한 영향을 미치게 될 처방전 약품을 너무 안일하게 생각한다. 더 큰 문제는 그런 사실을 인식조차 못한다는 것이다.

최근 평가에 따르면, 제약회사들은 연간 5만 달러 이상을 의사를 상대로 한 마케팅 비용으로 쓴다고 한다. 다시 말해 그 어떤 전문가보다 의사가 제약회사의 1순위 마케팅 대상자라는 의미다. 의사는 해당 제품의 직접적인 소비자가 아니기 때문에 본인이 제약회사의 마케팅 타깃임을 잘 인식하지 못하는 경우가 다반사다.

의료 분야에서 의약품의 직접 소비자는 분명 의사가 아니다. 실제로 그 약을 복용하는 사람은 환자들인데, 그들은 해당 약품에 어떤 부작용이 있는지 모른 채 그저 의사가 처방해주는 대로 소비할 뿐이다. 제약회사는 무엇보다 그 점을 노려 마케팅 전략을 펼쳤다. 강조하고 싶은 데이터를 의사에게 전달하고, 의사가 그 데이터를 참고해 처방하기를 원한다. 실제로 치료제의 효과를 직접 경험할 사람은 의사가 아니라 질병으로 고생하는 환자들이다.

제약회사들은 의사 개개인의 심리적 상태에도 민감하다. 해당 의사가 신종 의약품 사용에 민감한 편인지, 적절한 치료법의 권장사항을 엄격히 지키는 스타일인지, 다수가 동의하는 의견에 쉽게 동화되는 편인지를 면밀하게 분석한다. 의사들은 이렇게 체크당하고 있는 줄은 꿈에도 모른다. 제약회사들이 제공하는 광고와 각종 샘플들이 다름 아닌 그들의 환심을 사기 위해 의도적으로 제작된 것인지 모르는 것이다. 연구소가 원하는 방향대로 연구 결과를 사용하도록 조종당하고 있음을 의사들은 미처 눈치 채지 못하고 있다. 해당 의사의 심리 상태가 어떻든, 제약회사는 모든 경우의 수를 준비해두었다. 그래서 모든 의사를 지연스럽게 설득할 수 있는 판매 노하우를 갖추었다.

청소년들이 브랜드를 따져 옷을 고르는 것 못지않게 의사들 또한 제품 브랜드에 민감하다. 그래서 제약회사도 의사들의 뿌리 깊은 선입견에 맞춰 브랜딩 이미지를 만들려고 노력한다. 물론 옷에는 의약품처럼 부작용이 없으니 이런 비교가 무리이긴 하나, 어쨌든 의사는 처방전을 줄 때 제품 브랜드를 신경 쓸 수밖에 없다. 그래서 진정한 의료 수단으로 의약품을 선택하기보다 유명 브랜드의 약을 처방하는 그럴듯해 보이는 의사처럼 행세한다.

한마디로 제약회사 입장에서는 의사들 역시 한낱 소비자일 뿐이다. 1962년이 특히 심각했다는 것을 부인할 사람은 없을 텐데, 환자의 건강을 책임져야 할 의료 시스템이 건강을 등한시하는 쪽으로 방향을 설정했기 때문이다. 치료를 위한 진찰이 볼모로 잡힌 셈이었다. 처방전이 있어야만 약을 처방받게 된 환자로서는 다른 대안이 없었다. 자기에게 필요한, 또는 필요하다고 맹신하는 약을 얻으려면 무조건 의사의 처방전이 있어야 하는 상황에서, 환자는 강자인 의사의 논리에 설득당하는 이른바 스톡홀름 증후군(극한 상황에서는 강자의 논리에 의해 약자가 동화되는 현상을 이르는 신드롬)에 빠지고 말았다.

스톡홀름 증후군이란 말은 1962년 당시엔 등장하지 않았는데, 사회와 격리돼 위험 상황에 처한 인질이 범인들과 함께 오래 생활하면서 오히려 그들의 건강을 염려하고 그들의 심리에 동조하는 현상을 가리킨다(이를 환자와 의사에 대입시키면, 환자가 인질이고 의사가 인질범인 셈이다). 환자들은 점점 상태가 악화되는 것을 느낀다. 그렇지만 의사를 향한 믿음을 더욱 굳건히 한다. 의사의 잘못된 처방으로 문제가 악화되고 있는데도 그걸 느끼지 못하고 의사의 결정에 동의하는 것이다.

환자를 인질로 삼는 의료계의 실태가 일으킨 파장은 단순히 처방 의약품에 내재된 부작용에만 있지 않다. 오늘날 리스크가 우려되는 치료를 감행함에 따라 의료 사고로 사망하거나 평생 장애를 안고 살아야 하는 환자들이 부쩍 늘고 있다. 그럼에도 의사들은 스톡홀름 증후군을 유발하는 자신의 행동을 깊이 반성하는 기미가 없다.

생각이 지배하는 경험치

정부의 규제 조치가 매우 미약하다 보니 이윤을 추구하는 기업들은 술과 니코틴물질, 우울증 치료를 위한 아편물질을 시장에 출시할 수 있다. 벤조디아제핀 약물은 약으로 먹는 술이라고 할 정도로, 복용 후 음주와 비슷한 반응이 나타난다. 그래서 사람들이 술에 의존하는 것처럼 환자들은 그 약에 기댄다. 아편물질도 심각한 우울증 환자들에게 처방되었는데, 지금은 아편의 마약 성분 때문에 세로토닌의 양을 조절하는 항우울제로 대체되었다.

술은 모든 리스크를 갖고 있는 아주 좋은 예다. 그러나 아무도 술을 판매 금지시켜야 한다고 주장하지는 못한다. 그와 마찬가지로 리스크 때문에 처방전이 의무적으로 필요한 의약품도 시장에 출시되었지만 그것의 제한을 함부로 강요할 수가 없다. 하지만 약이 술만큼 위험한 대상이라는 것은 모두 인정할 것이다.

소비자 입장에서 정부가 술의 과잉 판매를 적절히 제한해주길 바라는 것처럼, 유명한 항우울제일지라도 판매의 중재를 요구하는 것은 지극히 당연하다. 시장 경제에서 기업은 스스로를 통제할 수 없기 때문이다. 그러나 세로토닌의 양을 조절하는 항우울제, 스타틴 계열 약물, 주로 골다공증 치료제로 처방되는 비스포스포네이트처럼 아직 많은 사람들에게 일반화되지 않은 약품이라면, 의사는 물론 환자도 쉽게 호기심을 갖고 현혹되기 쉽다.

새로운 시장 개척

주류 시장에서는 어떤 술이 출시되기 이전에 실험을 거쳐 해당 술이 인체에 문제를 일으키지 않는지를 확인한다. 이때도 마찬가지로 긍정적인 결과가 나올 때까지 수차례 실험이 진행된다. 항우울제의 경우도 전체 임상실험의 3분의 1만 긍정적인 결과를 도출한다고 한다.

임상실험을 실시할 때의 관건은 판매 시 위험 여부를 평가하는 것뿐이다. 얼마나 많은 사람들의 목숨을 살리고 정상으로 회복시켜 일터로 돌려보냈는지는 안중에도 없다. 그러다 보니 의약품의 부작용 유무를 가장 신경 쓴다. 또 조금이라도 긍정적인 효과가 있으면 그 점을 부각해 효능이 좋은 것처럼 평가한다. 예를 들어 술에 들어 있는 알코올 성분은 마시는 사람의 마음을 차분하게 해주고 고통을 없애주는데, 그런 점에서 해밀턴 우울증 평가 지수나 심리적 불안증을 평가하는 척도에 따라 매우 우수한 점수를 받을 수 있다.

이에 우리는 경미한 질환에 대한 플라시보 효과와 술을 비교할 수 있다. 물론 병명이 확실한 질병이나 중병 치료와는 비교할 수 없다. 초기 연구가 진행되는 동안 술의 효능은 플라시보 효과에 견줄 정도로 비슷한 수치가 나왔다. 술에 부정적으로 반응하는 사례는 모두 제외시키고 긍정적 효과가 나온 경우만 비교했을 경우다.

최종적으로 술의 효능이 플라시보 효과보다 좋게 나온 결과만을 모아 연구 결과를 발표했다. 대부분의 임상실험 사례에서는 플라시보 효과가 더 좋은 경우가 훨씬 더 많지만 그런 결과는 공개되지 않는다. 위생당국도 그 결과에 대해서는 일절 함구하고 있다. 그러니 의사와 환자들은 술의 부정적인 면에 대해서는 잘 모를 수밖에 없다.

술과 니코틴의 경우에 플라시보 효과가 더 좋게 나올 확률이 80~90퍼센트나 되는데도 연구 결과는 술과 니코틴의 효과를 강조하려는 경향이 우세하다. 위생 기관뿐만 아니라 전문가들까지, 의사와 일반인에게 우울증을 해소하기에 술이 상당히 효과적이라는 것을 강조한다. 플라시보 효과에 대해서는 함구하면서 오히려 술의 효과를 100퍼센트 선전한다.

술을 대상으로 한 실험 결과를 면밀히 검토한 결과, 우리는 모든 환자들의 결과가 기록으로 남지는 않았음을 발견했다. 그러다 보니 해결하기 힘든 부작용은 마음만 먹으면 얼마든지 숨길 수가 있었다. 술과 관련된 최근 임상실험은 멕시코를 비롯해 동유럽, 인도 등 여러 국가에서 이뤄졌다. 하지만 이런 조작 등의 부정행위가 국민에게 알려졌는데도 연구소는 기존의 인습을 바꿀 마음이 없다. 일단, 시중에 출시된 술은 권장제품인 것이다. 특히 우울증을 해소하고 싶을 때 술이 도움을 준다는 주장도 굽히지 않고 있다.

술을 마치 우울증 치료의 주요 수단인 것처럼 강조하고 있는데, 북미에 위치한 30여 곳의 연구소가 플라시보 효과와 술의 효과를 비교한 결과, 술이 플라시보보다 월등히 뛰어나다는 것을 증명해준 보고서는 없었다(다만 술을 생산하는 기업 입장에서는 술의 장점이 부각될수록 매출을 더 올릴 수 있다). 반면에 멕시코의 두 연구소에서 발표한 실험 결과는 놀랍게도 술의 효능이 훨씬 높은 것으로 나왔다. 다양한 국가들의 연구 결과 평균치는 술의 효능이 플라시보 효과보다 조금 더 높게 나왔다. 연구가 그것을 뒷받침해주는 증거 역할을 하다 보니 멕시코에서는 술이 불티나게 잘 팔릴 수밖에 없었다.[6]

우리는 여기서 술은 사람을 죽일 수 있어도 플라시보 효과는 그렇지 않다는 것을 증명할 수 있을 것이다. 평가 단계에 따라 전체 사례의 33퍼센트가 술을 편들어주었지만 그 33퍼센트는 실제로 전체 연구소 중 3퍼센트에 해당하는 연구소들의 결과라는 것을 잊으면 안 된다. 일부 연구소의 검증되지 않은 말만 믿고 술을 항우울제처럼 치료제의 일환으로 상품화시켜서는 안 된다.

어떤 제품이 정부의 승인을 받아 시장에 출시되려면 실험을 통해 긍정적인 결과를 도출하면 된다. 그러다 보니 해당 기업은 긍정적 결과가 나올 때까지 계속 실험할 수밖에 없고 그 결과를 여러 차례 외부에 발표하는 수법을 쓰기 마련이다.

그중 한 실험에서 기대했던 결과가 나오면, 그 내용을 50여 개의 서로 다른 출판물로 발표하는 식이다. 익명의 저자들은 긍정적인 결과가 나올 때까지 부정적인 결과를 방치한다. 그런 식으로 해당 약품의 효능을 증명해주지 못하는 실험 결과는 애당초 없던 것이 되어버린다.

술과 관련된 마케팅 홍보도 마찬가지로 회사가 원하는 양식의 결과물이 나오면 그제야 그 결과물을 홍보 전략에 포함시킨다. 예를 들어

진통제 시장에서 바이옥스의 문제점이 세상에 알려지자 사람들은 기회를 잡은 듯 술의 진통 효과를 홍보하려고 애썼다. 심각한 고통을 잠재우는 데 술이 좋다는 연구 결과를 시의적절하게 부각시킨 셈이었다.

맥주가 항우울제의 효과가 있다고 선전하면, 다른 주류를 생산하는 회사도 자사 제품을 내세우느라 정신이 없다. 위스키, 진, 코냑, 와인, 포트와인 등 술의 효능을 너 나 할 것 없이 홍보한다. 심지어 위스키도 원산지에 따라 경쟁해서 아일랜드산과 스코틀랜드산 위스키가 서로 경합하는가 하면, 일본산 스카치와 스코틀랜드산 스카치가 서로 항우울제 효과가 있다고 자랑을 늘어놓는다. 제약회사와 주류업계의 마케팅이 절묘하게 결합되는 바람에 의사는 환자에게 약뿐만 아니라 술까지 권하는 세상이 되었다. 위스키, 진, 코냑, 포트와인을 비롯해 다양한 종류의 스카치를 우울증 환자들에게 권하고 있다.

이미 발표된 임상실험 결과에서도 신경질환 환자에게 술을 권장하는 내용이 있을 정도다. 오히려 심각한 부작용을 낳는 약물 처방보다는 그쪽이 더 나을지도 모르겠다. 주류회사들은 노련미를 발휘하면서 임상실험 결과 위스키가 신경질환 환자의 불안증을 잠재우는 데 효과적이라고 당당히 주장하고 있다. 첫 번째 시도가 위스키라면 두 번째로는 코냑, 세 번째는 진을 권장한다. 이처럼 의사가 신경질환 환자에게 술을 추천하는 나라들을 보면, 위스키 제조업체들이 진 제조업체들보다 영향력이 센 경우가 많다. 그 결과 의사가 가장 먼저 권장하는 술은 위스키가 되었다.

훌륭한 치료법을 자꾸 강조하다 보니 이제는 의사들이 술까지 권하는 세상이 되었다. 비록 첫 3개월간의 치료법으로 의사가 술을 권장하지 않더라도, 여러 자문과 마케팅 전략이 빛을 발해 결국 수많은 환자들은 의사에게서 앞으로 그냥 술을 마셔보라는 조언을 듣게 될 것이다.

시장에서 살아남기

술의 부작용과 관련해 익명의 수많은 연구원들은 치료제 효과가 보이지 않는 결과를 은폐하느라 분주하다. 그리고 부작용을 '구토 유발' 정도로 간소화하면서 별것 아닌 것으로 몰아간다. 술이 몸에 안 맞는 사람은 구토 증세를 보이거나 심하면 간질 비슷한 발작을 보일 수 있지만, 생명에 큰 지장을 주는 부작용은 아니라고 판단한다. 이러한 반응은 전체 사례의 10퍼센트에 해당한다.

실험 참여자들이 술을 마신 후 부정적인 반응을 보이는 경우, 예를 들어 발작 증상을 보인다면 그것은 개별적 사례이지 '근거중심의학'에 기초한 객관적 증거로 받아들이지 않는다. 또한 사람들은 얼마든지 술의 치료적 효능을 학술지나 미디어 매체를 통해 과장 해석할 수 있다. 심지어 TV와 라디오 방송에서도 '술이 내 인생을 구했다!'는 제목의 프로그램이 보일 정도다.

임상실험으로 술의 효능을 검증했다며 시장에서 술을 팔기란 무척 손쉬운 일이다. 6~8주의 실험 기간만 통과하면 문제없이 술을 치료제로 제시할 수 있다. 술(또는 니코틴)은 그 시간 동안 심각한 부작용이 나오기 어렵다. 차후에 부차적인 문제가 발생하더라도 임상실험은 플라시보 효과와 술의 효능을 비교한 것이므로 소위 우리가 말하는 부작용의 출현까지 예상하기는 힘들다. 의사들이 검증된 증거만 기초로 판단하는 것같이, 검사 결과로 나오지 않은 내용까지 책임질 수는 없다는 식이다.

　실험이 진행되는 동안 술을 마신 참가자들이 플라시보 효과를 알아보는 참가자들보다 통계상 발작 가능성이 더 높더라도 학술지 관계자나 의학 협회나 연구원들은 그 수치만으로 '알코올을 마시면 발작 가능성이 높아진다'고 단정 지을 수는 없다고 주장한다.

　하지만 우리에게는 여전히 풀어야 할 숙제가 있다. 임상실험이 진행되는 동안 술이 간 기능을 떨어트린다는 의혹이 제기되었기 때문이다. 우울증 또는 신경질환을 진단받은 환자에게 술을 마시게 했을 때, 단기간 동안에는 나타나지 않았지만 장기간 술을 마실 경우 간 기능이 떨어지는 것을 알 수 있었다. 의학계도 우울증이 간 기능을 직접 악화시킨다는 것에는 동의하지 않았다. 결국 (술을 몇 주 동안 마실 경우) 간 기능을 떨어트리는 것으로 추측할 수 있다. 그런데도 의사들은 고집을 부린다. 간 기능장애는 우울증 환자에게서 자주 발견되는 증상이라고 말이다.

　의사들의 편향된 치료 방식 때문에 환자들은 술을 끊기가 더욱 어려워졌다. 술로 치료 효과를 보려다 오히려 마약처럼 술에 의존하게 되었다. 의료계에서 술을 치료법의 일환으로 권장한 지 20년이 지났지만 여전히 많은 의사들은 자신들의 처방이 환자에게 술에 대한 의존성을 높이고 있음을 인정하지 않으며, 술이 인체에 들어가면 에너지를 내는 데 쓰일 수 있다고 주장한다. 마치 체내 인슐린이 부족한 사람이 평생 인슐린 주사를 맞는 것처럼, 알코올이 너무 부족해도 안 된다는 논리를 펼친다.

　이런 편향된 생각과 제약회사의 마케팅 전략 덕분에 알코올은 임산부에게까지 자주 처방된다. 항우울제를 복용하느니 차라리 하루에 와인 한두 잔을 마시라고, 태아의 신경계에 문제를 일으킬지 모를 커피나강한 치즈는 피하라면서도 일정량의 술은 나쁘지 않다고 말한다.

결국 다른 의약품 처방과 비교했을 때, 술을 마시는 것이 자살과 폭력성을 줄이는 데 일조했다는 결론을 내릴 수 있다. 수많은 연구가들은 통계 그래픽을 자랑스럽게 보여주며 네덜란드를 비롯해 미국 일부 주에서는 술 소비 증가가 자살률과 폭력성을 낮추는 데 이바지했다고 설명했다. 이러한 상황이니 저명한 의학 학술지의 편집장들이 술에 반론을 제기하는 논문은 게재하지 않으려는 속내를 알겠다.

우리는 비용 대비 효과를 분석해보았다. 물가지수 면에서 다른 물건 가격의 상승 폭과 비교했을 때 술 가격은 크게 오르지 않았다. 우리는 저렴한 술값에 주목하지 않을 수 없었다. 분석가들은 공식 발표된 정식 데이터를 사용한 것이었다. 정부가 주류 제조업체에 보조금을 지원함으로써 소비자들은 저렴한 가격에 술을 살 수 있고, 그로 인한 수익은 당연히 해당 주류 회사에게 돌아갈 것이다.

처방전이 필요한 약품과 구매가 자유로운 약품 간의 가장 큰 차이점은 쉽게 설명하자면 외국인과 이웃의 차이로 비유할 수 있다. 대개 사람들은 외국인은 경계하는 반면 옆집 사람은 편하게 느낀다. 그러나 우리를 속이고 피해를 입힐 수 있는 사람은 사실 이웃 혹은 가족 중에서도 부모인 경우가 대부분 아닌가. 익숙한 사람이 어쩌면 더 위험한 사람일 수도 있다.

이런 맥락에서 술과 담배는 친숙한 기호식품이다. 알코올과 니코틴은 잘 알지만 항우울제는 왠지 낯설다. 우리는 전통적으로 알코올과 니코틴의 리스크를 익히 들어 잘 안다. 그러면서도 치료용 술은 낯설게 생각하고 (특히 의사에 의해 설득당한) 신종 치료제는 겁 없이 그 리스크를 간과한 채 받아들이고 있다. 의사가 하는 말이라면 무조건 신뢰하며 처방해준 약을 복용한다. 술이나 담배보다 안전할 것이라는 확신을 가진 채 말이다. 비록 의사의 처방전이 있어야 살 수 있는 약이라 해도 과용하면 술보다 더 우리 몸에 악영향을 끼칠지 모른다.

예를 들어 우리는 처방전을 받아야 구매 가능한 암페타민을 아이들, 심지어 유아들에게까지 치료제로 쓰고 있다. 정부는 길거리에서 암페타민이 함유된 마약을 파는 밀거래 상인은 체포하지만 정작 의약품으로 쓰인 암페타민에 대해서는 묵인한다. 또한 마약의 용도로 파는 아편은 법적으로 제재하면서 의학용 아편 사용은 인정한다.

의사들은 술이 항우울제만큼 기분 전환에 효과적이라는 것을 인정한다. 환자에게 치료용으로 권장하는 술은 마치 일반 시장에서 소비자를 유혹하는 술과는 근본적으로 다른 것처럼 차별화한다. 물론 기존의 전통 술이 갖고 있는 리스크를 잘 알지만, 그런데도 치료의 일환으로 권장하는 술을 이로운 대상인 것처럼 여긴다. 물론 만취 상태가 되도록 알코올을 처방하거나 교통사고가 날 정도의 양을 권장하는 의사는 없겠지만.

사실상, 의사도 간경화나 폐암의 경우엔 으레 술과 담배를 주원인으로 생각하기 마련이다. 10년에서 15년간 꾸준히 음주와 흡연을 해온 사람이라면 더더욱 그렇게 생각할 수밖에 없다.

환자의 악화된 상태를 확인해도 의사들은 자신의 잘못된 조언을 인정하지 않는다. 뿐만 아니라 정부가 술의 리스크를 의사에게 경고해도 달라지지 않았다. 소송을 제기해야 그제야 사태의 심각성을 인정할 분위기다.

우리는 여기서 얼마나 더 의사를 비난해야 할 것인가? 일부 의사들은 간호사와 약사 말고도 자기 결정을 정당화시켜줄 제삼자를 찾는다.

그러지 않아도 충분한 수입을 보장받는 직종인데 왜 의사들은 이렇게 까지 자기편을 만들려고 애쓰는 것일까?

시장의 자유화
—

미국 국민의 의료비 지출은 국내총생산의 약 20퍼센트를 차지한다. 1950년대에는 1~5퍼센트 수준이었던 것이 1960년대에는 최대치를 기록하면서 전 세계에서 가장 위생적이고 가장 부유한 강국으로 거듭날 수 있었다. 그러나 오늘날 미국인의 평균 수명은 쿠바인보다도 낮다고 한다. 치료를 내세워 과대처방을 한 결과다. 최대한 많은 사람들에게 의약품을 권장함으로써 경제적 이득은 획득했지만 국민의 건강 증진은 결과적으로 실패했다.

사람들이 일터에 병가를 내는 일이 없도록 보다 생산적인 경제 인구 확보에 투자하는 것, 그것이야말로 미래를 위한 진정한 투자라고 할 수 있다. 하지만 현실은 달랐다. 의사는 직장인에게 회사에 병가를 낼 수 있도록 너무나 쉽게 진단서를 작성해준다. 얼마간 쉴 수 있으니 직장인으로서는 불만을 토로할 이유가 없지만 노동해야 할 경제 인구가 쉬게 되면 경제학적으로는 손해가 아닐 수 없다. 우리에게 부과된 세금, 그리고 우리가 해야 할 일이 그로 인해 더 늘어날 수도 있고, 정부보다는 해당 직원을 고용한 회사가 더 큰 대가를 치러야 할 수도 있다. 마치 직원이 사망했거나 직무 수행을 못할 장애가 생긴 것과 같은 경제적 손실을 입기 때문이다.

이처럼 경제학적 비용(경제활동을 하는 데 필요한 대외 비용과 잠재 비용을 합친 비용-옮긴이)을 따지는 것 외에도 일시적인 이상 증세와 관련된 추가 비용도 생각하지 않을 수 없다. 심지어 의약품 마케팅 부서는 '여성의 성적 흥분'이 예전 같지 않을 경우, 그러한 상태를 비정상으로 간주하며 좀 더 '인간적인' 상태로 바꿔야 한다고 설득한다.

그 결과 탄생한 것이 여성용 비아그라다. 이성에게 사랑을 느끼면 성적으로 흥분하는 것이 정상이었는데, 지금은 의학 연구자들이 여성의 정욕을 확인하는 상품을 개발하기에 이르렀다. 일종의 소비용품으로 탄생시킨 것이다. 남성뿐만 아니라 여성을 위해서도 개발된 비아그라는 여성의 성욕을 높이는 데 기여했다. 테스토스테론 호르몬을 이용해 배란기 때처럼 성욕을 증가시키는 것이다. 여성용 비아그라의 출시는 일부 여성에게는 정말 유용했다. 하지만 여성은 천성적으로 마음에서 우러나오는 사랑의 감정을 중요시하므로, 그것을 단순히 생리학적 기능에 따른 정욕으로 해석한 비아그라 제조업체의 마케팅 전략은 남성만큼 큰 성과를 거두지 못했다.

의사 역시 일을 하다 보면 슬럼프가 찾아오기 마련이다. 과거에는 직업에 대한 소명 의식이 강했지만 지금은 산업화된 기업들에 점점 귀속되면서 제약회사가 제공하는 의학적 치료에 휘둘리는 직업인으로 바뀌었기 때문이다. 하지만 이처럼 이탈한 궤도를 바로잡겠노라고 지금 당장 혁명을 일으키기를 기대하는 것 역시 현실적으론 무리다. 그보다는 차라리 의사의 역할을 더 저렴한 비용으로 대신해줄 대체 직업인이 나타나길 기다리는 것이 더 빠를지도 모른다. 의사들이 이러한 상황을 제대로 인식해주길 기대하면서 말이다.

세계의 기후 변화나 아프리카의 기근 문제는 근본 원인들이 너무 복잡하게 얽혀 있어 완벽한 해결책을 찾기가 매우 힘들다. 반면에 우리가 고민하는 의료 문제는 작정하고 덤비면 얼마든지 찾을 수 있다. 근본적인 변화만 이끌어낼 수 있다면 미래의 커다란 청사진에 분명 변화가 일어날 것이다.

가장 큰 문제는 의약품시장이 자유롭지 못하다는 것이다. 치료제와 관련된 모든 데이터가 정확히 완벽하게 공개되지 않는 한, 자유로운 시장은 불가능하다. 과학이란 본래 접근 가능한 정보를 기초로 하는 학문인데, 제약회사들은 근거중심의학을 강조하며 의료 정보 중 일부를 조작된 내용으로 채운다. 그렇다면 의료 개발에 지출하는 비용은 우리에게 득이 아니라 독이 되고 있는 것이다. 신체 기능 장애를 불러일으킬 뿐만 아니라 부작용으로 조기 사망에까지 이를 수 있기 때문이다.

만약 모든 의료 정보를 확인할 수 있는 세상을 만들지 못한다면, 결국 리센코(1890~1976, 소련 출신의 식물학자이자 기존의 유전자 이론을 뒤집은 유전학자-옮긴이)가 활동하던 소비에트 사회주의 연방체제 시절보다 과학적으로 더 발전된 세상에 살고 있다고는 말할 수 없을 것이다.

정보의 폐쇄성과 관련된 문제들은 특허제도와 맞물려 더 악화되고 있다. 정보 공개가 완벽히 이루어지지 않은 상태에서 너무나 안일하게 특허를 승인해주는 것이 가장 심각한 문제는 아닌지 걱정스럽다. 제약산업을 마치 담배산업처럼 기호식품을 생산하는 사업으로 전환하는 데 적절한 빌미를 제공해주고 있는 셈이다.

어쩌다 이런 상황에 처하게 된 것일까? 각 국가의 전략적 이해관계 때문이 아닐까? 미국이 제약산업의 발전을 통해 부를 축적하려고 애써온 덕분에, 자의든 타의든 결과적으로 미국의 제약회사들은 큰 성공을 거두었다. 오늘날 미국인의 의약품 지출 비용은 굉장히 높으며, 다른 국가들도 점점 그 뒤를 따라가는 실정이다.

그로 인해 자꾸만 피 같은 돈이 남용되고 있지만 이를 막으려는 대안은 오히려 더 화를 부르는 지경에 이르렀다. 무작위추출에 의한 실험과 건강 부문에 대한 오해로 문제는 더욱 심각해지는 실정이다. 워싱턴에서 시애틀까지 무조건 빨리만 가면 된다는 식이다. 무사히 살아서 도착하는 것에 관심을 갖기보다는 빨리 가는 것에만 집착하다 보니, 안전성에서는 미덥지 못하지만 속도 빠른 비행기를 보유한 항공사가 사람들의 관심을 끈다. 빨리 시애틀에 도착하고 싶은 욕심, 이는 곧 수단은 중요하지 않으니 어떻게 해서든 단기간에 원하는 효과를 보이는 의약품을 좇는 사람들의 욕심과 다르지 않다. 이 방법은 결코 우리가 안고 있는 모든 문제를 해결해주지 못한다. 그런데도 사람들은 단기적인 해결을 보는 것에 혈안돼 있다.

약의 효능은 안전성이 기본 전제가 되었을 때 비로소 의미가 있는 것이다. 의료 문제의 근본 원인은 제약시장의 원활한 운영을 위해, 안전이 더 중요한데도 오히려 효능이 강조되는 현실을 사람들이 미처 깨닫지 못하는 데 있다. 단순한 예방 차원을 강조하는 것이 아니다. 국민 건강을 개선시키면서 국가의 부를 창출하는 혁신적인 시장을 제대로 장려하지 못한다는 것이 문제다.

따라서 우리에게 필요한 것은 관점의 전환이다. 질병 그 자체에 초점을 맞출 것이 아니라 생각의 중심에 인간을 놓을 줄 알아야 한다. 의사들은 기하급수적으로 늘고 있는 질병 이름을 거론하며 너무나 많은 약을 환자에게 과잉 처방하고 있다. 오늘날 우리는 약물의 홍수 속에서 살고 있다 해도 과언이 아니다. 질병의 존재를 무의미하게 만들자는 것이 아니라 우리 모두 보다 안전한 환경에서 살도록 하자는 것이 이 글을 쓰는 취지다.

1962년 미국 의회는 처방전이 있어야 구매 가능한 신약들을 승인하며 안전성을 충분히 고려했다고 생각했겠지만 실상은 의사에게 보장된 수입의 길을 터준 셈이다. 그러나 의사들을 법정에 출두시켜 죄를 묻기란 힘들다. 환자들은 10년이 넘도록 고질병으로 고생하는데 새로운 해결책을 제시하지 못한다고 의사들을 죄인 취급할 수는 없는 노릇이다. 다만 우리가 할 수 있는 일이 있다면 의사의 재교육으로, 좀더 안전을 보장받는 의료 환경에서 병을 치료할 수 있도록, 처방전을 의무화한 의료계의 시스템을 보다 효과적인 방식으로 운영하도록 의식을 각성시킬 수는 있다.

1962년에 미국 의회가 구현시킨 의료계의 모습은 결과적으로 오늘날 국민 건강에 적신호를 울린 원인을 제공했다. 이에 의회는 국민을 사기 피해자처럼 보호해야 할 대상으로 보기 시작했다. 인터넷의 발달로 많은 사람들은 의사가 어떤 치료법을 제공하는지 그 실체를 보다 정확히 파악할 수 있다. 이제 우리에게는 새로운 방식의 치료 모델이 필요하다. 우리는 환자의 원기를 회복시키면서 환자에게 협조적인 의사들을 원한다. 이제 의사들은 환자가 복용해도 안전한 의약품을 처방해야 한다.

칼만 애플바움, 낸시 올리비에리Nancy Olivieri, 디러리 맨진Derelie Mangin(이름을 줄여서 '디Dee'라고 부름), 데이비드 힐리와 같은 세계적으로 유명한 의학 전문가들은 공동 연구를 실행했고 작년에 RxiSk.org를 탄생시켰다. 이 웹사이트는 전 세계 의학계 현황을 감시하는 독립 기구로서, 의약품 복용 후 예기치 못한 부작용을 겪을 경우 신속하게 신고할 수 있는 서비스를 제공한다. 굳이 의사를 찾아갈 필요도, 해당 의약품을 제조한 제약회사나 위생당국에 연락할 필요도 없어진 것이다. RxiSk.org 사이트 운영팀은 근거중심의학은 환자와 의사가 현실을 제대로 직시하는 데 방해된다고 생각해 그 대신 '데이터중심의학'을 권장하고 있다.

실험용 인간들을 찾아서

"약물을 믿어라"
−1990년대 신약개발 전문업체 퀸타일즈Quintiles의 슬로건

존 르 카레John le Carré의 소설 《콘스탄스 가드너 *La Constance du jardinier*》에서 영국 출신 외교관 저스틴 퀘일은 케냐의 수도 나이로비로 발령받는다. 그러던 어느 날, 그의 젊은 아내인 테사가 투르카나 호수에서 의문의 변사체로 발견된다. 진실을 파헤치기 위해 나선 저스틴은 점점 거대기업의 국제적인 음모를 발견하게 되는데……. 테사가 죽은 이유는 바로 그녀가 스위스와 캐나다의 합작 제약기업인 KVH의 비리를 세상에 폭로하겠다고 협박했기 때문이었다. 이 제약회사는 아프리카인을 상대로 다이프락사 Dypraxa란 의약품의 임상실험을 실시했다. 결핵 치료제로 개발한 이 약을 복용한 실험 참가자들은 심각한 부작용으로 사망했지만 회사는 이 사실이 외부에 공개되지 않도록 사실을 은폐한다. 저스틴이 사건을 파헤치면 파헤칠수록 사건의 배후에 그의 동료, 케냐 정부, 비정부기구, 심지어 영국 외무부까지 연루돼 있다는 것을 알게 된다. 신변에

위협을 느끼던 저스틴은 결국 KVH의 광신자들에게 끌려가 투르카나 호수에서 싸늘한 사체로 발견된다.

소설 속 내용이 현실에선 있을 수 없는 일이라고 생각하는가? 억지스러운 이야기처럼 들리는가? 존 르 카레 본인도 이런 일이 실재한다고는 확신하지 못했다. 편집장의 개인 변호사를 안심시키기 위해서였는지 작가는 서문에 이런 구절을 명시해두었다. '실제 인물과 비슷하긴 하지만, 현실과 비교할 때 내 작품 속 이야기는 엽서 속 진부한 풍경처럼 평범하다.'[1] 솔직히 그는 작가이자 정보 수집가로서 탁월한 능력을 소유한 인물이다. 픽션과 리얼리티 사이의 간극을 어쩌면 그렇게도 잘 좁혀 이야기를 구성했는지 그저 놀라울 따름이다. 제약산업과 관련된 작가의 사전조사는 전 세계 스파이와 국제정치의 어두운 면을 폭로하는 데 일조했다. 과연 이것은 현실일까? 소설 속 상황을 우리가 직접 겪고 있는 것은 아닌지 생각해볼 일이다.

임상실험산업

—

제약산업은 화학분자를 테스트하기 위해 반드시 생물이 필요하다. 그래서 실험용 쥐를 이용해 동물 임상실험을 한다. 또 자발적으로 실험에 참여하겠다는 건강이 양호한 사람들을 대상으로 삼아 '1단계'의 임상실험을 거쳐 부작용 여부를 확인하기도 한다. 반면에 몸이 아픈 환자들은 '2단계'와 '3단계' 임상실험을 거쳐 실제 의약품을 복용한 환자와 플라시보 효과를 기대한 환자 사이의 효과를 비교한다. 제약산업이 유지되려면 실험에 필요한 생물이 굉장히 많이 필요하다. 스트렙토마이신

같은 치료용 항생 물질을 테스트할 때만 해도 그렇진 않았지만 지금은
상황이 달라졌다(1947년에 브래드포드 힐Bradford Hill의 무작위추출 실험을 시
작으로 활성화되었다. 그 실험에는 총 107명의 환자가 참여했다). 오늘날 만성질
병 혹은 리스크가 큰 병의 치료제라면, 의미 있는 결과를 얻기 위해 거
의 수천 명이 임상실험에 참여한다. 그와 유사한 의약품인 '미-투' 제
품과 선별적인 제품설명서를 발표할 때도 마찬가지로 임상실험은 계속
수반될 수밖에 없다. 지금까지 전 세계에서 약 15만 건의 임상실험이
이루어졌고 수천만 명이 실험 대상자로 참여했다. 미국은 전체 인구의
약 2퍼센트가 해마다 임상실험에 참여한다.[2] 21세기에 환자로 산다는
것은 곧 실험용 쥐가 될 가능성이 그만큼 높다는 것을 시사한다.

　이처럼 상당수의 사람들이 참여한 실험은 테일러리즘Taylorism(미국
의 경영학자 테일러가 창시한 과학적 경영관리법을 일컫는 말-옮긴이)이란 경영
용어를 떠올리게 한다. 과거에 주로 대학 산하 연구소에서 이뤄진 임상
실험은 지금은 제약회사들이 주도하는 방향으로 변모했다. 그러다 보
니 대학에 소속돼 학문을 연마하는 연구진의 진중함과 진중성은 온데
간데없어지고 제약산업의 이득 추구에만 기여하는 실험이 되어버렸다.
미국에서 실행된 임상실험의 약 70퍼센트는 제약회사에서 재정 지원
을 받아 이뤄졌다. 전 세계적으로 임상실험의 지원 사례를 분석한 결과,
제약회사의 후원은 점점 늘고 있는 추세다. 제약회사는 의사들이 일하
는 병원 및 개인 진료소에 직접 개입해 실험 과정을 관리하려고까지 한
다. 사실 대부분의 임상실험은 임상실험 수탁기관CRO이 관리한다. 제
약회사의 하청업체라 할 수 있는 곳으로 연구 결과, 실험 대상자 발굴,
정식승인을 위한 허가서 제출 등을 비롯해 자료 수집과 관리를 대신해
주는 기관이다.

1970년대 말까지만 해도 드물었던 임상실험 수탁기관은 1990년대 이후부터 놀라운 속도로 발전하기 시작해 이제는 수십억 달러의 총매출을 기대할 만한 초대형 기업으로 성장했다. 2000년대 초반 미국에는 총 270곳의 임상실험 수탁기관이 자리 잡았다. 같은 시기에 유럽 전역에서는 466곳이 있었다. 미국의 임상실험 수탁기관들은 12만 9,000명의 직원을 고용해 전 세계 임상실험의 64퍼센트를 처리하고 있다.[3] 오늘날 사설로 운영되는 임상실험 리서치 센터는 연간 220억 달러의 매출을 올리는데, 퀸타일즈나 파렉셀Parexel 같은 대형 수탁기관 10곳의 매출을 합친 액수가 전 세계 임상실험 수탁기관 총 매출의 절반을 차지할 정도다. 2015년 전 세계 모든 임상실험 수탁기관의 총 매출액은 327억 3,000만 달러로 예상되며 2021년에는 650억까지 올라갈 것으로 전망한다.[4]

설립 취지와 달리 이 기관의 목표는 환자들의 병을 치료하는 것이 아니라 최대한 많은 양의 실험을 신속히 처리하는 것이다. 이들은 제약회사들이 프로토콜로 제시한 매뉴얼을 그대로 따른다(제약회사들이 하청업체에게 얼마나 까다롭게 구는지는 본문 502쪽에서 피데스 박사의 증언을 들어보면 확실히 알 수 있다). 미국 보건부 조사팀은 수탁기관을 후원하는 제약회사들이 실제로 해당 기관에 무엇을 기대하는지 물었다. 대답은 이러했다.

가장 먼저, 빠른 시일 내에 실험 참가자를 찾는 것. 두 번째도 빨리 참가자를 찾는 것, 세 번째도 단시간에 참가자들을 모으는 것이었다.[5]

임상실험 수탁기관은 한마디로 이윤을 추구하는 영리기업이다. 이 기관을 위해 일하는 의사들 또한 그렇다고 볼 수 있다. 수탁기관에서 일하는 의사들은 서류 처리나 진료 등 과중한 업무에 시달리지 않아도 되므로, 환자를 치료할 때보다 수익 면에서 괜찮은 이쪽 일을 선호하기 마련이다. 의학 인류학자 질 피셔Jill Fischer는 일반 병원에서 환자를 상대로 의사가 할애하는 시간과 집중도를 임상실험 수탁기관과 비교한 결과, 전자의 경우가 2배에서 많게는 3배까지 많다고 발표했다.[6] 미국 의사들 중 기업가 정신이 투철한 사람은 1년에 임상실험에 참여한 대가로 100만 달러까지 벌어들이기도 한다.[7] 점점 더 많은 의사들이 본인의 개인진료소를 임상실험 연구 센터로 만들려고 한다는 얘기도 별로 놀랍지 않다. 의사들은 환자를 한낱 실험 대상으로 여기는 것 같다. 그리고 그들은 실험에 참여할 환자 수를 늘릴 때마다 그에 상응하는 인원별 추가 보너스를 받는다. 그에 대한 수고비가 관례가 된 것도 이제는 별로 놀랍지 않다.

사실상, 임상실험의 빈도가 증가할수록 그만큼 실험에 참여할 인원도 더 필요하기 때문에 기존의 환자 수로는 감당하기 힘들다. 그래서 임상실험 수탁기관을 비롯해 의사들은 더 많은 환자를 모으는 데 열을 올린다. 그래야 임상실험을 더 많이 할 수 있으니까. 초기당뇨병, 심장 질환으로 이어질 수 있는 비만, 양극성 장애 2급 등 각종 임상실험에 참여할 대상자를 더 모아야 한다. 그럼에도 정작 혜택받아야 할 환자들은 이 임상실험 시장에서 직접적인 수혜자가 아니다. 대신 환자를 마치 일꾼처럼 고용한 의사들이 가장 큰 수혜자다. 실험에 필요한 적정 수를 채울 때마다 또는 제약회사가 원하는 기간 내에 실험을 끝낼 경우, 의사는 그에 부합하는 인센티브를 받았다. 2001년 미국에서 그런 식으로 환자 1명당 의사가 받은 인센티브는 7,000달러였으며 그 액수는 지금도 계속 증가 추세에 있다. 미국 보건복지부가 2000년에 실시한 조사 결과를 참고하면, 의사는 실험에 참여한 환자 수에 따라 1만 2,000달러를 벌어들였고 6명 이상이 되면 가산점이 붙어 1인당 3만 달러를 벌었다고 한다.[8]

반면에 환자에게는 형편없는 액수가 주어졌고, 거의 무료로 봉사하듯 임상실험에 참여한 경우도 부지기수였다. 또 치료 목적으로 소개해준 의사의 권유를 거절할 수 없어 마지못해 승낙한 경우도 많다. 의학의 진보를 위해 좋은 일을 하는 것이라고 설득하는 그들 때문에 환자는 속수무책으로 임상실험의 실험용 쥐가 된다. 소아암 환자 50퍼센트가 신종 항암치료제와 관련된 임상실험에 참가할 정도다.[9]

환자는 자신이 참여하는 임상실험이 실제로 어떤 경제적 이득을 창출하는지 전혀 알지 못한다. 그러다 보니 치료와 직접 연관이 없는 실험 참여에 큰 의미부여를 하지 않는 것이 현실이다. 임상실험의 목적은 환자에게 최상의 치료법을 제공하는 데서 나아가 스폰서 즉, 임상실험에 재정적 비용을 지원하는 후원자들에게 연구 가치가 있는 각종 중요한 데이터를 제공하는 것이다. 따라서 10여 년 전 토마스 W. 파햄이 《뉴욕타임스》 기사에서 지적했듯이 임상실험에서 환자의 건강은 부차적인 목표에 지나지 않는다.[10]

정기검진을 받으러 갈 때마다 파햄의 담당의 피터 아칸은 비대칭 전립선 치료제인 신약을 테스트해보라고 권유했다. 파햄은 전립선 이상을 자각하진 않았지만 의사가 시키는 대로 했다. 64세가 되면 생길 수 있는 비대칭 현상을 조기 예방할 수 있다는 말에 설득당한 것이다. 그러나 담당의는 그에게 1,610달러를 참가비로 내야 한다는 말은 하지 않았다. 스미스클라인 비첨이 주관하는 임상실험에 참가하려면 환자가 돈까지 지불해야 했던 것이다. 또한 부작용으로 발생할 수 있는 심박수의 기능장애에 대해서도 사전에 일러주지 않았다. 결국 임상실험에 참가한 지 몇 주 후 파햄은 병원에 입원해야 했고 심장박동수가 정상수치보다 현저히 떨어져 인공심박 조율기에 의지해야 했다.

물론 모든 임상실험이 이 사례처럼 리스크를 동반하는 것은 아니다. 하지만 실험에 참가한 환자들은 마루타 마냥 생체실험을 당하고 있다는 주장이 과장된 것은 아니리라. (플라시보 효과를 확인하는 집단과 의약품 효능을 확인하는 집단으로 나뉘어) 실험에 참여한 환자들은 설령 실험 도중 위험한 상태가 되어도 적절한 치료를 보장받지 못한다. 그리고 실제로 어떤 리스크를 떠안고 참여하는지에 대한 정확한 정보 숙지도 제대로 이뤄지지 않는다. 임상실험 분야도 일종의 산업인 것은, 생체실험을 연상케 하는 임상실험을 통해 부가가치를 창출하려고 애쓰기 때문이다. 과거에 노동력을 착취하며 탄생한 자본주의 시대의 산업과 별반 다르지 않은 것 같다. 특히나 임상실험 1단계는 건강이 비교적 양호한 자발적 지원자를 상대로 해당 의약품의 부작용 여부를 확인한다는 점에서 자본주의 시대의 산업 양상과 비슷한 면모를 보인다(대부분 임상실험 1단계에서 부작용이 발견된다). 임상실험 2단계와 3단계에 등록한 환자들과 달리, 신체 건강한 지원자들은 참가한 대가를 수령한다. 일명 '보상비'(절대 '임금'이라고 하지 않는)라고 불리는 이 금액도 알고 보면 얼마 안 된다. 돈으로 사람의 신체를 산다는 비난을 들어선 안 되므로 너무 비싼 대가를 치르지 않는 것도 이해 안 가는 것은 아니다. 프랑스는 자발적으로 참여하는 사람들이 연간 4,500유로 이상을 벌 수 없도록 법으로 금지했다.

이러한 참여가 윤리적으로 전혀 문제없다고 보긴 힘들다. 사람들은 실험 참여를 자발적이라고 포장하며 자기 몸을 담보로 한 실험을 정당화시키려고 애쓴다. 누가 '자발적으로' 부작용을 감소하면서까지 실험에 몸을 내맡기겠는가? 그것도 변변찮은 액수를 대가로 받으면서 말이다. 어쩌면 이들에겐 선택의 여지가 없는 것이 아닐는지. 돈 없는 학생들, 실업수당이 중단된 실업자, 노숙자, 마약중독자, 생계비가 없는 은퇴자들이라면 선택이 아닌 생존 때문에 실험에 참가하는 것이 아닐까, 의문이 들 수밖에 없다. 만약 그렇다면 제약회사와 하청업체들이 지원하는 임상실험 1단계의 대상자는 곧 목숨을 담보로 돈을 벌기 위한, 법의 보호도 건강도 제대로 보장받을 수 없는 가난한 사람들이라고 말할 수 있을 것이다. 프랑스 출신의 한 간호사는 《뤼89 Rue89》와의 인터뷰에서 이렇게 말했다.

> 몇 년 전 제약회사에서 지원 요청을 받아 응한 적이 있다. 실험 과정 중에는 (극도의 고통이 수반되는) 요추천자(뇌척수액 검사 - 옮긴이)가 포함돼 있었다.
>
> 일반적으로 통용되는 사례비만으로는 지원자가 없을 것 같아 기존 단가보다 훨씬 높은 사례비를 내걸고 자발적인 지원을 받았다. 실험 참여자를 오랜 시간 엎드려 눕게 한 상태에서 뇌척수액을 뽑아야 했다. 국부마취가 필요한데 마취 주사를 맞을 때도 통증이 심하다. 한 환자를 상대로 여러 번 뇌척수액을 추출해야 하는 강도 높은 실험이었다.
>
> 결국 임상실험 관계자들은 추가 참여자들을 더 받지 않고 연구를 종료했다.[11]

1996년 《월스트리트 저널》은 엘리 릴리가 알코올에 중독된 노숙자 집단을 자발적인 실험 참가자로 썼다는 내용의 기사를 쓰기도 했다. 인디애나폴리스에 위치한 임상실험 센터에서 부근의 노숙자들을 임상실험에 투입한 것이다(그중 한 명인 트래시 존슨은 심발타를 복용해야 하는 임상실험 후 사망했다). 임상실험 연구소 소장은 이 사건의 책임을 지지 않으려고 경건한 어조로 공식 입장을 발표하기도 했다.

"이들은 사회에 공헌하기 위해 자발적으로 참여한 사람들입니다."[12]

2005년, 세계 최대의 파이낸셜 뉴스네트워크인 블룸버그의 매거진 《마켓Markets》은 임상실험 수탁기관인 SFC인터내셔널이 불법체류자들을 대상으로 임상실험한 사실을 폭로했다. 마이애미의 허름한 모텔에 몰래 숨어 살던 불법체류자들을 데려다 실험을 실시한 것이다. 미국 보안법을 위배한 범죄자들을 연루시킨 죄로 SFC인터내셔널은 결국 문을 닫았다. 그전까지만 해도 수년간 북아메리카의 최대 규모를 자랑하던 임상실험 센터여서 미국에 불법으로 체류하는 히스패닉계 사람들이 여기 마련된 675개의 침대를 쓸 정도로 많은 불법체류자들이 기거했던 곳이다. 같은 해에 SFBC 몬트리올 지사에서 실시한 임상실험에 자발적으로 지원한 참가자 9명이 결핵에 걸리는 스캔들이 불거졌다.

자발적 참여자들에게 일어날 수 있는 리스크는 예측이 절대 불가능하다. 그래서 이유도 모른 채 사망하기도 한다. 2006년 3월, 런던의 파렉셀 임상실험 수탁기관에서는 6명의 자발적 참여자들이 목숨을 잃었다. 이들은 TGN1412라는 임상실험 의약품을 복용한 지 몇 시간도 안 돼 갑작스럽게 사망했다. 동맥혈압이 갑자기 떨어지고 폐의 기능이 멈추더니 백혈구가 일시에 사라지는 기이한 현상이 일어났다. 또 곳곳에서 혈전이 일어났다. 어떤 참여자는 손가락과 발가락을 잃기도 했다. 트래시 존슨, 오드리 라뤼(28쪽과 61쪽 참조), 엘렌 로쉬[13], 어린 제시 겔싱어[14] 이들 모두 임상실험에 참여한 결과 목숨을 잃은 피해자들이다.

그럼에도 이 도박과도 같은 임상실험의 피해자들은 실험 주최자를 상대로 거의 소송을 제기하지 않았다. 처음 실험에 참여할 때 그 어떤 리스크도 본인 스스로 책임지겠다는 일종의 계약 같은 각서에 서명해서다. 자발적 참여자들은 자기 삶을 담보로 의학을 발전시켰다며 영웅 대우를 받았다. 임상실험을 둘러싼 여러 연구를 실시한 생명공학자 칼 엘리엇은 실험 참여자뿐만 아니라 주최자들의 위생 관리를 비롯한 책임 의식을 거듭 강조했다. 매 실험이 끝난 후 의사와 연구가들은 반드시 손을 씻어야 한다고 주장했다.[15] 이러한 기본 실천은 주최자뿐만 아니라 실험쥐와 같은 신세가 되어버린 환자, 참여자들을 위해서도 꼭 이루어져야 한다.

히스패닉계의 실험 참여자는 질 피셔와의 인터뷰에서 이렇게 대답했다.

> 돈도 별로 주지 않는데 왜 이런 일을 하냐고 묻는다면? 내 신체 일부를 기꺼이 포기할 수밖에 없는 위험한 일이라는 것쯤은 나도 잘 안다. (……) 현장에서 나는 실험용 쥐 같은 취급을 받는다. 내게 그 행위는 일종의 '매춘'과도 같다. 그들이 내 몸을 맘대로 사용하기 때문이다. 그 대가로 나는 돈을 받고, 그들은 내 몸을 원하는 대로 일정 시간 갖게 되는 것이니까. 모든 거사가 끝나고 난 뒤, 내 몸은 매우 피폐해졌다.[16]

신체 매매

서구에서만 임상실험이 활발한 것은 아니다. 개발도상국도 상황은 다르지 않으며, 오히려 제3세계나 신흥국에서 더 적극적으로 진행되고 있는 추세다. 1991년 미국과 서유럽을 제외한 나라에서 실시된 임상실험은 전체의 10퍼센트뿐이었는데, 2005년에는 40퍼센트까지 증가했고 지금도 계속 증가하고 있다. 오늘날 새로운 임상실험이 유럽과 동유럽, 러시아, 중국, 인도, 남아메리카, 아프리카에서 진행 중이다. 프랑스 제약협회인 림LEEM(Les Entreprises du Médicament)은 최근에 이렇게 외치며 임상실험 프로젝트를 적극 계획하려고 노력한다.

"2008년 이래 프랑스에서는 임상실험이 점점 감소하고 있다. 이에 림은 적신호를 울린다."[17]

임상실험이 다른 지역으로 분산된 이유는 매우 간단하다. 일단 제약산업의 요구 사항이 점점 비대해지면서 선진국에서만 감당하기엔 그 규모와 양이 너무 커져버린 바람에, 개발도상국을 비롯한 제3세계에서까지 실험 참여자를 찾지 않을 수 없게 되었다. 게다가 임상실험의 성공은 빅 파마의 번영을 가져왔다. 서구에 거주하는 사람들은 소위 말하는 '임상실험의 처녀'가 드물다. 살면서 다들 여러 의약품을 복용한 경험이 있기 때문이다. 반면에 짐바브웨나 인도 동부의 비하르 주같이 문명이 발달되지 않은 지역 사람들은 담배는 몰라도 스타틴 계열의 약물이나 항우울제는 거의 접해보지 못한 이들이다.

따라서 이러한 국가에서 새로운 환자를 찾는 것이 훨씬 빠르고 쉬웠다. 게다가 그곳 사람들은 병을 치료할 수 있다는 한 가닥 희망을 안고 있어서 매우 적극적으로 임상실험에 참여한다는 점에서 가장 이상적인 임상실험의 터전이 아닐 수 없다. 그래서 이곳 참여자들의 머릿속에는 임상실험과 질병 치료가 거의 동의어처럼 인식될 정도다. 소비에트 연방 붕괴 직후 러시아에서는 서방의 임상실험 수탁기관들이 대거 들어와 임상실험을 시도했다. 러시아인들은 임상실험이 의료 행위의 하나인 임상 치료라고 생각했기에 대부분 부작용이 있는 임상실험에 적극 참여했다.

그러한 상황이므로 리스크도 심각하게 고려하지 않았다. 그래서 서양의 참여자들과는 달리 실험 동안 부작용이 생길 수도 있다는 걱정은 전혀 하지 않았다. 즉, 임상실험 진행상 전혀 방해 요소가 없었던 것이다. 의료 전문가들을 위한 전문 잡지인《의료 분쟁 사건Applied Clinical Trials》에 흥미로운 기사가 실렸다.

> 러시아의 임상실험 참여자들은 결코 약속 시간에 늦는 법이 없다. 실험용 약이면 어떤 알약이든 주는 대로 먹는다. 또 질문 양식에 맞게 대답하고 (실험 주최자가 요구하는) 일지 작성 요구에도 일절 불만 없이 순응한다. (……) 그야말로 의사가 시키는 일이라면 무조건 한다. 정말 믿을 수 없는 일 아닌가! [18]

심지어 중국에 파견 나간 임상실험 수탁기관의 고위간부도 비슷한 의견을 표명했다.

> 중국인들은 미국인과 다르게 임상실험에 열려 있었다. 개인이 실험 대상이 되는 것을 기꺼이 수용하는 분위기였다. 반면에 일본은 상황이 여의치 않아서 임상실험에 참가하도록 환자를 유도하기가 여간 까다롭지 않았다. 막판에는 환자들이 참여를 거부하는 사태가 벌어졌다. [19]

게다가 러시아와 중국 정부는 임상실험에 적극적이었다. 다른 국가

보다 의심이 적어서 여러 지역을 대상으로 실험을 실시하는 것이 용이했다. 즉, '인간 실험 대상'을 서양 국가보다 개발도상국에서 더 쉽게 찾을 수 있었던 것이다. 아무래도 서구는 윤리적인 덕목을 더 까다롭게 따졌고 실제 실험 과정에서도 제약이 더 많았다. 임상실험의 지역 분산화는 그런 의미에서 식민지 시절 식민지에서 노동력을 취한 것과 비슷한 맥락으로 이해할 수 있다. 식민지를 개척한 국가는 피식민국민을 열등한 대상으로 여겼고 도덕적 대우를 받을 필요가 없는 존재로 여겼다. 실제로 파키스탄의 아이들은 값싼 임금을 받으며 서양 청소년이 쓸 축구공을 만들고 있다. 어린이 대상의 노동 착취는 임상실험 현장에서도 예외는 아니었다. 유럽이나 미국에서 개발한 신약이 정식승인을 받을 수 있도록 우즈베키스탄이나 태국의 환자들이 대신 임상실험에 참여하고 있다.

최근 미국 보건복지부의 발표에 따르면, 2008년 식품의약국이 정식승인한 신약의 80퍼센트가 미국 밖에서 실시된 임상실험의 결과라고 한다.[20] 여기서 우리는 그 실험이 어떤 환경에서 이뤄졌는지 생각하지 않을 수 없다. FDA는 엘리 릴리가 개발한 블록버스터급 항정신질환 치료제인 자이프렉사의 판매를 승인했다. 이 치료제는 러시아에서 임상실험이 이루어졌는데, 미국에서 실시한 실험이 모두 실패로 돌아갔기 때문에 러시아까지 건너갔던 것이다.[21] 그런데 러시아에서는 실험에 성공했다는 것이 참 아이러니하지 않은가! 이 결과는 여전히 풀리지 않는 숙제로 남아 있다.

임상실험의 확산은 1980년 동독에서부터 본격적으로 시작되었다. 그 당시 자립 능력이 없는 동독인들은 자진해서 실험에 참여했다. 그전에는 나치 정부가 유대인을 마루타처럼 썼고, 미국인들은 앨라배마 주

흑인을 강제로 임상실험에 투입시켰다. 서독에 위치한 50여 개의 연구소는 동독 거주자들을 대상으로 수년간 임상실험을 실시했다. 산도즈, 바이엘, 뵈링거, 셰링, 로슈, 화이자, 훽스트 같은 제약회사들은 당시 공산주의 노선의 동독 보건부와 기밀문서를 작성해 동독 병원에 입원한 환자들을 상대로 임상실험에 참여시켰다(환자가 실험에 한 번 참여할 때마다 독일 화폐로 80만 마르크까지 받았다). 제약회사 입장에서는 서독에서 허용되지 않는 위험한 임상실험을 자유롭게 할 수 있어 좋았다. 독일의 대표적인 시사주간지인 《슈피겔》[22]에 따르면, 5만 명 이상이 임상실험에 참여했으며, 그중에는 미숙아까지 있었다. 실험을 위해 발육 상태가 완전하지 않은 아기에게까지 뵈링거 만하임이 개발한 근지구력 강화 약물을 투여했다고 한다. 실험용 쥐가 된 사람들은 이처럼 위험한 실험에 이용되고 있다는 것조차 제대로 인식하지 못했으며, 암암리에 이루어진 수많은 실험으로 얼마나 많은 사람들이 목숨을 잃었는지 몰랐다. 실제로 임상실험 도중 사망한 사람들이 많았다.

베를린 장벽이 무너지고 독일이 통합되면서 제약회사들은 동독을 대신할 다른 희생국을 찾아야 했다. 공산주의 국가였던 동유럽이 그 대상으로, 폴란드와 체코에 이어 우크라이나와 러시아에 위치한 병원에서 실험이 이루어졌다. 과거 자국민을 상대로 한 실험을 철저히 반대했던 정부당국이 이제는 제약회사의 목표에 부응하는 입장으로 돌아선 것이다. 과거에는 엄격한 규제를 가했지만 시간이 지나면서 환자들에게 임상실험에 유리한 정보를 제공하기에 이르렀다. 그 결과 임상실험 수탁기관은 동유럽과 남동유럽에까지 확산될 수 있었다. 이들 기관이 달성하려는 목표는 여전히 한결같았다. 가난하고 못 배운 사람들이 정부당국에 설득당해 임상실험에 순순히 응하는 것. 정부가 부패한 국가일수록 국민 구슬리기는 훨씬 쉬웠다.

　여기서 관건은 현지 주민들이 그것을 인정하느냐 하는 것이다. 대개는 그 절차가 간단했고 아예 절차를 거칠 필요가 없기도 했다. 주민들은 의학의 진보에 기여한다는 자긍심을 갖기도 한다. 일단, 실험에 참여하는 이들에게 자발적 지원을 증명하는 지원서를 작성하게 하는데, 참여자들은 실험 내용에 문외한인 경우가 대부분이다. 게다가 영어를 모르거나 의학, 법률 용어가 명시된 지원서를 제대로 이해하지 못한다. 심지어 서양인도 잘 이해할 수 없는 내용도 있다. 《워싱턴포스트》와 인터뷰한 에스토니아 출신의 회계원은 임상실험에 참여한 경험을 고백하면서 어떤 의약품을 사용하는지 이해하지 못했다고 털어놓았다.

> 어쩌면 장황하게 늘어놓은 긴 문장 어디쯤에 약품 이름이 적혀 있을지 모른다. [23]

　과연 이들이 실험을 제대로 숙지하고 참여한 것인지 모르겠다. 또한 정말 진정한 '동의'하에 실험한 것인지도 의심스럽다. 말라리아 치료제와 관련된 임상실험에 참여했다는 케냐 출신의 앤드류 오칼 세다는 이렇게 말한다.

> 사람들이 우리에게 먹을 것을 많이 주었다. 우리 대부분은 연구에 유용한 일에 참여한다는 말을 믿고 수락했다. 당시에 그 지역은 기근에 시달리고 있었다. [24]

트로반Trovan 스캔들 ─────────────────────

1996년 나이지리아에 뇌막염이 전염병처럼 확산돼 1만 5,000여 명이 목숨을 잃었다. 화이자는 그 당시 신종 항생제 트로반®을 개발 중이었는데 소기의 목적을 달성하지 못한 상황이었다. 미국은 상대적으로 뇌막염 환자가 많지 않았다(연간 3,000건의 환자 발생). 하지만 나이지리아에는 뇌막염 환자가 계속해서 속출하자 화이자 관계자들이 나이지리아 북부에 위치한 카노로 날아가 어린이들을 상대로 트로반을 투여했다. 카노의 병원협회가 화이자의 약품을 정식승인했기 때문이다.

결국 200명의 어린 뇌막염 환자들은 두 그룹으로 나뉘었다. 한 팀은 트로반을 경구의약품으로 복용했고 다른 팀은 기존의 항생제인 세프트리악손ceftriaxone을 주사로 투여했다. 2주 후 트로반 복용 환자 중 5명이, 세프트리악손 투여 환자 중 6명이 사망했다. 화이자는 이 정도 리스크는 임상실험에서 다반사라고 여기고 미국으로 건너가 트로반을 뇌막염 치료용 항생제로 출시해달라고 정부의 승인을 요청했다.

문제는 그 다음부터. 국경없는의사회는 화이자가 임상실험 때 세프트리악손을 기준치보다 적게 투여했다고 주장했다. 그러다 보니 트로반이 더 효과적일 수밖에 없었다. 게다가 그룹을 나눌 때부터 병의 진행 상태가 심각한 아이들을 세프트리악손 투여 그룹으로 보낸 것도 뒤늦게 밝혀졌다. 한마디로 자사 제품이 세프트리악손보다 더 효과적임을 억지로 증명하려고 애쓴 게 아니고 무엇인가?

환자 가족은 자녀가 이러한 임상실험에 참여한 줄 모르는 경우도 있었다. 지원 동의서를 환자 외 가족에게까지 알리지 않았기 때문이다. 국경없는의사회가 나이지리아에 들어와 임상실험 병원 옆에서 뇌막염 치료제로 잘 알려진 의약품을 사용하고 있는 사실도 가족들은 전혀 몰랐다. 나이지리아 민족공동체로부터 임상실험을 허락받을 때만 해도 화이자의 의약품은 거의 알려지지 않은 존재였다. 이 제약회사는 나이지리아 출신의 의사를 현지 고용해 의약품을 수입하도록 조정했다. 하지만 카노의 병원장은 의료품 거래 과정에 의사가 직접 개입해선 안 된다고 경고했다.

2001년 실험에 참여한 30명의 어린 환자들은 사망하거나 심각한 부작용을 보였다. 결국 화이자는 뉴욕 법정에 서야 했다. 이때 화이자는 임상실험에 아프리카인 환자들이 자발적으로 참여하겠다고 동의서를 작성한 이상 국제법 위반은 아니라고 주장했다. 피해자 가족들은 나이지리아 법정에 화이자를 출두시켰고 60억 달러에 달하는 손해배상액을 청구했다. 2009년 카노 시는 화이자에게 유죄판결을 내렸고 7,500만 달러를 합의금으로 청구했다. 원고가 요구한 금액과 비교하면 터무니없이 적은 합의금이었다.

그로부터 1년 후, 《가디언》은 미국 대사관을 통해 나이지리아 정부에 전달된 외교 문서 내용을 공개했다. 불법행위를 고발하는 인터넷 사이트 위키리크스WikiLeaks에 실린 글이 문서에 포함돼 있었다. 나이지리아 법정에 기소되었을 때 화이자는 나이지리아의 법무장관 마이클 아온도아카의 도움으로 결국 트로반 소송에서 회사에 유리한 판결을 받았다. 나이지리아 정부 공문서에 실린 내용 중 일부를 발췌해보았다.

(나이지리아 지부의 화이자 관계자인) 리게리의 말에 따르면, 화이자는 사설탐정을 고용해서 부패한 검사들을 찾도록 명령했다. 그 결과 검사 마이클 아온도아카란 인물을 찾는 데 성공했고 (화이자 상대의) 소송에서 이 법무장관이 제약회사를 향한 거센 비난을 완화시키는 완충제 역할을 하도록 조종했다. 또한 이 사설탐정은 현지 언론이 화이자에게 유리한 정보를 알리도록 유도했다. 마이클 아온도아카와 관련된 여러 비리들이 세상에 알려지면서, 그 해 2월과 3월에 연속 보도될 만큼 엄청난 화제가 되었다. 리게리는 화이자가 마이클 아온도아카와 연루된 수많은 부패를 속속들이 알고 있었다고 말했다. 그렇기 때문에 측근들이 화이자를 돕는 일을 중단해야 한다고 아무리 말해도 듣지 않았다. 자신의 부정적인 스캔들이 언론에 폭로될까 무서워 화이자 편들기를 멈출 수 없었기 때문이다. [25]

그러나 검사 마이클 아온도아카는 화이자로부터 압박을 받았다는 것을 끝까지 전면 부인했다.

지구상에 진행 중인 임상실험의 참여 동의서란 결국 겉으로만 자발적 참여일 뿐, 알고 보면 매우 잔인한 얼굴을 감추고 있음을 알 수 있다. 의사들 역시 명백하게 의학 윤리를 위반하고 있는 것이다. 중환자들에게 플라시보 효과를 확인하는 것도 마찬가지로 의학 윤리에 비추어볼 때 바람직한 일이라고 말하기는 어렵다.

에이즈가 심각해지자 임상실험 수탁기관들은 남아프리카공화국으로 향했다. 현지의 감염 환자들을 대상으로 에이즈 치료를 테스트하기 위해서다. 아프리카 환자들은 서양의 환자들처럼 레트로바이러스(한 가닥의 고리로 연결된 RNA 속에 유전 정보를 포함하고 있는 종양 바이러스군－옮긴이) 치료제를 써본 적이 없다. 신약의 효능을 알아보기 위해 수탁기관은 플라시보 효과와 함께 해당 의약품을 환자들에게 투여했다. 미국이나 유럽의 에이즈 환자에게는 해보지 않은 실험이었다. 남아프리카공화국의 에이즈 환자야말로 서양의 제약회사들이 자사의 에이즈 치료제를 마음껏 테스트할 수 있는 이상적인 실험 대상자들이었다. 게다가 에이즈가 가장 극성을 부리는 아프리카 대륙만큼 에이즈 치료제를 팔기에 적절한 곳도 없었다. 홀리스-에덴Hollis-Eden은 25명의 에이즈 환자들을 상대로 임상실험을 실시했고 자사 제품인 임뮤니틴Immunitin과 플라시보 효과를 비교하는 실험을 실시했다. 실험 결과, 두 집단에 속한 모든 환자에게서 레트로바이러스가 발견되지는 않았다. 실험 후 1년이 채 되지 않아 임뮤니틴은 에이즈 환자들 고통을 덜어주는 데 효과적이라는 것을 공식적으로 인정받았다. 임상실험이 끝난 후 많은 참여자들이 조용히 숨을 거두었는데도 말이다.[26]

존 르 카레가 말했던 세상이 정말 도래한 것이다.

· Chapter 23 ·

부패한 의학 프로젝트:
실험과 유혹

한스 바이스 Hans Weiss

환자들에게 제약회사가 개발한 의약품을 테스트해보라고 권하는 사람들은 주로 의사들이다. 왜 그들은 계속해서 실험을 권유하는 것일까? 오스트리아 출신의 취재 전문 기자인 한스 바이스는 독일어권 의사들을 상대로 실험에 대한 윤리의식을 확인하는 취지의 기사를 계획했다. 이른바 '근거중심 저널리즘'을 고수하던 기존의 전통적 취재 방식에서 벗어나 자신만의 독특한 관점으로 문제에 접근했다. 임상실험과 관계된 의사들의 윤리의식은 한마디로 거의 제로에 가까웠다. 제약회사에 유리한 결과가 나올 때까지 실험을 감행함으로써 실험에 참여한 환자들은 너무 큰 리스크를 감당해야 했다. 설령, 그 실험을 통해 상태의 호전을 기대해볼 수도 있지만 무작위추출에 의한 임상실험은 환자 입장에서는 얻는 것보다 잃는 것이 더 많았다. 1983년 한스 바이스는 한스-페터 마르틴Hans-Peter Martin, 커트 랑베인Kurt Langbein과 공동으로 《쓰라린 알약 Bittere Pillen》[1]이란 책을 유명 출판사 키펜호이어 & 뷔치에서 출간했다. 전체 1,100쪽에 해당하는 이 책은 독일어로 출간된 책

23장 부패한 의학 프로젝트 587

중 역사상 최고의 베스트셀러를 기록할 정도였다(거의 하루에 270만 부가 팔릴 만큼 인기 있는 책이었다). 하지만 70여 개의 제약회사들은 이 책을 명예훼손으로 고소했다. 500만 유로의 손해배상금을 요구하면서 30년 동안 소송이 끊이질 않았다. 한스 바이스는 책에 담긴 내용을 '부패한 의학'[2]이란 제목의 기사에서 또다시 언급했다. 수년간 의료기관을 방문해 밀착 취재한 그는 불가피하게 자신을 제약회사 자문관이라고 속인 채 빅 파마의 비밀을 파헤치기 위해 애썼다. 그렇게 취재 내용을 정리한 결과 '부패한 의학'이 탄생한 것이다.

의학용 실험쥐

나는 의무실로 끌려가 말라리아에 걸렸다. 모기가 가득 든 작은 상자들이 있었고, 나더러 그 상자 속에 손을 넣으라고 명령했다. 모기들이 내 손에 달려들었고 나는 그곳에 5주 동안 머물렀다. 처음에는 특별한 증상이 없었다. 그러나 3주째 접어들자 결국 말라리아 초기 증상이 나타나기 시작했다.

이 증언은 1946년 나치 정권 시절에 위법행위를 저지른 뉘른베르크의 의사들이 법정에 섰을 때, 당시 임상실험의 희생양이 된 유대인이 고백한 내용의 일부다. 1,000여 명의 독일 출신 의사들은 유대인 수용소에 있던 유대인들을 상대로 불법 임상실험을 한 죄로 유죄를 선고받았다. 하지만 뉘른베르크의 의사들 23명만 유죄 판결을 받았고 나머지 의사들에게는 법적 처벌이 없었다.

뉘른베르크 의사들의 혐의를 인정한 소송은 여러 면에서 의미하는 바가 컸다. 그 일이 있고 나서 사람들의 인식에 변화가 생겼기 때문이다. 실험동물에게나 할 수 있는 임상실험을 앞으로는 인간에게 할 수 없도록 법적 조치를 취해야 한다는 목소리가 커졌다. 결국 1964년 세계의사협회에서 '헬싱키 선언'을 채택하면서 의료 연구 목적으로 실험할 때 전 세계 모든 의사들은 윤리 덕목에 위배되지 않도록 할 것을 법제화했다. 독일의 보건소 소장도, 방글라데시의 일반 외과의도 이 선언문에 명시된 내용을 지켜야만 했다. '헬싱키 선언'은 독일 의사가 지켜야 하는 의무사항에 포함되었다. 선언문의 일부 내용이다.

환자의 건강이야말로 다른 어떤 것보다 우선 고려해야 할 대상이다. 의사는 환자의 상태를 호전시키는 치료를 해야 한다. 인간을 대상으로 연구할 때는 실험 참여자 한 명 한 명의 건강 유지가 다른 어떤 이해관계보다 우선돼야 한다.

수년이 흐른 뒤에도 '헬싱키 선언'은 실행되면서 그 내용이 완벽해질 때까지 계속 수정되었다. 2000년 버전에서는 플라시보 효과를 알아보는 실험에 중환자는 참여시키지 못한다는 내용을 추가했다. 사실 중환자뿐 아니라 임상실험에 참여한 모든 환자에게는 각별한 주의를 기울여야 한다.

그런데도 제약산업의 압박과 거대 의학 연구소의 지속적인 압력으로 선언문 내용은 또다시 수정돼 플라시보 효과를 검증하는 실험 규정은 다시 '의학적인 이유로 꼭 필요하다고 판단되면, 또는 일상적 질병의 치료법인 경우'로 바뀐다.

'부패한 의학' 프로젝트의 일환으로, 나는 독일과 오스트리아의 의사들이 과연 선언문 규정을 고수하고 있는지 조사해보기로 했다. 이러한 고상한 규정에 동참해, 중병으로 고생하는 환자들을 대상으로 플라시보 효과를 실험하는지를 말이다. 이는 곧 그들이 환자들을 불필요한 고통에 기꺼이 내몰고 있음을 의미하는 것이다.

나는 독일과 오스트리아의 의사들을 상대로 윤리 테스트를 시작했다. 신분을 감추기 위해 나는 제약회사의 자문관이며 이름은 요한 알로이스 바이스Johann Alois Weiss라고 속였다.

질병 선택
—

대상 질병은 중증 우울증을 골랐다. 이 정신질환은 극심한 고통에 시달리게 하는, 생명이 위태로울 정도로 위험한 병이라고 판단했기 때문이다. 모든 의학 관련 매뉴얼에는 중증 우울증 환자 치료에 항우울제를 처방해야 한다고 적혀 있다.

테스트할 의약품 선택
—

치료제로는 세로토닌의 양을 조절하는 항우울제를 선택했다. 이 물질은 뇌 속의 신경전달 물질인 세로토닌을 약의 힘으로 조절해 좋은 컨디션을 유지시킨다. 불안과 스트레스 같은 부정적인 감정을 해소하는 대신 에너지를 불어넣는 역할을 한다. 독일은 물론 오스트리아에는 여러 종류의 항우울제가 존재하며, 세로토닌의 양을 조절하는 항우울제 중에는 치료 효과가 미미한 제품도 있다. 하지만 워낙 제약시장의 수익

면에서 큰 성공을 거두었기 때문에 여전히 그 명성은 유지되고 있다. 오늘날 독일에서 이 약품은 연간 1억 8,000만 유로의 매출을 올린다. 프랑스에서는 조로프트, 세로프람, 데록사트 같은 항우울제가 가장 유명하다. 하지만 나는 제약산업 마케팅상의 용어인 '미-투' 제품을 정식 항우울제보다 더 추천하는 입장이다.

의사 선택

어떤 의사를 최고의 의사라고 말할 수 있을까? 나는 정신과 의사가 아닐까 생각한다. 독일에서 세계적으로 유명한 정신과 의사를 택하기 위해 제약회사들처럼 나 역시 전체 명단부터 확인했다. 그런 다음 독일에서 가장 실력이 좋은 정신과 의사들을 1위부터 50위까지 차례차례 순위를 매겼다.

국제기구 중에도 대표가 있듯이 정신의학계를 대표하는 사람은 누구일까? 누가 세계적으로 명성 높은 의학 학술지에 주요 논문을 발표할까? 검색 결과, 뮌헨 루트비히 막시밀리안 대학병원의 정신병동 소장인 위르겐 뮐러가 적임자였다. 그는 저명한 전문 잡지 편집장이었고 국제의료기업협회의 행정 자문관으로 일한 적이 있다. 또한 지금까지 500여 건의 학술자료를 발표했으며 2001년 7월에는 베를린에서 열린 국제정신의학협회 의장으로 선출되기까지 했다.

뮐러 교수에 대해 알면 알수록 세계적 제약회사와 금전적으로 매우 밀접한 유착 관계가 있다는 사실도 덤으로 발견되었다. 아스트라제네카, 브리스톨마이어스스큅, 엘리 릴리, 글락소스미스클라인, 얀센-실라 그, 룬드벡, 머크, 노바티스, 오르가논, 피에르 파브르, 화이자, 사노피-아벤티스, 세르비에와 와이어스 등등.

심지어 아콤플리아를 휘청거리게 한 스캔들을 일으킨 문제의 의약품 개발에 사적으로 투자한 경력까지 나왔다. 2007년 여름, 미국 위생당국의 판매 승인 절차에서 심각한 부작용이 드러나 거부당한 약품이다. 하지만 아콤플리아와 사노피-아벤티스는 그해 9월에 다시 판매 승인을 의뢰했고 결국 승인을 받아내는 데 성공했다. 그럼에도 빈번한 부작용 발생으로 결국 2008년 10월에 모든 제품을 회수할 수밖에 없었다.

뮌헨 루트비히 막시밀리안 대학병원 내 정신병동

2007년 9월 27일, 나는 뮐러 교수에게 처음으로 서신을 보냈다. 우선 신뢰를 쌓기 위해 세계적으로 유명한 제약회사에 다니는 직원으로 나를 소개했다. 보스턴의 노바티스 연구소에서 근무한다고 말하고 뮐러 교수의 업적 중 사람들에게 전폭적 지지를 받았던 내용을 자세히 언급했다. 임상실험 전문 연구소 책임자인 그가 내 신분을 의심하지 않도록 일부러 그의 업적을 자세히 언급했다. 빈 소재 제약회사의 자문관이기도 하며, 외국의 제약회사 그룹과 함께 일하고 있다고도 덧붙였다. 미국 생명공학 전문회사의 의뢰로 신종 항우울제를 개발 중이며 세로토닌 조절 물질을 연구할 계획이라고 소개했다. 또한 해당 제약사는 유럽뿐 아니라 미국 제약시장에 신종 항우울제의 정식승인을 요청할 계획이며, 궁극적으로는 이 약물이 미국의 5대 제약회사 그룹 중 한 곳과 제휴를 맺어 판매되는 것이 목표라고 말했다.

정식승인을 위한 임상실험에선 중증 우울증 환자 90명이 필요한 상황이라고, 뮐러 교수가 내 제안을 의심하지 않도록 DSM-4단계, 일주일 동안의 워시아웃(약물이 체내에서 다 빠져나가는 세척 시간을 이르는 말—옮긴이), 해밀턴 우울증 평가 지수, 전반적 임상인상CGI, 전반적 임상평가 척도CGR와 같은 전문 의학 용어를 의도적으로 자주 언급했다.

나는 신종 의약품을 조로프트의 간판급 항우울제인 세르트랄린 sertraline과 비교했고 플라시보 효과도 함께 비교 대상에 넣었다. 총 90명이 환자로 참여하며 30명에게는 개발한 신약을 투여하고 30명에게는 세르트랄린을, 나머지 30명에게는 플라시보 효과를 테스트할 것이다. 의약품의 효능은 18주의 실험 기간을 거쳐 확인할 계획이다.

이 실험에 전문가다운 아우라를 풍기기 위해 일부러 유명한 임상실험 수탁기관 한 곳을 섭외해 전반적인 프로젝트를 관리하도록 시켰다. 계약을 통해 고용된 이 수탁기관은 나를 대신해 임상실험의 전개 과정을 조직화하고 감시하는 일을 도맡아할 것이다.

나는 뮐러 교수에게 의약품 제조업체가 실시하는 임상실험에 참여할 의사가 있는지, 또 계약을 하게 된다면 총 몇 명의 환자들을 확보할 수 있는지 물었다.

세르트랄린의 효능과 더불어 플라시보 효과도 알아보는 실험이라면 환자 한 명당 8,000유로의 사례비가 바람직할 것 같았다. 그리고 임상실험을 하려면 실험에 직접 참여하는 의사들에게 주는 수고비, 환자 선별에 필요한 사전 테스트 비용, 연구소 분석 비용, 임상실험 과정을 총감독하는 의사와 실험에 개입하는 간호사들 수고비, 행정 절차에 필요한 비용, 임상실험을 수행하는 데 필요한 장비 비용 등이 추가로 필요하다고 판단했고 그 비용도 계산해보았다.

전 세계의 평균 임상실험 비용과 비교했을 때, 내가 뮐러 교수에게 제안한 비용은 구미가 당길 만했다. 인력의 질적인 가치를 보장하고 실험 기간을 정확히 준수하는 조건의 실험이면 추가 수고비를 줄 수 있다고 명시했기 때문이다. 또 실험 전에 환불이 불가능한 선금으로 9,500유로를 미리 준다는 조건도 제시해 두었다.

마지막으로 나는 모든 세부사항에 대해서는 논의의 여지가 있다고 강조했다. 임상실험과 관련된 여러 기준과 연구소 조건은 차후 수정이 가능하며, 또 사례비 지불도 교수가 원하는 방식으로 할 수 있다고 덧붙였다. 나는 그에게 해당 약품이 독일어권 제약시장에 출시될 경우, 전문 자문관으로서 함께 일할 수 있는지도 물었다. 내가 알기론, 임상실험에 참여한 수고비는 공식적으로 전달되지만 자문관 같은 비공식적인 업무비는 얼마든지 사적인 경로를 통해 전달될 수 있다. 그래서 해당 의사가 자신이 속한 의료기관 모르게 공공연히 제약회사의 자문관을 맡기도 한다고 들었다.

뮐러 교수는 내 인내심의 한계를 시험하는 것 같았다. 사흘이 지나도록 아무 답변이 없어서 나는 그의 개인 비서에게 전화를 걸어 확인해야 했다. 비서는 교수가 현재 외부 출장이어서 바로 답변할 수 없다고 했다. 그녀는 내 의뢰를 '긴급' 처리 업무 목록에 올려놓았지만 교수는 10월 1일 출장에서 돌아와도 10월 3일부터 사흘간 열릴 학회에 참가하기 위해 다시 자리를 비워야 했다.

결국 3주를 더 기다린 끝에 뮐러 교수의 답변을 들을 수 있었다. 그는 내가 제안한 임상실험에 호의적인 답변을 보내왔다. 하지만 실험 기간이 짧기 때문에 여러 의문점들을 명확히 해야겠다며, 자신의 파트너인 동료 의사와 만나볼 것을 제안했다.

교수의 제안은 사실 가장 피하고 싶은 시나리오였다. 그의 말대로 동료 의사와 전화 통화를 하다 내 정체가 탄로날까 겁이 났다. 임상실험에 대한 구체적인 상황을 완벽하게 알고 있지 못하기 때문이다. 이메일이나 서신으로 의견을 주고받는다면 전혀 위험할 일이 없겠지만 직접 대면이나 전화통화는 위험했다. 나는 그 제안에 바로 대답하지 않았다. 일단 자료를 검색하면서 정보 수집에 필요한 시간을 끄는 것이 상책이었다.

여하튼 뮐러 교수의 성향으로 보건대, 중증 우울증 환자들을 실험 대상으로 참가시킨 다음 플라시보 효과를 실험하자는 제안에 반대할 것 같지 않았다. 대화 도중 오해나 리스크가 발생하지 않도록 나는 그 다음 날 바로 그에게 답신했다. 먼저 함께 임상실험을 하겠다고 선뜻 승낙해준 것에 고마움을 표한 뒤, 그의 동료와 빠른 시일 내에 교섭할 수 있도록 조치를 취하겠다고 답했다. 나는 순진한 척하며 이렇게 물었다.

제가 제안한 임상실험과 관련해서 플라시보 효과를 넣어도 되겠습니까? 윤리위원회의 허락을 받아야 하지 않을까요? 최근 의학계의 이런 실험 방식에 적대적인 사람들이 많아지면서, 실험에 이 과정을 넣기가 어려워진 것이 사실입니다. 그래서 말인데 독일어권에 이 항우울제를 판매하려는 제약회사의 의학 자문관 입장을 들어보는 편이 좋을 것 같은데요. 그런 의미에서 당신에게 이런 제안을 하는 것입니다. 저희 회사가 계획한 임상실험에 참여해주신다면 수고비는 넉넉히 드리겠습니다.

그 이후로 뮐러 교수에게서는 직접 답변을 들을 수 없었다. 대신 10

월 29일 그의 동료 의사가 음성 메시지를 남겼다. "뮌헨 대학병원 정신 병동의 리델입니다. 뮐러 교수께서 당신의 메일을 제게 전달해주셨습니다. 임상실험과 관련해서 통화하고 싶은데 제게 전화를 주시겠습니까?"라고 말이다.

어떻게 하지? 고민에 빠지지 않을 수 없었다. 예상질문에 대한 답변을 미리 준비할 시간이 필요했으므로 나는 메일로 지금 심한 독감에 걸려서 몸 상태가 좋지 않다고 둘러댔다. 그런 다음 궁금한 것을 먼저 질문해보기로 했다.

- 이 임상실험을 한다면 총 몇 명의 환자를 참여시킬 예정인가?
- 시간과 실험 조건 면에서, 윤리위원회의 동의를 받는 데 문제될 부분은 전혀 없는가?
- 독일어권 병원 중에서 임상실험의 중추 역할 기관에서 근무하는 동료 의사를 몇 사람 더 추천해줄 수 있는가?

그는 곧바로 답변을 보내와 매달 2~3명의 환자들을 참여시킬 수 있다고 했다. 리델은 자꾸만 나와 직접 통화를 하고 싶어 했지만 그 결정은 내 몫이었다.

마침내 11월 5일, 나는 그가 일하는 뮌헨 병원으로 다이얼을 돌렸다. 처음에는 일상적인 주제로 가볍게 대화를 나누다 본격적인 주제로 들어갔다. 정신병동의 수석의사인 리델은 병원에 입원 중인 환자를 투입할 수 있으며 2008년 4월부터 시작해 연말까지 진행할 경우, 20여 명은 족히 참여시킬 수 있다고 설명했다. 대화를 이어가다가 나는 그 환자들에게 플라시보 효과를 테스트할 것인지를 물었다. 민감한 질문인지라 그도 당황했는지 말을 멈췄다. 그러더니 갑자기 '윤리위원회', '해밀턴 우울증 평가 지수', 우울증 완화 등을 언급하며 횡설수설했다.

나는 확인이 필요한 부분을 다시 분명히 말했다. 윤리위원회는 과연 심각한 우울증을 15일 만에 완화시켜준다는 치료제의 임상실험을 단번에 허락해줄 것인지, 해밀턴 우울증 평가 지수를 사용해 환자의 우울증 상태를 20퍼센트 줄이겠다는 야심찬 계획을 통과시켜줄 것인지에 관한 의문을. '헬싱키 선언'과 상관없이 뮌헨의 윤리위원회는 우리 실험을 아무런 방해 없이 무난히 통과시켜줄 것 같았다. 뮌헨의 윤리위원회로부터 승인받기까지 얼마나 걸릴지 물어보니 그는 4~6주 정도 기다리면 된다고 답했다.

11월 26일 낮 2시, 드디어 나는 뮌헨에 입성했다. 그와 자세한 이야기를 심도 있게 나누기 위해서였다. 리델과 이야기를 나눈 뒤 나는 다른 병원의 의사들을 만나게 해달라고 요청했다.

그는 주저 없이 내 요청을 받아들였다. 본 대학병원의 정신병동 수석 의사인 카이-우베 쿤 박사와 이에나 대학병원의 하인리히 자우어 교수도 소개해주마고 했다. 그러면서 자우어 교수는 플라시보 효과에 대한 임상실험을 실제로 해본 적은 없다고 덧붙였다.

이에나 대학병원

하인리히 자우어 교수는 이에나 의과대학 학과장이면서 이에나 대학병원 정신병동 원장을 맡고 있었다. 1998년부터 2002년까지는 독일의 정신치료신경의학협회에서 활동하기도 했다. 그가 플라시보 효과를 테스트해본 적이 없다는 말을 들은 나는 이번에는 제약회사 자문관이 아닌 의학 저널 기자인 척 접근했다.

자우어 교수는 플라시보 효과를 함께 알아보는 임상실험에 동의한다면서 중증 우울증 환자들에게는 자살 충동이 올 수 있으니 진행 상태가 심각한 환자에게는 하지 않는 편이 바람직하다고 말했다. 따라서 임상실험에서 플라시보 효과를 알아보는 그룹에 중증 환자를 참여시키는 일은 없어야 한다고 강조했다. 환자들이 서면 동의서에 직접 참여 여부를 밝혔다 해도 그들의 정신 상태를 고려하면 그 의사를 객관적으로 인정할 수 없다는 것이었다.

본 대학병원의 정신병동

본 대학병원의 정신병동에는 뮐러 교수의 동료이자 수석의사인 리델이 추천한 쿤이 있었다. 이제 그에게도 윤리위원회 검열에 대한 의견을 물어볼 차례였다.

이메일로 임상실험을 제안하자 대학에서 강의를 겸하고 있는 의사인 카이-우에 쿤 박사는 흔쾌히 응했다. 수석의사와 함께 기꺼이 임상실험에 참여하겠다는 것이었다. 그가 소개한 볼프강 마이어는 독일 정신의학계에서는 꽤 유명한 사람이다. 볼프강 마이어는 실제로 독일 정신치료신경의학협회 의장을 맡은 적도 있다. 또 '치매' 치료와 관련해서도 실력을 인정받아 엘리 릴리와 글락소스미스클라인 같은 제약회사에서 연구비를 지원받기도 했다. 마이어는 2003년 1월 뮐러 교수와 공동으로 논문을 발표했고, 화이자와 노바티스로부터 재정 지원을 받아 연구한 우울증 관련 논문들을 《영국의학저널》에 수차례 발표하기도 했다. 하지만 '객관성 오류와 통계적 실수'로 인해 동료 의사들의 혹평을 받은 논문도 몇 건 있었다.

수석의사인 리델과 쿤 박사 모두 임상실험에 참여하겠다고 했고, 나는 우리가 교환한 서신을 제약회사 회장에게 보내겠다고 통보했다. 그런데 그 사이에 그만 신종 항우울제와 관련해 예기치 못한 부작용이 발견되었다는 내용을 두 사람에게 전했다. 2월 말까지 임상실험과 마케팅 전략 회의가 연기될 예정이며 추후 상황과 관련된 결정은 스케줄이 확정된 후 나올 것이라고 덧붙였다.

이후 서신에서 나는 우리가 처음 계획한 실험에 곤란한 상황이 생겼다고 전하면서 초기 예상과 달리 일정이 연기돼 2008년 3월에서야 실행할 수 있을 것이라고, 추후 사항은 확실히 결정되면 말해주겠다고 덧붙였다.

나는 뒤셀도르프 대학병원의 볼프강 개벨 교수와도 교섭해 윤리위원회가 이 임상실험을 통과시킬지 그의 의견을 물었다. 이 사람으로 말할 것 같으면 2007년에 독일 정신치료신경의학협회 의장을 맡았고 현재 독일 의학계의 권위 있는 전문가로 유명한 인물이다.

뒤셀도르프 대학병원

나는 볼프강 개벨 교수에게 임상실험 계획안을 약간 수정해서 보냈다. 세토로닌의 양을 조절하는 물질인 항우울제에 대한 임상실험이 아니

라 세로토닌과 노르아드레날린을 함께 조절하는 항우울제로 의약품의
특징을 바꾸었다. 뇌를 구성하는 신경세포가 세로토닌과 노르아드레날
린, 이 두 물질의 양에 따라 기능이 좌우되는 것을 이용해 만든 신종 항
우울제로 소개했다.

이 약품의 효능을 검증하려면 기존의 약품과 함께 플라시보 효과를
비교 대조해야 했다. 따라서 뮐러 교수에게 실험 관련 사례비를 물어본
반면 그에게는 플라시보 효과 실험을 허락할 것인지를 물었다. 교수는
10일쯤 지나 답변을 보내왔다. 2008년 4월 4일, 그 역시 동료이자 수석
의사인 요아힘 코더스를 통해 자신의 의사를 대신 전달했다.

당신의 정성 어린 제안에 깊이 감사드리는 바입니다. 무작위추출에 의한
다국적 임상실험에 저희 역시 참여하고 싶습니다. 임상실험에 대한 세부
내용을 검토할 수 있도록 실험과 관련된 문서들을 모두 보내주시기 바랍
니다.

답신을 받은 나는 4월 22일에 요아힘 코더스와 전화 통화를 했다. 그
는 이번 임상실험의 주제에 관심을 보였고, 중증 우울증 환자를 상대로
플라시보 효과를 알아보는 것은 도덕적인 측면에서 민감한 사항이라고
말했다. 하지만 흥미로운 실험인 만큼 그 실험에 플라시보 효과를 꼭
넣어야 한다는 입장을 보였다.

아우구스부르크 대학병원의 정신병동

—

아우구스부르크 대학병원의 정신병동 원장인 막스 슈마우스 교수 역시 독일에서 정신 의학의 대표적인 석학으로 유명하다. 2001년부터 2002년까지 독일 정신치료신경의학협회의 의장을 역임했고 정신과 의사들 사이에서 최고의 베테랑으로 통한다. 또한 현재도 이 협회의 상임회원으로 있다. 제약회사와의 관계도 매우 돈독해서 독일 의회에 의약품 관련 내용을 적극 홍보하는 등 제약산업의 홍보대사로 봐도 될 정도다.

2008년 3월 26일, 나는 막스 슈마우스 교수에게 임상실험 계획안을 보냈다. 그에게도 세로토닌과 노르아드레날린을 함께 조절하는 신종 항우울제 효능을 테스트할 계획이라고 전했다. 몇 주 후 역시나 그의 동료이자 수석의사인 토마스 메서가 음성 메시지를 남겼다. 그는 이 임상실험에 호의적인 반응을 보였고 아우구스부르크 대학병원이 직접 임상실험에 참여할 수 있다는 의사를 밝혔다.

토마스 메서 의사 역시 유명한 사람이었다. 막스 슈마우스 교수가 협회 의장으로 활동할 때 그의 전문 비서였으며 또한 여러 저명한 의학 학술지에 많은 논문을 게재했다.

빈 대학병원의 정신병동

—

오스트리아 태생인 나는 오스트리아 의사들에게도 똑같이 임상실험을 제안하기로 결심했다. 그들도 독일 의사들처럼 중증 우울증 환자들을 상대로 양심의 가책 없이 플라시보 효과를 실험할 의사가 있는지 알아보고 싶었다. 나는 오스트리아에서 가장 유명한 정신과 의사인 지크프리트 카스퍼에게 연락했다. 그가 빈 대학병원에 재직하던 시절의 얘기다.

지크프리트 카스퍼는 인스브루크와 프리부르에 이어 하이델베르크에서 의학을 공부했다. 대학교를 졸업하자마자 독일을 포함 미국의 여러 정신병동에서 다양한 경험을 쌓았고 학술지에 수많은 논문을 발표할 정도로 활발한 연구 활동을 했다. 또 전 세계 의학협회에 적극 참여하는 등 학회 활동도 게을리하지 않았다. 2005년 7월에는 생물학적정신의학회FSBP(Federation of Societies of Biological Psychiatry) 의장에 선출되었다. 전 세계 정신의학협회 중 3위 안에 들 정도로 유명한 협회다. 카스퍼 교수는 제약회사들과도 긴밀히 협력했는데, 전문 자문관으로 일한 경력이 매우 화려했다. 그래서 제약회사가 발표한 연구보고서를 집필한 적도 여러 번 있었다.

2002년 카스퍼 교수는 국제적인 출판사를 통해 굵직한 저서를 여러 권 발표했다. 하지만 그중에서 밀나시프란milnacipran이란 약물로 제조한 항우울제 치료에 대한 보고서가 대필을 의뢰해 완성한 연구 논문임이 드러났다. 이 사실이 언론에 알려지자 《영국의학저널》은 대필가의 존재를 헤드라인 뉴스로 다루면서, 결코 일어날 수 없는 일이라고 일침을 놓았다. 그러면서 제약산업과 의과대학의 정신의학 전문가들 사이의 유착관계는 인정할 수 없는 일이라고 덧붙였다.

나의 임상실험 계획안을 검토한 그는 서면으로 뻔뻔한 답변을 보내왔다.

상세한 내용을 다룬 메시지 잘 받았습니다. 기꺼이 당신의 연구에 참여하고 싶습니다. 그전에 전화로 몇 가지 세부사항을 확인할 수 있었으면 합니다.

전화통화에서 카스퍼 교수는 침착한 어조로 환자들에게 플라시보 효과를 알아보는 것은 전혀 문제될 것이 없다며, 그 문제는 윤리위원회와 잘 협의할 예정이라고 덧붙였다. 통화가 거의 끝나갈 무렵, 그는 실험에 참가한 사례비는 자신이 아니라 대학병원이 받는 것이라고 설명했다. 그 순간 나는 좋은 기회다 싶어 "그럼, 당신은 제약회사의 자문관으로서 이 실험에 참여할 준비가 되신 겁니까?"라고 물었다.

그는 망설임 없이 바로 그러겠다고 답했다. 다만 한 가지 분명히 해둘 점은 임상실험에 참여한 사례비와 개인적인 수고비 즉, 자신이 회사의 자문관 역할을 해준 것에 대한 금액은 따로 처리해줄 것을 당부했다.

나는 독일에서 4명, 오스트리아에서 1명, 총 5명의 정신과 의사에게 임상실험을 제안했다. 그들에게 중증 우울증 환자들에게 효능을 인정받은 기존의 항우울제가 아닌 플라시보 효과를 실험할 것인지 동일하게 질문했다. 뮌헨, 본, 아우구스부르크와 빈에 위치한 병원에서 일하는 의사들은 흔쾌히 승낙한 반면, 뒤셀도르프의 의사만이 그 문제는 도덕적인 측면을 고려해야 하는지라 민감한 일이라고 대답했다. 하지만 그도 결국엔 플라시보 효과는 필요악이니 해야 한다고 결론지었다.

나는 의사들이 도덕적으로 양심의 가책을 느끼지 않을까를 예상했었다. 어쨌거나 그 분야에서 세계적으로 저명한 석학들을 선별한 것이기 때문이다. 정신의학과 관련된 임상실험이어서 윤리적인 잣대가 약했던 것일까? 나는 또 다른 질병과 관련된 임상실험을 제안해보기로 결심했다. 그래서 이번에는 심장계 질환과 두통을 예방하는 치료제와 관련된 임상실험을 제안해보았다.

드레스덴 임상실험 연구센터
—

마르콜프 하네펠트 교수는 당뇨병, 고혈압, 동맥경화에 있어 세계적으로 유명한 전문 의사다. 2000년부터 드레스덴의 임상실험연구소 소장을 맡고 있으며 제약회사로부터 재정 지원을 받아 연구를 진행한다. 그는 주로 제약회사를 위한 연구를 해왔다. 연구는 드레스덴 의과대학과 대학병원 등과 협력해 이루어졌으며 현지의 다른 의사들도 이에 동참했다.

대학병원 웹사이트 메인 화면에는 5,000여 명의 환자들이 실험 참여자로 등록해 자료 뱅크에 들어가면 어떤 환자들이 있는지 수시로 확인할 수 있다. 이 병원은 50가지 이상의 신약들 효능을 알아보는 임상실험에 자부심을 보였다.

마르콜프 하네펠트 교수는 전 세계의 수많은 임상실험에 참여했으며 그중 몇 가지에서 윤리적인 문제가 지적되기도 했다. 당뇨병이 심각한 환자들을 참여시킨 일명 '어드밴스ADVANCE'란 명칭의 연구는 프랑스의 세르비에 제약 연구소가 개발한 복합 의약품의 효능을 확인하는 것이었다. 이 실험 결과는 2007년 의학 전문지 《랜싯》을 통해 세상에 공개되었다.

나는 하네펠트 교수에게 그때의 연구와 비슷한 복합 의약품을 실험할 예정인데 참여 의사가 있는지를 묻는 편지를 보냈다. 혹시 구체적인 방법을 자세히 물어볼까 봐 그가 참여했던 '어드밴스' 연구법 내용을 상세히 기술했다. 그러면서 나는 미국의 생물공학 관련 회사에 다니고 있으며 내 상사는 이미 무작위추출로 국제적 규모의 임상실험을 해본 경력이 있다고 자초지종을 설명했다. 또한 이번 실험이 성공만 한다면 정식승인을 받아 의약품을 판매할 예정이라고 덧붙였다. 이 실험에는 400명의 환자들을 참여시킬 예정이며, '어드밴스' 연구처럼 총 기간은 5년으로 잡았다는 말도 썼다.

수익 부분은 제약회사를 통하지 않고 나와 협상하면 된다고, 실험에 참여한 환자 1명당 1만 유로의 사례비를 줄 예정이며 연구소 내에서의 실험 진행 비용과 실험을 감독하고 직접 참여하는 의사들의 수고비는 차후에 논의할 것임을 덧붙였다.

하네펠트 교수는 망설임 없이 제안을 수락했다. 이 임상실험을 위해 환자 100명을 모집할 수 있으며, 참여자들에게 주어야 할 사례비 총액은 100만 유로에 달할 것이라고 답했다. 별로 놀랍지 않았다. 하네펠트 교수 역시 여느 의사들과 다르지 않았던 것이다. 그가 윤리적인 측면을 제고했는지의 여부는 전혀 상관없었다. 흔쾌히 내 제안을 받아들이는지가 관건이기 때문이다.

이후 주고받은 서신에서 하네펠트 교수는 윤리적인 문제는 신경 쓸필요가 없다고 털어놓았다. 그 역시 임상실험에 참여하는 대가로 해당 병원은 물론 자신의 개인 계좌에 별도의 수고비를 넣어주길 원했다. 그금액이 자그마치 24만 유로나 되었다.

다른 병원을 추천해줄 수 있는지 요청했더니 연구 및 개발을 위한 기업체를 소개했다. 마인츠에 위치한 이 기업의 책임자는 안드레아스 푸츠너였는데 그 역시 이 임상실험에 관심을 보였다. 뮌헨 의과대학에서 예방 심장학을 전문적으로 가르치는 클레멘스 폰 샤키 교수도 연락을 취한 결과, 흔쾌히 임상실험에 참여하겠노라 대답했다.

뒤스부르크 - 에센 대학병동의 신경의학과

마지막으로 두통과 관한 한 독일 의학계에서 가장 저명하다는 의사에게 연락을 취해보기로 했다. 한스-크리스토퍼 디너 교수로 그는 뒤스부르크-에센 대학병동의 신경의학 전문 의사이자 두통치료전문센터의 책임소장으로 활동 중이다.

디너 교수는 2003년부터 2004년까지 독일 신경의학협회의 의장을 역임했다. 그는 두통을 없애는 가장 효과적인 방법을 누구보다 잘 알고 있었고 심혈관계 질환과 두통 질환에 관해 가장 뛰어난 전문가로 명성이 자자하다.

세계적인 의학 세미나에서 '디너'란 이름을 언급하면 모르는 사람이 없을 정도다. 2006년 8월《미국의학협회저널》은 그가 동료의사들과 공동 연구한 두통과 관련한 연구 결과를 신랄하게 혹평했다. 제약회사와 유착 관계를 맺은 채 실험을 진행했으나 그 사실을 감쪽같이 숨겼다는 것이 이유였다. 공정한 실험을 위한 규율에 위배된 행위를 한 것이다. 이에 디너 교수를 비롯한 공동 연구자들은 자신들의 입장을 변론했다.

이번 두통과 관련된 연구는 제약회사로부터 어떤 재정적 지원도 받은 바 없습니다. 그리고 그 회사에 유리한 내용을 발표하기 위한 연구도 아닙니다. 단지 두통이 여성에게 심혈관계 질환을 유발하는지, 그 리스크를 조사하는 연구였습니다.

사실 제약회사에서 금전 지원을 받지 않는 의사란 거의 없는 상황에서, 실력 있는 의사인 디너 교수가 돈을 받지 않았을 리 없다. 한스-크리스토프 디너 교수는 그동안 제약회사 39곳의 자문을 맡았으며, 회사가 진행하는 연구의 파트너로서, 감독관으로서, 학회 주최자로서 참여해왔다.

나는 디너 교수에게 두통을 치료하는 신약을 실험할 예정이니 꼭 참여해달라고 제안했다. 복합 의약품 형태로 이부프로펜ibuprofène과 카페인이 합성된 혼합 물질이라고, 약의 성분에 대해서도 설명했다. 그런 종류의 의약품은 아직 시중에 나와 있지 않았다. 실험에 참여할 환자들은 효능 있는 의약품을 복용하는 그룹과 플라시보 효과만 알아보는 그룹으로 나뉜다는 설명도 했다.

그런데도 디너 교수 역시 내 제안을 바로 받아들였다. 그는 모집 환자당 120유로를 선금으로 주고 이어 중도금처럼 100유로씩 나눠 지불하라는 조건을 제시했다. 본인에게는 22만 유로를 지급해야 하며, 사전조사에 드는 비용, 행정 절차 비용, 실험을 감독하는 의사들에게 줄 수고비에다 개인적으로 자신에게만 특별 수고비를 챙겨주길 원했다. 게다가 실험 시작 전에 자신에게 선금으로 1만 5,000유로를 달라고 요구했는데 이 금액은 실험이 설령 취소되더라도 환불되지 않는 금액임을 강조했다.

디너 교수는 고상한 문체를 고수하며 다음과 같이 짧은 답장을 메일로 보내왔다.

초대해주신 것에 감사드립니다. 두통 전문 연구소인 저희 기관과 협력해 실험하게 된다면 저희로서도 매우 흥미로운 실험이 될 것입니다.

일단 나는 감사의 뜻을 전하며 에센에 있는 그의 연구소로 찾아가 구체적인 질문에 답변하겠다고 답장했다. 얼마쯤 지나 나는 다른 교수와 그랬듯이 갑자기 약속을 취소했고 임상실험이 수포로 돌아갔다는 거짓말을 늘어놓았다. 의약품에 예기치 못한 부작용이 발견돼 진행 예정인 임상실험을 모두 중단할 수밖에 없다는 그럴싸한 이유를 댔다.

함정에 빠트리는 실험 제안

나는 독일어권의 저명한 의사들에게 거짓으로 임상실험을 제안했다. 제약회사 직원이라 속이고 그들이 세계의학협회가 규정한 규칙을 지키는지를 알아보았다. 중증 환자들을 상대로 한 플라시보 효과 실험을 엄격히 제한하는 것에 어떤 입장을 보이는지 알아본 것이다.

총 5명의 의사들에게 의뢰했는데, 4명은 독일인, 1명은 오스트리아인이었다. 이들은 너 나 할 것 없이 모두 실험 참여에 동의했다. 중증 우울증 환자들에게 실제 효능이 있는 의약품이 아닌 플라시보 효과를 알아본다는 제안에 동의한 것이다. 이는 엄연히 세계의학협회의 규칙을 어긴 행위인데도 그들은 전혀 개의치 않았다.

심장계 질환 전문가 세 사람 역시 당뇨병 환자들에게 고혈압 치료제에 관한 플라시보 효과를 테스트하는 데 동의했다. 이 역시 세계의학협회가 규정한 사항에 위배되는 처사다. 고혈압은 이미 효과적인 치료제가 시중에 유통되고 있었다. 그런 상황에서 동맥경화 같은 문제를 앓는 환자들을 플라시보 효과 테스트에 참여시키면 부작용을 유발할 수도 있었다. 심근경색, 심장마비뿐만 아니라 뇌혈관 질환에 이르기까지 다양한 리스크가 있는데도 괜찮다는 반응이었다.

독일어권의 신경의학계에서 최고 권위를 자랑하는 의사도 상황은 다르지 않았다. 그 또한 두통 환자 100여 명에게 플라시보 효과를 시도하겠다는 제안에 반대하지 않았다. 이는 명백히 의사로서 지켜야 할 윤리적 덕목을 어긴 선택이다.

보고서 발표 그후
—

유일하게 뮌헨의 뮐러 교수만이 이런 식으로 의사들을 부패한 사람으로 몰아가는 조사를 할 경우, 명예훼손으로 고소하겠다고 협박했다. 하지만 실제로는 어떤 기소장도 받지 못했다. 빈 대학의 카스퍼 교수는 이 일을 계기로 의사로서의 자질을 의심받아 학교 내 징계위원회에 불려가 책임추궁을 당했다고 한다. 차후 그 같은 제안을 받는다면 규칙에 어긋난 행위는 절대 하지 않겠노라고 약속했을 정도다. 징계위원회에서는 내부적으로 결정을 내리고 외부에는 절대 공개하지 않는 것으로 사건이 종결되었다고 한다.

궤멸 위기에 처한 진정한 의학

이오나 히스 Iona Heath

결국 빅 파마가 점령한 이 시대에 과연 의학은 앞으로 어떻게 흘러갈까? 이오나 히스야말로 이 질문에 가장 확실히 대답해줄 사람이다. 그녀는 1975년부터 런던에서 일반 외과의로 일했으며, 2009년에는 영국의 일반외과의들이 만든 협회인 왕립일반의사협회RCGP의 회장을 맡아 중요한 자리에 올랐다. 의료 행위를 하는 사람으로서 박애주의와 사회에 이바지하겠다는 이념을 강조하며 이오나 히스는 수년 전부터 의약품의 지나친 상품화와 산업화에 반기를 들었다. 비단 영국에서뿐만 아니라 전 세계를 향해 쓴소리를 아끼지 않았다.

이오나 히스의 말에 따르면 진정한 의학은 현재 침몰 위기다. '가짜 의학'이 범람하고 있다. 환자에게 정말로 무엇이 필요한지는 안중에도 없고 무엇이든 약으로 해결하려는 이기주의자들이 제약산업을 장악하고 있는 것이다. 의학의 쇠퇴를 막기 위해서라도 우리는 건강을 소비 대상으로 여기는 태도를 버려야 한다. 또한 유한한 몸, 언젠가는 죽게 될 인체에 불확실한 리스크를 가져올 수 있는 선택은 이성으로 자제해야 한다.

의료 행위는 인간의 고통을 없애주는 매우 이로운 행위로 무한한 잠재 가능성을 갖고 있지만 그것이 나쁜 목적으로 악용되면 심각한 피해를 줄 수도 있다. 지난 몇십 년간 기술의 진보는 많은 변화를 가져와 선진국에서는 혁신적인 수술과 치료법을 시도하였다. 그중에는 효과를 본 경우도 있으나 이따금 실망스러운, 나아가 인체에 위험한 결과를 초래한 사례도 적지 않다.

여기서 이런 변화를 정의하는 특징을 크게 세 가지로 요약해보면, 평생 건강을 책임지기 위한 의료 활동, 건강의 상품화, 정부의 개입이 그것이다. 의사들은 갈수록 건강을 개인의 궁극적 목표가 아닌 또 다른 수단을 쟁취하기 위한 매개체로 여긴다. 또 의사와 환자의 신분에 서열을 매겨 계급화하는 추세도 기승을 부린다. 의사에게 환자란 무엇보다 치료비를 지불하는 고객이며, 그의 건강 회복은 차후 문제다. 의사와 환자 사이의 인간적 교류는 점점 줄어들고 거의 무시되기 일쑤며, 이제 환자의 진정한 행복에 신경 쓰는 의사들은 거의 찾아볼 수 없을 정도다. '악어의 눈물'이란 표현이 있다. 즉 위선적인 눈물이란 뜻인데, 의사들이 환자의 고통을 내 일처럼 공감하는 시대는 막을 내린 것이다. 환자의 고통을 이해하려고 애쓰는 경우도, 왜 고통스러워하는지 원인과 결과를 자세히 알고 싶어 하는 의사도 이제는 찾기 힘들어졌다.

평생 먹어야 하는 약

선진국에 사는 사람들은 장수를 원하고 또 그 수명만큼 건강한 신체를 유지하고 싶어 한다. 그래서 살면서 아프지 않으려고 애쓴다. 실제 건강이 양호한 편인데도 그렇지 않다고 생각하는 경향이 높다. 어쨌든 모든 국가는 국민의 건강을 최우선 과제로 삼고 있다. 지구상 모든 이들의 가장 큰 걱정거리가 바로 건강이 된 것이다. 인도의 비하르와 케랄라 지역, 그리고 미국의 상황을 예로 들어볼까 한다.[1] 우선 비하르는 인도에서도 가장 가난한 시골로 주민의 평균수명이 인도에서 가장 낮다. 케랄라 역시 시골이지만 교육에 대한 정부 투자가 활발히 이뤄지고 있어서 비하르와 비교하면 문맹률이 낮고 평균 수명도 상대적으로 높다. 그런데 아이러니하게도 비하르 주민의 평균 수명이 미국인의 평균 수명과 거의 맞먹는다는 통계가 나왔다. 비하르의 질병 발생률은 매우 낮은데, 물론 케랄라의 질병 발생률보다는 높다. 그런데 미국의 질병 발생률이 인도의 이 두 지역보다 훨씬 높으니 어찌된 일일까? 선진국의 국민이라면 당연히 건강 상태가 더 좋을 것이라는 예상이 보기 좋게 빗나간 것이다.

결국 현대 의학의 병폐가 결정적 원인이었음을 알 수 있다. 선진국 사람들일수록 자신을 '환자', '병에 걸릴 수도 있는' 리스크를 가진 사람으로 규정하려는 경향이 매우 높다. 이렇게 된 데에는 크게 두 가지 부정적인 이유가 있다. 먼저, 건강이 비교적 양호한 사람에게까지 과대 해석으로 문제를 제기하는 오늘날의 의료 환경이 첫 번째 원인 제공자다. 그래서 건강한 사람을 하루아침에 환자로 만들어버리기 일쑤인데, 그래야 의료계가 돈을 벌기 때문이다. 또 다른 한편으로 '몸이 아프다는

것'은 곧 생산능력의 상실을 의미한다.[2]

그러다 보니 선진국 사람들은 건강에 예민할 수밖에 없다. 매일 쏟아져 나오는 의료 광고의 홍수에 노출돼 정밀검사, 조기검진 등 수시로 건강 상태를 확인할 것을 강요당한다. 현대인은 건강 문제로 신경쇠약에 걸릴 정도로 압박을 받는다. 결국 우리는 항상 건강에 강박관념을 느끼며 산다. 신진대사 기능, 음식 습관, 대기와 수질 등 집 안은 물론 일터의 생활환경에 예민하게 반응한다. 방과 후 환경, 일조량 등 신경 쓸 거리가 한두 가지가 아니다. 인간이 기쁨을 느끼는 모든 근원적인 요소가 건강에 적신호를 울리는 위험 요인이 되어가고 있다. 그래서 수시로 주변 환경을 감시하며 건강에 조금이라도 피해가 가진 않을까 전전긍긍한다. 과거에는 '리스크'라고 하면 인생의 모험, 열정을 다해 위험을 무릅쓰고 무언가에 도전한다는 이미지가 있었다. 그런데 지금은 무조건 나쁜 것이라는 부정적인 이미지가 지배적이다.

사람들은 두려움과 병에 걸릴지 모른다는 위기감 속에서 하루하루를 살고 있다. 장애가 생기거나 심하면 죽음에 이를 수도 있다는 두려움을 느낀다. 하지만 예전보다 환경이 개선된 지금, 두려움은 지나치게 과장된 반응이 아닐 수 없다. 의료업계가 제약산업과 손을 잡으면서 수익성에 눈멀어 과도하게 공포심을 자극하는 것이다. 전 세계 인구의 건강 상태는 예전에 비하면 많이 좋아졌다. 수준 높은 치료법도 개발돼 회복 가능성도 높아졌는데 제약산업은 건강한 사람들에게 건강을 지키라고 권유하며 의약품을 팔려고 한다. 이윤 추구를 위해 건강을 상품화한 것이다. 오늘날 조기진단 관련 기술이 눈부신 성장을 거둔 결과, 사람들은 미래의 건강을 미리부터 염려한다. 그래서 혹시나 발생할지 모르는 리스크를 최소화하는 예방 치료에 큰 관심을 보인다.

실용주의적인 의학의 세상이 도래한 것이다. 이러한 특징을 가진 현대 의학은 모든 개인을 동일체로 보는 경향이 있어서 각 개인의 개별 특성, 자율에 근거한 고유한 가치를 떨어트리기 쉽다. 지금으로부터 약 20년 전, 데이비드 메트카프는 일반 외과의들에게 '진단과 치료에 대한 열정에 눈멀어 환자가 정말로 원하는 것, 장소와 관련된 것이든 개인 성향과 관련된 것이든, 그것을 못 보는 실수를 저지르지 않도록 주의하라'고 충고했다.[3] 요즘 이 같은 조언이 그 어느 때보다 절실한 것 같다. 우리는 말로는 자율권과 개인의 선택을 강조하면서도 실질적으로는 타성에 젖어 사회에 순응하는 문화를 유지하고 있다. 그런 문화권에서 개인이 자유로운 선택을 하기란 어렵다. 항상 정부가 인정하는 선택을 하도록 무언의 압력을 받기 때문이다.[4] 일단 '좋은 선택'이라고 사회가 인정하면, 사람들은 자신의 개별 상황과 염원은 고려하지 않은 채 무조건 그 선택을 따르려고 애쓴다.

건강이란 늘 사회 구조와 관계가 깊다. 또 생물학적·문화적 특징과 유기적으로 연관돼 있어 건강의 정의는 시대와 함께 진화하기 마련이다.[5] 영어로 건강을 의미하는 'health'는 '완전함'이란 옛 단어에서 유래한 것이라고 한다. 그 단어가 현대로 건너와서는 '완전함'보다는 '웰빙'의 의미로 변했다. WHO 헌장에 건강의 의미가 새롭게 정의됨에 따라 세계인의 건강 인식은 더욱 굳건해졌다. WHO는 건강을 신체적 웰빙이자 정신적 웰빙, 사회적 웰빙이라고 간단명료하게 정의했다. 질병과 장애가 없는 것, 그것만이 건강이 아니라 이제는 모든 면에서 완벽한 행복의 추구, 그것이 곧 건강의 완전체라는 말이다.[6] 이러한 정의는 1948년 WHO 헌장 서문에 명시되었다. 제2차 세계대전 직후라는 역사적 배경을 감안할 때 매우 의미심장한 내용이 아닐 수 없다.

20세기 초반에는 사후에 영원한 세계가 있다고 믿는 사람들이 많았다. 종교적 맥락에서 볼 때 유토피아는 완벽한 공간이었다. 그러다가 20세기 중반으로 넘어가면서 2차 세계대전이 발발했고 현생의 끔찍한 현실과 조우하면서 유토피아에 대한 환상은 깨지기 시작했다. 세상에 대한 환멸감이 가득해지면서 인간의 생에 대한 불신이 팽배해진 것이다. 그래서 아무리 노력해도 세상은 악이라는 편견이 쉽게 사라지지 않았다. 하지만 완벽함을 추구하는 인간의 욕망은 끝이 없는 법, 그 당시 사회에 대한 희망이 개인 한 사람 한 사람에게 전해지고, 영혼에 대한 믿음이 신체로 전이되면서 사후의 세계보다는 현세를 더 중요시하는 분위기가 유행하기 시작했다. 그러면서 사람들은 자신의 몸에 집중했다. 신체에서 유토피아의 희열을 찾으려 한 현대인의 집착이 질병에 대한 공포심을 야기한 것이다. 그렇게 사람들은 건강과 장수에 비정상적일 정도로 집착했다. 부유한 선진국에 사는 사람들까지도 지나칠 정도로 자기 건강에 신경 쓰기 시작한 것이다.

그렇게 사람들은 미래를 자신의 힘으로 제어하고 싶어 했다. 미리 조치를 취하고 대비를 하면 원하는 미래를 맞을 것으로 생각했기 때문이다. 결국 변화는 진보와 동의어가 되었다. 사람들은 과학이 발전하고 더 세부적으로 들어가 의학이 발전하면 미래를 자신의 힘으로 좌우할 수 있을 것이라고 여겼다. 이러한 생각은 이성적인 논리 수준을 넘어 맹목적인 믿음으로 이어졌다. 인간의 몸은 매우 세분화된 구조들이 복잡하게 얽힌 복합 유기체다. 다시 말해 아무리 정확히 판단하고 불확실한 면을 확실히 파악하려 해도 늘 변수가 생길 수 있다는 뜻이다. 통계 결과를 토대로 추측은 할 수 있지만 개인의 신체를 놓고 미리 모든 것을 예상하기란 거의 불가능에 가깝다.

완벽을 추구하는 것은 무의미할 뿐만 아니라 오히려 인간에게 피해를 줄 수 있다. 세월과 함께 인간의 몸은 쇠약해지기 마련이다. 물론 개인차가 있어 폭력과 빈곤에 노출될수록 쇠약해지는 속도는 더 빨라진다. 자연재해와 갑작스런 사고로 신체에 큰 장애가 생길 수도 있다. 질병, 노화, 죽음은 인간이 피해갈 수 없는 고통이자 손실이다. 유토피아적인 몸을 가정한다는 것 자체가 어불성설이다.

케네스 칼만은 삶의 질을 예상과 경험의 격차로 정의했다.[7] 완벽을 추구하면 결코 만족할 수 없다. WHO의 건강에 대한 정의는 삶의 질을 너무 고귀한 수준으로 승화시키는 경향이 있다. 그러다 보니 환자는 자기 상태를 비관하고 실망하며 또 의사는 자기 힘으로 삶의 질을 개선하지 못하면 실패감과 좌절을 느낀다.

비하르의 주민들은 건강에 대한 기대치가 높지 않았기에 조금이라도 상태가 좋으면 거기에서 희망을 얻는다. 만족도가 낮다 보니 조금이라도 상태가 호전되면 기쁨을 느끼는 것이다. 반면 미국은 상황이 달랐다. 기쁨은커녕 현재 건강한데도 쉽게 두려움에 휩싸이고 만족도도 낮다. 이런 상황이라면 우리는 건강에 대한 개념을 바꿔야 한다. 불확실한 자연의 섭리를 겸허히 받아들이고 인간인 이상 불가피한 질병은 당연하다는 것을 인식할 필요가 있다.

두려움이란 감정은 제약회사에게는 의약품을 더 많이 팔 수 있는 마케팅의 자양분이고, 완치를 보장하는 약품을 염원하는 환자에겐 더 새롭고 더 비싼 의약품으로의 소비 성향을 부추긴다. 비록 신약의 효능이 미약하더라도 일단 환자는 안심하는 것이다. 공공기관과 영리를 추구하는 사기업은 이처럼 인간의 두려움을 악용하고 있다. 예방 의학을 강조하며 병에 걸리기 전에 미연에 방지하자는 캠페인을 활발히 진행한다. 항상 24시간 내내 건강해야 한다는 비현실적인 집착 때문에 우리는 정작 중요한 본질을 놓치며 산다. 본래 의학이란, 만성 질환에 시달리는 환자들, 장애 판정을 받았거나 사경을 헤매는 사람들을 구원하기 위해 질병의 심각성을 진단하고 적절한 치료법을 제안하려고 고안된 학문이다.

의료 행위의 산업화

기술의 발달은 생명공학의 놀라운 발전을 이루었다. 질병에 대한 정의 역시 세월이 변하면서 달라져 통계 자료를 바탕으로 개인의 질병 편차를 수치화했다. 오늘날 우리는 징후에 따른 의학적 치료가 범람하는 시대를 산다. 뿐만 아니라 생명공학의 여러 차이들을 정량화하는 작업도 활발히 이루어졌다. 정보가 구체화됨에 따라 치료법도 체계화되었다. 생물학적인 여러 변수, 가령 혈압, 뼈의 강도, 세포 구성물의 차이들을 토대로 한 개인의 건강 상태를 지속적인 스펙트럼처럼 만들어놓았다. 현대 의학의 목적은 어쩌면 정상인과 비정상인을 명확히 구분할 수 있는 조건을 최대한 많이 발견하는 것이 아닐까. 의학이 발전함에 따라 제약산업은 최대한 많은 변수들을 비정상의 범주에 넣고 싶어 하며 실제로 그들의 바람대로 되고 있다. 그 과정이 매우 광범위한 범위에서 이루어지기 때문에 모든 인구에 적용할 수 있을 정도다. 제약산업이 강조하는 예방 의학은 그 한계를 가늠할 수 없을 정도로 영향력을 무한대로 확장하고 있다. 치료의 '질'을 개선한다는 명분 아래 수많은 국가가 의료 비용과 관련된 시스템을 보다 효율적으로 개편하려고 노력 중이다.[8]

그 결과, 무수히 많은 사람들이 비정상으로 진단받았다. 질병이란 마치 개인이 주관적으로 느끼는 고통과 동의어인 것처럼 사용되었다. 질병에 대한 정의가 새롭게 수정되는 것은 물론, 여러 리스크에 대한 재정의도 함께 이루어졌다. 이와 관련된 실태를 조사한 두 가지 연구를 자세히 살펴본다.

1999년 리사 슈워츠와 스티븐 월로신은 대표적인 질병 4가지에 대한 개념을 새롭게 정의하려고 노력했다. 바로 당뇨병과 고혈압, 고지혈증, 과체중이 그것인데, 조사 결과 미국인 3,200명 중 한 명꼴로 이 중 적어도 1개 이상을 겪는 것으로 밝혀졌다. 또한 미국인 성인의 75퍼센트가 반드시 이 중 1개에 걸릴 것으로 예상되었다.[9]

린 게츠와 동료들이 발표한 논문에는 노르웨이 트뢴델라그의 북쪽 지역 거주민들의 사례가 등장한다. 2003년 발표된 유럽지침서를 참고로, 주민들에게서 주로 심혈관계 질환이 자주 발생하는 것을 확인했다.[10] 이 지침서에 따르면 나이에 상관없이 혈압이 140/90이고 콜레스테롤 수치가 1리터당 5밀리몰이 넘으면 무조건 심혈관계에 문제가 있는 것으로 간주했다. 물론 기준의 근사치가 나올 경우, 의사가 바로 치료하는 것은 아니지만 병에 걸릴 확률이 높다는 것을 충분히 인식시켰다. 트뢴델라그 북부 지역 거주민 중에서 20~79세의 성인 6만 2,000명을 대상으로 동맥 혈압과 콜레스테롤 수치를 조사했고, 조사 기간은 1995년부터 1997년까지였다. 유럽지침서가 정한 기준대로 병의 리스크를 진단하자, 이곳 주민의 절반이나 되는 수가 이 병에 걸릴 가능성이 높은 것으로 드러났다. 24세가 갓 넘은 성인도 예외는 아니었다. 또 49세 이상이면 병에 걸릴 확률이 90퍼센트까지 증가했다. 결론적으로 조사 대상자의 76퍼센트가 질병에 걸릴 확률이 매우 높은 것으로 나왔다.

하지만 노르웨이의 평균 수명은 78.9세로 세계에서 가장 장수하는 국가로 손꼽힌다. 그런데도 기준치를 너무 낮게 잡는 오류를 범한 것이다. 장수 국가로 알려진 노르웨이의 지방 인구 중 4분의 3이 이처럼 질병으로 조기 사망할 리스크가 있다니, 말이 되는가. 사람들에게 공포심을 유발하는 것은 예방 의학에 매우 효과적인 전략이다. 유럽지침서의 기준을 그대로 따르면 많은 사람들은 잠재적 환자가 되어버린다. 사람들을 걱정하게 만드는 것, 건강에 대해 겁을 먹게 하는 것, 그것이 바로 제약산업이 원하는 것이다.[11]

오늘날 모든 나라는 사회보장제도와 관련해 위기를 겪고 있다. 이 제도는 정치적 수단으로 잘 활용되곤 있지만 정부가 거둬들이는 세금으로 국민 건강의 적신호를 예방하는 정책을 실시하기엔 역부족이다. 정치가들은 하루빨리 이러한 자금난의 현실을 깨달아야 한다. 치료는 끝없이 무한궤도를 돌며 반복되고 또 반복될 것이다.[12] 증후가 뚜렷한 질병에 걸린 환자를 치료할 때 치료 과정이 가시화되고 치료 결과를 양적으로 수치화하는 것이 가능하다. 즉, 치료 도중 환자의 몸에 이상 반응이 없으면 계속 진행하고, 반대로 부작용으로 상태가 악화되면 즉각 치료를 멈추는 것이다. 그런데 질병에 걸리진 않았으나 걸릴 수 있는 리스크를 가진 환자를 노린 치료법들이 우후죽순으로 생겨나는 상황은 매우 우려스럽다. 병이 아직 발견되지도 않았는데 위험 대상으로 여기고 예방 치료를 한다는 말이다. 제약산업의 입장에서는 예방 치료만 한 효자손이 없다. 질병이 나타날 수 있는 요소들을 조기 발견해 해결하겠다는 발상, 리스크를 미리 발견하겠다는 발상인데, 한마디로 황금알을 낳는 암탉을 얻은 게 아니겠는가.

의학을 통제하려는 정부

1949년에 발표된 조지 오웰George Orwell의 소설《1984》에 대해 미국의
비평가 라이오넬 트릴링은 이런 평을 남겼다.

> 이 작품이 말하고자 하는 바는 그 시대에 큰 반향을 일으켰다. 러시아는 이
> 상적인 사회혁명을 꿈꿨지만 경찰국가라는 오명을 씻을 수 없었다. 우리의
> 미래상을 여실히 잘 보여주는 이미지가 아닐 수 없다. 인간의 자유를 위협
> 하는 사회는 이 작품 속 사회와 같을 것이다. 민주주의를 지향하는 문화권
> 사람들이 생각하는 사회주의적 이상주의란 결국 이런 사회를 말하는 것이
> 리라.

오늘을 사는 현대인은 예방 의학을 리스크를 미리 치료해주는 행위
로 생각한다. 그러나 그런 생각은 어쩌면 사회주의적 이상향은 아닐까?
라이오넬 트릴링의 비평을 더 읽어보자.

> 《1984》가 주는 본질적인 교훈은 이것이다. 모든 제약과 연쇄적인 인과관
> 계, 역사적 배경을 배제한 완전한 자유는 결국 절대 권력을 탄생시키고야
> 만다는 것.[13]

예방 의학을 정의하는 기준들, 동맥 혈압, 콜레스테롤 수치, 뼈의 강
도, 우울증 평가 지수, 근육량은 전 세계가 기본적으로 동의하는 질병을
가늠하는 지표들이다. 개인의 특징에 따라 달라지지 않는, 모든 사람에
게 천편일률적으로 적용할 수 있는 기준들이다. 트릴링의 문학 비평을

예방 의학에 대입시켜 이해하자면 '모든 제약들을 배제한' 의학의 자유화가 얼마나 위험한 결과를 초래할지는 아무도 모른다.

결과의 신뢰성 여부와는 상관없이 예방 치료는 임상실험 결과를 토대로 이루어진다. 예방 차원의 치료는 결코 의학적으로 진단된 질병 치료와 동일시할 수 없음에도, 치료비 욕심에 병원은 너 나 할 것 없이 예방 치료로 쏠쏠한 수익을 거두고 있다. 전 세계 국가가 예방 의학과 관련된 프로그램을 적극 도입함에 따라 예방 치료는 객관적인 진단처럼 인식된다. 결과적으로 정량화된 수치가 나오기 때문에 사람들은 마치 질병에 걸린 것처럼 리스크에 예민하게 반응한다. 이는 의학의 참다운 혁신과는 거리가 멀다. 예방 치료를 위한 진단 과정은 이제 너무 진부한 방식이 되었고, 의사는 질병에 걸릴 확률이 불확실한데도 아랑곳없이 환자에게 리스크를 강조하며 예방 치료를 권장한다. 현 시점에서의 건강 상태, 질병의 발병 가능성, 나아가 병의 진전 가능성 같은 것들은 임상실험 결과에 포함되지 않은 내용이다. 뿐만 아니라 환자의 몸 상태에 대한 의학적 소견과 어떤 치료법을 선행해야 하는지에 대한 심도 있는 기록도 없다. 그런데도 의사들은 예방 치료를 반드시 필요한 의료 행위로 여긴다. 소수의 참여자를 대상으로 한 임상실험은 다수의 참여자를 참여시킨 임상실험과는 결과가 다를 수밖에 없다.[14] 그럼에도 다수를 대상으로 유리한 결과를 얻어내 예방 치료를 강조하면서, 그로 인해 발생하는 문제점을 채찍질할 현실적 제도나 방법은 여전히 마련돼 있지 않다. 환자의 상태에 맞는 치료가 당연한데도 의사들은 환자의 미래는 안중에도 없이 자기 판단을 밀어붙인다. 당연히 지켜야 할 의무는 수행하지 않고, 수익성에만 급급해 예방 치료를 명분으로 치료비 받아내기에만 집착한다.

의사가 환자의 상태를 진단할 때, 자꾸만 외부의 참견이 증가하는 추세다. 그러다 보니 환자도 의사도 압박감을 느끼지 않을 수 없다. 환자 입장에서도 매우 불안하겠지만 의사 역시 사기가 저하됨은 물론 일에 대한 동기부여가 떨어질 수밖에 없다. 빈곤과 노화야말로 인간이 질병에 걸리고 심하면 죽음에 이르는 가장 결정적인 이유다. 그런데도 이 단순한 진리를 사람들은 쉽게 잊으며 산다. 그렇다면 빈곤과 노화의 원인을 해소하는 것이 진정한 예방 치료가 아닐까.

어려서부터 스트레스와 가난에 대한 트라우마, 궁핍과 가난으로 인한 학대에 노출된 사람은 성장했을 때 신경계의 기능이 정상 조건에서 산 사람보다 떨어진다. 그러면서 인체의 기능까지 쇠퇴하고 노화가 빨리 찾아온다. 그뿐만 아니라 질병이 조기에 나타나 평균 수명 이전에 사망할 확률이 높아진다.[15] 생활환경으로 질병에 걸리고 노화가 빨라지는데, 이런 희생자를 조기 치료하는 것이 과연 바람직한 의료 행위인지는 잘 모르겠다. 인간에게 노화란 불가피한 현상인데 그것을 막는 예방 치료를 노인에게 권장하다니, 삶의 마지막에 너무 잔인한 최후를 맞게 하는 것은 아닐까? 노화로 생을 마감할 준비를 하는 그들에게 어쩌면 무용지물이나 다름없는 치료법을 강요하는 것은 아닌지 걱정스럽다.

무엇을 해야 하는가?
—

솔직히 이런 문제제기 자체가 굉장한 용기를 필요로 하는 일이다. 게다가 막상 해결책을 내놓으려면 바로 떠오르는 대안도 없다. 본래 시대를 바꾸려는 개혁가들은 경제, 정치, 직업적인 권력 집단과 충돌하기 마련이다. 질병을 치료하는 의약품을 상품화해서 파는 것으로 막대한 수익을 거둘 수 있는데도 이 권력 집단의 욕심은 나아가 예방 치료제에까지 손을 벌리고 있다. 이들은 특정 질병으로 고생하는 환자를 위한 치료제 개발에 뛰어듦으로써 사회 구조가 만들어낸 질병에 대한 정치적 책임의식을 교묘히 회피하고 있다. 결국 수익성에 눈먼 제약산업은 끊임없이 연구와 개발을 이어간다. 신종 질병을 만들고 새로운 리스크를 더 많이 선전하기 위해서다.

보다 근본적인 문제는, 권력을 휘두르며 실속을 챙기는 수많은 제약회사들이 인간의 고통과 죽음에 대한 본능적인 공포심을 효과적인 마케팅 전략으로 이용한다는 것이다. 인류 역사상 공포 정치는 현재의 고난을 체념하게 하고 미래에 도래할 구원을 꿈꾸며 현재의 희생을 감수하게 만든다. 과거에는 종교가 그런 절대 권력자 역할을 했다. 사후 세계의 구원을 보장하며 많은 신도를 모을 수 있었기 때문이다. 반면에 지금 종교의 명성은 예전 같지 않다. 오늘날 종교적 신념이 없는 사람들에게 죽음은 보다 현실적인 것이다. 죽기 전에 구원받는 것, 그것은 바로 질병에 걸리지 않고 장수하는 것이다. 질병을 무기로 삼는 제약산업은 인류에게 자꾸만 거짓 희망을 품게 만든다. 그래서 인간이면 당연히 느끼는 존재에 대한 두려움을 정의하고, 그 두려움을 받아들여 극복하도록 권력과 영향력을 가진 사람이 될 것을 강요한다.[16] 하지만 현실에서 이러한 능력을 갖추기란 매우 힘들다는 게 문제다.

이 문제를 적극 헤쳐 나가려면, 개인의 미덕이자 시민으로서 갖춰야 하는 자질인 용기와 극기의 자세를 가져야 한다. 경제, 정치, 직업적인 이해관계의 극단적인 연결고리를 과감히 재정비할 수 있어야 한다. 특히 의사와 생명공학 연구자들은 이 문제를 바로잡을 책임이 있다. 그뿐만 아니라 정치가들도 국민의 일원인 환자에게 최상의 의료혜택을 제공하는 정책을 만들 의무가 있다.

Big
pharma

미켈 보쉬 야콥슨 Mikkel Borch-Jacobsen

철학자이자 역사학자로 워싱턴 대학에서 강의를 하고 있다. 정신분석학 관련 참고서적을 여러 권 냈으며 영화감독 안느 조르제Anne Georget와 함께 제약회사들의 질병 마케팅의 실체를 파헤친 다큐멘터리 영화 〈팔아야 할 질병〉을 제작했다. 이 영화는 2011년 프랑스 TV '아르테Arte'를 통해 방영되었다.

존 에이브람슨 John Abramson

일반 외과의로서 하버드 의과대학 교수로 재직중이며 여러 제약회사 연구소들이 소송에 휘말릴 때마다 전문가로서 재판에 참여했다. 제약산업의 의약품 연구와 관련된 부조리를 비판해온 그는 비옥스와 셀레브렉스를 비롯하여 COX-2 염증치료제에 숨겨진 부작용을 세상에 밝힌 최초의 인물이다.

칼만 애플바움 Kalman Applbaum

위스콘신 대학의 의료인류학 교수. 서양 제약회사의 마케팅 기술을 분석하여 일본에 우울증이란 병이 확산된 원인을 규명했다.

제레미 A. 그린 Jeremy A. Greene

존스 홉킨스 대학에서 의학사를 가르치는 교수이자 내과전문의다. 의약품과 콜레스테롤, 당뇨병, 고혈압과 같은 '리스크를 유발하는 여러 요소들' 사이의 상관관계를 연구한 저서를 출간했다.

데이비드 힐리 David Healy

카디프 의과대학의 정신의학과 교수로 재직하면서 영국정신약리학협회 실무책임자로 활동했다. 항정신질환제 관련 도서를 여러 권 출간했으며 프로작같이 자살 충동을 유발하는 항우울제의 부작용을 가장 먼저 규탄한 장본인 중 한 사람이다. 거대 제약회사들이 가장 기피하는 인물이기도 하다.

이오나 히스 Iona Heath

런던에서 일반 외과의로 활동하면서 왕립일반의사협회의 회장직을 맡기도 했다. 의료 행위를 통해 박애주의와 사회 기여를 실천하려는 그녀는 영국을 비롯한 각국에서 벌어지는 의료 행위의 상업적 이윤 추구와 비즈니스를 수년 전부터 강력히 비난하고 있다.

어빙 커시 Irving Kirsch

헐 대학교의 심리학 교수이며, 하버드 의과대학에서 주관한 의약품 플라시보 현상 연구 프로그램을 진행했다. 연구소의 여러 임상실험 결과를 집계해 엄격한 메타분석을 거친 결과, 항우울제의 비효능성을 밝힌《황제의 신약: 항우울제 신화의 폭발적인 증대》를 출간했다.

필립 피나르 Philippe Pignarre

17년간 제약산업 분야에서 활동했다. 사노피 신텔라보로 합병되기 전 신텔라보의 홍보 책임관으로 일했다.《제약산업의 충격적인 비밀》과《우울증이 전염병이 된 사연》을 집필했다.

앙투안 비알 Antoine Vial

'국경없는 의사회'에서 활동했으며 프랑스 퀼티르의 의학 매거진《아르시펠 메드신》의 오랜 필자다. 국민 건강을 분석하는 전문가로서 프랑스 보건당국 산하 위원으로도 활동 중이다.《프레스크리》지의 운영위원회와 '유럽의학협회'에도 소속돼 왕성한 활동을 펼치고 있다.

제롬 C. 웨이크필드 Jerome C. Wakefield

철학자이자 수학 교육자로 뉴욕 대학에서 정신의학의 추상적인 기초를 가르친다. 미국 정신의학협회의 정신질환의 진단 및 통계 편람인 DSM을 비판한 최초의 인물 중 한 사람이다.

한스 바이스 Hans Weiss

오스트리아 출신의 취재 기자로 제약산업의 비리를 폭로한 책을 여러 권 출간했다. 그중《쓰라린 알약》은 30년 동안 270만 부가 팔린 대표적인 의약품 비판 서적이다. 제약회사의 자문관으로 일하는 의학 연구자들과 제약산업 사이의 은밀한 관계를 파헤친 책이다.

피터 J. 화이트하우스 Peter J. Whitehouse

클리블랜드 대학 신경의학과 교수이자 토론토 대학 연구소에서 일하는 그는 인지 능력의 노화와 노인성 치매 분야에서 세계적인 전문가다. 최근 들어 알츠하이머병에 의혹을 제기한《알츠하이머병의 신화》를 출간했다.

볼프강 보다르크 Wolfgang Wodarg

전염병 전문의이자 독일 사회민주당 소속 정치가로서, 국회의원으로 선출된 후 유럽의회의 위생 관련 대책회의에 참여했다. 그는 WHO의 독감 대유행 선포와 관련하여 제약회사들의 이해관계가 얼마나 심각하게 관여되었는지를 파헤쳤다.

서문
───

1. Assemblée Nationale, Rapport d'information sur la prescription, la consommation et la fiscalité des médicaments présenté par Mme Catherine Lemorton, 2008, p. 36.

프롤로그. 완전범죄
───

1. Juge H. Lee Sarokin, jugement rendu dans le procès Haines vs [la compagnie de tabac] Liggett, 1992; cité *in* Robert N. Proctor, *Golden Holocaust. Origins of the Cigarette Catastrophe and the Case for Abolition,* Berkeley, University of California Press, 2011, p. 253.

2. Cité *in* Ralph Adam Fine, *The Great Drug Deception. The Shocking Story of MER/29 and the Folks Who Gave You Thalidomide,* New York, Stein and Day, 1972, p.16.

3. Cité *in* Sanford J. Ungar, "Get away with what you can", *in* Robert L. Heilbronner(sous la dir. de), *In the Name of Profit,* Garden City, NY, Doubleday, 1971, p. 112.

4. Rock Bryner and Trent Stephens, *Dark Remedy. The Impact of Thalidomide and Its Revival as a Vital Medicine,* Cambridge, MA, Perseus, 2001, p. 23-24.

5. Fine, *op. cit.,* p. 168.

6. Cité *in* John Braithwaite, *Corporate Crime in the Pharmaceutical Industry,* Londres, Routledge & Kegan Paul, 1984, p. 71.

7. Discours de M. Harald F. Stock, PhD, à l'occasion de l'inauguration du Mémorial de la thalidomide, http://www.contergan.grunenthal.info/grt-ctg/GRT-CTG/Stellungnahme/Rede_anlaesslich_Einweihung_des_Contergan-Denkmals/224600963.jsp.

8. 에릭 해리스와 관련된 사례. 그는 컬럼바인 주민에게 큰 피해를 입힌 두 의약품 중 하나에 희생되었다. 지인들의 증언에 따르면, 딜란 클리볼드란 인물도 항우울제 복용 후 심각한 부작용으로 고생했지만 실제로 어떤 항우울제를 복용했는지는 내부 비밀인 양 외부에 공개되지 않았다.

9. Laura A. Pratt, Debra J. Brody, Qiuping Gu, "Antidepressant use in persons aged 12 and over: United States, 2005-2008", NCHS data brief, n° 76, Hyattsville, MD, National Center for Health Statistics, 2011.

10. Martin Teicher, Carol Gold et Jonathan Cole, "Emergence of intense suicidal preoccupation during fluoxetine treatment", *American Journal of Psychiatry,* vol. 147 (1990), p. 207-210.

11. Cité in David Healy, *Let Them Eat Prozac. The Unhealthy Relationship Between the Pharmaceutical Industry and Depression,* New York, New York University Press, 2004, p. 132.

12. 2005년 트래시 존슨 자살 사건 이후, 식품의약국은 엘리 릴리의 심발타가 여성에게 자살 충동을 일으키는 부작용을 보였음을 회사는 알고 있었다고 밝혔다. 심발타는 원래 항우울제가 아니라 소변 기능장애를 치료하는 약이었다. 엘리 릴리가 심발타의 항우울제 효과를 알아보는 임상실험 결과, 9,000명의 환자 중 11명에게서 자살 충동 증상이 발견되었다. 그러나 이러한 리스크가 트래시 존슨을 비롯한 4명의 다른 참여자의 귀에 들어갈 리 없었다(Walter F. Naedele, "Drug test altered in wake of suicide", *Philadelphia Inquirer,* 12 février 2004).

13. Pour un recit complet, voir Healy, *Let Them Eat Prozac, op. cit.* Tous les mémos cités ci-après sont consultables sur le site de David Healy: www.healyprozac.com/Trials/ CriticalDocs.

14. Healy, *Let Them Eat Prozac, op. cit.,* p. 169-170.

15. Voir le récit passionnant de la journaliste d'investigation Alison Bass, *Side Effects. A Prosecutor, a Whistleblower and a Bestselling Antidepressant on Trial,* Chapel Hill, NC, Algonkin Books, 2008.

16. David Healy, *Pharmageddon,* Berkeley, University of California Press, 2012, p. 214-215.

17. Cite *in* Healy, *Let Them Eat Prozac, op. cit.,* p. 249; souligné par nous.

18. 앞의 책, p.284.

19. 프랑스 국립보건의학연구소의 조사 결과, 항우울제를 복용하면 사고를 낼 가능성이 높은 것으로 나왔다. 특히 치료 초반에 도로에서 사고를 낼 가능성이 높았다. Ludivine Orriols *et al.,* "Risk of injurious traffic crash after prescription of antidepressants [CME]", *Journal of Clinical Psychiatry,* vol. 73 (2012), n° 8, p.1088-1094. 세로토닌의 양을 조절하는 항우울제를 복용할 경우, 초반에 정좌불능이 일어날 가능성이 높다(마찬가지로 복용 후 반기에도 리스크는 존재한다).

20. Consultable sur www.ssristories.com.

21. Healy, *Let Them Eat Prozac, op. cit.,* p. 171.

22. David Willman, "Propulsid: a heartburn drug, now linked to children's death", *Los Angeles Times,* 20 décembre 2000.

23. Cité *in* Gardiner Harris et Erik Koli, "Lucrative drug, danger signals and the FDA", *New York Times,* 10 juin 2005.

24. Cité *in* Melody Petersen, *Our Daily Meds,* New York, Picador, 2008, p. 203.

25. Robert A. Wilson, *Féminine pour toujours,* traduction française, Trévise, 1967.

26. Robert A. Wilson et Thelma A. Wilson, "The fate of the non-treated postmenopausal woman: a plea for the maintenance of adequate estrogen from puberty to grave", *Journal of* *the American Geriatric Society,* vol. 11 (1963), p. 352-356.

27. Susan M. Love, *Dr. Susan Love's Hormone Book. Making Informed Choices About Menopause,* New York, Three Rivers Press, 1998, p. 26.

28. Lettre de John B. Jewell, vice-président exécutif d'Ayerst, à "Cher Docteur", décembre 1975; consultable sur le site http://documents.nytimes.com/documents-pertaining-to-hormonal-products#p=1

29. "Memorandum of conference", 12 janvier 1976; 앞의 책.

30. Essner Prempro Launch 4/4/95; 앞의 책.

31. Mémos cités dans les actes du procès en appel Scroggin vs Wyeth; 앞의 책.

32. DesignWrite, "Premarin® publication program", 15 mai 1997; 앞의 책.

33. Facture consultable sur le site http://documents.nytimes.com/design-write-medical-writing-2#p=1

34. John Abramson, *Overdo$ed America. The Broken Promise of American Medicine,* New York, HarperCollins, 2004, p.70.

35. Gina Kolata, "Reversing trend, big drop is seen in breast cancer", *New York Times,* 15 décembre 2006.

36. Communiqué de presse de la Maison-Blanche, 16 mars 1995: "President Clinton announces first government wide regulatory reforms".

37. E. A. Gale, "Lessons from the glitazones: a story of drug development", *The Lancet,* vol. 357 (2001), p. 1870-1875.

38. Cité *in* David Willman, "Risk was known as FDA Ok'd fatal drug study", *Los Angeles Times,* 11 mars 2001.

39. 앞의 책.

40. 앞의 책.

41. 앞의 책.

42. Alicia Mundy, *Dispensing with the Truth. The Victims, the Drug Companies, and the Dramatic Story Behind the Battle over Fen-Phen,* New York, St. Martin's Press, 2001, p. 165-166. 1993년에《미국의학협회저널》(vol. 270, nº 18)에 발표된 전염병 연구보고서에 따르면, 비만, 식습관 장애, 무기력증 등 여러 가지 부작용이 발견되었다. 마이클 맥기니스와 윌리엄 포에제 는 해당 의약품의 사용을 자제하도록 조언했다. 1998년 4월 15일《미국의학협회저널》 에 실린 두 사람의 논문이 그 주장을 뒷받침한다.

43. Cité *in* Éric Favereau et Yann Philippin, "La technique de l'intimidation", *Libération,* 23 décembre 2010.

44. Cité *in* Mundy, op. cit., p. 157.

45. JoAnn Manson et Gerald Faich, "Editorial–Pharmacotherapy for obesity–do the benefits outweigh the risks?", *New England Journal of Medicine,* vol. 335 (1996), p. 660.

46. Déposition sous serment de Stuart Rich, citée *in* Mundy, *op. cit.*, p. 203-204.

47. Interview accordée à la chaîne PBS le 3 novembre 2002; http://www.pbs.org/wgbh/pages/frontline/shows/prescription/interviews/lutwak.html.

48. Sur l'étendue des dissimulations de Wyeth, voir Mundy, *op. cit.*

49. Cité *in* Gardiner Harris, "Diabetes drug maker hid test data, files indicate", *New York Times*, 13 juillet 2010.

50. 앞의 책.

51. Courrier électronique de John Buse à Steven Nissen, 23 octobre 2005; cité *in* "The Intimidation of Dr. John Buse and the Diabetes Drug Avandia", 위원회 리포트에서 의장과 임원직, 금융위원회, 미국 상원의회, 2007년 11월. 이 놀라운 의회 자료는 인터넷에서 열람이 가능하다. 글락소스미스클라인이 수년간 존 부스의 활동을 감시한 사연이 소개된다.

52. Courrier électronique interne GSK de Tom Curry, 2 juillet 1999; 앞의 책.

53. Gardiner Harris, "Caustic government report deals blow to diabetes drug", *New York Times*, 9 juillet 2010.

54. Cité *in* Gardiner Harris, "A face-off on the safety of a drug for diabetes", *New York Times*, 22 février 2010.

1장 주주를 위한 제약회사 실험실

1. Cité *in* Philippe Even et Bernard Debré, *Guide des 4000 médicaments utiles, inutiles ou dangereux*, Paris, Le Cherche Midi, 2012, p. 110.

2. Gros, cité in Donald G. McNeil Jr., "Medicine merchants: a special report", *New York Times*, 21 mai 2000.

3. Cité *in* Sibyl Shalo et Joanna Breitstein, "Healthcare public relations: in the driver's seat?", *Pharmaceutical Executive*, 1ᵉʳ mars 2002.

4. Voir James Le Fanu, *The Rise and Fall of Modern Medicine*, New York, Carroll & Graf Publishers, 1999.

5. Chiffres cités *in* Even et Debré, *op. cit.*, p. 79.

6. Chiffres cités *in* Rick Newman, "Why health insurers make lousy villains", *U.S. News*, 25 août 2009.

7. Rapport de Families USA, "The choice: health care for people or industry profits", septembre 2005. http://www.familiesusa.org/resources/publications/reports/the-choice-key-findings.html.

8. Laurent Magloire, "Le lobbying de l'industrie pharmaceutique aux USA", Opinion Watch,

4 juillet 2008; http://www.opinion-watch.com/lobbying-de-l-industry-pharmaceutique-aux-usa.

9. UK Department of Health, 2001.

10. Rapport Lemorton, *op. cit.,* p.9.

11. 메디에이터 문제와 관련한 살인 충동과 무의식적인 상해를 직접 조사한 자크 세르비에 는 세르비에 연구소의 책임자였다.

12. "Pollution letter", document déclassifié de Monsanto cité *in* Marie-Monique Robin, *Le Monde selon Monsanto,* Paris, La Découverte/Arte Éditions, 2008, p. 19.

13. Organisation mondiale de la santé et Health Action International, "Measuring medicine prices, availability, affordability and price components", 2e éd., 2008.

14. http://www.prnewswire.co.uk/news-releases/bristol-myers-squibb-and-the-gillettecompany-file-for-approval-for-vaniqa153-156389935.html

15. Cité par Tina Barnes, "The scandal of poor people's diseases", *The New York Times,* 29 mars 2006.

16. Bernard Pécoul, Pierre Chirac, Patrice Trouiller et Jacques Pinel, "Access to essential drugs in poor countries. A lost battle?", *Journal of the American Medical Association,* vol. 281 (1999), n° 4, p. 364.

17. Consulter le site "Canine Behavioral Disorders Made Simple", sponsorisé par Eli Lilly, Novartis et Pfizer: http://www.bonkersinstitute.org/simplecanine.html.

18. Jean-Robert Ioset et Shing Chang, "Drugs for Neglected Diseases intiative model of drug development for neglected diseases: current status and future challenges", *Future Medicinal Chemistry,* vol. 3 (2011), n° 11, p. 1361-1371.

19. "Drug development for neglected diseases: pharma's influence", *The Lancet,* 15 décembre 2009.

20. Cité *in* Zack Carter, "Obama administration blocks global health fund to fight disease in developing nations", *Huffington Post,* posté le 5 mai 2012.

2장 의학의 대중화, 약품의 일상화

1. *Voyage à la Lune et au Soleil,* Paris, Société du Mercure de France, 1908, p. 193.

2. Charles M. Mottley, "Operations research looks at long-range planning", *Proceedings of the American Drug Manufacturers' Association,* n° 512 (1958), p. 161-162; cité in Jeremy A. Greene, *Prescribing by Numbers. Drugs and the Definition of Diseases,* Baltimore, The Johns Hopkins University Press, 2007, p. 2.

3. Jules Romains, *Knock ou le triomphe de la médecine,* Paris, Gallimard, 1924, p. 24-25.

4. Cité *in* Melody Petersen, "Drug shortages become a worry at hospitals around the country", *New York Times,* 3 janvier 2001.

5. Romains, *op. cit.,* p. 19.

6. En anglais, le mot "condition" peut renvoyer à une maladie ("heart condition", par exemple), mais aussi, de façon plus générale, à un état ou une condition physique.

7. Romains, *op. cit.,* p. 92.

8. Source: IMS Health, http://www.imshealth.com/ims/Global/Content/Corporate/Press%20Room/Top-line%20Market%20Data/2008%20Top-line%20Market%20Data/Global_Top_15_Therapy_Classes.pdf.

9. Romains, *op. cit.,* p. 52-53.

10. Cité *in* Peter Mansell, "Using the web to improve patient compliance", *Eyeforpharma,* 1er juin 2010, http://social.eyeforpharma.com/patients/using-web-improve-patient-compliance.

11. J. Coe, "The lifestyle drugs outlook to 2008: unlocking new value in well-being", *Reuters BusinessInsights,* Datamonitor PLC, 2003.

12. 앞의 책, p.42.

13. Edgar Jones, *The Business of Medicine: The Extraordinary History of Glaxo, a Baby Food Producer, Which Became One of the World's Most Successful Pharmaceutical Companies,* Londres, Profile Books, 2001.

14. Vince Parry, "The art of branding a condition", *Medical Marketing and Media,* mai 2003, p.44.

15. Source: IMS Health, http://www.imshealth.com/deployedfiles/ims/Global/Content/Corporate/Press%20Room/Top-Line%20Market%20Data%20&%20Trends/2011%20Top-line%20Market%20Data/Top_20_Global_Therapeutic_Classes.pdf.

16. Cité *in* Lawrence K. Altman, "Nobel came after years of battling the system", *New York Times,* 11 octobre 2005.

17. Cité *in* Kathryn Schultz, "Stress doesn't cause ulcers ! Or, how to win a Nobel prize in one easy lesson: Barry Marshall on being… right", *Slate,* posté le 9 septembre 2010.

18. Chiffres des Centers for Disease Control américains cités in Petersen, *op. cit.,* p. 145.

3장 약값은 왜 이리도 비싼가

1. George Bernard Shaw, "Preface on Doctors", in *The Doctor's Dilemma, Getting Married, And The Shewing-up of Bianco Posnet,* New York, The Trow Press, 1911, p. V.

2. 우리는 이 위원회의 논쟁과 관련된 진상 파악을 강력히 촉구한다. 예리한 예견이 담긴 담화가 가득하다. "Administered Prices in the Drug Industry: Hearings Before the

Subcommittee on Antitrust and Monopoly of the Committee on the Judiciary", U.S. Senate, 7-12 décembre 1959.

3. Voir Greene, *op. cit.,* p. 28-29.

4. -André Gagnon et Joel Lexchin, "The cost of pushing pills: a new estimate of pharmaceutical promotion expenditures in the United States", *PLoS Medicine,* 5 (1), 2008, p. e1.

5. Cité *in* David Healy, *The Psychopharmacologists III,* Londres, Hodder Arnold, 2000.

6. Duff Wilson, "New chief revises goals and spending for Pfizer", *New York Times,* 1er février 2011.

7. David A. Kessler et al., "Therapeutic-class wars: drug promotion in a competitive marketplace", *New England Journal of Medicine,* 17 novembre 1994.

8. Rapport Lemorton, *op. cit.,* p. 25.

9. 앞의 책, p. 29.

10. Merrill Goozner, *The $800 million Pill: The Truth Behind The Cost of New Drugs,* Berkeley, University of California Press, 2004, p. 8.

11. Cité *in* David M. Oshinsky, Polio. *An American Story,* New York, Oxford University Press, 2005, p. 211.

12. Philippe Pignarre, *Le Grand Secret de l'industrie pharmaceutique,* Paris, La Découverte, 2003, p.127. 피나르의 주장처럼 설령 의약품 특허제도가 없었더라도 국내 제약산업의 놀라운 발전을 막을 수는 없었을 것이다.

13. "The new pharma landscape", *Next Generation Pharmaceutical,* n° 6, décembre 2006, http://www.ngpharma.com/article/The-New-Pharma-Landscape.

14. "Brand-Name Prescription Drug Pricing: Lack of Therapeutically Equivalent Drugs and Limited Competition May Contribute To Extraordinary Price Increases", United States Government Accountability Office, Report to Congressional Requesters, décembre 2009.

15. Source: Express Scripts Drug Trend Quarterly Spotlight, novembre 2012, http://digital.turn-page.com/i/95262.

16. Scott D. Ramsey *et al.,* "Cancer diagnosis as a risk factor for personal bankruptcy", *Journal of Clinical Oncology,* vol. 29 (2011), supplément, abstract 6007.

17. Rapport Lemorton, *op. cit.,* p. 358.

18. Peter B. Bach, Leonard B. Saltz et Robert E. Wittes, "In cancer care, cost matters", *New York Times,* 14 octobre 2012. 뉴욕 출신의 암 전문의들 3명이 인터넷에 집단탄원서를 발표한 데 영향을 받아 전 세계에서 활동 중인 120명의 암 전문의들이 적극 동참했다.: "Price of drugs for chronic myeloid leukemia (CML), reflection of the unsustainable cancer drug prices: perspectives of CML Experts", *Blood,* 25 avril 2013, *http://bloodjournal.* hematologylibrary.org/content/early/2013/04/23/blood-2013-03-490003.full.pdf+html.

19. Gehl Sampath, "India's product patent protection regime: less or more of "pills for the poor"?", *The Journal of World Intellectual Property,* vol. 9 (2006), n° 6, p 694-726.

20. Revue *Prescrire,* vol. 24 (2004), n° 256 (supplément), p. 883.

4장 패스트 사이언스: 연구소는 왜 새로운 것을 발견하지 않는가?

1. Entre autres: *Qu'est-ce qu'un médicament? Un objet étrange entre science, marché et société,* Paris, La Découverte, 1997; Comment la dépression est devenue une épidémie, Paris, La Découverte, "Poche", 2012 (1re éd. 2001); Le Grand Secret de l'industrie pharmaceutique, Paris, La Découverte, "Poche", 2009 (1re éd. 2003).

2. '마법의 탄환'이란 표현을 독일 출신 의사와 연구자들의 결과물에도 그대로 적용할 수 있다. 매독 치료제(아르스페나민 또는 살바르산)의 최초 개발자 폴 에를리히 (1854~1915)는 질병의 근원인 병원균을 퇴치하는 치료제를 개발하려고 애썼다.

3. Shannon Pettypiece, Michelle Fay Cortez, "Drug delay casts doubt on Pfizer's growth plan", *International Herald Tribune,* 26 novembre 2006.

4. Kalman Applbaum, "Is marketing the enemy of pharmaceutical innovation?", *Hastings Center Report,* vol. 39 (2009), n° 4, p. 16.

5장 수돗물에 빠진 프로작

1. Discours à la réunion annuelle de la Massachusetts Medical Society, 30 mai 1860; cité *in The American Journal of the Medical Sciences,* vol. 40 (1860), p. 467.

2. Theo Colborn, Dianne Dumanoski, John Peterson Myers, *L'Homme en voie de disparition?,* traduction française, Paris, Terre vivante, 1998.

3. Voir Frederick S. vom Saal *et al.,* "Chapel Hill bisphenol A expert panel consensus statement: Integration of mechanisms, effects in animals and potential to impact human health at current levels of exposure", *Reproductive Toxicology,* vol. 24 (2007), n° 2, p. 131-138.

4. Pour une synthèse des travaux dans ce domaine, voir "Pharmaceuticals in the environment", *Health Effects Review,* Department of Environmental Health, Boston University School of Public Health, automne 2002; "Pharmaceuticals in the environment", EEA Technical Report n° 1/2010, Agence européenne de l'environnement.

5. Vicki S. Blazer, "Intersex in bass "emerging" contaminant issues", présentation à la Chesapeake Bay Commission, 10 novembre 2006; cité *in* Petersen, *op. cit.,* p. 257.

6. 학술지 《6,000만 명의 소비자들》과 프랑스자유재단이 합동으로 실시한 연구에 따르면,

항암제 타목시펜 성분이 음용수의 10퍼센트에서 발견될 정도로 물의 오염 상태가 심각하다(Sophie Landrin, "L'eau minérale n'est plus épargnée par la pollution", *Le Monde*, 25 mars 2013). 타목시펜은 합성 호르몬제로 내분비선 교란제로 쓰였다.

7. "NTP-CERHR Expert Panel Report on the Reproductive and Developmental Toxicity of Fluoxetine, National Toxicology Program", U.S. Department of Health and Human Services, avril 2004.

8. "Report: Prozac in pregnancy toxic to fetus", *WebMD Health News*, 28 avril 2004, http://www.webmd.com/depression/news/20040428/prozac-pregnancy-fetus.

9. Mary E. Buzby, "Pharmaceuticals in the environment–A review of PhRMA initiatives", Merck & Co, Inc. et P*h*RMA, 2009, p. 2; http://www.niph.go.jp/soshiki/suido/pdf/h19JPUS/abstract/r16.pdf.

10. 앞의 책, p.6.

11. Rapport Lemorton, *op. cit.*, p. 36.

12. D. C. Love et al., "Feather meal: a previously unrecognized route for reentry into the food supply of multiple pharmaceuticals and personal care products (PPCPs)", *Environmental Science and Technology*, vol. 46 (2012), n° 7, p. 3795-3802.

13. "The problem of antimicrobial resistance", National Institute of Allergy and Infectious Diseases, avril 2006, http://www.idph.state.ia.us/adper/common/pdf/abx/tab9_niaid_resistance.pdf.

14. Voir l'ouvrage pionnier d'Ulrich Beck, *La Société du risque. Pour une autre modernité*, Paris, Flammarion, 2008.

15. Cité *in* Petersen, *op. cit*, p. 142.

6장 부작용은 존재하지 않는다

1. Jacques Derrida, "La pharmacie de Platon", in *La Dissémination*, Paris, Seuil, 1972, p. 112.

2. Jon Duke *et al.*, "A quantitative analysis of adverse events and "overwarning" in drug labeling", *Archives of Internal Medicine*, vol. 171 (2011), n° 10, p. 941-954.

3. Gardiner Harris, "F.D.A. requiring suicide studies in drug trials. Concern on psychiatric risks in broad range of treatments", *New York Times*, 24 janvier 2008.

4. Nananda Col, James E. Fanale, Penelope Kronholm, "The role of medication noncompliance and adverse reaction in hospitalization of the elderly", *Archives of Internal Medicine*, vol. 150 (1990), n° 4, p. 841-845.

5. Proctor, *op. cit.*, p. 67.

6. Orriols *et al.*, art. cit.

7. "Report to Congress on the large truck crash causation study", U.S. Department of Transportation, Federal Motor Carrier Safety Administration, mars 2006; cité *in* Petersen, *op. cit.,* p. 290.

8. A. Ray *et al.,* "Psychoactive drugs and the risk of injurious motor vehicle crashes in elderly drivers", *American Journal of Epidemiology,* 1er octobre 1992; cité *in* Petersen, *op. cit.,* p. 287.

9. Alan F. Holmer, "Innovation is key mission", *USA Today,* 31 mai 2002.

10. René Dubos, *Mirage of Health. Utopias, Progress, and Biological Change,* New York, Harper and Brothers Publishers, 1959, p. 125-127.

11. Steven H. Woolf et Laudan Aron (sous la dir. de), *U.S. Health in International Perspective. Shorter Lives, Poorer Health,* Washington, DC, The National Academies Press, 2013.

12. Chiffres cités *in* "Strengthening pharmacovigilance to reduce adverse effects of medicines", Bruxelles, Commission européenne, 2008.

13. N. Lakhani, "Special report: prescription medicines", *The Independent,* 21 octobre 2007.

14. J. Lazarou *et al.,* "Incidence of adverse drug reactions in hospitalized patients: A meta-analysis of prospective studies", *Journal of the American Medical Association,* vol. 279 (1998), p. 1200-1205.

15. Katharine Greider, *The Big Fix. How the Pharmaceutical Industry Rips off American Consumers,* New York, Public Affairs, 2003, p. 131.

16. Cité *in* D. W. Bates, "Drugs and adverse reactions: How worried should we be?", *Journal of the American Medical Association,* vol. 279 (1998), n° 15, p. 1216-1217.

17. Voir à ce sujet l'excellent documentaire suédois de Jan Åkerblom, *Who Cares in Sweden?/ Vem bryr sig i Sverige?:* http://www.whocaresinsweden.com.

7장 충성 고객을 만들어라: 약품 + 의존성

1. Cité *in* Charles Medawar et Anita Hardon, *Medicines Out of Control. Antidepressants and the Conspiration of Goodwill,* Pays-Bas, Aksant Academic Publishers, 2004, p. 67.

2. L'histoire est racontée en détail dans Medawar et Hardon, *op. cit.,* p. 58-67.

3. "오늘 엄마에게는 진정시킬 뭔가가 필요해/정말 아프지는 않지만/그녀에게는 노란색 작은 알약이 있지/그 작은 도우미가 만들어준 쉼터를 향해 그녀는 뛰어가/엄마가 원하는 길로 인도해주지. 바쁜 일상을 견딜 수 있도록 도와주지." 여기 등장하는 '노란색 작은 알약'은 바리움을 지칭한다. 블록버스터급의 인기 의약품으로 유명했다(1974년에 6,000만 명이 이 약을 처방받았다).

4. Centers for Disease Control and Prevention, 2011-2012 National Survey of Children's Health; consultable sur http://www.cdc.gov/nchs/slaits/nsch.htm.

5. Jerrold F. Rosenbaum *et al.*, "Selective serotonin reuptake inhibitor discontinuation syndrome: a randomized clinical trial", *Biological Psychiatry,* vol. 44 (1998), n° 2, p. 77-87; Maurizio Fava *et al.*, "Emergence of adverse events following discontinuation of treatment with extended-release venlafaxine [Effexor]", *American Journal of Psychiatry,* vol. 154 (1997), n° 12, p. 1760-1762.

6. Medawar et Hardon, *op. cit.,* p. 42.

7. Kan, Breteler et Zitman, "High prevalence of benzodiazepine dependence in outpatient users, based on DSM-III-R and ICD-10 criteria", *Acta Psychiatrica Scandinavica,* vol. 96 (1997), n° 2, p. 85-93.

8. *et al.*, "Nonmedical use of prescription stimulants in the United States", *Drug and Alcohol Dependence,* vol. 84 (2006), n° 2, p. 135-143.

9. D'après un article d'Alan Schwartz, "Drowned in a stream of prescriptions", *New York Times,* 2 février 2013.

10. Proctor, *op. cit.;* Michael Moss, *Salt Sugar Fat: How the Food Giants Hooked Us,* New York, Random House, 2013.

11. Proctor, *op. cit.,* p. 250.

12. Leo H. Hollister *et al.*, "Withdrawal reactions from chlordiazepoxide ("Librium")", *Psychopharmacologia,* vol. 2 (1961), n° 1, p. 63-68; Louis Sanford Goodman et Alfred Goodman Gilman (1965), *The Pharmacological Basis of Therapeutics,* Londres-Toronto, Collier-Macmillan, 1965 (3e éd.), p. 189.

13. Florilège cité in Medawar et Hardon, *op. cit.,* p. 57.

14. Healy, *Let Them Eat Prozac, op. cit.,* p. 270.

15. Rosenbaum *et al.*, art. cit.

16. Medawar et Hardon, *op. cit.,* p. 65-66.

17. GlaxoSmithKline, lettre à "Cher Docteur" du 18 juin 2003.

18. Cité *in* Braithwaite, *op. cit.,* p. 206.

19. Elmer Holmes Bobst, *Bobst. The Autobiography of a Pharmaceutical Pioneer,* New York, David McKay Company, Inc., 1973, p. 128.

20. United States Attorney's Office, Western District of Virginia, communiqué de presse, 10 mai 2007.

21. Sanford H. Roth *et al.*, "Around-the-clock, controlled-release oxycodone therapy for osteoarthritis-related pain: placebo-controlled trial and long-term evaluation", *Archives of Internal Medicine,* vol. 160 (2000), n° 6, p. 853-860.

22. La promotion de l'OxyContin est décrite en détail in Art Van Zee, "The marketing and promotion of OxyContin: commercial triumph, public health disaster", *American Journal of Public Health,* vol. 99 (2009), n° 2, p. 221-227.

23. Andy Newman, "Retired detective charged with holding up drugstores for pain pills", *New York Times,* 18 mai 2011.

24. Van Zee, art. cit.

25. Stephen W. Patrick *et al.,* "Neonatal abstinence syndrome and associated care expenditures: United States, 2000-2009", *Journal of the American Medical Association,* vol. 307 (2012), n° 18, p. 1934-1940.

26. "New drug application to FDA for OxyContin, pharmacology review: Abuse liability of oxycodone", Purdue Pharma, Stamford, CN, 1995.

27. Cité *in* Katherine Eban, "OxyContin: Purdue Pharma's painful medicine", *Fortune,* 9 novembre 2011.

28. United States Attorney's Office, Western District of Virginia, communiqué de presse, 10 mai 2007; souligné par nous.

29. Barry Maier, "FDA bars generic OxyContin", *New York Times,* 16 avril 2013.

30. Theodore J. Cicero *et al.,* "Effects of abuse-deterrent formulation of OxyContin", *New England Journal of Medicine,* vol. 367, 12 juillet 2012, p. 187-189.

31. 유럽의 상황과 달리, 미국의 대도시 외곽에 거주하는 중산층에게는 익숙한 현상이다.

32. Theodore J. Cicero, cité *in* Melissa Healy, "Anti-drug abuse measure drives many addicts to heroin", *Los Angeles Times,* 11 juillet 2012.

8장 약품의 용도를 확장하라 : 미승인 약품의 처방

1. Propos tenus dans *Maladies à vendre,* film documentaire sur le marketing pharmaceutique d'Anne Georget et Mikkel Borch-Jacobsen, The Factory/Arte France, 2011, diffusion Andana Films.

2. Andrew Pollack, "Questor finds profits, at $28,000 a vial", *New York Times,* 29 décembre 2012.

3. Sandrine Cabut et Pascale Santi, "Le "scandale Diane 35", antiacnéique détourné en pilule", *Le Monde,* 28 janvier 2013.

4. Sigmund Freud (1884), "Ueber Coca", *Centralblatt für die gesammte Therapie,* vol. 2 (1884), p. 289-314.

5. Voir les cinq blogs consacrés à cette affaire par le docteur Bernard Granger sur le site du magazine Books: http://www.books.fr/blog/la-saga-du-baclofne.

6. Donna T. Chen *et al.,* "U.S. physician knowledge of the FDA-approved indications and evidence base for commonly prescribed drugs: results of a national survey", *Pharmacoepidemiology and Drug Safety,* vol. 18 (2009), n° 11, p. 1094-1100.

7. Cité *in* Morton Mintz, *By Prescription Only,* Boston, Beacon Press, 1964 (2ᵈᵉ éd. révisée de The *Therapeutic Nightmare*), p. 13.

8. Cité *in* Braithwaite, *op. cit.,* p. 210; souligné par nous.

9. Chiffres cités *in* Mintz, *op. cit.,* p. 9.

10. 앞의 책, p. 8.

11. Jouan, "Mediator: des auditions accablent le laboratoire Servier", *Le Figaro,* 5 septembre 2011.

12. Déclaration devant les juges citée *in* Jouan, art. cit.

13. Document reproduit dans "Mediator: le nouveau document qui accable Servier", *Le Parisien,* 5 mai 2011.

14. 다비드 쾨니그가 쓴 "벤플루오렉스 복용 환자들에게 일어나는 대동맥 및 심장 이첨판 파열 문제의 원인 분석", 2011년 8월 8일 프랑스 건강제품 위생안전청 사이트에 기재된 내용이다. http://ansm.sante.fr/var/ansm_site/storage/original/application/8b5e3fbd9ffe 235341bb2eeff658ac61.pdf.

15. Irène Frachon, *Mediator, combien de morts?,* Éditions Dialogues, 2010.

16. Vidéo consultable sur http://www.youtube.com/watch?v=G5xxvyqIpig.

17. Agnès Fournier et Mahmoud Zureik, "Estimate of deaths due to valvular insufficiency attributable to the use of benfluorex in France", *Pharmacoepidemiology and Drug Safety,* vol. 21 (2012), nᵒ 4, p. 343-351.

18. Christophe Tribouilly *et al.,* "Increased risk of left heart valve regurgitation associated with benfluorex use in patients with diabetes melitus: a multicenter study", American Heart Association, 2012, http://circ.ahajournals.org/content/early/2012/11/09/ CIRCULATIONAHA. 112.111260.full.pdf+html.

19. Michael E. Steinman *et al.,* "The promotion of gabapentin; an analysis of internal industry documents", *Annals of Internal Medicine,* vol. 145 (2006), p. 284-293.

20. Cité in Petersen, op. cit., p. 224.

21. Cité *in* Katie Thomas et Michael S. Schmidt, "Glaxo agrees to pay $3 billion in fraud settlement", *New York Times,* 2 juillet 2012.

22. Chiffres cités *in* Richard A. Friedman, "War on drugs", *New York Times,* 6 avril 2013.

23. Reuters, "U.S. sues Novartis again, accusing it of kickbacks", 26 avril 2013.

9장 리스페달 소송 : 불법 판매 제재는 왜 이토록 어려울까?

1. Kalman Applbaum, *The Marketing Era. From Professional Practice to Global Provisioning,* New York et Londres, Routledge, 2004.

2. www.medpagetoday.com/special-reports/SpecialReports/24100, 29 décembre 2010.

3. http://securities.stanford.edu/1041/MDT_01/2009821_r01c_08CV06324.pdf; consulté le 28 mai 2012

4. www.jsonline.com/watchdog/watchdogreports/124676453.html; consulté le 28 juin 2011.

5. 편집자 주: 앨런 프랜시스는 미국 정신질환의 진단 및 통계 편람의 4번째 개정판 DSM-IV를 작성했다. 은퇴 후에도 DSM-V를 검토하며 제약산업이 미국 정신의학에 미치는 영향력에 대한 연구 활동을 지속해나갔다.

6. 펜실베이니아 주 텍사스 약물치료 알고리즘 프로젝트에 대해 숀이 발표한 내용을 앨런 존스가 지적한 사항을 더 자세히 알고 싶다면 아래 사이트를 참조할 것. http://psychrights.org/Drugs/AllenJonesTMAPJanuary20.pdf. 앨런 존스는 2004년 존슨앤드존슨의 얀센을 상대로 한 소송에도 직접 개입했다. Robwaters에 실린 연구 내용은 다음 자료를 참고할 것. "Medicating Amanda", *Mother Jones,* mai-juin 2005; http://motherjones.com/politics/2005/05/medicating-amanda.

7. 편집자 주: 로버트우드존슨 재단의 창시자인 로버트 우드 존슨은 실제로 존슨앤드존슨의 창립 멤버이기도 하다.

8. Adriane Fugh-Berman et Douglas Melnick, "Off-label promotion, on target sales", *PLoS Medicine* 5(10), 28 octobre 2008, p. e1432-35: http://www.plosmedicine.org/article/info%3Adoi%2F10.1371%2Fjournal.pmed.0050210.

9. *Federal Register [Journal officiel* du gouvernement des États-Unis] 2009, vol. 74 (2009), n° 8, p. 1694-1695.

10. M. M. Mello, D. M. Studdert, et T. A. Brennan, "Shifting Terrain in the Regulation of Off-Label Promotion of Pharmaceuticals", *New England Journal of Medicine,* vol. 360 (2009), p. 1557-1566.

10장 질병을 만들어내기

1. *À la Recherche du temps perdu. Le Côté de Guermantes,* Paris, Gallimard, "Bibliothèque de la Pléiade", 1952, t. 2, p. 303.

2. Ce chapitre reprend des éléments de Mikkel Borch-Jacobsen, "Maladies à vendre", XXI, n° 4, octobre 2008; *Maladies à vendre,* film documentaire en collaboration avec Anne Georget, film cité; "Psychopharmarketing", in *La Fabrique des folies,* Auxerre, Éditions Sciences Humaines, 2013.

3. direct-to-consumer advertising.

4. Edward Shorter, *From Paralysis to Fatigue: A History of Psychosomatic Illness in the Modern Era,* New York, The Free Press, 1992, p. 311-313.

5. Chiffres cités *in* Alex Berenson, "Drug approved. Is disease real?", *New York Times,* 14 janvier 2008.

6. Reinhard Angelmar *et al., "Building strong condition brands", Journal of Medical Marketing,* 14 mai 2007, p. 342-343.

7. Parry, "The art of branding a condition", art. cit.; "Branding disease", *Pharmaceutical Executive,* 15 octobre 2007; le blog de Parry peut être consulté sur le site de son agence: parrybrandinggroup.com.

8. Parry, "The art of branding…", art. cit., p. 43-44.

9. Voir Michelle Cottle, "Selling shyness", *The New Republic,* 2 août 1999, p. 24-29.

10. Voir Petersen, *op. cit.,* p. 19-21, 28-30, 36-37.

11. Angelmar, art. cit., p. 347. Cette vaste opération de "mégamarketing" été décrite en détail par Kalman Applbaum dans "Educating for global mental health. The adoption of SSRIs in Japan", *in* Adriana Petryna, Andrew Lakoff et Arthur Kleinman (sous la dir. de), *Global Pharmaceutics. Ethics, Markets, Practices,* Durham, Duke University Press, 2006, p. 85-110.

12. Parry, "The art of branding…", art. cit., p. 44.

13. 앞의 책, p. 46.

14. Voir Ray Moynihan et Barbara Mintzes, *Sex, Lies, and Pharmaceuticals: How drug Companies Plan to Profit from Female Sexual Dysfunction,* Vancouver, Greystone Books, 2010.

15. Documents consultables sur le site http://www.furiousseasons.com/zyprexadocs.html.

16. Cosgrove *et al.,* "Financial ties between DSM-IV panel members and the pharmaceutical industry", *Psychotherapy and Psychosomatics,* vol. 75 (2006), p. 154-160. 사라펨이 월경전불쾌장애에 효과적인 치료제라는 것을 인정해 식품의약국이 판매를 승인할 시점에 일부 전문가들은 이 약의 리스크를 밝히기도 했다. voir Cosgrove (2010), "Psychologist studies links between DSM panel, drug industry", *New England Psychologist,* avril 2010, http://www.masspsy.com/leading/4.10_qa.html.

17. 식품의약국은 엘리 릴리의 광고에 대해 항의 문서를 보냈다. 식품의약국이 2000년 11월 16일자로 엘리 릴리에 보내온 공문의 내용은 다음과 같다. '광고에서 보여준 시각적 이미지와 청각적 효과는 월경전불쾌장애 치료제로서의 효과를 객관적으로 증명해줄 수 없다. 또한 월경전증후군과 월경전불쾌장애 사이의 명확한 개념 차이를 구별해주지 못한다는 점에서 내용의 정확성이 떨어진다.'

18. Matthew Arnold, "Many happy returns. Large pharma marketing team of the year: Cymbalta (Eli Lilly)", *Medical Marketing & Media,* 1er janvier 2008.

19. Cité *in* Kalman Applbaum, "Getting to yes: Corporate power and the creation of a psychopharmaceutical blockbuster", *Culture, Medicine and Psychiatry,* vol. 33 (2009), n° 2, p. 185-215. (Au vu des effets secondaires du Cymbalta, on est tenté de tempérer l'enthousiasme de ce slogan popularisé par Jane Fonda avec le commentaire du Rav Ben Hei: "D'après

moi, c'est la douleur qui est le profit", Pirkei Avot, 5:21.)

20. Parry (2003), p. 45.

21. Cité *in* Applbaum, "Getting to yes", art. cit.

22. Cité *in* Medawar et Hardon, *op. cit.,* p. 90.

23. David Healy, "Shaping the intimate. Influences on the experience of everyday nerves", *Social Studies of Science,* vol. 34 (2004), n° 2, p. 222.

24. Margaret L. Eaton et Mark Xu, *Developing and Marketing a Blockbuster Drug: Lessons from Eli Lilly's Experience with Prozac,* Cambridge, MA, Harvard Business School, 2005.

25. Voir David Healy, *Mania. A Short History of Bipolar Disorder,* Baltimore, The Johns Hopkins University Press, 2008; Applbaum, "Getting to yes", art. cit.

26. Kay Lazar, "U.S. aims to cut use of drugs on dementia patients", *Boston Globe,* 31 mai 2012. La situation n'est guère plus glorieuse dans les maisons de retraite françaises, voir Bérénice Rocfort-Giovanni, "On assomme bien les anciens", *Le Nouvel Observateur,* 25 octobre 2012.

27. 의사 조셉 비더만은 하버드 대학 교수이자 유아의 과잉행동장애 전문가로 명성이 자자하다. 그는 2000년부터 2007년 동안 160만 달러의 연구비를 존슨앤드존슨으로부터 지원받았을 뿐만 아니라 그의 연구 결과로 직접 혜택을 보는 다른 제약회사들도 연구비를 지원했다. 그는 결국 제약회사에 유리한 연구를 발표했다는 의혹을 받아 법정에 출소한 적도 있다.

28. Cité *in* Applbaum, "Getting to yes", art.cit.

29. Cité *in* Hans Weiss, *Korrupte Medizin.* Ärzte als Komplizen der Konzerne, Cologne, Kiepenhauer & Witsch, 2008, p. 119-121. 플로리다 주 디즈니 리조트에서 열린 자이프렉사 출시 관련 미팅에서 흘러나온 노래 가사를 들어보자. 엘비스 프레슬리의 '비바 라스베이거스'를 자이프렉사와 관련해 개사했다.: "내 영혼에 불을 지피다/새로운 기회와 함께 자이프렉사란 브랜드를 얻다/Primary Care로부터 도움을 받아/자이프렉사여, 영원하라!/자이프렉사 만세!/의사들은 해야 할 일, 봐야 할 일이 너무나 많다/어느 곳에서든 환자들은 이 약에 의지하지/자이프렉사여, 영원하라!/ 자이프렉사 만세!/자이프렉사여, 영원하라!/자이프렉사 만세!/훌륭한 징표들/자이프렉사여, 영원하라!/자이프렉사를 최고의 위치까지 올려라/자이프렉사여, 영원하라! 자이프렉사 만세!"

30. David Healy et Joanna Le Noury (2007), "Pediatric bipolar disorder: An object of study in the creation of an illness", *International Journal of Safety and Risk in Medicine,* vol. 19 (2007), p. 210-221.

31. "Zyprexa Primary Care Overall Strategy", Company Confidential, © 2000 Eli Lilly & Co, Zyprexa MDL Plaintiffs' Exhibit N° 01071

32. Kris Hundley, "Dementia relief, with a huge side effect", *St Petersburg Times,* 18 novembre 2007.

11장 의학 정보를 마케팅하다: 적극적인 환자 네티즌의 출현

1. 하루에 92만 명이 방문하는 Doctissimo는 인터넷을 통해 의약품과 관련된 건강정보를 확인할 수 있는 대표 모델로 자리 잡은 의학 사이트다.

2. http://www.doctissimo.fr/html/dossiers/rhumatismes/sa_6877_spondylarthrite_ankylosante.htm: "(……) La biotechnologie a permis la mise au point de plusieurs composés capables de bloquer l'action de ces TNF-alpha: (Enbrel®), l'infliximab (Remicade®) et l'adalimumab (Humira®). "Consulté le 27 octobre 2012.

3. http://modalisa7.com/hasdeclarations/rapp?type=tdb&nom=association&nomsp=association %20=%20ASSOC %20FRANCAISE %20DES %20SPONDYLARTHRITIQUES; consulté le 27 octobre 2012.

4. 와이어스 연구소가 680억 달러에 화이자에 인수되었다. 이때 의약품 엔브렐® 이 합병을 가능케 하는 주요 역할을 했다.

5. Arsac G., *Différents types de savoirs et leur articulation,* La Pensée sauvage, 1995; Develay M., *Donner du sens à l'école,* ESF éditeur, 1996.

6. *Technologies de l'information et de la communication dans le secteur médico-social,* Conseil général de l'économie, de l'industrie, de l'énergie et des technologies (CGEIET)/Ministère de la Santé, 2010; Robert Picard, Antoine Vial *et al.,* "De l'information du patient à la démocratie sanitaire: enjeux et conditions d'un usage efficient des technologies", rapport du CGEIET, 2012; consultable sur http://www.cgeiet.economie.gouv.fr/Rapports/2012_11_13_2012_10_infor_patient.pdf.

7. Europe 1, 14 septembre 2012, interview par Luc Evrard.

8. Interdiction de la publicité directe pour les médicaments soumis à prescription et/ou remboursés par les régimes obligatoires de l'Assurance maladie. Code de la santé publique, Article L5122-6.

9. Sondage Ipsos pour le Conseil national de l'ordre des médecins, 2010.

10. Pauline Fréour, *Le Figaro,* 10 mai 2012.

11. 영국 국립임상보건연구소는 영국 환자들이 참여하는 웹사이트를 운영하고 있다. 뿐만 아니라 Centre for Reviews and Dissemination에 영국 언론 시스템을 감시하는 역할을 위임했다. 이 센터는 집계 자료를 모아 분석한 결과를 매주 인터넷을 통해 발표하고 보급한다.

12. *Prescrire,* "Fabriquer des maladies pour vendre des médicaments", n° 279, janvier 2007.

13. SMR(Service médical rendu): 질병 치료를 목적으로 개발되었는지 그 진정성을 평가하는 서비스

14. 이 장에 언급된 모든 의약품 이름은 의약법에 명시된 정식 의학 명칭이다.

15. RTL, NRJ, Europe 1, Nostalgie, Fun Radio, RMC, Virgin, RTL 2, RFM, Chérie FM, Rire

& Chansons et BFM.

16. Gran et Husby, 2010.

17. À ce sujet, lire le témoignage acéré d'une femme, par ailleurs médecin, sur le site du Formindep: http://www.formindep.org/Franck-Leboeuf-nouveau-visiteur.html; consulté le 28 octobre 2012.

18. http://www.dosaumur.com/#/accueil. consulté la dernière fois le 28 octobre 2012.

19. EUROAS Genomik Bank(유럽 14개국의 게놈 연구소들이 척추관절염을 주제로 주최한 컨소시엄): http://www.euroas.org/articles/articlespa.aspx; 마지막으로 열람한 날짜: 2012년 10월 29일.

20. B. Amor, M. Dougados, M. Mijiyawa, "Critères de classification des spondylarthropathies", *Revue de rhumatologie,* vol. 57 (1990), n° 2, p. 85-89.

21. 희귀병 전문 사이트: 프랑스 국립보건의학연구소, 프랑스 보건당국, 유럽연합집행위원회 주관.

22. *Prescrire,* n° 258, fevrier 2005.

12장 인터넷상의 정보를 관리하라: 위키피디아 전략

1. Version revue et modifiée d'un texte posté le 7 avril 2009 sur le site du magazine *Books.*

2. "GlaxoSmithKline reaches agreement in principle to resolve multiple investigations with U.S. Government", GSK, communiqué de presse, 3 novembre 2011.

3. http://social.eyeforpharma.com/story/wikipedia-strategies-european-pharmaceutical-healthcare-marketers.

4. http://wikiscanner.virgil.gr.

5. 운동장애와 신경이완성 증후군은 항정신질환제(신경이완제)의 부작용으로 일어날 수 있는 추체외로계의 반응이다. 운동장애는 입과 혀가 비정상적으로 움직이는 현상을 말한다. 신경이완성 증후군은 근육이 경직되면서 자율신경계에 장애가 일어나고 극도의 흥분상태를 보이는 것을 말한다. 때로는 목숨이 위태로울 정도로 치명적이다.

6. http://business.timesonline.co.uk/tol/business/industry_sectors/media/article2264150.ece?token=null&offset=0&page=1.

13장 두려움을 이용하라: 알츠하이머병의 신화

1. Peter J. Whitehouse et Daniel George, *Le Mythe de la maladie d'Alzheimer,* traduction française, Marseille, Solal, 2009 (2008 pour l'édition anglaise).

2. Note de l'éditeur: campagne pour promouvoir la recherche en neurosciences lancée en 1990 aux États-Unis par le président George H. W. Bush.

3. 편집자 주: 이 장애는 DSM-V에 경도 신경인지장애라는 명칭으로 수록돼 있다.

4. Peter J. Whitehouse et Sarah Waller, "Involuntary emotional expressive disorder: A case for a deeper neuroethics", *Neurotherapeutics,* vol. 4 (2007), n° 3, p. 560-567.

5. 편집자 주: 영국 국민보건서비스 산하 기구는 2010년 10월 경미한 수준의 알츠하이머병 치료제로서 아세틸콜린의 활동량을 조절하는 의약품의 필요성을 인정했다.

14장 정신질환으로 낙인찍기: 정신질환의 진단과 제약회사 간의 연관성
—

1. Benedict Carrey et Gardiner Harris, "Psychiatric group faces scrutiny over drug industry ties", *New York Times,* 12 juillet 2008.

2. Lisa Cosgrove, Sheldon Krimsky et al., "Financial ties between DSM-IV panel members and the pharmaceutical industry", *Psychotherapy and Psychosomatics,* vol. 75 (2006), p. 154-160. 코스그로브와 동료들은 미국정신의학회의 권장 의약품 선정에 참여한 전문가 90퍼센트가 제약산업과 긴밀한 관계를 맺고 있다고 폭로했다. Lisa Cosgrove *et al.,* "Conflicts of interest and disclosure in the American Psychiatric Association's clinical practice guidelines", *Psychotherapy and Psychosomatics,* vol. 78 (2009), p. 228-232.

3. Lisa Cosgrove *et al.,* "Developing unbiased diagnostic and treatment guidelines in psychiatry", *New England Journal of Medicine,* 7 mai 2009, p. 2035-2036.

4. Jerome C. Wakefield et Allan V. Horwitz, *Tristesse ou dépression? Comment la psychiatrie a médicalisé nos tristesses,* traduction française, Bruxelles, Mardaga, 2010 (2007 pour l'édition anglaise).

5. 정신과 의사들은 우울증을 진단할 때, 안타깝지만 어쩔 수 없는 현대인의 일상적 정신병으로 간주하는 경향이 높다. Wakefield et Horwitz, *op. cit.* 참고

15장 리스크 과장을 위한 수치 조작
—

1. Cité *in* Anton Antonov-Ovseyenko, *The Time of Stalin: Portrait of Tyranny,* New York, Harper & Row, 1981, p. 278.

2. Nicolas Postel-Vinay et Pierre Corvol, *Le Retour du Dr Knock. Essai sur le risque cardio-vasculaire,* Paris, Odile Jacob, 2000, chap. iv; Greene, *op. cit.,* p. 12, 55-56.

3. "당신의 수치를 알아라!" 이 표어는 1980년대 중반 미국 보건당국이 높은 콜레스테롤 수치를 주의하라는 취지로 발표한 캠페인 문구다. 그 후 동맥경화 수치에도 신경을 쓰라는

표어로 재등장했다. 건강을 위해 "당신의 수치를 알아라!"라는 말이 여러 분야에서 유행했다.

4. Lipid Research Clinics – Coronary Primary Prevention Trial.

5. Thomas J. Moore, "The cholesterol myth", *The Atlantic,* septembre 1989, p. 37-62. Voir également Greene, *op. cit.,* p. 181-184, 187.

6. 미국 국립보건원 사이트에 보건원 연구진이 발표한 "금전적 부문과 관련된 공고문" 내용을 참조. http://www.nhlbi.nih.gov/guidelines/cholesterol/atp3upd04_disclose.htm.

7. Greene, *op. cit.,* p. 210-211.

8. 이 특별한 논문은 심장전문의 미셸 드 로제릴이 1992년에 발표한 것으로 7,447명의 스페인 사람들에게 5년 동안 일어난 리스크를 조사한 기록을 담고 있다. Ramón Estruch *et al.,* "Primary prevention of cardiovascular disease with a Mediterranean diet", *New England Journal of Medicine,* vol. 368 (2013), n° 14, p. 1279-1290. 이 연구에서는 지중해 지역 거주민들이 실시한 다이어트 식이요법이 심혈관계 질환 리스크를 30퍼센트까지 감소시킨 것으로 드러났다.

9. Ken Bassett, "On trying to stop the measurement of bone density to sell drugs: a tribute to a friend", *in* Morris L. Barer *et al., Tales from the Other Drugs,* Vancouver, Centre for Health services and Policy Research, 2000, p. 29-38.

10. Marcea Whitaker *et al.,* "Bisphosphonates and osteoporosis – where do we go from here?" *New England Journal of Medicine,* vol. 366 (2013), n° 22, p. 2048-2051.

11. Rapport annuel de Merck, 2003; consultable sur http://www.merck.com/finance/annualreport/ar2003/driving_growth/ 문제국으로 프랑스, 이탈리아, 독일, 영국, 스페인, 미국, 캐나다가 지목되었다.

12. Ray Moynihan et Alan Cassels, *Selling Sickness. How the World's Biggest Pharmaceutical Companies Are Turning Us All into Patients,* New York, Nation Books, 2005, p. 148-149.

13. 국립골다공증재단 사이트에 기재된 열람 가능한 수치: http://www.iofbonehealth.org/facts-statistics#category-14.

14. Linn Getz *et al.,* "Ethical dilemmas arising from implementation of the European guidelines on cardiovascular disease prevention in clinical practice", *Scandinavian Journal of Primary Health Care,* vol. 22 (2004), n° 4, p. 202-208.

15. Dudley Gentles *et al.,* "Serum lipid levels for a multicultural population in Auckland, New Zeeland", *New Zealand Medical Journal,* vol. 120 (2008), n° 1265, p. 1-12.

16. Nicholas J. Wald et Malcolm R. Law, "A strategy to reduce cardiovascular disease by more than 80 %", *British Medical Journal,* vol. 327 (2003), n° 7404, p. 1419.

17. 앞의 책.

18. 앞의 책.

19. Scott M. Grundy, "Metabolic syndrome: connecting and reconciling cardiovascular and diabetes worlds", *Journal of the American College of Cardiology,* vol. 47 (2006), n° 6, p. 1093-1100. Voir egalement Thomas Goetz, "The thin pill", *Wired,* octobre 2006, http://www.wired.com/wired/archive/14. 10/thin.html.

20. E. Brody, "Syndrome X and its dubious distinction", *New York Times,* 10 octobre 2000.

21. Andrew Pollack, "A.M.A. recognizes obesity as a disease", *New York Times,* 18 juin 2013.

16장 의약품의 홍보와 스캔들

—

1. Greene, *op. cit.*

17장 데이터의 편차 비교하기 : 콜레스테롤과 심장병의 관계

—

1. Abramson, *op. cit.*

2. E. Nolte, J. Newbould, A. Conklin, "International variation in the usage of medicines : A review of the literature", RAND Technical Report, http://www.rand.org/content/dam/rand/pubs/technical_reports/2010/RAND_TR830.pdf; consulté le 16 mars 2013.

3. M. Mitka, "Expanding statin use to help more at-risk patients is causing financial heartburn", *Journal of the American Medical Association,* vol. 290 (2003), p. 2243-2245.

4. Health at a Glance, 2003 OECD Indicators, p. 25.

5. Health at a Glance, 2003 OECD Indicators, p. 55.

6. E. Nolte, C M. McKee, "Measuring the Health of Nations: Updating An Earlier Analysis", *Health Affairs,* vol. 27 (2008), p. 58-71.

7. J. Shepherd, S. M. Cobbe, I. Ford *et al.,* "Prevention of coronary heart disease with pravastatin in men with hypercholesterolemia", *New England Journal of Medicine,* vol. 333 (1996), p. 1301-1307.

8. "Executive summary of the third report of the National Cholesterol Education program (NCEP) expert panel on detection, evaluation, and treatment of high blood cholesterol in adults (Adult Treatment Panel III)", *Journal of the American Medical Association,* vol. 285 (2005), n° 19, p. 2486-2497.

9. "Third report of the expert panel on detection, evaluation, and treatment of high blood cholesterol in adults (ATP III Final Report)", p. 211, http://www.nhlbi.nih.gov/guidelines/cholesterol/atp3_rpt.htm; c'est moi qui souligne (J. A.).

10. Integrity in Science, Center for Science in the Public Interest, http://www.cspinet.org/cgi-bin/integrity.cgi; consulté le 10 décembre 2002.

11. 심근경색 예방을 위한 항고혈압제 및 콜레스테롤 저하제 복용 시험ALLHAT의 책임 자들과 협력 연구소 소속의 중재자 그룹이 참여했다. "Major Outcomes in Moderately Hypercholesterolemic, Hypertensive Patients Randomized to Pravastatin vs Usual Care". *Journal of the American Medical Association,* n° 288 (2002), p. 2998-3007.

12. Ron Winslow and Scott Hensley, "Statin study yields contrary data," *Wall Street Journal,* 18 décembre 2002.

13. R. C. Pasternak, "The ALLHAT lipid lowering Trial – Less is less", *Journal of the American Medical Association,* vol. 288 (2002), p. 3042-3044; souligné par moi (J. A.).

14. Scott M. Grundy *et al.,* "Implications of recent clinical trials for the National Cholesterol Education Program Adult Treatment Panel III guidelines", *Circulation,* vol. 110 (2004), p. 227-239.

15. P. S. Sever, B. Dahlof, N. R. Poulter *et al.,* "Prevention of coronary and stroke events with atorvastatin in hypertensive patients who have average or lower-than-average cholesterol concentrations, in the Anglo-Scandinavian Cardiac Outcomes Trial – Lipid Lowering Arm (ASCOT-LLA): A multicentre randomised controlled trial", *The Lancet,* vol. 361 (2003), p. 1149-1158.

16. http://www.nhlbi.nih.gov/guidelines/cholesterol/atp3upd04_disclose.htm; consulté le 26 avril 2013.

17. Mosca. L. J. Appel, E. J. Benjamin, "Evidence-based guidelines for cardiovascular disease prevention in women", *Circulation,* vol. 109 (2004), p. 672-693.

18. Mosca, C. L. Banka, E. J. Benjamin *et al.,* "Evidence-based guidelines for cardiovascular disease prevention in women: 2007 update", *Circulation,* vol. 115 (2007), p. 1481-1501.

19. 제임스 M. 라이트(M.D., Ph.D., FRCP(C))는 브리티시컬럼비아 주립 의과대학의 마취학 및 약리학과 학과장으로 재직하고 있다. 또한 밴쿠버 병원의 임상약리학 전문가로 활동하며 코크런심장연구회가 발표하는 학회지의 편집장 및 중재자 역할을 하고 있다.

20. John Abramson et James M. Wright, "Are lipid-lowering guidelines evidence-based?" *The Lancet,* vol. 369 (2007), p. 168-169.

21. L. Mosca, E. J. Benjamin, K. Berra *et al.,* "Effectiveness-based guidelines for the prevention of cardiovascular disease in women – 2011 update: a guideline from the American Heart Association", *Circulation,* vol. 123 (2011), p. 1243-1262. 2008년《뉴잉글랜드 의학저널》에 발표된 JUPITER란 임상실험에서 60세 이상 여성들의 콜레스테롤 수치가 혈액 1데시리터당 2밀리그램을 넘을 경우 스타틴 치료제를 권장한 것으로 드러났다. Michel de Lorgeril, Patricia Salen, John Abramson et al., "Cholesterol lowering, cardiovascular diseases, and the rosuvastatin-JUPITER controversy : a critical reappraisal", *Archives of Internal Medicine,* vol. 170 (2010), p. 1032-1036.

22. F. Taylor, K. Ward, T. H. M. Moore *et al.,* "Statins for the primary prevention of cardiovascular disease", *Cochrane Database of Systematic Reviews,* 2011, n° 1, art. no CD004816. DOI:10. 1002/14651858. CD004816. pub4.

23. 앞의 책.

24. Cholesterol Treatment Trialists (CTT), "The effects of lowering LDL cholesterol with statin therapy in people at low risk of vascular disease: meta-analysis of individual data from 27 randomized trials", *The Lancet,* vol. 280 (2012), p. 581-590.

25. C. A. Buettner, R. B. Davis, S. G. Leveille *et al.,* "Prevalence of musculoskeletal pain and statin use", *Journal of General Internal Medicine,* vol. 23 (2008), p. 1182-1186.

26. S. Mora, R. J. Glynn, J. Hsia *et al.,* "Statins for the primary prevention of cardiovascular events in women with elevated high-sensitivity C-reactive protein or dyslipidemia: results from the justification for the use of statins in prevention: an intervention trial evaluating rosuvastatin (JUPITER) and meta-analysis of women from primary prevention trials", *Circulation,* vol. 121 (2010), p. 1069-1077.

27. Ebrahim S., Casas J. P., "Statins for all by the age of 50 years?" *The Lancet,* n° 380 (2012), p. 545-547.

28. F. Taylor *et al.,* "Statins for the primary prevention of cardiovascular disease", *Cochrane Database of Systematic Reviews,* 2013, n° 1, art. n° CD004816. DOI:10.1002/14651858. CD004816.pub5.

29. N. K. Choudry, H. T. Stelfox, A. S. Detsky, "Relationships between authors of clinical practice guidelines and the pharmaceutical industry", *JAMA,* vol. 287 (2002), n° 5, p. 612-617.

30. http://www.nhlbi.nih.gov/guidelines/cholesterol/atp3upd04_disclose.htm; consulté le 26 avril 2013.

31. B. Thomas et C. Adams, "New government cholesterol standards would triple number of prescriptions," *Wall Street Journal,* 16 mai 2001.

32. N. Aoki, "Drug makers influence pondered by on US advice to cut cholesterol", *Boston Globe,* 31 mai 2001.

18장 잘못된 경보를 울리다: 세계적 유행 독감, H1N1의 전말

1. PACE Doc. 12110, 18 décembre 2009, "Faked Pandemics – a threat for health. Motion for a recommendation presented by Mr Wodarg and others".

2. Conseil de l'Europe, Assemblée parlementaire, Doc. 12283, 7 juin 2010, "The handling of the H1N1 pandemic: more transparency needed, Report: Social Health and Family Affairs Committee", rapporteur: M. Paul Flynn, Royaume-Uni, Groupe socialiste.

3. 인플루엔자 유사질환이란 표현도 쓴다. 또 다른 연구자들은 이 질병을 중증호흡기질환으로 규정하기도 한다. 당시만 해도 아직 그 질환이 전 세계적으로 확산될 만한 전염병으로 간주되진 않았다(더 자세한 내용은 Tom Jefferson이 발표한 연구 논문을 참조).

4. 2010년 3월 30일 파리에 위치한 WHO의 유럽 지부에서 톰 제퍼슨이 쓴 연구 논문을 발표했다.

5. *Pandemic Influenza Preparedness and Response: A WHO Guidance Document*, Genève, World Health Organization, 2009, p. 27.

6. F. Godlee, "Conflicts of interest and pandemic flu", *BMJ*, 3 juin 2010, 340:c2947-doi:10.1136/bmj.c2947 pmid:20525680.

7. http://www.who.int/director-general/speeches/2001/english/20010129_davosunequaldistr.en.html

8. "Tangled up in Blue – Corporate Partnerships at the United Nations", http://www.corpwatch.org/un. [NdT: "Empêtré dans le blues", titre d'une chanson de Bob Dylan.]

9. *Bulletin of the World Health Organization*, 2001, vol. 79, p. 748-754.

10. 58개국에 거주하는 888명의 일반의와 전문의, 약리학자와 연구자들이 1999년 3월 16일에 WHO의 사무총장인 그로 할렘 브룬틀란에게 단체 공문을 보낸 바 있다(http://www.uib.no/isf/letter/). 이 문서에 따르면 WHO가 결정한 진단 기준이 너무 낮다는 지적이 핵심을 이룬다. "WHO가 동맥경화로 진단하는 기준 수치를 너무 낮게 책정함에 따라 의사가 환자에게 의약 처방전을 남용하고 있다. 의료비용은 과거에 비해 늘어난 반면 처방받은 약의 효능은 상대적으로 감소했다."

11. *BMJ*, 2010, 340:c2912; http://www.bmj.com/content/340/bmj.c2912; extrait.

12. 원서에 영어로 적힌 단어는 다음과 같다: "두려움의 상업화Fear mongering"(주석).

13. GSK Annual Report 2010, www.gsk.com/corporatereporting.

14. 유전학적 변형으로 일어난 결과들이다.

15. Philip Alcabes, *Dread: How Fear and Fantasy Have Fueled Epidemics from the Black Death to the Avian Flu*, New York, Public Affairs, 2009 [Effroi: Comment la crainte et l'imagination ont attisé les épidémies, de la peste noire à la grippe aviaire.].

16. Il s'agissait de l'acide shikimique, matière première essentielle pour la fabrication de la substance active du Tamiflu; http://www.sanofi.de/l/de/de/layout.jsp?cnt=866A5117-2AEC-4920-8D7E-30EEC5DD5102.

17. http://www.eswi.org/about-eswi/eswis-scientific-independence

18. WHO의 국제위생법 조항(2005년) – 2e ed., p. VII: "WHO의 의원들은 WHO 회원국들과 예비 조사를 실시한 후 중증호흡기질환의 위험성을 전면 재검토했다(20세기 들어 전 세계 국민의 건강을 위협하는 전염병으로 간주했기 때문이다). 2003년 세계보건총회가 열렸고 WHO는 국제위생법 내용을 개정해 회원국들이 수정된 내용을 적극적으로 실천해줄 것을 촉구했다."

19. 2007년 5월 독일에서 발생한 전염병과 관련해 발표된 국가별 실천 계획 사항의 일부 내용을 발췌했다. 1장의 요약본: WHO가 신종독감을 경보단계 최고수준인 6단계로 규정한 것에 이어 장기간 국가를 위험에 빠트린 전염병에 대한 퇴치 운동이 시급하다. 일단 전염병을 막는 예방 치료법을 실시하고, 그런 후에도 독감이 계속 유행한다면 기본 인프라에 문제가 있는 것으로 추정해야 한다. 이미 독감에 걸린 수많은 환자들의 건강 상태가 계속 악화되고 심각해질 경우 생명이 위태로워질 수도 있기 때문이다. 따라서 전염병 같은 독감이 여러 지역에 확산될 경우, 자연재해와도 같은 이 위기를 극복하기 위해 국가마다 긴급 대책을 세워야 할 것이다."

20. "질병역학조사기관인 베라텍트는 미국에 조사센터를 2곳(워싱턴과 시애틀)에 두고 있다. 이 센터들에서는 인간 또는 동물에게 발생하는 전염병을 세계적인 규모로 조사한다. 기상학 연구뿐만 아니라 자연 재해와 급격한 기후 변화로 발생하는 질병 연구를 진행했다. 각국마다 정의한 고유 개념들을 정리했고 서로 다른 문화권의 전문가들이 해석한 결과물을 비교 분석했다. 두 센터와 협력 관계를 체결한 14곳의 연구기관들이 238개국의 현장 조사를 실시했다. 수많은 출처 기관들이 보내온 정보를 수년간 집계한 결과, 종합적인 연구보고서가 완성되었다." 2012년 8월 25일, 아침 9시 5분에 베라텍트는 해당 연구보고서를 사람들이 열람할수록 공개했다. 그러나 공개문서의 한 페이지가 전체 삭제돼 있었다. http://mundo.paralax.com.mx/noticias/69-influenza/104-influenza-ne-mexico-linea-de-tiempo.html.

21. 이사회의 두 임원이 받는 호화로운 사례금은 회사가 백신으로 거둬들이는 수익에 비례한다. 그럼에도 회사가 발표한 연간보고서를 살펴보면 그 어느 때보다 투명성을 강조한 수익 구조에 대해 기술했다. GSK-annual-report-2010, pdf téléchargé sur www.gsk.com/corporatereporting.

22. L'intégralité de l'interview était téléchargeable le 26 mai 2012 en ligne à l'adresse suivante: http://news.bbc.co.uk/today/hi/today/newsid_8028000/8028295.stm.

23. Neil W. Ferguson *et al*, DOI:10.1126/science.1176062, www.sciencemag.org/cgi/content/full/1176062/DC1.

24. http://www.wodarg.de/show/3845874.html?searchshow=van%20tam

25. WHO A64/10, Sixty-fourth World Health Assembly Provisional agenda item 13.2, 5 mai 2011.

26. COE/PACE Doc. 12283, 7 juin 2010, "The handling of the H1N1 pandemic: more transparency needed", rapport: Social Health and Family Affairs Committee, rapporteur: M. Paul Flynn, Royaume-Uni, Groupe socialiste.

27. "Vom Terrorvirus zur Mutation des Schreckens", *Ärztezeitung*, 24 juin 2012, http://www.aerztezeitung.de/extras/druckansicht/?sid=816495&...

19장 어떤 증거에 기초한 의학인가

1. Jérôme Cahuzac, "Le poids des industries pharmaceutiques", *Pouvoirs*, n° 89, 1999, p. 104.

2. 미국의 제약회사들이 의약품 홍보에 지출한 총 비용을 미국에 거주하는 의사 전체 수로 나눈 수치를 말한다(데이비드 힐리와의 인터뷰 내용에서 인용).

3. Document consultable sur le site http://www.nytimes.com/packages/pdf/politics/200908 31MEDICARE/20090831_MEDICARE.pdf.

4. La formule est de Robert Proctor, *op. cit.*, p. 190.

5. Chiffres cités *in* Medawar et Hardon, *op. cit.*, p. 109 et 141.

6. Chiffres cités *in* Jacky Law, *Big Pharma. How the World's Biggest Companies Control Illness*, Londres, Constable, 2006, p. 98.

7. Paul Benkimoun et Agathe Duparc, "Fronde à l'OMS sur l'influence des laboratoires", *Le Monde*, 17 mai 2010.

8. Justin Bekelman, Yan Li et Cary Gross, "Scope and impact of financial conflicts of interest in biomedical research. A systematic review", *Journal of the American Medical Association*, vol. 289 (2003), p. 454-456.

9. Cité *in* Krimsky, *op. cit.*, p. 80.

10. 우리는 의사들에게 관련 사이트에 들어가 내용물을 확인해보길 권한다. 알고 보니 이 사이트의 운영 에이전시는 제약회사들이 사전 교섭해 관리를 위임한 대리업체들이었다. http://kolonline.com; http://www.cuttingedgeinfo.com.

11. Harry Cook, "Practical guide to medical education", *Pharmaceutical Marketing*, vol. 6 (2001), p.6.

12. Cite *in* Sheldon Krimsky, *Science in the Private Interest. Has the Lure of Profit Corrupted Biomedical Research?*, Lanham, Rowman & Littlefield, 2004, p. 96.

13. Cite *in* Abramson, *op. cit.*, p. 128.

14. Chiffres cités *in* Even et Debré, *op. cit.*, p. 72.

15. *Prescrire*, vol. 32, n° 345, juillet 2012, p. 535.

16. Publicité parue entre autres dans *Impact Médecine*, 24 janvier 2008, p. 2.

17. Duff Wilson, "Doctor training aided by industry cash", *New York Times*, 22 février 2010.

18. Andrew Lakoff, "High contact: gifts and surveillance in Argentina", *in* Petryna, Lakoff et Kleinman, *op. cit.* p. 120-122.

19. Rapport Lemorton, *op. cit.*, p. 54.

20. Neil Kendle, "Life without a label", *Pharmaceutical Marketing*, 1er juin 2001.

21. Duff Wilson et Natacha Singer, "Ghostwriting is called rife in medical journals", *New York Times*, 10 septembre 2009.

22. Peter C. Gøtzsche, Helle Krogh Johansen *et al.*, "Ghost authorship in industry-initiated randomized trials", *PLoS Medicine,* vol. 4 (2007), n° 1, e19.

23. Healy, *Pharmageddon, op. cit.,* p. 107.

24. Richard Horton, "The dawn of McScience", *New York Review of Books,* vol. 51(2004), n° 4, p. 7-9.

25. Teri P. Cox, "Forging alliances: Advocacy partners", *Pharmaceutical Executive,* 1ᵉʳ septembre 2002.

26. 앞의 책.

27. Document interne Sanofi-Aventis reproduit dans *Le Canard enchaîné* du 30 avril 2008.

28. Ken Silverstein, "Prozac.org", *Mother Jones,* novembre-décembre 1999. 2006년과 2008년 사이 집계된 총액이 2,300만 달러에 달했다. 이 금액은 이 협회 예산의 4분의 3에 해당하는 높은 금액이다. *in* Gardiner Harris, "Drug makers are advocacy group's biggest donors", *New York Times,* 21 octobre 2009.

29. Andrew Herxheimer, "Relationships between the pharmaceutical industry and patients' organizations", *British Medical Journal,* vol. 326, 31 mai 2003, p. 1208-1210.

30. "Does the European Patients' Forum represent patient or industry interests? A case study in the need for mandatory financial disclosure", Health Action International Europe, 14 juillet 2005.

31. Cette page a depuis disparu dans l'éther d'Internet.

32. Marcia Angell, *The Truth About the Drug Companies. How They Deceive Us And What To Do About It,* New York, Random House, 2004, p. 29.

33. Chiffres consultables sur le site clinicaltrials.gov des National Institutes of Health américains: http://clinicaltrials.gov/ct2/resources/trends.

34. Brendan Borrell, "A medical Madoff: anesthesiologist faked data in 21 studies", *Scientific American,* 10 mars 2009.

35. Kurt Eichenwald et Gina Kolata, "A doctor's drug trial turn into fraud", *New York Times,* 17 mai 1999.

36. Voir Krimsky, op. 44-47 (affaires David Kern et Nancy Olivieri); Howard Brody, *Hooked. Ethics, the Medical Profession, and the Pharmaceutical Industry,* Lanham, Rowman & Littlefield, p. 103-106 (affaire dite du "thyroid storm").

37. Kay Dickersin et Drummond Rennie, "Registering clinical trial", *Journal of the American Medical Association,* vol. 290 (2003), n° 4, p. 516-523.

38. C. H. MacLean *et al.,* "How useful are unpublished data from the Food and Drug Administration in meta-analysis", *Journal of Clinical Epidemiology,* vol. 56 (2003), n° 1, p. 44-51.

39. L'histoire est racontée en détail *in* Ben Goldacre, *Bad Pharma. How Drug Companies Mislead Doctors and Harm Patients,* Londres, Fourth Estate, 2012, p. 81-90.

40. Voir Krimsky, *op. cit.*, p. 146-149.

41. J. Lexchin *et al.,* "Pharmaceutical industry sponsorship and research outcome and quality", *British Medical Journal,* vol. 326 (2003), p. 1167-1170.

42. Lisa Cosgrove *et al.,* "Antidepressants and breast and ovarian cancer risks: a review of the literature and researchers' financial associations with industry", *PLoS One,* vol. 6 (2011), n° 4, e18210.

43. Lexchin *et al.,* art. cit.

44. Ian Hacking, *The Taming of Chance,* Cambridge, Cambridge University Press, 1990.

20장 항우울제, 무너진 신화

1. Irving Kirsch, *The Emperor's New Drugs: Exploding the Antidepressant Myth,* Londres, The Bodley Head, 2009. En français: *Antidépresseurs. Le grand mensonge,* Paris, Music and Entertainment Books, 2010.

2. Irving Kirsch *et al.* (2008), "Initial severity and antidepressant benefits: a meta-analysis of data submitted to the Food and Drug Administration", *PLoS Medicine,* vol. 5 (2008), n° 2, e45, doi:10.1371/journal.pmed.0050045.

3. Irving Kirsch et Guy Sapirstein, "Listening to Prozac but hearing placebo: A metaanalysis of antidepressant medication", *Prevention and Treatment,* vol. 1 (1998), n° 1, doi:10.1037/1522-3736.1.1.12a.

4. Irving Kirsch *et al.,* "The Emperor's new drugs: An analysis of antidepressant medication data submitted to the U.S. Food and Drug Administration", *Prevention and Treatment,* vol. 5 (2002), art. 23, posté le 23 juillet.

5. NICE, "Depression: Management of depression in primary and secondary care. Clinical practice guideline No. 23", 2004; www.nice.org.uk/page.aspx?o=235213; consulté le 24 mai 2005.

6. E. H. Turner *et al.,* "Selective publication of antidepressant trials and its influence on apparent efficacy", *New England Journal of Medicine,* vol. 358 (2008), n° 3, p. 252-260; J. C. Fournier, "Antidepressant Drug Effects and Depression Severity: A Patient-Level Meta-analysis", *Journal of the American Medical Association,* vol. 303 (2010), n° 1, p. 47-53; K. N. Fountoulakis et H. J. Möller (2011), "Efficacy of antidepressants: a re-analysis and re-interpretation of the Kirsch data", *International Journal of Neuro-Psychopharmacology,* vol. 14 (2011), n° 3, p. 405.

7. N. A. Khin *et al.,* "Exploratory analyses of efficacy data from major depressive disorder trials submitted to the US Food and Drug Administration in support of new drug applications", *Journal of Clinical Psychiatry*, vol. 72 (2011), n° 4, p. 464.

8. M. Zimmerman, I. Chelminski et M. A. Posternak, "Generalizability of antidepressant efficacy trials: Differences between depressed psychiatric outpatients who would or would not qualify for an efficacy trial", *American Journal of Psychiatry*, 162 (2005), n° 7, p. 1370-1372.

9. G. E. Simon et M. VonKorff, "Prevalence, burden, and treatment of insomnia in primary care", *American Journal of Psychiatry*, vol. 154 (1997), n° 10, p. 1417-1423.

10. M. H. Wiegand, "Antidepressants for the treatment of insomnia a suitable approach?", *Drugs*, vol. 68 (2008), n° 17, p. 2411-2417.

11. G. Gartlehner *et al.,* "Comparative benefits and harms of second-generation antidepressants for treating major depressive disorder", *Annals of Internal Medicine,* vol. 155 (2011), n° 11, p. 772-785.

12. A. M. Hunter *et al.* (2006), "Changes in Brain Function (Quantitative EEG Cordance) During Placebo Lead-in and Treatment Outcomes in Clinical Trials for Major Depression", *American Journal of Psychiatry* 163 (8), p. 1426-1432; F. M. Quitkin *et al.* (1998), "Placebo run-in period in studies of depressive disorders: Clinical, heuristic and research implications", *British Journal of Psychiatry,* 173, p. 242-248.

13. J. G. Rabkin *et al.,* "How blind is blind? Assessment of patient and doctor medication guesses in a placebo-controlled trial of imipramine and phenelzine", *Psychiatry Research,* vol. 19 (1986), n° 1, p. 75-86.

14. Bret R. Rutherford, J. R. Sneed et S. P. Roose, "Does study design influence outcome?", *Psychotherapy and Psychosomatics,* 78 (2009), n° 3, p. 172-181.

15. P. W. Andrews *et al.,* "Primum non nocere: An evolutionary analysis of whether antidepressants do more harm than good", *Frontiers in Psychology,* 3 (2012), n° 117, p. 1-19; A. D. Domar *et al.* (2013), "The risks of selective serotonin reuptake inhibitor use in infertile women: a review of the impact on fertility, pregnancy, neonatal health and beyond", *Human Reproduction,* 28 (2013), n° 1, p. 160-171.

16. A. Babyak *et al.,* "Exercise treatment for major depression: Maintenance of therapeutic benefit at 10 months", *Psychosomatic Medicine,* vol. 62 (2000), p. 633-638; K. S. Dobson *et al.,* "Randomized trial of behavioral activation, cognitive therapy, and antidepressant medication in the prevention of relapse and recurrence in major depression", *Journal of Consulting and Clinical Psychology,* vol. 76 (2008), n° 3, p. 468-477.

17. A. Khan *et al.,* "A systematic review of comparative efficacy of treatments and controls for depression", *PLoS One* 7, (2012) n° 7, p. e41778.

21장 최고의 시장

1. En français: *Le Temps des antidépresseurs,* Paris, Les Empêcheurs de penser en rond / Le Seuil, 2002; *Les Médicaments psychiatriques démystifiés,* Issy-les-Moulineaux, Elsevier Masson, 2009.

2. Healy, *Pharmageddon, op. cit.*

3. P. J. Scott, "The consumer advocate (med-tech not included)", *Minneapolis StarTribune,* 3 juin 2012, www.startribune.com/opinion/commentaries/156486195.html.

4. D. Godrej, "Mental Illness – The Facts", *New Internationalist,* n° 452 (mai 2012), p. 18-19.

5. Tom Jefferson, Peter Doshi *et al.,* "Ensuring safe and effective drugs: who can do what it takes?", *British Medical Journal,* vol. 342 (2011), n° 7789, p. 148-151.

6. N. Rosenlicht, A. C. Tsai, P. I. Parry, G. Spielmans, J. Jureidini, D. Healy, "Aripriprazole in the maintenance treatment of bipolar disorder: a critical review of the evidence and its dissemination into the scientific literature", *PLoS Medicine,* vol. 8 (2012), n° 5, e10000434.

22장 실험용 인간들을 찾아서

1. John le Carré, *The Constant Gardener,* Pocket Star, 2005, "Afterword".

2. Chiffre cité par le Center for Information & Study on Clinical Research Participation (CISCRP), http://www.ciscrp.org/professional/facts_pat.html.

3. Jill A. Fischer, *Medical Research for Hire. The Political Economy of Pharmaceutical Clinical Trials,* New Brunswick, NJ, Rutgers University Press, 2009, p. 8-11.

4. Chiffres cités par Peter Mansell, "Over 50% growth to 2015 seen in global clinical trials market", *Clinical News,* 7 juillet 2011.

5. Carl Elliott, "Guinea-pigging", *The New Yorker,* 7 janvier 2008.

6. Fischer, *op. cit.,* p. 45.

7. Kurt Eichenwald et Gina Kolata, "Drug trials hide conflicts for doctors", *New York Times,* 16 mai 1999.

8. Cité *in* Angell, *op. cit.,* p. 30-31.

9. Fischer, *op. cit.,* p. 6.

10. Eichenwald et Kolata, "Drug trials hide conflicts…", art. cit.

11. Florentin Cassonnet, "Pendant huit jours et pour 680 euros, j'ai donné mon corps aux labos", *Rue89,* posté le 18 février 2012.

12. L. P. Cohen, "To screen new drugs for safety, Lilly pays homeless alcoholics", *Wall Street Journal,* 14 novembre 1996.

13. James Glanz, "Clues of asthma study may have been overlooked", *New York Times,* 27

14. Krimsky, *op. cit.,* p. 132-135.

15. Carl Elliott, "Exploiting a research underclass in Phase 1 clinical trials", *New England Journal of Medicine,* vol. 358 (2008), p. 2316-2317.

16. Fischer, *op. cit.,* p. 151-152.

17. http://www.leem.org/moins-d-essais-cliniques-realises-en-france-depuis-2008-leemtire-sonnette-d-alarme

18. Cité *in* Sonia Shah, *The Body Hunters. Testing New Drugs on the World's Poorest Patients,* New York, The New Press, 2006, p. 149.

19. 앞의 책.

20. Gardiner Harris, "Concern over foreign trials for drugs sold in U.S.", *New York Times,* 21 juin 2010.

21. Andrew E. Kramer, "Russians eagerly participating in medical experiments, despite risks", *New York Times,* 26 septembre 2012.

22. Nicola Kurt et Peter Wensierski, "Skrupellose Medizin – Nebenwirkung Tod", *Der Spiegel,* 13 mai 2013.

23. Cité *in* Shah, *op. cit.,* p. 148.

24. 앞의 책, p. 149.

25. Cité *in* Sarah Boseley, "WikiLeaks cables: Pfizer 'used dirty tricks to avoid clinical trial payout'", *The Guardian,* 9 décembre 2012.

26. 앞의 책, p. 105-106.

23장 부패한 의학 프로젝트: 실험과 유혹

1. Kurt Langbein, Hans-Peter Martin et Hans Weiss, *Bittere Pillen, Nutzen und Risiken der Arzneimittel,* Cologne, Verlag Kiepenheuer & Witsch, 2010 (79ᵉ éd. revue et corrigée).

2. Hans Weiss, *Korrupte Medizin. Ärzte als Komplizen der Konzerne,* Cologne, Verlag Kiepenheuer & Witsch, 2008.

에필로그. 궤멸 위기에 처한 진정한 의학

1. Amartya Sen, "Health: perception versus observation", *British Medical Journal,* vol. 324 (2002), p. 860-861.

2. R. B. Haynes, D. L. Sackett, D. W. Taylor, E. S. Gibson et A. L. Johnson, "Increased

658

absenteeism from work after detection and labelling of hypertensive patients", *New England Journal of Medicine,* vol. 299 (1978), n° 14, p. 741-744.

3. David Metcalfe, "The crucible", *The Journal of the Royal College of General Practitioners,* vol. 36 (1986), n° 289, p. 349-354.

4. P. Allmark, "Choosing Health and the inner citadel", *Journal of Medical Ethics,* vol. 32 (2006), n° 1, p. 3-6.

5. David B. Morris, *Illness and Culture in the Postmodern Age,* Berkeley et Los Angeles, University of California Press, 1998.

6. R. Saracci, "The world health organisation needs to reconsider its definition of health", *British Medical Journal,* vol. 314 (1997), p. 1409.

7. Kenneth C. Calman, "Quality of life in cancer patients – an hypothesis", *Journal of Medical Ethics,* vol. 10 (1984), n° 3, p. 124-127.

8. Iona Heath, J. Hippisley-Cox et L. Smeeth, "Measuring performance and missing the point?" *British Medical Journal,* vol. 335 (2007), p. 1075-1076.

9. Lisa M. Schwartz et Steven Woloshin, "Changing disease definitions: implications for disease prevalence analysis of the Third National Health and Nutrition Examination Survey, 1988-1994", *Effective Clinical Practice,* vol. 2 (1999), p. 76-85.

10. Getz *et al.,* art. cit.

11. L. Getz, J. A. Sigurdsson, I. Hetlevik, "Is opportunistic disease prevention in the consultation ethically justifiable?" *British Medical Journal,* vol. 327 (2003), p. 498-500.

12. J. L. O'Donnell, D. Smyth et C. Frampton, "Prioritizing health-care funding", *Internal Medicine Journal,* vol. 35 (2005), p. 409-412.

13. Lionel Trilling, "Orwell on the Future", *The New Yorker,* vol. 25, 18 juin 1949, p. 78-83.

14. Alvan R. Feinstein, "The problem of cogent subgroups: a clinicostatistical tragedy", *Journal of Clinical Epidemiology,* vol. 51 (1998), n° 4, p. 297-299.

15. D. W. Brown *et al.,* "Adverse childhood experiences and the risk of premature mortality", *American Journal of Preventive Medicine,* vol. 37 (2009), n° 5, p. 389-396.

16. David Barnard, "Love and death: existential dimensions of physicians' difficulties with moral problems", *Journal of Medicine and Philosophy,* vol. 13 (1988), n° 4, p. 393-409.

AAMI(Age Associated Memory Impairment): 연령연관기억장애

ADRDA(Alzheimer's Disease and Related Disorders Association): 알츠하이머병과 그와 관계된 장애를 위한 협회

AFS(Association France Spondylarthrites): 프랑스척추관절염협회

AFSSAPS(Agence française de sécurité sanitaire des produits de santé): 프랑스 건강제품위생안전청

AINS(anti-inflammatoires non stéroïdiens): 스테로이드 성분이 없는 소염제

ALLHAT(Antihypertensive and Lipid-Lowering Treatment to Prevent Heart Attack Trial): 심근경색 예방을 위한 항고혈압제 및 콜레스테롤 저하제 복용 실험

AMM(autorisation de mise sur le marché): 정부의 정식승인

ANSM(Agence nationale de sécurité du médicament et des pr oduits de santé): 프랑스 의약품 및 건강제품 관련 보건당국

APA(Association psychiatrique américaine): 미국정신의학회

ASG(antipsychotique de seconde génération): 제2세대 항정신질환제

Aveugle(double aveugle): 무작위추출 임상실험(환자와 의사 모두 실제 의약품을 복용했는지, 아니면 플라시보 효과를 알아보는 가짜약을 복용했는지 모르는 상태에서 무작위추출로 이뤄지는 임상실험)

AVC(accident vasculaire cérébral): 뇌졸중

BGA(Bundes Gesundheit Amt): 독일식품의약국

Blockbuster: 블록버스터급 의약품(연간 10억 달러 이상의 매출을 내는 약품의 비유적 표현)

BASF(Baden Aniline and Soda Factory): 독일의 다국적기업 바스프

BMS(Bristol-Myers Squibb): 브리스톨마이어스스큅

BPA(bisphénol A): 비스페놀 A

BRCA2: 유방암에 걸릴 수 있는 유전자의 돌연변이 형태

CA(chiffre d'affaires): 매출액

CATIE(Clinical Antipsychotic Trials of Intervention Effectiveness): 간섭효과에 대한 항정신병 임상실험

CDC(Centers for Disease Control): 질병대책센터

Cohort: 코호트(전염병이나 임상실험에 참여하는, 통계적으로 동일한 특징을 공유하는 사람들의 집단)

CRO(Contract Research Organization): 임상실험 수탁기관

CTT(Cholesterol Treatment Trialists' Collaboration): 콜레스테롤치료 연구원

CUtLASS(Clinical and Cost Utility of the Latest Antipsychotics in Severe Schizophrenia): 중증 정신분열증 환자를 위한 최신 항정신질환제의 임상 연구 및 비용 효용성 연구

DCI(Dénomination commune internationale des médicaments): 정식 의학 명칭

DDT(dichlorodiphényltrichloroéthane): 디클로로디페닐트리클로로에탄

DE(dysfonction érectile): 발기부전

DES(distilbène): 디스틸벤 계열 약물

DNDi(Drugs for Neglected Diseases initiative): 소외 질병 치료제 개발

DSM(Diagnostic and Statistical Manual of Mental Disorders): 정신질환의 진단 및 통계 편람

EBM(Evidence-Based Medicine): 근거중심의학

EKS(Expert Knowledge Systems): 전문가정보시스템

EMA(European Medicines Agency): 유럽 의약청

EMI(effets médicaux indésirables): 부작용(원치 않는 의학적 효과)

EPF(European Patients' Forum): 유럽환자협회(유럽 의약청이 인정한 공식적인 환자들의 모임)

EPO(erythropoïétine): 근지구력 강화 약물(에리스로포이에틴)

ERC(essai randomisé contrôlé): 무작위추출 임상실험

ESWI(European Scientific Working Group on Influenza): 인플루엔자 유럽과학자워킹그룹

FDA(Food and Drug Administration): 미국식품의약국

Fen-Phen: 펜-펜(펜플루라민과 펜터민 계열의 혼합 의약품)

FSBP(World Federation of Societies of Biological Psychiatry): 세계생물학적정신의학회

GAMIAN(Global Alliance of Mental Illness Advocacy): 국제정신질환지원네트워크연맹

GERD(Gastro-Esophageal Reflux Disease): 역류성 위염

GIDH(Glaxo Institute for Digestive Health): 글락소 소화건강연구센터

GSK(GlaxoSmithKline): 글락소스미스클라인

HAM-D: 해밀턴 우울증 평가 지수

HAS(Haute Autorité de santé): 프랑스 보건당국

Hépatotox: 간염의 위해성

Hors AMM: 정부의 정식승인을 받지 않은 의약품

HTAP: 폐동맥 고혈압

IAPO(Alliance of Patients' Organizations): 환자협회동맹

ICH(International Conference on Harmonization): 인류를 위한 의약품 등록의 기술적 준비사항을 협의하는 국제표준화기구

IEED(Involuntary Emotionally Expressive Disorder): 비자발적인 정서 표현

IFPMA(International Federation of Pharmaceutical Manufacturers): 국제의약업단체연합회

IGAS(Inspection générale des affaires sociales): 프랑스 검찰감사

IHR(International Health Regulations): 국제보건규칙

ILI(Influenza-Like Illness): 인플루엔자 유사 질병

IMC(indice de masse corporelle): 신체질량지수

Inserm(Institut national de la santé et de la recherche médicale): 프랑스 국립보건의학연구소

IRA(Infections respiratoires aiguës): 중증호흡기질환

IRDN(inhibiteur de la recapture de la dopamine-norépinéphrine): 도파민-노르에피네프린 재흡수 억제제

ISRN(inhibiteur sélectif de la recapture de la norépinéphrine): 노르에피네프린 재흡수 억제제

ISRS (inhibiteurs sélectifs de la recapture de la sérotonine): 세로토닌 재흡수 억제제

ISRSNA(inhibiteur sélectif de la recapture de la sérotonine-noradrénaline): 세로토닌-노르아드레날린 재흡수 억제제

JAMA(Journal of the American Medical Association): 미국의학협회저널

JNC(Joint National Committee on High Blood Pressure): 미국의 고혈압을 연구하는 국가합동위원회

KOL(Key Opinion Leader): 핵심 오피니언 리더들

LEEM(Les Entreprises du Médicament): 프랑스 의약품업체협회

MCI(Mild Cognitive Impairment): 경도인지장애

MECC(Medical Education and Communication Company): 의학교육 및 홍보회사

Medicaid: 메디케이드(환자들의 건강보험을 담당하는 프로그램을 운영 중인 미연방 산하 기구)

Me-too: '미투' 상품(기존 제품의 화학 성분 중 일부를 변경해 거의 비슷하게 재탄생시킨 제품)

MHMR(Mental Health and Mental Retardation): 텍사스의 정신지체 및 건강연구소

MHRA(Medicines and Healthcare Products Regulatory Agency): 영국 의약품건강관리제품규제청

MDS(Merck Sharp & Dohme): 머크샤프앤돔

MSF(Médecins sans frontières): 국경없는 의사회(비정부기구단체)

NAMI(National Alliance on Mental Illness): 미국 정신질환자연맹

NBM(noyau basal de Meynert): 마이네르트 기저핵

NCEP(National Cholesterol Education Program): 미국 콜레스테롤 교육 프로그램

NHS(National Health Service): 영국 국립임상보건연구소

NICE(National Institute for Clinical Excellence): 영국 국민보건 서비스 산하 기구

NIMH(National Institute of Mental Health): 미국 국립정신보건원

OMC(Organisation mondiale du commerce): 국제무역기구

662

OTC(over-the-counter): 비처방전 의약품

PACT(Program of Assertive Community Treatment): 미국 적극적 공동체 치료 프로그램

PBA(Pseudo Bulbar Affect): 감정조절장애

PCB(polychlorobiphényles): 폴리염화비페닐

PICTF(Pharmaceutical Industry Competitiveness Task Force): 제약산업의 경쟁력을 위한 대책위원회

PPP(Public Private Partnership): 민관공동사업

R&D(recherche et developpement): 연구 및 개발

RSV(Respiratory Syncytial Virus): 호흡기세포융합바이러스

RWJF(Robert Wood Johnson Foundation): 로버트우드존슨재단

SCPD(Symptômes comportementaux et psychologiques de la démence): 행동심리증상

SFR(Société française de rhumatologie): 프랑스류머티즘협회

SMR(service médical rendu): 치료를 보장하는 의약품

SRAS(syndrome respiratoire aigu sévère): 사스

TBG(trouble bipolaire gériatrique): 조울증

TBP(trouble bipolaire pédiatrique): 소아 조울증

TDAH(trouble du déficit de l'attention avec hyperactivité): 과잉행동장애

TMAP(Texas Medication Algorithm Project): 텍사스 약물치료 알고리즘 프로젝트

TNT(Treating to New Targets): 화이자의 티앤티

TOC(trouble obsessionnel compulsif): 강박장애

TOS(traitement oestrogénique de substitution): 에스트로겐을 약으로 보충하는 대체요법

THS(traitement hormonal de substitution): 호르몬 대체요법

TRAC(Transnational Resource and Action Center): 국가자원 및 활동센터(비정부기구)

TRIPS(Trade Related Aspects of Intellectual Property Rights): 무역 관련 지적재산권에 관한 협정(국제무역기구)

UCB(Union chimique belge): 벨기에화학연맹

UDGP(University Group Diabetes Program): 당뇨병연구그룹대학

WPA(World Psychiatric Association): 세계정신의학협회

옮긴이_ 전혜영

이화여자대학교 불어불문학과를 졸업하고 프랑스 렌 제2대학에서 불문학 석사와 박사과정을 수료했다.
현재 영어와 프랑스어 전문번역가로 활동 중이다.
옮긴 책으로 《감정읽기》《우상의 추락》《자백의 대가》《환경 위기 지도》《세계 분쟁 지도》
《세계 농작물 지도》《세계의 기도 지도》《흙과 밀짚으로 지은 집》《마지막 세상》《페달을 밟아라》 등이 있다.

의약에서 독약으로

초판 1쇄 발행일 2016년 3월 25일
초판 2쇄 발행일 2016년 6월 15일

지은이 미켈 보쉬 야콥슨 외
옮긴이 전혜영
펴낸이 김현관
펴낸곳 율리시즈

디자인 Song디자인
종이 세종페이퍼
인쇄 및 제본 올인피앤비

주소 서울시 양천구 목4동 775-19 102호
전화 (02) 2655-0166/0167
팩스 (02) 2655-0168
E-mail ulyssesbook@naver.com
ISBN 978-89-98229-31-3 03510

등록 2010년 8월 23일 제2010-000046호

ⓒ 2016 율리시즈 KOREA

이 도서의 국립중앙도서관 출판시도서목록(CIP)은 서지정보유통지원시스템
홈페이지(http://seoji.nl.go.kr)와
국가자료공동목록시스템(http://www.nl.go.kr/kolisnet)에서
이용하실 수 있습니다.(CIP제어번호: CIP2016006926)

책값은 뒤표지에 있습니다.